U0266691

当代细菌感染与抗菌治疗

主编 贾 杰

科学出版社

北京

内 容 简 介

本书是在WHO 2017年2月公布的当代急需新型抗生素治疗的重点病原体的基础上编写而成，内容包括五个部分，即细菌耐药：流行、机制与控制；WHO列举的当代细菌感染性疾病与抗菌治疗；特殊人群抗菌药物的应用；抗菌药物的不良反应；几种抗菌药物临床应用进展。本书是临床医生治疗细菌感染的实用手册，重点介绍了耐药性知识，突出了当今治疗药物的使用规范，并着重介绍了几种抗菌药物临床应用的最新进展，拓展了危重症感染的治疗方法。

本书内容前沿、实用性强，可供感染科医生阅读。

图书在版编目（CIP）数据

当代细菌感染与抗菌治疗/贾杰主编.—北京：科学出版社，2018.3
ISBN 978-7-03-056578-5

Ⅰ.①当… Ⅱ.①贾… Ⅲ.①细菌病—诊疗②抗菌素—临床应用
Ⅳ.R515②R978.1

中国版本图书馆CIP数据核字（2018）第030001号

责任编辑：沈红芬/责任校对：张小霞
责任印制：肖 兴/封面设计：黄华斌

科 学 出 版 社出版
北京东黄城根北街16号
邮政编码：100717
http://www.sciencep.com

艺堂印刷（天津）有限公司 印刷
科学出版社发行 各地新华书店经销

*

2018年3月第 一 版 开本：787×1092 1/16
2018年3月第一次印刷 印张：18 3/4 插页2
字数：430 000

定价：98.00元
（如有印装质量问题，我社负责调换）

《当代细菌感染与抗菌治疗》编写人员

主　　　编　贾　杰

编　　　委　肖永红　卓　超　何振扬　黄文祥　林　锋　周　智

学 术 秘 书　吴　彪

主要编写人员（以编写内容先后为序）

贾　杰　海南省人民医院

肖永红　浙江大学医学院第一医院

贾　蓓　重庆医科大学附属第一医院

林　锋　海南省人民医院

吴　彪　海南省人民医院

周　智　重庆医科大学附属第二医院

黄文祥　重庆医科大学附属第一医院

卓　超　广州医科大学附属第一医院

何振扬　海南省人民医院

宁　凌　重庆医科大学附属第二医院

肖芙蓉　海南省人民医院

喻　玮　浙江大学医学院第一医院

朱卫民　重庆医科大学附属第一医院

冯小伟　海南省人民医院

郑　茵　海南省人民医院

龚护民　海南省人民医院

王洪伟　海南医学院第二附属医院

秦　波　重庆医科大学附属第一医院

曾爱中　重庆医科大学附属第一医院

许小蕾　重庆医科大学附属第一医院

袁　喆　重庆医科大学附属第一医院

前　言

　　书名冠以"当代"，原因之一是书中介绍的细菌感染是世界卫生组织（WHO）2017年公布的；原因之二是这些细菌，特别是鲍曼不动杆菌、铜绿假单胞菌、大肠杆菌、克雷伯肺炎杆菌、金黄色葡萄球菌已成为当代医院中最常见的难治细菌，成为了人类生命终极期感染菌，病情严重，病死率极高。

　　面对不断增长的细菌耐药性，WHO于2017年2月27日公布了当代急需新型抗生素治疗的重点病原体，这些病原体是威胁人类健康的最致命的细菌，旨在指导和促进新型抗生素的研究与开发，以及加强对现用于治疗常见感染的细菌和细菌家族的抗菌药物的合理使用。

　　WHO公布，每年因为抗生素耐药性导致近70万人死亡，如果这种现象不能得到改善，专家预测到2050年这一死亡数字可能增长到每年1000多万人。

　　WHO负责卫生系统和创新事务的助理总干事玛丽·保菜·基尼博士（Marie-Paule Kieny）说，抗生素耐药性在不断增长，我们的治疗方案将快速被耗尽。如果我们仅仅依靠市场力量来解决，目前最迫切需要的新型抗生素将得不到及时的研发。

　　WHO将列举的细菌分为3个类别：危险、高危和中危（critical，high，medium，表1），揭示我们迫切地需要规范现有的抗菌治疗，减少或延缓耐药性的产生，同时要积极研发新药。

表1　WHO列举的危害性细菌

危险	高危	中危
鲍曼不动杆菌	肠球菌	肺炎链球菌
铜绿假单胞菌	金黄色葡萄球菌	流感嗜血杆菌
肠杆菌	幽门螺杆菌	志贺菌
大肠杆菌	弯曲杆菌属	
克雷伯肺炎杆菌	沙门菌	
	淋球菌	

上述细菌的分类归属列于表 2。

表 2   细菌的分类

类	科	属	种
需氧或需氧有动力螺菌或弧形菌	螺菌科（*Spirillaceae*）	弯曲菌属（*Compylobacter*）	弯曲菌
		弯螺菌属（*Helicobacter*）	幽门螺杆菌
革兰氏阴性需氧杆菌	假单胞菌科（*Pseudomonadaceae*）	假单胞菌属（*Pseudomonadas*）	铜绿假单胞菌
革兰氏阴性需氧球菌和球杆菌	奈瑟球菌科（*Neisseriaceae*）	奈瑟球菌属（*Neisseria*）	淋球菌
		不动杆菌属（*Acinelobacter*）	不动杆菌
革兰氏阴性兼性厌氧菌	肠杆菌科（*Enterobacteriaceae*）	埃希菌属（*Escherichia*）	大肠杆菌
		沙门菌属（*Salmonella*）	伤寒杆菌，副伤寒甲、乙、丙杆菌，猪霍乱杆菌，鼠伤寒杆菌，肠炎杆菌
		志贺菌属（*Shigella*）	痢疾杆菌（福氏、鲍氏、宋内氏）
		克雷伯菌属（*Klebsiella*）	肺炎杆菌
	弧菌科（*Vibriomaceae*）	嗜血菌属（*Haemophilus*）	流感杆菌
革兰氏阳性球菌、需氧或兼性厌氧性球菌	细球菌科（*Micrococcaceae*）	葡萄球菌属（*Staphylococcus*）	金黄色葡萄球菌
	链球菌科（*Streptococcaceae*）	链球菌属（*Streptococcus*）	肺炎链球菌
		肠球菌属（*Enterococcus*）	粪肠球菌、尿肠球菌

　　细菌的命名，属名在前，种名在后，亦可简称种名，如埃希大肠杆菌，或大肠杆菌。但文献中亦常见种名在前，属名在后，如大肠埃希菌、肺炎克雷伯菌等，应逐步规范。

　　"危险"类别包括三类细菌：鲍曼不动杆菌、铜绿假单胞菌和肠杆菌科细菌（即大肠杆菌和克雷伯肺炎杆菌）。这三类细菌已对多种抗生素产生了耐药性，并引起一系列严重感染，包括肺炎、脑膜炎、菌血症、痢疾等疾病；也是当代我国及世界大型医院最为常见、治疗最为棘手的细菌。"高危"和"中危"类别的九种其他病原体是导致更为常见疾病的细菌，这些疾病也有可能是致命的，并且对抗生素的耐药性日益增加。

　　由于当前的医药研究对抗生素耐药性方面做得不够，我们并不能够遏制这些细菌带来的风险。原因是现有的抗菌药物未能规范使用，即便新型抗菌药物研发上市，由于滥用，这些药物只能在很短的时间内奏效，很快便会产生耐药性。

因此，我们必须一方面限制使用现有药物，以延长耐药性出现的时间；另一方面需要调动新型抗菌药物研发机构的积极性，尽快研制出新型抗生素。

玛丽·保莱·基尼博士估计一种新的抗生素的出现可能需要 10 年，所以我们在等待新药出现前，应该更重视规范使用现有的抗菌药物。在 WHO 召开的 20 国集团卫生专家会议上，抗生素耐药性的话题已被提到议事日程中。抗菌专家 Gastmeier 表示，这不是我们能在国家层面解决的问题，这涉及低等、中等收入国家与高收入国家存在关联的问题。

治疗细菌感染性疾病，包含三个重要方面：细菌、患者及药物。当代细菌的特殊性是耐药性逐年增长，从简单的耐药到多重耐药，再发展为广泛耐药，乃至成为已无特效抗菌药物治疗的超级细菌。患者也发生明显变化，日渐老年化，器官功能衰减，基础疾病增多，免疫功能包括吞噬功能下降等。药物，一方面现在抗菌药物由于临床不合理的应用，一些研发的有效抗菌药物上市后，因为短期显效导致临床滥用，耐药性的产生使其成为"短命"，昙花一现，另一方面由于抗菌药物研发周期很长，使得控制某些细菌感染的药物研制出现了"窗口期"现象。

本书编写的目的：充分认识细菌耐药性的危害，合理应用现有的抗菌药物，即促使临床工作者规范使用抗菌药物，取得良好疗效的同时，延缓耐药性的产生，延长抗菌药物的使用"寿命"。因此，本书不仅是知识的传播，更是临床医生治疗细菌感染的实用手册。

关于细菌感染性疾病，国内很多书籍如《实用内科学》、《现代感染病学》和《感染病学》均已完善、详细描述，无论是基础还是临床方面，本书在不少方面只进行了承袭。本书重点增加了耐药性领域的篇幅，突出了当今的治疗药物使用规范，并着重介绍了几种抗菌药物临床应用的最新进展，拓展了危重症感染的治疗方法。

本书编写者主要为重庆医科大学刘约翰、王其南教授的学生，现已在重庆、广州、杭州、海南等地成为抗感染领域的专家、教授。书中他们汇编撰写的相关专题也多为他们攻读学位时或现时主攻的方向，而且他们一直在临床一线工作，故编写的内容均是具有实战性的资料或经验。因此，本书对从事临床感染工作的医务人员无疑有益，可作为临床工作中的工具。

本书得以迅速出版，除编写者通力合作外，恩师王其南教授 2016 年底仙逝，多位编写者在缅怀王其南教授追思会上相见，决定做一件事作为怀念，这就是写这本书最重要的背景。特别感谢肖永红教授、卓超教授及黄文祥、周智等重庆医科大学教授在百忙中撰稿，也感谢海南省人民医院林锋教授、何振扬教授、肖芙蓉及冯小伟等教授的大力支持，感谢学术秘书吴彪副教授除积极撰稿外，还做了大量的汇总、联络工作。诚挚感谢奇力制药董事长韩宇东在筹备、出版方面的鼎力支持。

最后致读者：书写的可以留存，口说的只能飞掉。书籍的功能是回忆往事与追逐梦想。作为医学科技书籍，往事就是经验，梦想就是发展。通过读书，就是吸取更多的经验，掌握更多的方法，为患者更好地服务。读书吧！一定要在书本上下些工夫。医学书籍仅初读是不够的，必须重读，再重读。尽管书里可能有错误，或存在你不赞同的某些观点，但书中仍然有最基础的知识和最新颖的内容，我们可以从中寻求到智慧，增长本领。

读书是一种幸福。

书中不足或错误之处，恳请读者指正，主编深表感谢。

贾 杰

2017 年 10 月

目　　录

彩图

第一章　细菌耐药：流行、机制与控制

抗菌药物是人类历史上具有划时代意义的科学发现，抗菌药物的应用，使得肆虐人类的感染性疾病得以控制，人类健康得到极大改善。同样，由于多种原因导致的抗菌药物不合理应用造成了严峻的细菌耐药；多重耐药（multi-drug resistant，MDR）甚至泛耐药（pan-drug resistant，PDR）细菌感染已经成为临床十分棘手的难题，为此世界卫生组织（WHO）在 2011 年世界卫生日发出呼吁：抗击耐药，今天不采取行动，明天就无药可用（combating drug resistance：no action today，no cure tomorrow）。2015 年 WHO 制订了全球耐药控制行动计划，要求各国加强对细菌耐药的控制。

第一节　细菌耐药的流行状况

【革兰氏阳性菌耐药流行情况】

1. 葡萄球菌耐药

临床分离的葡萄球菌对青霉素类的耐药率已经超过 90%，主要原因在于产生青霉素酶，临床基本不再使用青霉素治疗葡萄球菌感染，而临床更为棘手的是甲氧西林耐药菌株的流行。自 1960 年第一株耐甲氧西林金黄色葡萄球菌（methicillin-resistant *Staphylococcus aureus*，MRSA）在英国发现以来，耐药菌逐渐向全球蔓延，各国 MRSA 比例在 5% ~ 70%，凝固酶阴性葡萄球菌甲氧西林耐药比例更高；这类细菌常常表现为多重耐药，包括所有 β-内酰胺类、氨基糖苷类、大环内酯类、磺胺类、喹诺酮类等药物，仅对糖肽类、利奈唑胺、达托霉素等少数药物保持敏感。耐甲氧西林葡萄球菌是主要的院内感染细菌之一。

耐药监测发现，由于各国抗菌药物应用状况、感染控制措施差异，MRSA 流行率存在较大差异；欧洲为 2% ~ 54%，其中北欧、中欧与斯堪地亚纳国家较低，如荷兰、德国、瑞士、瑞典等在 5% 以下，而法国、葡萄牙、希腊、意大利、罗马尼亚等国则在 30% ~ 60%；美国医院 MRSA 流行率在 60% 以上，且呈不断上升趋势。我国 2016 年院内感染 MRSA 分离率在 30% 左右，近年来呈下降趋势，但我国分离的 MRSA 耐药谱更广（图 1-1-1，见彩图 1）。

由于 MRSA 流行，临床治疗葡萄球菌感染主要依靠万古霉素，1997 年日本发现临床分离的 MRSA 对万古霉素敏感性降低，万古霉素对其最小抑菌浓度（minimum inhibiton concentration，MIC）值为 2 ~ 4mg/L，菌体改变主要为细胞壁增厚，在这类细菌中又分

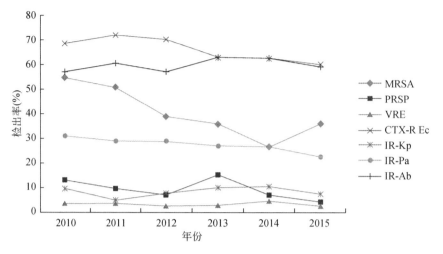

图 1-1-1　我国主要耐药菌流行趋势

注：MRSA. 耐甲氧西林金黄色葡萄球菌；VRE. 耐万古霉素肠球菌；PRSP. 青霉素耐药肺炎链球菌；
CTX-R Ec. 耐头孢曲松大肠埃希菌；IR-Kp. 耐亚胺培南克雷伯肺炎杆菌；IR-Pa. 耐亚胺培南铜绿假单
胞菌；IR-Ab. 耐亚胺培南鲍曼不动杆菌

为两种，一种为万古霉素中介葡萄球菌（vancomycin-intermidiate *Staphylococcus aureus*，VISA），另一种为万古霉素异质性中介葡萄球菌（heterogeneous VISA，hVISA），后者主要表现为在子代菌群中，只有部分个体对万古霉素敏感性降低，其发生机制尚不明了。由于检验技术要求较高，对 VISA 和 hVISA 的流行情况尚不清楚。2002 年从美国密歇根州糖尿病足部感染患者分离出对万古霉素耐药的金黄色葡萄球菌（vancomycin-resistant *Staphylococcus aureus*，VRSA），为世界首例，迄今已有 10 余例同样细菌感染的报道，大多集中在美国东北部，万古霉素对细菌的 MIC 值为 16 ~ 1024mg/L，耐药基因为 VanA 型，可能来源于万古霉素耐药肠球菌。

2. 链球菌耐药

肺炎链球菌对青霉素类、大环内酯类耐药在部分国家与地区十分突出，如韩国青霉素不敏感肺炎链球菌比例高达 80% 以上，中国香港青霉素不敏感肺炎链球菌比例为 50% 左右，西班牙为 30%，中国各地调查发现，耐青霉素肺炎链球菌比例约 10%，但青霉素中介肺炎链球菌比例为 20% 左右，是临床治疗肺炎链球菌感染的严峻挑战。

我国超过 80% 链球菌（包括肺炎链球菌、β- 溶血链球菌）对大环内酯类抗菌药物耐药。链球菌对大环内酯类耐药机制主要包括靶位变异和主动外排，前者对大环内酯类、克林霉素、链阳霉素（MLSB 型）耐药，而后者只对大环内酯类（MefA 型）耐药，前者耐药水平高，后者表现为低水平耐药。北美主要为 MefA 型耐药，而中国与欧洲主要为 MLSB 型。

3. 肠球菌耐药

肠球菌属于人体消化道的正常微生物群，常见医院感染病原菌之一，可引起心内膜炎、泌尿系统感染、败血症及伤口感染等，我国医院感染监控网的统计分析在革兰氏阳性菌中居第 4 位。青霉素、氨苄西林曾经是治疗肠球菌感染的主要药物，近年来肠球菌对青霉素耐药情况十分常见，万古霉素已经成为治疗肠球菌感染的主要抗菌药物，而万古霉素耐药肠球菌在世界各地呈现不同流行水平。与粪肠球菌相比，屎肠球菌耐药更加突出。

全国细菌耐药监测结果表明，医院感染分离粪肠球菌对青霉素、氨苄西林耐药率为15% ~ 23%，屎肠球菌耐药率超过80%，两者对氟喹诺酮类耐药率分别为50%与90%，但肠球菌对万古霉素耐药菌株非常少见，在3%以下，主要分离自重症监护室。肠球菌对糖肽类药物的耐药表型与基因型中VanA、VanB型具有较高临床价值，前者表现出对万古霉素、替考拉宁耐药，而后者只表现出对万古霉素耐药，世界各国主要流行型别以VanA型为主，但两型都有暴发流行的报告。

【革兰氏阴性菌耐药流行情况】

1. 肠杆菌科细菌耐药

大肠埃希菌与克雷伯肺炎杆菌主要耐药问题在于对β-内酰胺类、喹诺酮类耐药，其主要耐药机制为产生超广谱β-内酰胺酶（extended spectrum beta-lactamase，ESBL），该酶主要对包括青霉素、三代和四代头孢菌素、氨曲南在内的β-内酰胺类耐药，只有碳青霉烯、头霉素类对其稳定，对β-内酰胺类/β-内酰胺酶复方敏感；全球各地分离的大肠埃希菌、克雷伯肺炎杆菌产酶率差异较大，一般大肠埃希菌产酶率低于克雷伯肺炎杆菌（见图1-1-1），但我国与此相反。除产ESBL外，这两种细菌还可以产生以AmpC酶为代表的头孢菌素酶，但更多的产头孢菌素酶细菌在肠杆菌属之中。

值得关注的是，首先在克雷伯肺炎杆菌发现的KPC型非金属碳青霉烯酶，这类酶几乎能水解所有β-内酰胺类抗菌药物，2001年首先在美国北卡罗来纳州发现，其后迅速在世界各地有报道，虽然克雷伯肺炎杆菌的整体检出率不高，但在临床分离的其他细菌中已有发现，包括大肠埃希菌、催产克雷伯菌、产气肠杆菌、阴沟肠杆菌、液化沙雷菌、肠炎沙门菌、铜绿假单胞菌等，这种趋势值得关注。

大肠埃希菌对氟喹诺酮耐药在我国是非常突出的问题，监测结果显示，大肠埃希菌对左氧氟沙星、环丙沙星的耐药率在70%以上，社区感染病原菌耐药率也在50%以上；克雷伯肺炎杆菌耐药率在35%（图1-1-1）。

大肠埃希菌对氨基糖苷类耐药主要在于细菌产生抗菌药物钝化酶，由于各种氨基糖苷类药物的结构差异及抗菌药物使用情况不同，细菌对各种氨基糖苷类药物的耐药情况也有所差异（不完全交叉耐药），各地区耐药水平也有所不同。我国细菌耐药监测结果表明，大肠埃希菌对庆大霉素、妥布霉素、卡那霉素耐药率在60% ~ 80%，而对阿米卡星、异帕米星耐药率仅为20%左右。

肠杆菌属细菌是医院感染常见病原体，其耐药情况与大肠埃希菌、克雷伯菌具有相似之处，我国耐药监测分离医院感染肠杆菌属对广谱青霉素、三代头孢菌素、喹诺酮类、庆大霉素等耐药明显，但耐药率较大肠埃希菌稍低；与大肠埃希菌不同之处在于，这类细菌由于主要产生以AmpC为代表的头孢菌素酶，耐药谱更广，临床主要采用碳青霉烯类、四代头孢菌素进行治疗。沙门菌和志贺菌是常见的社区肠道感染病原菌，其耐药情况较其他肠杆菌科细菌低。

2. 葡萄糖非发酵菌耐药

铜绿假单胞菌是医院感染常见细菌，特别是在重症监护室分离率更高，我国细菌耐药监测结果显示为医院感染中第二常见细菌；对铜绿假单胞菌感染，一般采用阿米卡星、左氧氟沙星、碳青霉烯、头孢他啶、头孢吡肟等治疗，但细菌对这些药耐药，甚至多重耐药已经呈逐年增加趋势，部分耐药率已经处于较高水平。

铜绿假单胞菌对碳青霉烯类耐药是值得关注的问题，这类细菌耐药常常表现为多重耐药，甚至泛耐药现象，细菌可能对所有既往有效的药物耐药，给临床感染治疗带来严峻挑战。铜绿假单胞菌对碳青霉烯类耐药主要在于产生碳青霉烯酶，其中金属碳青霉烯酶在铜绿假单胞菌的流行尤为突出，主要酶型包括 IMP、VIM、GIM（见图 1-1-1）。

鲍曼不动杆菌正成为临床重症患者感染主要病原菌之一，我国耐药监测结果发现不动杆菌为第 4 位常见细菌，尤其是鲍曼不动杆菌的耐药性增加十分迅速。

鲍曼不动杆菌对 β- 内酰胺类的耐药主要在于产生各种 β- 内酰胺酶（包括 ESBL、AmpC、碳青霉烯酶）及主动外排系统，其中碳青霉烯酶是对碳青霉烯类耐药的主要原因。与铜绿假单胞菌不同，鲍曼不动杆菌虽然也产生金属 β- 内酰胺酶，但检出率低，主要有 IMP、VIM 和 SIM 等少数几种，以 KPC 为代表的 Ambler A 组碳青霉烯类酶在鲍曼不动杆菌没有发现，主要水解碳青霉烯类的是 D 组 OXA 型酶，在欧洲、北美、南美、亚洲、澳大利亚等地都有产 OXA-23、OXA-58、OXA-24 等鲍曼不动杆菌暴发流行及跨地区传播的报道（见图 1-1-1）。

（肖永红）

第二节　细菌耐药机制

在自然界长期的进化过程中，细菌形成了非常复杂的耐药体系与耐药机制，细菌耐药既可通过自身染色质 DNA 突变与调控产生，也可通过获取外源性耐药决定子（如耐药质粒、转座子、整合子等）而产生。每种细菌可能具有多种耐药机制，对一种抗菌药物也可能有多种耐药方式，如对 β- 内酰胺类抗菌药物耐药，葡萄球菌以靶位变异为主，肠道革兰氏阴性菌以产生 β- 内酰胺酶为主；对喹诺酮类耐药，大部分细菌在于 DNA 旋转酶变异，但铜绿假单胞菌主动外排耐药占重要地位（图 1-2-1，见彩图 2）。

【细菌产生抗菌药物灭活酶或钝化酶】

细菌通过质粒或染色质基因编码抗菌药物灭活或修饰酶，为细菌耐药的主要方式，如 β- 内酰胺酶、氨基糖苷类钝化酶（乙酰化酶、磷酸化酶、核苷转移酶）、氯霉素乙酰转移酶、红霉素酯化酶等。

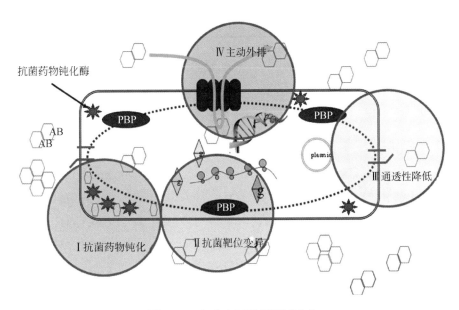

图 1-2-1　细菌主要耐药机制示意

点线椭圆代表细胞膜；长方形实线代表细胞壁；双六边形代表抗菌药物分子 [AB]；单六边形为水解后的抗菌药物分子；
PBP 为青霉素结合蛋白，代表抗菌药物作用靶位；菱形代表细菌核糖体作用的抗菌药物

1. β- 内酰胺酶

β- 内酰胺酶是临床最常见的抗菌药物灭活酶，大多数细菌在接触 β- 内酰胺类抗菌药物后能产生 β- 内酰胺酶，不同程度地水解灭活 β- 内酰胺类抗菌药物。β- 内酰胺酶作用于 β- 内酰胺类抗菌药物所共有的 β- 内酰胺环，切断肽键，使内酰胺环被打开，使抗菌药物失活。β- 内酰胺酶种类繁多，分类方法各异，较为通用的方法为 1995 年 Bush-Jacoby-Medeiros 分类方法（表 1-2-1）。β- 内酰胺酶可由质粒介导或染色体介导而产生，分别称为质粒介导酶（plasmid mediated β-lactamase）与染色体介导酶（chromosome mediated β-lactamase）。

表 1-2-1　β- 内酰胺酶分类

功能分类	分子类别	名称	底物	来源	抑制剂		代表酶
					克拉维酸	EDTA	
1	C	头孢菌素酶	头孢菌素	染色体	–	–	ACT-1、CYM-1、FOX-1、AmpC
1e	C	头孢菌素酶	头孢菌素		–	–	CMY-37，GC1
2a	A	青霉素酶	青霉素	质粒	+	–	PC1
2b	A	广谱酶	青霉素与窄谱头孢菌素	质粒	+	–	TEM-1，2、SHV-1
2be	A	超广谱酶	青霉素、头孢菌素、单酰胺类	质粒	+	–	TEM-3 、SHV-2 、CTX-M-15、PER-1、VEB-1
2br	A	耐酶抑制剂酶	青霉素、窄谱头孢菌素、酶抑制剂	质粒	–	–	TEM-30、SHV-10

续表

功能分类	分子类别	名称	底物	来源	抑制剂		代表酶
					克拉维酸	EDTA	
2ber	A	超广谱酶	头孢菌素、单酰胺类、酶抑制剂	质粒	-	-	TEM-50
2c	A	羧苄西林酶	羧苄西林	质粒	+	-	PSE-1、CARB-3
2ce	A	羧苄西林酶	羧苄西林、头孢吡肟	质粒	+	-	RTG-4
2d	D	苯唑西林酶	苯唑西林	质粒	+/-	-	OXA-1，10
2de	D	超广谱酶	苯唑西林、头孢菌素	质粒	+/-	-	OXA-1，15
2df	D	碳青霉烯酶	碳青霉烯、苯唑西林	质粒	+/-	-	OXA-23，48
2e	A	超广谱酶	头孢菌素	染色体	+	-	CepA
2f	A	非金属碳青霉烯酶	青霉素、头孢菌素、碳青霉烯	染色体	+/-	-	IMI-1、SME-1、KPC-2
3a	B1/B3	金属酶	青霉素、头孢菌素、碳青霉烯	染色体与质粒	-	+	CcrA、IMP、VIM、IND、NDM、GOB、FEZ、CAU、L1
3b	B2	金属酶	碳青霉烯	染色体	-	+	CphA、Sfh-1
NI	ND	不被克拉维酸抑制的青霉素酶	青霉素	染色体	-	-	SAR-2

产生质粒介导酶的耐药菌其耐药性大多是在接触抗菌药物后获得的，并通过耐药基因的转移而播散，并且传至子代细菌。从临床分离的耐 β- 内酰胺类抗菌药物的耐药菌所产生的广谱酶与超广谱酶大多是质粒介导的 β- 内酰胺酶。

广谱酶以 TEM-1、TEM-2、SHV-1 型为代表，大多由肠杆菌产生，可水解青霉素类及第一、第二代头孢菌素类，但对第三代头孢菌素与单酰胺类抗菌药物无影响。质粒介导的 ESBL 则可水解三代头孢菌素与单环类抗菌药物，产 ESBL 的耐药阴性杆菌对头孢噻肟、头孢他啶等三代头孢菌素和氨曲南都有不同程度的耐药性，但对头霉素类与碳青霉烯类无影响。ESBL 主要见于肠杆菌科细菌，如大肠埃希菌、克雷伯肺炎杆菌等。

早期发现的 ESBL 大多为 TEM 与 SHV 酶衍生的突变体，近年来不断发现新的 ESBL，如 CTX-M 型酶也在世界各国流行，并成为优势酶型。

AmpC 酶是染色体介导的头孢菌素酶的代表，质粒介导的头孢菌素酶已有发现。AmpC 酶在 β- 内酰胺酶分类中为Ⅰ类酶，分子分类属 C 类。阴沟肠杆菌、弗劳地枸橼酸菌和铜绿假单胞菌中可检出，这种Ⅰ类酶具有很强的可诱导性。上述菌株在不接触 β- 内酰胺类抗菌药物时只产生少量Ⅰ类酶，如有诱导作用的 β- 内酰胺类抗菌药物时，产酶量将明显增加，故又称诱导酶（inducible enzyme）。

通过分子生物学研究，对Ⅰ类酶的基因调控已有基本认识。AmpC 是Ⅰ类 β- 内酰胺酶的结构基因，由 ampC 基因编码产生 AmpC 酶蛋白。在 AmpC 酶合成过程中有几种调控基因参与，主要有 ampR、ampD 与 ampE 三个。ampR 与 ampC 相邻地排列在染色体内，并呈异向转录。 ampR 基因编码产生一个 31kDa 的蛋白质 AmpR，在没有 β- 内酰胺类诱导剂时，AmpR 是 I 类 β- 内酰胺酶 AmpC 合成的抑制子（repressor），在有 β- 内酰胺类抗菌药物作为诱导剂存在时，则起激活子（activator）作用，能激活 AmpC 酶表达。有人认为在没有 β- 内酰胺类诱导剂存在时，AmpR 蛋白与 AmpD 蛋白以复合体存在，起着抑制转录 ampC 基因的作用，使 AmpC 酶蛋白不能表达合成。ampD 为第二个调控基因，位于远离 ampC 基因的染色体内，ampD 与 ampE 在染色体内相邻排列，是操纵子（operon）的一部分。AmpD 蛋白为 21kDa 蛋白质，当诱导剂存在时，AmpD 能与有诱导作用的 β- 内酰胺类抗菌药物发生相互作用，使 AmpR 蛋白脱离复合体，发挥激活子作用，激活 ampC 基因的转录，促使 AmpC 酶的合成。当 ampD 基因突变时，产生有缺陷的 AmpD 蛋白，失去原来的作用，AmpR 即以激活子状态，发挥激活作用，引起高度的 β- 内酰胺酶表达。这种因 ampD 基因突变所引起的 AmpD 蛋白缺损导致 β- 内酰胺酶大量产生称为去阻遏酶合成（derepressed β-lactamase synthesis）。如果 ampR 基因突变，产生了有缺陷的 AmpR 蛋白，则这种缺陷蛋白本身就丧失了调控 ampC 基因转录的作用，因此，不论 AmpD 是否正常，也不管诱导剂是否存在，都不能对有缺陷的 AmpR 蛋白产生影响。ampE 能编码产生 AmpE 蛋白，ampE 基因也是调控基因，其作用尚不清楚。

碳青霉烯酶是近年来的研究热点，这类酶能水解包括碳青霉烯类在内的 β- 内酰胺类抗菌药物，这些酶分属不同分子分类。金属 β- 内酰胺酶（metallo β-lactamases）分子类别为 B 类酶，编码基因位于质粒或染色体，这种酶的活性部位具有 2 价金属离子，最常见的是锌离子。金属酶的主要特性为：能很快灭活亚胺培南、美洛培南等碳青霉烯类抗菌药物，能灭活青霉素类、头孢菌素类及 β- 内酰胺酶抑制剂，对氨曲南的水解作用有限；活性能被 2 价阳离子的螯合剂 EDTA 所抑制。最早发现产生金属酶的细菌为蜡样芽孢杆菌，以后在其他细菌中亦发现了金属酶，如拟杆菌属、假单胞菌属、黄杆菌属、军团菌、沙雷菌属、不动杆菌等，主要金属酶有 IMP、VIM、NDM、SPM、GIM 和 SIM。第二种碳青霉烯酶为分子分类 A 类酶，基因位于染色体或质粒，能被 β- 内酰胺酶抑制剂抑制，产生菌包括铜绿假单胞菌、大肠埃希菌、克雷伯肺炎杆菌、肠杆菌属等，代表酶为 KPC，其他尚有 SME、NMC、IMI、SFC 和 GES；第三类碳青霉烯酶为分子分类 D，又被称为苯唑西林酶，主要见于铜绿假单胞菌、不动杆菌和克雷伯肺炎杆菌，能水解青霉素、第一代和第二代头孢菌素、碳青霉烯类，但不能水解第三代、第四代头孢菌素和氨曲南，其活性能被 β- 内酰胺酶抑制剂抑制，体外也能被氯化钠抑制。另外，近来韩国研究发现，CMY-10 型头孢菌素酶具有水解碳青霉烯作用，与细胞通透性降低协同作用，降低细菌对碳青霉烯的敏感性。

2. 氨基糖苷类钝化酶

氨基糖苷类抗菌药物钝化酶通常由质粒和染色体所编码，可以在细菌间传递。钝化酶作用于药物特定的氨基或羟基，使抗菌药物结构被修饰，药物与核糖体的亲和力降低，同时由这种结合所促进的药物摄取减少，细菌对抗菌药物耐药。氨基糖苷类抗菌药物钝化酶按其作用机制分三类：N- 乙酰化酶（N-acetyltransferase，AAC），以乙酰辅酶 A 为供体，使氨基糖苷类 1、3、6′、2′ 位氨基乙酰化；O- 核苷转移酶（O-nucleotidyltransferase，

ANT）与 O- 磷酸化酶（O-phosphotransferase，APH），均以 ATP 为供体，ANT 使 2″、4′、3″、6 位羟基核苷化，APH 则使 3′、4、3″、6 位羟基磷酸化。

氨基糖苷类抗菌药物钝化酶种类多，不同年代与不同地区流行的主要酶型也有差异。AAC 共有 4 组，即 AAC（2′）、AAC（6′）、AAC（1）、AAC（3），其中从不同细菌克隆出 20 多种 AAC（6′）编码基因；APH 共 7 组，即 APH（3′）、APH（2″）、APH（3″）、APH（6）、APH（9）、APH（4）、APH（7″），其中 APH（3′）可修饰阿米卡星、异帕米星，不同酶间氨基酸有 25% 以上相同；ANT 共 5 组，即 ANT（6）、ANT（4′）、ANT（3″）、ANT（2″）、ANT（9）。此外还有一些复合功能酶，如 AAC（6′）-APH（2″）、AAC（6′）-ANT（2″）。由于氨基糖苷类药物存在多个钝化酶作用位点，不同氨基糖苷类可被同一种酶所钝化，不同酶也可以钝化同一种抗菌药物，钝化酶作用后的抗菌药物也不一定失去抗菌活性，因此氨基糖苷类抗菌药物之间为部分交叉耐药（表 1-2-2）。

表 1-2-2　氨基糖苷类钝化酶分类及其作用底物

氨基糖苷类钝化酶		作用底物
磷酸转移酶	APH（3）- I	卡那霉素、新霉素、利维霉素、巴龙霉素、核糖霉素
	APH（3）- II	卡那霉素、新霉素、布替罗星、巴龙霉素、核糖霉素
	APH（3）- III	卡那霉素、新霉素、利维霉素、巴龙霉素、核糖霉素、布替罗星、阿米卡星、异帕米星
	APH（3）- IV	卡那霉素、新霉素、布替罗星、巴龙霉素、核糖霉素
	APH（3）- V	新霉素、巴龙霉素、核糖霉素
	APH（3）- VI	卡那霉素、新霉素、巴龙霉素、核糖霉素、阿来卡星、异帕米星
	APH（3）- VII	卡那霉素、新霉素
	APH（2）- I a	卡那霉素、庆大霉素、妥布霉素、西索米星、地贝卡星
	APH（2）- I b，I d	卡那霉素、庆大霉素、妥布霉素、西索米星、地贝卡星
	APH（2）- I c	卡那霉素、庆大霉素、妥布霉素
	APH（3）- I a，I b	链霉素
	APH（7）- I a	潮霉素
	APH（4）- I a，I b	潮霉素
	APH（6）- I a，I b，I c，I d	链霉素
	APH（9）- I a，I b	大观霉素
乙酰转移酶	AAC（6′）- I	妥布霉素、阿米卡星、奈替米星、地贝卡星、西索米星、卡那霉素、异帕米星
	AAC（6′）- II AAC（3）- I a，I b	妥布霉素、庆大霉素、奈替米星、地贝卡星、西索米星、卡那霉素、庆大霉素、西索米星、阿司米星
	AAC（3）- II a，II b，II c	妥布霉素、庆大霉素、奈替米星、地贝卡星、西索米星
	AAC（3）- II a，III b，III c	妥布霉素、庆大霉素、地贝卡星、西索米星、卡那霉素、新霉素、巴龙霉素、利维老素

续表

氨基糖苷类钝化酶		作用底物
乙酰转移酶	AAC（3）-Ⅳ	妥布霉素、庆大霉素、奈替米星、地贝卡星、西索米星、安普霉素
	AAC（3）-Ⅵ	庆大霉素
	AAC（1）	巴龙霉素、利维霉素、核糖霉素、安普霉素
	AAC（2'）-Ⅰa	妥布霉素、庆大霉素、奈替米星、达佐霉素、新霉素
核苷酸转移酶	ANT（2"）-Ⅰ	妥布霉素、庆大霉素、地贝卡星、西索米星、卡那霉素
	ANT（3"）-Ⅰ	链霉素、大观霉素
	ANT（4'）-Ⅰa	妥布霉素、阿米卡星、地贝卡星、卡那霉素、异帕米星
	ANT（4'）-Ⅱa	妥布霉素、阿米卡星、卡那霉素、异帕米星
	ANT（6）-Ⅰ	链霉素
	ANT（9）-Ⅰ	大观霉素

3. 其他抗菌药物钝化酶

氯霉素乙酰转移酶使氯霉素转化为无抗菌活性的物质，该酶由质粒或染色体介导，主要见于葡萄球菌、肠球菌与部分革兰氏阴性菌。红霉素酯化酶为红霉素水解酶，但并非细菌耐红霉素的主要原因。氨基糖苷钝化酶 AAC（6'）-Ⅰb-cr 变种具有水解环丙沙星、诺氟沙星哌嗪基团的作用，导致细菌对这些药物的低水平耐药。

【细菌外膜渗透障碍与细菌主动外排】

细菌外膜为革兰氏阴性菌所特有，结构与细胞膜相似，为脂质双层结构，外层与脂多糖相接，可以阻止疏水性物质进入菌体，脂质双层中存在大量蛋白质，其中部分蛋白质为物质转运通道（包括抗菌药物），称为孔蛋白（porin）；当细菌变异，孔蛋白表达减少或结构改变时，需要通过孔蛋白进入菌体的抗菌药物难以达到作用靶位，细菌对抗菌药物敏感性降低，如铜绿假单胞菌外膜孔蛋白 OprD2 为亚胺培南特异性通道，如该蛋白减少，细菌对亚胺培南耐药，但对同属碳青霉烯的美洛培南仍敏感。药物透入菌体降低，见于铜绿假单胞菌、大肠埃希菌、变形杆菌、不动杆菌等。

单纯外膜蛋白缺失，细菌可以产生耐药，但这种耐药水平常为低水平，因为蛋白质表达减少，只能降低抗菌药物透入菌体速度，抗菌药物可依赖浓度梯度持续渗入菌体，最终达到浓度平衡，发挥应有的抗菌作用。深入研究发现，细菌外膜蛋白变异所致高水平耐药常与抗菌药物主动外排（active efflux）协同作用，外膜蛋白变异与主动外排在基因调节上也有关联。细菌主动外排耐药机制的重要特点在于多重耐药，即表达主动外排现象细菌可同时产生对多种结构无关的抗菌药物耐药，甚至对消毒剂、去垢剂也耐药。

主动外排现象广泛存在于生物细胞中，是生物进化的结果，不仅与细菌耐药有关，更重要的是细胞重要的生理结构，根据泵蛋白的结构、作用机制可将主动外排系统分为利用质子驱动力（proton motive force，PMF）的 MFS 类（major facilitation superfamily）、RND 类（resistance-nodulation division）、SMR 类（small multidrug resistance）和利用 ATP 能量的 ABC 系统（ATP-binding cassette）四类（表 1-2-3，图 1-2-2，见彩图 3）。

表 1-2-3 细菌常见主动外排耐药系统

分类	外排系统	基因	细菌	代表底物
MFS	EmrB		大肠埃希菌	CCCP、NA、IMP、TR
	QacA	qac	金葡菌	一价或二价有机阳离子
	Blt	bltR	枯草杆菌	AC、CM、CT、EB、FQ、碱性蕊香红、四苯基磷酸盐
	Bmr	bmrR	枯草杆菌	同 Blt
	NorM		副溶血弧菌	抗生素、染料、亲脂阳离子
	NorA	norA	金葡菌	同 Blt
	PmrA	pmrA	肺炎链球菌	FQ
	MefA	mefA	链球菌	ML
SMR	Smr		金葡菌	单价阳离子如 CV、EB
	QacE		克雷伯肺炎杆菌	同 Smr
	QacEΔ1		革兰氏阴性菌	同 Smr
	CmlA		铜绿假单胞菌	CM
	Tet		革兰氏阴性菌	TC
RND	AcrAB-TolC	acrR、marA robA、soxS	大肠埃希菌、产气肠杆菌、肠炎沙门菌、流感嗜血杆菌	AC、BL、BS、CM、CV、EB、FA、FQ、ML、NO、OS、RF、SDS、TX
	SdeAB	?	液化沙雷菌	EB、CM、FQ、OS
	AcrEF-TolC	acrS	大肠杆菌	AC、BS、FQ、SDS、TX
	MtrCDE		淋病奈瑟菌	CV、EB、FA、TX
	CmeABC	?	空肠弯曲菌	AP、CM、CT、EB、EM、NA、FQ、TC、SDS
	MexAB-OprM	mexR	铜绿假单胞菌	AC、AG、BL、CM、CV、EB、ML、NO、SDS、TC、TM、TR
	AdeABC	adeT、adeSR	不动杆菌	AG、CM、EB、FQ、NO、TC、TM
	SmeABC	smeRS	嗜麦芽窄食单胞菌	AG、BL、FQ

注：AC.acriflavine，吖啶黄；AG.aminoglycosides，氨基糖苷类；BL.β-lactams，β-内酰胺；BS.bile salts，胆汁酸；CCCP.氰氯苯腙；CM.chloramphenicol，氯霉素；CT.cefotaximine，头孢霉素；CV.crystal violet，结晶紫；EB.ethidium bromide，溴化乙锭；EM.erythromycin，红霉素；FA.fatty acids，脂肪酸；FQ.fluoroquinolones，氟喹诺酮；ML.macrolides，大环内酯；NA. nalidixic acid，萘啶酸；NO.novobiocin，新生霉素；OS.organic solvents，有机溶剂；RF.rifampicin，利福平；SDS.sodium dodecyl sulfate，十二烷基硫酸钠；TC.tetracycline，四环素；TM. trimethoprim，甲氧苄氨嘧啶；TR. triclosan，三氯生；TX.triton X-100，聚乙二醇辛基苯基醚。

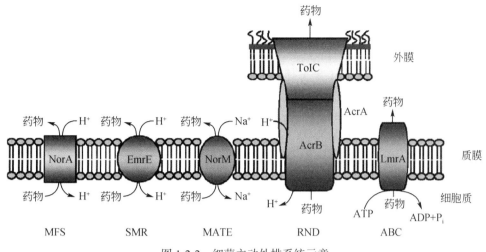

图 1-2-2 细菌主动外排系统示意

（摘自：Kumar A，et al. 2005. Advanced Drug Delivery Reviews，57：1486 ~ 1513）

MFS 见于革兰氏阴性菌、革兰氏阳性菌，为单一组分外排泵，有时与膜融合蛋白、外膜蛋白协同发挥主动外排作用，这些外排泵主要对单一抗菌药物具有排出作用。SMR系统结构简单，也可以作为抗菌药物的外排通道，主要排出一些染料、阳离子、氯霉素、四环素等；SMR 类、MFS 类外排系统缺乏外膜蛋白成分，泵蛋白只能把药物排到质周隙中，药物可再次快速透过磷脂双层膜渗回胞内，在革兰氏阴性菌不能使细菌产生耐药，在革兰氏阳性菌可以产生有价值的耐药。与耐药有关的 ABC 系统在细菌中少见。

RND 类外排系统是细菌耐药的主要主动外排系统，已经在多种细菌中发现，如大肠埃希菌、沙门菌、产气肠杆菌、阴沟肠杆菌、变形杆菌、克雷伯菌、淋球菌、流感嗜血杆菌、铜绿假单胞菌、不动杆菌、博克霍尔德菌、嗜麦芽窄嗜单胞菌等，该系统由泵蛋白、膜融合蛋白（membrane fusion protein，MFP）、外膜蛋白（outer membrane protein，OMP）构成，该系统是细菌重要的生理结构，具有排出代谢产物、有害物质、毒素、抗生素等作用，同时可使与之匹配的抗菌药物排出菌体；由于这类外排泵底物特异性差，为其导致细菌多重耐药奠定了结构基础，几乎所有类别抗菌药物都有相应的主动外排系统（见图 1-2-2）。

【抗菌药物作用靶位改变】

细菌通过自发变异或基因重组改变抗菌药物靶位或靶位保护，导致靶位与抗菌药物亲和力降低，导致细菌耐药，临床常见而重要的靶位改变耐药有 PBP 变异（MRSA、肺炎链球菌等）、DNA 旋转酶改变对喹诺酮类耐药、肠球菌对万古霉素耐药、核糖体变异对氨基糖苷类耐药等。

1. 甲氧西林耐药葡萄球菌耐药机制

甲氧西林耐药葡萄球菌（MRS）实际上早已不是单纯对甲氧西林耐药的问题，除对各类 β- 内酰胺类抗菌药物高度耐药外，尚对多种结构无关的抗菌药物耐药，如红霉素、克林霉素、庆大霉素、TMP、喹诺酮类、第四代头孢菌素（头孢匹罗）、碳青霉烯类抗菌药物等均有不同程度耐药；仅对少数药物敏感，如万古霉素、替考拉宁、利奈唑胺等。

已经证实 MRS 产生耐药的主要机制是由于葡萄球菌内膜产生了一种特殊的青霉素结合蛋白 PBP2a，该蛋白具有与其他 PBP 相同的功能，参与细胞壁的合成，但与 β-内酰胺类亲和力下降，不被 β-内酰胺类所抑制。赋予 MRS 耐药性的遗传决定子称为 mecA，mecA 是 PBP2a 的编码基因或结构基因。在甲氧西林耐药葡萄球菌中除 mecA 基因外，还同时存在着 mec 调节基因（mec regulator gene），mec 调节基因有 2 个，mecI 与 mecRI。mecI 基因能编码产生 MecI 蛋白，后者为抑制子（repressor）。mecRI 基因则能编码产生 MecRI 蛋白，这种 MecRI 蛋白是一种辅助诱导因子（co-inducer）。当 MecRI 蛋白接触到诱导剂 β-内酰胺类抗菌药物时，就能与诱导剂结合并被激活。mecA 本来是处于 MecI 抑制子的抑制下，不能编码产生 PBP2a 蛋白，活化了的 MecRI 就能移去 MecI，解除 MecI 对 mecA 的抑制，使 mecA 编码产生 PBP2a 蛋白。此外，还有 femA 与 femB 等基因参与 MRS 耐药调节。

mecA-mecRI 操纵子位于葡萄球菌染色质中可移动基因片段，即葡萄球菌染色体盒 mec（staphylococcal cassette chromosome mec，SCCmec），该片段为 24～67kb 大小，通过 attBscc 位点插入葡萄球菌染色体复制起始区，所有 SCCmec 片段均含有 mecA 与染色体整合酶基因（ccrA/ccrB、ccrC），其他嵌入基因片段为非 β-内酰类抗生素耐药基因。根据 SCCmec 片段结构与大小分为多个型，其中 I、IV、V 型片段不包括其他耐药基因，II、III 型片段则包含有磺胺、四环素等耐药基因；流行病学调查发现，社区 MRSA 主要为 IV 型，医院获得性 MRSA 主要为 I、II、III 型，V 型也主要见于社区获得 MRSA。SCCmec 的来源尚不清楚。

2. 肺炎链球菌对青霉素耐药机制

肺炎链球菌不产生 β-内酰胺酶，对 β-内酰胺类抗生素的耐药由非质粒介导，主要由作用靶位——青霉素结合蛋白（PBP）的变异及抗生素的亲和力下降所致。青霉素结合蛋白是催化细菌细胞壁合成终末阶段的酶，β-内酰胺类抗生素通过 β-内酰胺环与青霉素结合蛋白的丝氨酸活化位点共价结合并使之失去活性，从而阻断细菌细胞壁的合成，发挥抗菌作用。PBP 的青霉素结合区包含三个保守序列：含丝氨酸活化位点的 SerXxxXxxLys（SXXK）盒、SerXxxAsn（SXN）盒与 LysThr/SerGly（KT/SG）盒。如果这些保守的序列或相邻氨基酸被替代，则 β-内酰胺类抗生素不能有效地结合 PBP 而导致耐药。肺炎链球菌有 6 种 PBP，分子量在 90～43kDa，其中 5 种为高分子量蛋白，即 PBP1a、PBP1b、PBP2a、PBP2b 和 PBP2x，PBP3 为低分子量蛋白。PBP2x 和 PBP2b 是 β-内酰胺类抗生素主要的耐药决定子，其亲和力下降导致低水平耐药，PBP2x 变异可引起对头孢噻肟耐药，而 PBP2b 不与广谱头孢菌素如头孢噻肟作用，因而与这类 β-内酰胺的耐药无关，PBP1a 亲和力下降常见于高水平耐药菌株。低亲和力 PBP2a 突变体见于临床和实验室耐药株，也是一个重要的耐药决定子，相对于其他 PBP，PBP2a 是一个低亲和力的 PBP，可能是一种天然的耐药形式，而不是 β-内酰胺抗生素作用的主要靶位。PBP1b 在耐药中的作用尚不清楚，但其低亲和力的突变体已经在耐药转化子上观察到。在耐头孢噻肟的实验室突变株发现了 PBP3 突变，但尚未证实其涉及临床菌株的耐药。高水平的耐药通常是多个 PBP

变异的结果。

低亲和力 PBP 是由变异的 pbp 基因编码，变异的 pbp 基因包含一些高度歧义的来自缓症链球菌、口腔草绿色链球菌等的同源基因序列，通过种间重组产生而呈镶嵌结构，可以发生在不同位点，这种外源基因的多样性和重组位点的多样性决定了 PBP 变异的多样性，已证实 pbp2x、pbp2b 和 pbp1a 具有许多镶嵌区域大小和序列关系不同的等位基因突变体。pbp 基因能够在不同的耐药克隆间转移，也能够通过转化水平传播到敏感株。

3. 肠球菌对万古霉素耐药机制

万古霉素通过干扰革兰氏阳性球菌细胞壁合成的最终阶段来发挥抗菌作用，其作用靶位是 N- 乙酰胞壁酰五肽侧链末端的 D- 丙氨酰 -D- 丙氨酸（D-Ala-D-Ala），当万古霉素与五肽末端结合后，阻碍转肽酶和羧肽酶的作用，阻断四肽或五肽侧链的交联，细胞壁合成受阻，细菌死亡。万古霉素耐药肠球菌五肽侧链末端以 D- 丙氨酰 -D- 乳酸（D-Ala-D-Lac）替代了 D-Ala-D-Ala，破坏了万古霉素与靶位之间的氢键，使细胞壁与糖肽的亲和力下降，从而导致万古霉素不能阻断侧链交联，细菌得以产生耐药。

肠球菌耐万古霉素的决定子存在于质粒或染色体，已发现有 VanA、VanB、VanC、VanD、VanE、VanF、VanG 等多种耐药表型，其中 VanA、VanB 型耐药具有临床价值，而其他型别耐药为低水平，且大多存在于临床少见的肠球菌。VanA 型耐药表现为细菌同时对万古霉素和替考拉宁耐药，而 VanB 型只对万古霉素耐药，细菌对替考拉宁仍敏感（表 1-2-4）。近年来，在我国还发现 VanM 型耐药。

表 1-2-4　万古霉素耐药肠球菌各种耐药表型比较

特征	表型					
	VanA	VanB	VanC	VanD	VanE	VanG
MIC（mg/L）						
万古霉素	≥ 64	≥ 4	≥ 2	≥ 16	16	16
替考拉宁	≥ 16	0.5 ~ 1	0.5 ~ 1	≥ 2	0.5	0.5
结合性	+	+	−	−	−	+
移动元件	Tn1546	Tn1547	内在	内在	获得性	?
表达	可诱导	可诱导	诱导 / 结构性	结构性	可诱导	可诱导
基因部位	质粒	质粒	染色体	染色体	染色体	染色体
五肽末端	D-Ala-D-Ala	D-Ala-D-Ala	D-Ala-D-Ser	D-Ala-D-Ala	D-Ala-D-Ser	D-Ala-D-Ser
细菌	粪肠球菌 屎肠球菌	粪肠球菌 屎肠球菌	E. gallinarum E. casseliflavus	屎肠球菌	粪肠球菌	粪肠球菌

4. 细菌对喹诺酮类耐药机制

喹诺酮类通过与细菌 DNA 旋转酶（由 GyrA、GyrB 亚单位构成）、拓扑异构酶Ⅳ（由 ParC、ParE 亚单位构成）结合，阻碍细菌 DNA 复制与转录从而发挥抗菌作用；细菌对喹诺酮类耐药主要源于这两种酶亚单位基因变异，药物与酶亲和力降低而致，并且这种变异有逐步累加效果，多部位点变异累加导致细菌对喹诺酮类高水平耐药。除作用靶位改变导致耐药外，近年来研究发现细菌还可以通过质粒介导的喹诺酮类靶位保护作用发生耐药。

5. 其他靶位变异耐药机制

链球菌对大环内酯类耐药的机制包括靶位改变与主动外排（如上所述）。大环内酯类抗生素与细菌核糖体 50S 亚单位形成复合物而特异地抑制细菌蛋白质合成发挥抗菌作用，耐大环内酯类链球菌可合成核糖体甲基化酶，使 23S rRNA 的特定腺嘌呤甲基化而阻断大环内酯与核糖体的结合。核糖体甲基化酶是由耐药基因 ermB（erythromycin resistance methylase）编码的，通常位于结合转座子 Tn1545 上，其耐药表型为 MLS，对大环内酯类、林可酰胺类和链阳菌素 B 交叉耐药。根据表达方式的不同，MLS 型耐药又可分为内在型耐药（cMLS）和诱导型耐药（iMLS），ermB 基因上游调控区决定了 ermB 的内在或诱导表达。诱导型耐药仅表现为对 14、15 元环大环内酯低水平耐药，一旦耐药基因 ermB 被完全诱导表达则表现为内在型耐药，即对所有大环内酯类、林可酰胺类和链阳菌素 B 高水平耐药。此外，肺炎链球菌还存在细菌核糖体 23S rRNA 和（或）核糖体蛋白 L4 突变导致耐药的情况。

氨基糖苷类耐药菌常常具有核糖体 rRNA 甲基化酶，使细菌 16S rRNA 特定碱基甲基化，与抗菌药物亲和力降低而导致耐药，这种甲基化酶在临床分离细菌中也有发现，如铜绿假单胞菌的 RmtA、液化沙雷菌的 RmtB、克雷伯肺炎杆菌的 ArmA 等可以导致细菌对所有氨基糖苷类药物高水平耐药（MIC > 1024mg/L）。结核分枝菌还可以通过核糖体蛋白质修饰对链霉素耐药。

利奈唑胺是一类通过干扰细菌对蛋白质合成早期 70S 核糖体起始复合物形成而发挥抗菌作用的合成抗菌药物，对各种革兰氏阳性菌具有抗菌作用。临床分离的耐药肠球菌、葡萄球菌主要机制在于细菌核糖体 23S rRNA 基因 V 区 G2576T 位点变异，细菌一般具有多个 23S rRNA 操纵子，通过逐步累加变异导致高水平耐药。Cfr 甲基化酶所介导的 RNA 修饰也会导致葡萄球菌对利奈唑胺耐药。

【其他耐药机制】

细菌对磺胺耐药在于细菌对氨苯甲酸产量明显增加，达敏感菌数十倍，拮抗性地与磺胺药物结合，导致细菌耐药。

（肖永红）

第三节　细菌耐药控制

世界各地广泛发生细菌耐药，呈不断增长趋势，威胁人类和动物的健康。感染耐药菌的直接后果严重，包括病程迁延、住院时间延长、病死率上升、住院费用增加等。细菌耐药远不止对健康威胁，还有由于疾病导致生产力下降带来的经济损失（包括人和动物）。耐药控制需要长期投入，包括对发展中国家提供资金和技术支持，开发新的药物、诊断方法、疫苗和其他干预措施，并加强卫生系统管理以确保抗菌药物能更有效地使用。

WHO 已经颁布了全球耐药控制行动计划，我国政府也在 2016 年制订了耐药控制国家行动计划，医疗机构需要以此为蓝本，持续开展抗菌药物合理使用工作，以尽快遏制耐药蔓延趋势。

【WHO 全球耐药控制行动计划主要内容】

WHO 在 2015 年颁布的"全球耐药控制行动计划"主要包括以下五方面内容：

1. 通过有效的宣传、教育和培训提高对细菌耐药的关注和了解

尽快采取有效的举措，提高公众对细菌耐药的认识及促进行为的改变，宣传要涵盖医药卫生系统、兽医及农业活动等各方面的内容。同时要将细菌耐药的教育加入以上行业的专业人员教育，以及使之成为从业证书获取过程中的一个必备课程，从而增加相关专业人员对细菌耐药的理解和认识。

2. 通过监测和研究强化细菌耐药的知识和证据

对细菌耐药的相关行动和投入需要有清楚合理的成效和成本效益。以下这些方面的需要非常明确：①细菌耐药的发生率、流行率、在不同病原菌中的发生情况及地理分布规律等，这些都是指导患者治疗和各级政府采取措施过程中需要的重要信息；②阐明细菌耐药的发生和发展（包括如何在动物和人之间传播，如何在食物、水和环境中播散），有利于更好地发展新的方法、政策和调控手段应对细菌耐药；③提高快速诊断新发感染性疾病的能力；④实现目标需要相关社会科学和行为学的保障；⑤研究细菌感染的治疗方案，尤其是在资源匮乏医疗机构的应用；⑥通过基础研究和转化医学的研究寻找新的治疗、诊断、疫苗及其他的干预措施；⑦寻找抗菌药物在农业和养殖业等非治疗性应用中的替代物；⑧成本效益的研究。

3. 通过改善卫生清洁条件和感染预防措施减少感染的发生

许多严重感染和难治性耐药感染发生在医疗机构，这些机构除了收住了一些严重感染的患者，还存在大量的抗生素使用及不恰当的预防和控制感染措施。更好的卫生保健和预防措施，对控制细菌耐药及多重耐药菌的发生和传播至关重要。有效预防性传播及药物注射引起的感染，提高公共卫生、手卫生、食物及水安全，共同组成预防感染性疾病发生的核心组分。疟疾是对公共卫生影响最大的虫媒传播疾病，其受耐药性影响最大；控制传播媒介是疟疾预防、控制和消除的关键。

预防免疫接种可以减少抗菌药物耐药，包括现有的疫苗可以预防需要抗菌药物治疗的感染性疾病，也可以预防病毒感染性疾病，避免在这些疾病治疗时抗菌药物的不合理使用。此外，新疫苗和改良疫苗的开发和使用可以预防难治性的耐药性感染。

许多抗菌药物的使用与动物产品相关。抗菌药物常通过饲料和水喂食，用于治疗和预防动物群体中感染性疾病的发生；更改饲养模式，如使用疫苗可以减少抗菌药物的使用和降低耐药菌的产生及随食物链传播。

4. 优化抗菌药物在人和动物的使用

为了更好地调控抗菌药物分配、质量控制和使用，并鼓励研究和开发的投资，抗菌药物是一种公共资源而非商品这一特点需要被更广泛地认识。

抗菌药物处方很少基于明确的诊断，因此需要有效、快速、廉价的诊断方法，来指导抗菌药物在人和动物中的合理使用，这些方法应便于应用于临床、药学和兽医学。处方和药物配制需遵循循证医学依据。

许多地区对抗菌药物的使用监管不足，例如无处方购买及网上购买。其他方面如患者依从性差，人、动物、农业方面不合理的使用也加剧了耐药的发展。

5. 针对所有国家的需求，制定经济方案以确保可持续投入，并且增加对新药、诊断技术、疫苗和其他干预措施的投资

经济投入必须满足能力培养和干预措施实施的需求，包括在资源匮乏地区的教育培训、新药、诊断技术和疫苗的研究与开发。

需要开展抗菌药物耐药对健康和社会经济负担的评估。在开发新药、诊断手段和疫苗方面的投资非常有必要。需要重新启动对抗菌药物新药的研究和开发进程，并且保证新药的使用严格按照公共卫生管理框架执行，这些框架用来在保证这些必须药品安全使用的同时保持这些药物的有效性和寿命。可能需要将在研究和开发上的投资与药物的销售量分开看待。医疗从业人员和兽医必须进行可负担的定点病原检测，使用对病原菌敏感的抗菌药物。

【我国耐药控制国家行动计划主要内容】

国家卫计委联合相关 13 个部委在 2016 年 8 月发布"遏制细菌耐药国家行动计划（2016 ~ 2020 年）"，从其内容覆盖全面的基于大健康（one health）理念的耐药控制宏图来看，计划实施值得全球耐药控制领域期待，主要内容如表 1-3-1。

表 1-3-1 我国耐药控制国家行动计划主要目标和措施

2020 年主要目标
1. 争取研发上市全新抗菌药物 1 ~ 2 个，新型诊断仪器设备和试剂 5 ~ 10 项
2. 零售药店凭处方销售抗菌药物的比例基本达到全覆盖，省（区、市）凭兽医处方销售抗菌药物的比例达到 50%
3. 健全医疗机构、动物源抗菌药物应用和细菌耐药监测网络；建设细菌耐药参比实验室和菌种中心；建立医疗、养殖领域的抗菌药物应用和细菌耐药控制评价体系
4. 全国二级以上医院基本建立抗菌药物临床应用管理机制；医疗机构主要耐药菌增长率得到有效控制
5. 人兽共用抗菌药物或易产生交叉耐药性的抗菌药物作为动物促生长应用逐步退出；动物源主要耐药菌增长率得到有效控制
6. 对全国医务人员、养殖一线兽医和养殖业从业人员完成抗菌药物合理应用培训；全面实施中小学抗菌药物合理应用科普教育；设立抗菌药物合理应用宣传周

续表

主要措施

 1. 发挥联防联控优势，履行部门职责

 2. 加大抗菌药物相关研发力度

 3. 加强抗菌药物供应保障管理

 4. 加强抗菌药物应用和耐药控制体系建设

 5. 完善抗菌药物应用和细菌耐药监测体系

 6. 提高专业人员细菌耐药防控能力

 7. 加强抗菌药物环境污染防治

 8. 加大公众宣传教育力度

 9. 广泛开展国际交流与合作

【医疗机构抗菌药物合理使用与管理体系建设】

  医疗机构是抗菌药物主要应用场所之一，也是细菌耐药最集中区域，开展医疗机构耐药控制工作，是整个耐药控制中最为重要的环节。各医疗机构需要高度重视耐药控制，并持之以恒地开展一系列工作，才能取得耐药控制的最终成果。我国是以行政管理为主的社会体制，行政管理在医疗机构发挥着不可替代的作用。各医疗机构应该建立各种制度，如抗菌药物品规限定、分级管理、临床应用评价制度等，培养医务人员合理使用抗菌药物的自觉性和主动性，同时注重以下各项工作内容，这与国际同行的抗菌药物导向计划（antimicrobial stewardship program，ASP）相一致。

  1. 注意人才培养，造就抗菌药物合理使用的技术团队

  按照卫计委即将颁布的抗菌药物合理使用和耐药控制管理规章制度，医疗机构需要建立抗菌药物管理小组，负责医疗机构抗菌药物相关事务，包括抗菌药物遴选、采购、监督、检查、评估、教育等工作。这个小组隶属于医疗机构药事与药物治疗学委员会，其小组负责人一般由医疗机构负责人承担。小组组建中需要避免流于形式，工作中避免走过场，使其能真正承担医院抗菌药物合理使用管理的主要职责。需要注意该小组不能太大，也不是领导俱乐部，更不是科主任大会，需要由行政领导、感染科医师、药师、临床微生物人员、内外科专家等共同组成，获得医疗机构的正式授权开展工作。小组需要依托医院感染科、药学部、临床微生物检验等专业科室，也需要行政管理部门的强力支持。

  感染科是负责抗菌药物合理使用的临床专业科室，必须承担起感染性疾病诊治与抗菌药物合理使用技术指导、会诊工作，参与医院抗菌药物合理使用管理。临床药师熟悉各种抗菌药物药学特点，对协助临床药物选择和使用、减少药物相互作用和不良反应等方面具有优势，应该积极通过临床工作，不断提高自身业务水平，监督评价临床抗菌药物合理使用，同时承担患者抗菌药物合理使用宣传教育工作；临床微生物检验人员必须走出实验室，指导临床采集合格检验样本、解释检验结果、开展耐药监测、发布耐药预警信息等，为抗菌药物合理使用提供条件保障。

2. 建立完善的抗菌药物合理应用的技术体系，开展科学研究

按照"耐药控制国家行动计划"和"抗菌药物临床应用管理办法"等法律法规，医院必须开展下述工作：

（1）向医务人员提供准确和全面的抗菌药物信息：我国临床使用的抗菌药物种类繁多，有关抗菌药物信息也存在差异，医务人员药品信息大多来自于药品生产企业、专业媒体广告宣传、学术会议等，这些药品信息在透明性、公正性、全面性等方面均存在问题。为此，医疗机构抗菌药物管理小组应该甄别和筛查，向处方者提供可靠的药品信息。

（2）标准治疗指南：标准治疗指南（standard therapy guideline，STG）是根据循证医学结果所制定的临床规范化诊疗方法，受到各国政府、学会、专业人员高度重视，制定与推广 STG 是 WHO 促进合理用药的建议之一，也是推行国家基本药物政策所必需的条件。

（3）抗菌药物使用监测评价：合理用药是遵循"发现问题—探究原因—解决问题—追踪随访"这样一个不断改进的过程，其中发现问题则必须开展日常监督检查及目的性的问题研究。建立日常性监督评价机制，必须有相应的信息采集、分析系统给予保证，如医院药品使用监测系统、药物使用评估制度、药物不良反应报告系统、细菌耐药监测系统等，这些监测工作需要在不同层面开展，如国家、地区、医院都应该建立各自的监测体系。

（4）抗菌药物合理应用的临床研究：合理用药必须基于科学研究结果，通过循证医学研究，特别是大样本研究，可以发现临床更有效、安全的药物治疗方法；药物流行病学研究对药物安全性，以及发现罕见、特殊不良反应具有重要价值；药物经济学研究对评估不同治疗方法经济学负担、医疗保障方式方法等具有积极价值；合理用药干预针对问题，目标性纠正用药中存在的问题。

3. 抗菌药物合理应用的教育培训

我国医药学院专业分割明显，课程设置存在一定的缺陷，医学院校课程设置中仅有药理学一门课程介绍有关药物知识，没有药物治疗学课程，临床医师按照师徒传授方式接受临床药物治疗教育，缺乏系统性；相反，药学教育则偏向于药物研究开发、生产、流通、调剂等工作，基本不接受临床医学教育，最终导致医院内药师无法开展临床药学工作。

继续教育是知识更新的重要途径，临床医学日新月异，新疗法、新药品层出不穷，临床工作者必须通过各种方式参加继续教育，更新知识与观念，以正确的方式指导临床实践。《抗菌药物临床应用管理办法》规定医师药师必须经过培训方能获得抗菌药物处方权，同时还需要定期接受抗菌药物合理使用的继续教育，为临床工作者知识更新和合理用药提供了制度保证，也是管理部门开展抗菌药物合理使用强制教育的依据。

（肖永红）

参 考 文 献

肖永红 .2011. 我国临床抗菌药物合理应用现状与思考 . 中国执业药师，8（4）：4-9

肖永红 .2016. 国家细菌耐药控制行动计划：基于大健康理念的耐药控制宏图 . 中华临床感染病杂志，9（4）：289-293

肖永红 .2013. 抗菌药物临床应用管理办法解析 . 医药导报，32（8）：975-978

喻玮，赵丽娜，李苏娟，等 .2015. 世界卫生组织控制细菌耐药全球行动计划（草案）编译 . 中华临床感

染病杂志，8（2）：97-101

张静，喻玮，赵丽娜，等.2016.我国细菌耐药现状与特征.中华临床感染病学杂志，9（2）：118-128

Li S，Ning X，Song W，Dong F，et al.2015.Clinical and molecular characteristics of community-acquired methicillin-resistant Staphylococcus aureus infections in Chinese neonates. APMIS，123（1）：28-36

Leclercq R，Courvalin P.2002.Resistance to macrolides and related antibiotics in Streptococcus pneumoniae. Antimicrob Agents Chemother，46（9）：2727-2734

Liu C，Chen ZJ，Sun Z，et al.2015.Molecular characteristics and virulence factors in methicillin-susceptible，resistant，and heterogeneous vancomycin-intermediate Staphylococcus aureus from central-southern China. J Microb Immunol Infect，48（5）：490-496

Li LJ.2014.Infectious Microecology Theory and Applications. HangZhou：Zhejiang University Press

Pan F，Han L，Huang W，et al.2015. Serotype distribution，antimicrobial susceptibility，and molecular epidemiology of streptococcus pneumoniae isolated from children in Shanghai，china. PloS one. 10（11）：e0142892

Qiao Y，Ning X，Chen Q，et al.2014.Clinical and molecular characteristics of invasive community-acquired Staphylococcus aureus infections in Chinese children. BMC Infect Diseases，14（1）：582

Shang W，Hu Q，Yuan W，et al.2016.Comparative fitness and determinants for the characteristic drug resistance of ST239-MRSA-III-t030 and ST239-MRSA-III-t037 strains isolated in China. Microbial Drug Resistance，22（3）：185-192

Sun H，Wang H，Xu Y，et al.2012.Molecular characterization of vancomycin-resistant Enterococcus spp. clinical isolates recovered from hospitalized patients among several medical institutions in China . Diagn Microbiol Infect Dis，74（4）：399-403

Xiao M，Wang H，Zhao Y，et al.2013.National surveillance of methicillin-resistant Staphylococcus aureus in China highlights a still-evolving epidemiology with 15 novel emerging multilocus sequence types. J Clin Microbiol，51（11）：3638-3644

Xiao YH，Wei ZQ，Shen P，et al.2011.Epidemiology and characteristics of antimicrobial resistance in China. Drug Resist Updates，14（4-5）：236-250

Xu X，Cai L，Xiao M，et al.2010.Distribution of serotypes，genotypes，and resistance determinants among macrolide-resistant Streptococcus pneumoniae isolates. Antimicrob Agents Chemother，54（3）：1152-1159

Xiao Y，Zhang J，Zheng B，et al.2013.Changes in Chinese policies to promote the rational use of antibiotics. PLoS Medicine，10（11）：e1001556

Xiao Y，Li L.2016.China's national plan to combat antimicrobial resistance. Lancet Infect Dis，16（11）：1216-1218

Zhang H，Xiao M，Kong F，et al.2015.A multicentre study of meticillin-resistant Staphylococcus aureus in acute bacterial skin and skin-structure infections in China：susceptibility to ceftaroline and molecular epidemiology. Intl J Antimicrob Agents，45（4）：347-350

Zhao C，Liu Y，Zhao M，et al.2012.Characterization of community acquired Staphylococcus aureus associated with skin and soft tissue infection in Beijing：high prevalence of PVL+ ST398. PLoS One，7（6）

Zhang C，Li S，Ji J，et al.2017.The professional status of infectious disease physicians in China：a nation wide cross-sectional survey. Clin Microb Infect，online

第二章 WHO 列举的当代细菌感染性疾病与抗菌治疗

第一节 鲍曼不动杆菌感染

【 引 言 】

鲍曼不动杆菌属与特定的生态环境相关，主要引起免疫力低下和监护病房的鲍曼不动杆菌（Acinetobacter baumannii，Ab）与皮特不动杆菌（A. pittii）及医院不动杆菌（A.nosocomialis）（过去称为不动杆菌基因种群 3 和 13TU，Acinetobacter genomic species 3，Acinetobacter genomic species 13TU）关系密切，且早期形态学或自动半自动生化鉴定上难以区分，因此合称为鲍曼不动杆菌复合群，但目前因为分子微生物技术的发展如MOLDI-TOF 能很好地鉴定，最近的研究发现后两者的感染致病率有上升趋势，且这三者在临床特征、流行病学、结局和抗生素选择方面都并不一样。在医院获得性肺炎、导管相关性血流感染、战争中创伤后伤口感染及神外科手术后感染病原菌必须考虑鲍曼不动杆菌。鲍曼不动杆菌有强大的获得性耐药和克隆传播的特性，目前已发现全耐药的菌株。抗菌药物治疗基于药敏试验，具有正常肾功能的成人用药治疗剂量如下：头孢吡肟 2g iv q8h，亚胺培南 1g iv q6h，美罗培南 1g iv q8h；氨苄西林 / 舒巴坦 3g/1.5g iv q6h；替加环素 100mg iv 负荷剂量，继以 50mg iv q12h；多黏菌素 E 5mg/kg 负荷剂量，然后 2.5mg/kg iv q12h；多黏菌素 B，第一天 2.5mg/kg 一次，继以 2.5mg/kg qd 或者 1.25mg/kg iv q12h（1mg=10 000U）。对于多重耐药株常常联合用药。预防：环境去污染和手卫生是预防鲍曼不动杆菌感染的关键。

鲍曼不动杆菌是一类非发酵严格需氧革兰氏阴性短球杆菌，分类学上属于变形菌门变形菌纲假单胞菌目莫拉菌科不动杆菌属，是以其发现者 Baumann 命名的（1968 年），该菌本名为醋酸钙不动杆菌（1911 年分离该菌时培养基添加了醋酸钙的缘故），在潮湿环境、土壤等自然环境中广泛存在，为皮肤和呼吸道、泌尿生殖道的定植菌，由于染色后很难脱色，临床微生物检测时常会误认为革兰氏阳性球菌，或革兰氏阴性球菌。鲍曼不动杆菌是不动杆菌属的重要代表，过去的 25 年里由于其强大的获得性及固有耐药，该菌成为院内感染的重要细菌，而且鲍曼不动杆菌在环境中生存能力极强，使得控制院内感染的传播非常棘手。多重耐药的鲍曼不动杆菌还有个名字叫伊拉克细菌（Iraq germs），因其曾大量出现在美国对伊拉克战争的战地医院中，不少美军因感染此菌而死亡。鲍曼不动杆菌的社区获得性感染主要是肺炎，极少引起脑膜炎、败血症、皮肤软组织感染，对鲍曼不动杆菌社区感染的流行病学调查显示该菌可能由宠物携带。

【病　原　学】

鲍曼不动杆菌为革兰氏染色阴性球杆菌或球菌，偶尔因脱色不易而表现为革兰氏染色阳性，该菌成对排列（特别是在体液或固体培养基上），也有呈长短不一的链状排列，涂片上可误判为奈瑟菌，因此当从脑脊液分离出鲍曼不动杆菌时，有时会误认为脑膜炎奈瑟菌，而从泌尿生殖道分离出该菌时，会误判为淋病奈瑟菌，但生化鉴定奈瑟菌氧化触酶（＋）。鲍曼不动杆菌最适合生长的温度为30℃，微嗜酸，喜欢温暖潮湿的环境，但在干燥的环境中也可存活达13天，干燥环境中该菌出现形态学变化比如细胞壁增厚。

【流　行　病　学】

鲍曼不动杆菌广泛分布，主要定植暴露在医院环境的患者身上，以及医护人员的手上，研究发现在住有感染该菌患者的病房空气中也能分离到该菌，医务人员与患者的手接触可能是传播的主要来源，该菌主要导致医院获得性肺炎，目前认为来自于呼吸道人工气道、雾化器面罩、湿化瓶、呼吸机管道等，肺炎机械通气5天后鲍曼不动杆菌的分离率很高，定植于皮肤的鲍曼不动杆菌可以造成血流导管相关性感染、外科伤口感染、导管相关性尿路感染、神经外科手术后脑膜炎、烧伤患者的伤口感染。风险因素与包括入住ICU时间过长、使用过三代头孢、氟喹诺酮类或者碳青霉烯类，病死率与感染类型，免疫低下特别是实体移植患者相关。

中国细菌耐药监测表明，从2004年到2014年10年间鲍曼不动杆菌的耐药性超过65%，为第三位最常见分离菌，亚胺培南耐药（imipenem-resistant *A. baumannii*，IRAB）从13.3%上升到70.5%，广泛多重耐药菌（extensively drug-resistant *A. baumannii*，XDRAB）从11.1%上升到60.4%，并成为常见菌，根据2013年中国细菌耐药性监测网（CHINET）的结果，不动杆菌在院内分离的革兰氏阴性菌中占11.97%，仅次于大肠埃希菌和克雷伯菌属。近年来，耐碳青霉烯类鲍曼不动杆菌多黏菌素及替加环素耐药的发现，使鲍曼不动杆菌成为公共卫生的严重威胁。另一个很棘手的问题是患者的转院可以造成医院间高耐药的鲍曼不动杆菌流行。耐碳青霉烯鲍曼不动杆菌最早于1991～1992年在纽约的一家医院暴发，随后美洲地区的多家医院相继暴发该菌的流行。2002年伊拉克阿富汗战争时，鲍曼不动杆菌是最常见的导致战争相关创伤血流、骨和软组织感染的细菌，可能与其从战地医院周围环境分离到有关；在欧洲的形势也十分严峻，从20世纪80年代早期开始，鲍曼不动杆菌感染就是临床的一大难题和挑战，欧洲克隆Ⅰ、Ⅱ、Ⅲ群是医院内感染的重要菌群，耐碳青霉烯类鲍曼不动杆菌在英国、希腊、意大利、西班牙和土耳其特别突出。

鲍曼不动杆菌暴发流行主要在院内，但院外也可发生，鲍曼不动杆菌可以从蔬菜、水果、肉类、桌子、游戏机及土壤中分离到，可能与院外的感染流行有关，已有多个相关病例报道，多发生在热带地区温暖潮湿的季节，咽部携带或误吸可能导致该菌的社区获得性肺炎。病死率高于院内感染，患者大多出现呼吸衰竭和休克。鲍曼不动杆菌导致的社区获得性脑膜炎也有报道，及时诊治的患者恢复尚可。

【发病和耐药机制】

尽管被命名为不动杆菌，但实际上该菌有鞭毛，运动能力正是该菌的毒力机制之一，对消毒剂和干燥的耐受能力也非常强大，需要注意的是乙醇可促进鲍曼不动杆菌的生长及增强其毒力，该菌携带的 RecA 基因调节 DNA 修复并耐受干燥，还使其能够在巨噬细胞内生存。

与其他革兰氏阴性菌相比，目前对鲍曼不动杆菌的毒力及宿主反应了解甚少，有研究提示，该菌的致病性与该菌利用鞭毛黏附于表面，然后产生生物膜，主要生存于宿主体内乏铁的环境中，通过获取外源性的遗传因子和对抗菌药物的高度耐药增强生存能力有关。另有研究表明，在缺乏铁的宿主体内获取铁离子的能力及细胞膜的转运系统是该菌独特的毒力机制，外膜蛋白 A（OmpA）主要通过黏附宿主细胞，入侵和损伤线粒体及启动 caspase 依赖的凋亡路径导致宿主器官组织的损伤，也是抵抗宿主补体进攻及促进生物膜形成的因素。另一种毒力因子是脂多糖（lipopolysaccharide，LPS），可导致内毒素血症，从而诱发脓毒血症，是形成生物膜过程中很重要的蛋白，荚膜和表面负电荷也是重要的毒力机制；中性粒细胞是宿主对鲍曼不动杆菌免疫反应中主要的免疫细胞，高毒力的鲍曼不动杆菌株可以逃避补体、巨噬细胞和中性粒细胞的攻击，出现 Toll 样受体 4（TLR4）介导的过度炎症反应可能与荚膜突变或不同寻常的荚膜结构有关。最新的 C3HeB/FeJ 小鼠体内毒力试验结果表明，基于存活情况和小鼠体内脓毒血症的结局，将鲍曼不动杆菌分为无毒力、低毒力和高毒力菌株，它们在血液中的细菌数量及维持的时间不一样，并且无毒力株对补体的杀菌作用相当敏感，小鼠通过补体、中性粒细胞和巨噬细胞三者协同作用清除细菌，从而控制血液中鲍曼不动杆菌的数量。

总的来说，鲍曼不动杆菌主要因荚膜和数量大而逃避补体及吞噬作用，宿主天然免疫功能的下降有利于细菌逃避免疫清除，进一步则是 LPS 激发的 TLR4 介导的脓毒血症。这也解释了为何临床在治疗鲍曼不动杆菌感染时起始治疗如不得力，不能快速清除细菌，则会继发灾难性的后果。

鲍曼不动杆菌感染的最大挑战即为其多重耐药性，决定了感染的临床结局，感染结局的最强影响因素还是抗菌药物的有效性，但迄今毒力与感染动物模型的局限性在于评价病原微生物毒力时并不能评判抗菌药物的治疗，也就是说毒力和耐药性还不能在动物实验中联合研究，因此目前的研究还不清楚耐药性和固有毒力的关系，也即可能降低也可能增强或者没有多大影响的试验结果都存在。鲍曼不动杆菌的基因组拥有巨大的耐药岛（resistance island），由 45 个耐药基因，而且它还可以从其他菌株快速获得额外的耐药基因，因此在治疗过程中发展新的耐药性；关键的问题在于该菌对碳青霉烯类药物耐药性的快速发展，耐药机制主要归因于天然存在的 OXA（oxacillinases）酶，主要为 OXA-23、OXA-24、OXA-40、OXA-51、OXA-58、OXA-143，这些并不是非常强的碳青霉烯酶，插入序列 ISAbal、ISAba9 的存在极大地增加了这些酶的表达，同时鲍曼不动杆菌还有目前发现的所有 amber B 类 β- 内酰胺酶（金属酶，metallo-beta-lactamases）-IMP、VIM、SIM 和 NDM，而且鲍曼不动杆菌通过转座子 Tn25 传播 bla_{NDM} 基因，在肠杆菌科细菌中发现携带截短的该转座子；第二个重要的机制就是鲍曼不动杆菌染色体上固有外排泵的存在，基因突变后过度表达，而且该菌拥有多种外排泵，可表达对 β- 内酰胺类、氯霉素、大环内酯类、四环素、替加环素、氨基糖苷类和某些杀菌剂的耐药；另外鲍曼不动杆菌缺乏 PBP2，外膜孔道蛋白数量少且狭窄，表达下调导致对各种抗菌药物包括碳青霉烯类药物入胞减少，其通透性远远低于其他革兰氏阴性杆菌，就通透指数（coefficient of permeability）而言，铜绿假单胞菌对头孢菌素的通透性比鲍曼不动杆菌高 2 ~ 7 倍。

鲍曼不动杆菌的转座子调节的耐药机制（包括 AmpC 头孢菌素酶、OXA 碳青霉烯酶、KPC 丝氨酸碳青霉酰酶、金属碳青霉酰酶和水解氨基糖苷类酶）的研究比较深入。早在 20 世纪 70 年代末就发现鲍曼不动杆菌对 β- 内酰胺类、四环素、氨基糖苷类、磺胺类的多重耐药，随着新抗菌药物的使用，很快发现转座子获得了新的耐药基因，转座子能够在染色体和质粒耐药基因中跳跃并随意插入耐药片段中，而且会导致大量的耐药基因或转座子拷贝积累在胞内，结果出现在治疗过程中对某些抗菌药物的耐药性骤然增加，比如当用妥布霉素治疗感染鲍曼不动杆菌的患者时，其 MIC 会在 4 天内从 0.5μg/ml 升到 16μg /ml，机制就是携带的耐妥布霉素基因 aphA1 的转座子 Tn6020 在胞内的拷贝数的大量累积从而导致的高水平耐药。

鲍曼不动杆菌常规表现为广泛耐药的表型，除了多黏菌素，替加环素和某些氨基糖苷类保持一定的活性，从全球范围来看，鲍曼不动杆菌的 XDR 株从 2000 年流行病学调查的不到 4% 到目前的大于 60%，某些地区甚至近 90%。XDR 的鲍曼不动杆菌感染治疗效果差，病死率高，能够选择的药物毒性也大。台湾一家医院 ICU 报道的院内鲍曼不动杆菌血流感染死亡率为 33%，大约 1/3 的感染株为碳青霉酰类耐药或者 XDR，感染这些菌株的患者病死率为 70%，而敏感株为 25%，无效的初始治疗可能是不同结局的最主要因素，而非由耐药株和敏感株毒力不同所致。

鲍曼不动杆菌对氟喹诺酮类的耐药主要是喹诺酮耐药决定区突变降低与细菌 DNA 螺旋酶和拓扑异构酶Ⅳ的结合，同时主动外排泵 AdeABCG 表达上调，更多地排出药物，从而导致耐药。

对氨基糖苷类的耐药主要因为氨基糖苷类修饰酶（aminoglycoside-modifying enzyme，AME），导致药物与细菌核糖体亚单位结合的减少，该酶由 1 类转座子编码，同时携带 ESBL 和金属 β- 内酰胺酶。

对多黏菌素的耐药主要因为编码调节系统基因 PmrA-PmrB 基因突变和脂多糖减少，导致鲍曼不动杆菌胞壁负电荷下降，从而失去对抗菌药物的亲和力。目前的资料表明，多黏菌素耐药株生存力下降，不利于全耐药株的传播。

【临床表现及辅助检查】

鲍曼不动杆菌院内感染最常见有两种类型：肺部感染和血流感染。肺部感染与气管插管误吸相关，血流感染与中心静脉置管相关，其他还有尿路感染、伤口感染、骨髓炎、脑膜炎（与脑部手术相关）等。

1. 肺部感染

鲍曼不动杆菌定植于患者呼吸机管道，因此医院获得性呼吸道感染最常见，正如前面所述，最为棘手的就是其多重耐药性，广泛耐药甚至全耐药性的迅速发生发展，导致治疗受限，预后不佳，但很难区分定植与感染。而社区获得性肺炎主要发生于温暖潮湿的热带地区，在中国南方、东南亚、澳大利亚、南太平洋地区都有报道，有些地区发生率超过15%，患者大都有糖尿病、癌症、肾病，特别是大量吸烟和酗酒为易感因素，感染可导致重型肺炎，死亡率约50%。

鲍曼不动杆菌肺炎常见症状为：起病急，寒战高热，热型不规则，咳嗽剧烈，咳黄脓痰，在肺部形成脓肿时可有大量黏稠脓痰，每天达数百毫升，呼吸困难，还可伴有胸腔积液的体征，并伴有消化道症状如恶心、呕吐、腹泻等，需注意鲍曼不动杆菌肺炎可伴有多处感染，最常见为伴有泌尿道感染；如原有基础疾病或呼吸道感染，则发病隐匿，抗生素治疗不见好转，在临床上易忽视，要特别警惕细菌、真菌混合感染的情况。实验室检查可见白细胞及中性粒细胞升高，有时肝功能异常，痰培养可查到不动杆菌。胸片可出现肺中下野斑片状阴影，少数为大片阴影，可见透亮区，多发性，有胸腔积液时可见相应的征象。

2. 血流感染

血流感染通常继发于肺部感染，尿路感染或伤口感染也可造成，鲍曼不动杆菌在中国卫生部全国细菌耐药监测网（Mohnarin）2011 ~ 2012 年度血流感染细菌监测数据显示，我国 18 家教学医院鲍曼不动杆菌占血流感染病原体的 6.5%，仅次于大肠埃希菌、凝固酶阴性葡萄球菌、金黄色葡萄球菌、克雷伯肺炎杆菌及铜绿假单胞菌。

3. 尿道感染

鲍曼不动杆菌尿路感染发生率很低，主要与使用导尿管相关，免疫功能正常通常不发生该菌的尿路感染。

4. 创伤、烧伤后及其他皮肤软组织感染

在烧伤病房鲍曼不动杆菌感染很常见，有时甚至暴发流行；伊拉克阿富汗战争中自然灾害如地震、山洪暴发等都可致鲍曼不动杆菌感染，暴发受伤军人的皮肤软组织感染，这与抗菌药物联合使用、定植和局部组织失活与发病有关，感染表现为蜂窝织炎，严重者为坏死性筋膜炎，后者常伴有 HIV 感染，器官移植、糖尿病创伤及肝硬化是风险，常进展为菌血症，鲍曼不动杆菌多重耐药及混合感染导致治疗很困难，很多需要外科清创，静脉导管和静脉营养也是此类感染的危险因素。此外，有报道宠物猫坏死性筋膜炎继发败血症休克，健康宠物携带可导致社区获得性皮肤软组织感染。

5. 骨髓炎

伊拉克阿富汗战争中报道了第一例该菌所致的骨髓炎，在美国对朝鲜和越南战争中也有报道。主要考虑环境暴露感染，患者通常体温高于 38℃，白细胞计数超过 12×10^9/L，坏死骨通常需要多次外科清创。

6. 脑膜炎

术后脑膜炎目前发现革兰氏阴性菌超过阳性菌，鲍曼不动杆菌占发生率的 0.5% ~ 8%，死亡率占 20% ~ 33.3%，甚至 70%，感染多因脑室内置管引流引起，由于多重耐药及血脑屏障，治疗效果差，该菌偶尔也可致社区获得性脑膜炎。术后脑膜炎临床表现不典型，手术及原发病都会影响临床表现并导致脑脊液异常，查脑脊液血糖、乳酸和革兰氏染色可协助诊断。

7. 其他部位感染

有心内膜炎、腹腔感染与移植透析相关和眼内炎与眼部手术、创伤相关的报道。

【诊断及鉴别诊断】

对呼吸道分泌物、血液或脑脊液、脓液等标本进行革兰氏染色，如果发现大量的球杆菌要考虑不动杆菌感染，有时候因为很难脱色可能会误认为革兰氏阴性或革兰氏阳性球菌。

1. 不动杆菌肺炎诊断

痰培养要确定为不动杆菌需满足以下条件：①有呼吸道感染的症状、体征；②连续2次以上痰培养有不动杆菌生长；③不动杆菌为纯培养或优势菌；④危险因素，如机体抵抗力下降的长期住院患者，ICU病房患者，有中央静脉置管，人工气道及使用呼吸机治疗的患者发生感染时；长期使用多种抗菌药物呼吸道感染仍不能控制者等。

2. 鉴别诊断

不动杆菌肺炎与其他革兰氏阴性菌肺炎临床鉴别非常困难，可能为混合感染，需要结合患者的病情及培养细菌的数量等来综合判断。

【治　疗】

考虑到鲍曼不动杆菌固有耐药迅速发展耐药的特性及耐药机制的多样性，感染患者常常病情复杂严重，混合感染发生率高，免疫功能低下，因此治疗该菌感染的方法非常有限，常需结合当地该菌的流行病学和药敏试验结果，联合两种或三种抗菌药物（兼顾混合感染菌），且剂量大、疗程长，还需考虑药物本身对感染部位的穿透性、联用药物之间的相互作用、不良反应等做个体化治疗，同时尽可能去除感染源，营养护理支持也是必不可少的。治疗不必以清除细菌为终点，而应注意到患者病情好转、免疫功能的改善。

如果为敏感的鲍曼不动杆菌，β-内酰胺类抗菌药物很有效，包括头孢他啶、舒巴坦、碳青霉烯、头孢吡肟或哌拉西林/他唑巴坦，其他如喹诺酮类（环丙沙星/左氧氟沙星）、氨基糖苷类单独使用或联合使用。

目前常用于治疗鲍曼不动杆菌的药物有碳青霉烯类抗菌药物，预测碳青霉烯类药物敏感性的指标主要为血药浓度高于MIC的时间，故对耐药菌株可延长输注时间（对MIC为4～16μg/ml的菌株），而对>16μg/ml的菌株增加剂量频次更为有效，对于XDR和全耐药株，能够使用的药物包括替加环素（仅对MIC<2μg/ml的菌株）、米诺环素、舒巴坦、多黏菌素、氟喹诺酮类、氨基糖苷类（如阿米卡星、妥布霉素）、利福平（不推荐，需慎用，因其为抗结核的主要药物，而我国的结核发病率较高。如联用，因其良好的穿透率，可考虑用于中枢神经系统、骨关节鲍曼不动杆菌感染），尽管临床上主张联合用药治疗多重耐

药的鲍曼不动杆菌，并没有足够的证据证明其有效性，对 XDR 菌株，目前可能有效的是多黏菌素联合碳青霉烯类抗菌药物，联合治疗方案如下：多黏菌素 E 200 万 U/ 次，每日 3 次，替加环素 48 小时内 100mg/ 次，每日 2 次，48 小时后 50mg/ 次，每日 2 次，这种方案仅在对碳青霉烯类抗菌药物耐药时采用；联用亚胺培南为 500mg 一次，每 6 小时一次；另外也可联用含舒巴坦的抗生素如头孢哌酮 / 舒巴坦、氨苄西林 / 舒巴坦，联合喹诺酮类药物或米诺环素或氨基糖苷类治疗；碳青霉烯与米诺环素或喹诺酮类或氨基糖苷类联合应用。如果非菌血症的 XDR 菌株感染肺炎，可以考虑吸入多黏菌素。

1. 舒巴坦

对成人感染每日 6 ～ 9g 分 3 ～ 4 次静脉输注，国内有氨苄西林 / 舒巴坦和头孢哌酮 / 舒巴坦两种复方制剂。氨苄西林 / 舒巴坦：给药剂量为 3.0g 每 6 小时一次，静脉滴注；头孢哌酮 / 舒巴坦：常用剂量 3.0 g （头孢哌酮 2.0g+ 舒巴坦 1.0g）每 8 小时一次或每 6 小时一次，静脉滴注。对于严重感染者可根据药敏结果与米诺环素、阿米卡星等药物联合用药。舒巴坦本身还可与其他类别药物联合用于治疗 XDRAB、PDRAB 引起的感染。

2. 米诺环素

米诺环素为第二代四环素类抗菌药物，口服几乎完全吸收，半衰期为 12 ～ 18 小时，与多黏菌素、碳青霉烯类抗菌药物及利福平、舒巴坦、氨基糖苷类等联用对鲍曼不动杆菌有协同或相加的杀菌作用，我国为口服制剂，美国于 2015 年重新上市了米诺环素的静脉制剂。用法为：成人首剂 200mg，然后每次 100mg（输注时间 > 60 分钟），每日 2 次，每日剂量不超过 400mg，儿童 >8 岁的 4mg/kg，继之以 2mg/kg，每次输注时间 > 60 分钟，不超过成人一日的总剂量。推荐如果有口服米诺环素而且患者能够耐受口服，则无需用静脉制剂，延长静脉输注的时间也容易造成静脉炎，因此也应该尽快降阶为口服用药，口服用法可参照静脉。米诺环素的不良反应主要为胃肠道反应，长期使用需注意肝脏毒性，肾功能不全的患者可能出现氮质血症、血肌酐升高和高磷酸血症等，偶可出现成人良性颅内压升高，血液系统三系减少，过敏反应，如出现皮疹、红斑、药物热、光敏性皮炎、哮喘甚至过敏性休克，对儿童的牙齿和骨骼生长有不良影响，引起牙釉质发育不良及龋齿，并可导致骨发育不良。药物的相互作用：合用抗凝药物需降低剂量，会降低避孕药的作用，应避免与异维甲酸联用，因为二者都有升高颅压的不良反应，与呋塞米合用可增强肾毒性，与制酸药及含有铁、铝、钙等阳离子的药物合用会形成络合物，从而降低本药的吸收率。

3. 替加环素

这是第一个批准上市的甘氨酰环素抗菌药物，替加环素是米诺环素的衍生物，通过结合核糖体 30s 亚单位抑制细菌蛋白质的合成，鲍曼不动杆菌通常对其比较敏感，但在用药过程中可通过过度表达外排泵导致对替加环素的耐药。替加环素广泛分布于各组织中，因此其血药浓度不高，不推荐用于菌血症的治疗，此外由于替加环素仅有 15% ～ 22% 以原型从尿液中排出，因此不推荐用于治疗尿路感染。目前批准的替加环素适应证包括复杂性腹腔感染、皮肤软组织感染和社区获得性肺炎，用法为 50mg/ 次，每日 2 次，静脉滴注 30 ～ 60 分钟。最近的研究表明，由于替加环素肺部穿透力较差，因此在用于呼吸机相关性等医院获得性肺炎时，可能需提高每次剂量到 75 ～ 100mg，单药治疗容易发展对该药的耐药性，可考虑联合用药，有报道当分离到耐碳青霉烯类抗菌药物的鲍曼不动杆菌时，

48小时内使用替加环素治疗成功率较高（与替加环素联用多黏菌素E疗效相当）。最常见的不良反应为恶心呕吐（一般在治疗的48小时内），其他还有消化不良、厌食、味觉异常、菌群失调、胰腺炎、便秘、口干等消化道症状，头痛、眩晕、失眠不安，肝功能损害，罕见肝功能衰竭，贫血，APTT、PT延长，嗜酸粒细胞增加，INR升高，血小板减少，白细胞增多，低蛋白血症，碱性磷酸酶升高，淀粉酶升高，低钠、低钙、低血糖、高血糖，低钾，静脉炎，血压、心率改变，皮疹、瘙痒，血尿素氮、肌酐升高，感染，腹痛，无力，败血症休克，寒战，脓肿等。

4. 其他

目前有研究发现磷霉素在体外与多黏菌素E、舒巴坦对碳青霉烯耐药的鲍曼不动杆菌有协同作用；当联用糖肽类和多黏菌素E时，后者作用于糖肽类不能穿透的革兰氏阴性菌的细胞膜外膜，从而发挥协同抗菌作用，但联用时肾毒性有可能增加。

许多新的治疗方法正在研究开发中，包括几种小分子抗菌药物正在临床前研究阶段，抗菌多肽、光照疗法、几种特异性噬菌体联合治疗、疫苗、阻止菌体对铁和锌的吸收，以及破坏细胞因子模式识别受体LPS-TLR4联系的小分子药物，但距离临床使用也许还需10～15年。

总的来说，以多黏菌素为基础的联合治疗是碳青霉烯耐药鲍曼不动杆菌的一线治疗方案，在感染早期以合适的剂量、频次治疗将是提高疗效的重要因素，快速鉴定多重耐药广泛耐药的致病性鲍曼不动杆菌是尽早采用恰当的治疗方案的关键，病原学快速直接诊断技术如MALDI-TOF、PCR/ESI-MS、下一代测序等方法提供了可靠的解决方案。

【预　　后】

由于鲍曼不动杆菌常见多重耐药、广泛耐药甚至全耐药，而且由于该菌感染常常发生于重症患者，如不及时诊断，其病死率很高。

【预　　防】

不动杆菌的暴发流行主要发生在院内，预防措施包括：①积极治疗原发病，尽可能消除不动杆菌感染的危险因素，及时减量、停用激素，对免疫力低下患者要予以支持治疗和加强营养。②限制广谱抗菌药物的不合理和长期使用，其对正常菌群的影响是鲍曼不动杆菌这类条件致病菌感染的重要诱发因素。③对各种呼吸治疗仪器特别是气管插管、吸痰器、雾化吸入器、呼吸机管道等要严格消毒，以免把不动杆菌直接带入呼吸道引起感染；也需注意空气消毒，整理床铺时尽可能不要扬起灰尘，床单被褥及时更换、清洗、消毒。④严格讲究手卫生，医护人员接触患者前后必须彻底洗手消毒。⑤对有不动杆菌感染患者的用品需彻底清洗、消毒，有条件时需高压灭菌。

（贾　蓓）

第二节　铜绿假单胞菌感染

铜绿假单胞菌（*Pseudomonas aeruginosa*）又称绿脓杆菌，在自然界中广泛分布，存在于环境中的水、土壤、植物和动物中。该菌也存在于健康人的皮肤、外耳、上呼吸道或大肠中，对人类属条件致病菌。长期应用肾上腺皮质激素、免疫抑制剂、广谱抗生素，以及肿瘤化疗、放疗等导致患者免疫功能低下，手术后或某些治疗操作后（气管切开、留置导尿等）的患者易感染该菌，为医院内感染的重要致病菌之一。近年来发病呈上升趋势，已日益引起人们的重视。

【病　原　学】

铜绿假单胞菌是假单胞菌属中最常见的菌种，为革兰氏阴性小杆菌，长 1.5 ~ 3.0μm，宽 0.5μm。在静置培养下，长短不一，常呈多形性。同一菌株有时呈丝状或点状，排列成双或呈短链状，无芽孢（图 2-2-1，见彩图 4）。该菌为专性需氧菌，生长温度为 5 ~ 42℃，最适温度为 37℃，该菌能在 41℃生长，这是与其他假单胞菌鉴别要点之一。能在多种培养基上生长良好，能产生绿脓色素或绿脓荧光色素（图 2-2-2，见彩图 5），有生姜味。目前从临床分离得到的菌株常不产生色素。

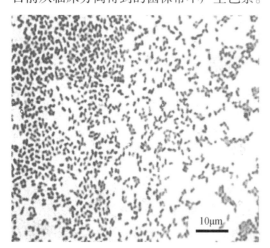

图 2-2-1　铜绿假单胞菌排列成双或呈短链状

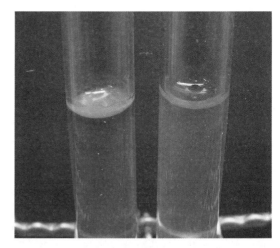

图 2-2-2　铜绿假单胞菌产生绿脓色素或绿脓荧光色素

铜绿假单胞菌有 O 和 H 抗原。O 抗原有两种成分：一种为内毒素蛋白，是一种保护性抗原；另一种为脂多糖（LPS），具有特异性，根据其结构可将铜绿假单胞菌分为 12 个血清型。另外，根据保护性抗原分类，可确定 7 个免疫型。

铜绿假单胞菌可以产生细胞外致病力强的因子，如碱性蛋白酶、弹性蛋白酶、磷脂酶、细胞色素、外毒素 A 和 S。细胞外毒素 A 是一种白喉样毒素，临床分离的大多数铜绿假单胞菌菌株均可产生；该毒素可抑制哺乳动物的蛋白合成；外毒素 S 是三磷酸腺苷核糖转移酶，使三磷酸鸟苷结合蛋白核糖基化，引起宿主细胞肌动蛋白破坏，细胞骨架破坏而损伤，因此外毒素 S 是铜绿假单胞菌产生的细胞外致病力强的因子之一。

铜绿假单胞菌对外界抵抗力较强，在潮湿处能长期生存，对紫外线不敏感，湿热 55℃ 1 小时才被杀灭。

【流行病学】

铜绿假单胞菌在自然界分布极其广泛，在水、土壤、植物、动物甚至是人体中均有该菌存在。在潮湿环境中铜绿假单胞菌能更好地生长，因此在人体的潮湿部位如会阴、腋窝、耳道等易于繁殖。另外，医院的呼吸机、污水池、消毒剂、体温计、注射器、镊子等均可检出铜绿假单胞菌。

铜绿假单胞菌在某些条件下可以是人的正常寄生菌。在健康人群中铜绿假单胞菌的携带率很低，而在住院患者中，铜绿假单胞菌的携带率明显上升。特别是严重烧伤患者的皮肤，气管切开患者的下呼吸道，肿瘤化疗患者的消化道，铜绿假单胞菌的寄生率 > 50%。

铜绿假单胞菌感染常在医院内发生，医院内多种设备及器械上均曾分离到该菌，通过各种途径传播给患者，患者与患者之间的接触也为传播途径之一。铜绿假单胞菌已成为医院内感染的主要致病菌之一，且呈上升趋势。除医院内感染外，铜绿假单胞菌还可引起与医院环境无关的感染。总之，铜绿假单胞菌已成为穿刺感染、心内膜炎、滥用药物所致骨髓炎、眼部感染、新生儿感染性外耳炎、游泳池引起的皮肤病等的主要病原菌，亦为战伤感染的常见致病菌。

【发病机制与病理】

铜绿假单胞菌的多种产物具有致病性，其中，内毒素可引起发热、休克及 ARDS 等，外毒素 A 则为一种可使动物死亡的致死因子，可裂解 NAD^+ 中尼克酰胺部分，催化 ADP 核糖与 EF-2 共价结合，导致核糖体密码子移动过程的阻断，从而阻止细胞蛋白合成，使组织坏死，造成局部或全身疾病过程。动物模型表明，给动物注射外毒素 A 后可出现肝细胞坏死、肺组织水肿出血、肾小管坏死及休克等，外毒素 A 抗体对同型或异型菌株感染有保护作用。铜绿假单胞菌产生的色素，其致病作用是间接的，可能是在慢性感染中抑制其他细菌而有利于铜绿假单胞菌的生长。弹性蛋白酶在与外毒素 A 同时存在时毒性最大。铜绿假单胞菌还可产生磷脂酶，可加重铜绿假单胞菌性肺炎的病理变化，可导致肺不张。

铜绿假单胞菌为条件致病菌，完整皮肤是一道天然屏障，机体的中性粒细胞和巨噬细胞都有吞噬铜绿假单胞菌的功能，但吞噬和杀菌作用不强。机体对铜绿假单胞菌的免疫主要是体液免疫，特异性抗体以 IgG 和 IgM 为主，其中以 IgM 作用最强。IgG、IgM、补体、备解素等协助中性粒细胞和单核 / 巨噬细胞吞噬和杀灭铜绿假单胞菌，故不易致病。但若改变或损伤宿主正常防御功能，如皮肤、黏膜受损，留置导尿管，气管切开插管，或免疫功能缺陷，如粒细胞缺乏、低蛋白血症、各种肿瘤患者，以及应用广谱抗生素、肾上腺皮质激素及细胞毒制剂，在医院环境中常可从带菌发展为感染。烧伤焦痂下、婴儿和儿童皮肤、脐带和肠道、老年人的泌尿道，常是铜绿假单胞菌败血症的原发灶或侵入门户。

【临床表现】

1. 败血症

铜绿假单胞菌败血症常发生于免疫缺陷者，多继发于血液系统恶性肿瘤、低补体血症、中性粒细胞缺乏、严重烧伤、肾移植、恶性肿瘤、气管切开、静脉导管应用、心瓣膜置换及各种严重慢性疾病等的过程中，多与医院内感染有关。该菌引起的败血症为较常见的革兰氏阴性杆菌败血症，居第 3 位或第 4 位，病死率高，为 33% ~ 38%。其临床过程与其他革兰氏阴性杆菌败血症相似，除早产儿及幼儿可不发热外，均有弛张热或稽留热，常伴有休克、ARDS 或 DIC 等。黄疸的发生较其他革兰氏阴性杆菌败血症多见，肾衰竭常伴休克的发生而出现。皮肤出现坏疽性脓疱为其特征性表现，周围环以红斑。皮疹出现后48 ~ 72 小时，中心呈灰黑色坏疽或有溃疡，小血管内有菌栓。将渗液做涂片、革兰氏染色或培养易找到细菌。皮疹可发生于躯体任何部位，但多发生于会阴、臀部或腋下，偶见于口腔黏膜，疾病晚期可出现肢端迁徙性脓肿。

2. 心内膜炎

铜绿假单胞菌心内膜炎常发生于原有心脏病基础上，以及心脏手术、瓣膜置换手术及静脉药瘾者。静脉药瘾者因注射毒品的水和注射器中含有铜绿假单胞菌，毒品如海洛因可造成瓣膜或心内膜损伤，使铜绿假单胞菌由静脉入血后在损伤的三尖瓣定植感染，引起心内膜炎，因此静脉药瘾者铜绿假单胞菌心内膜炎常发生于三尖瓣。除三尖瓣外，铜绿假单胞菌心内膜炎可发生于心脏各个瓣膜，双瓣膜或多瓣膜病变在铜绿假单胞菌心内膜炎中亦多见。发热为最先出现的症状，有心脏杂音出现或改变。右房室瓣膜病变者常有肺动脉菌栓出现，临床上可引起咳嗽、咳痰、胸痛、肺渗出和胸膜渗出改变。左心瓣膜病变者可出现顽固性的心力衰竭和多个脏器动脉栓塞或脓肿，如细菌性动脉瘤或脑脓肿。皮肤和黏膜的瘀点、Osler 结、Janeway 损害等皮损，无论在右心或左心心内膜炎中均很少出现。出现以下情况，如抗生素应用较晚、出现赘生物、左心瓣膜病变、感染发生于瓣膜置换术后等，则提示预后较差。单用药物治疗治愈率低，故应及早进行病变瓣膜置换术。

3. 呼吸道感染

常继发于宿主呼吸道局部或全身免疫缺陷情况下，尤易发生在原有肺部慢性疾病基础上，如慢性支气管炎、支气管扩张、气管切开等。该病在所有革兰氏阴性杆菌肺炎中有逐年增加的趋势，常表现为畏寒、发热，可有39℃以上高热。半数出现相对缓脉、咳嗽、咳痰、蓝绿色脓痰为其特点。X线检查表现为弥漫性双侧支气管肺炎，可累及多个肺叶，伴结节渗出影，偶有胸腔积液发生。在有严重免疫缺陷的患者中，一旦出现气急或气急加重，应警惕该病的发生。

4. 中枢神经系统感染

铜绿假单胞菌脑膜炎或脑脓肿常继发于：①耳、乳突、鼻窦感染扩散蔓延；②颅脑外伤、头和颈部肿瘤手术后；③腰椎穿刺术或脑室引流后；④尿路、肺或心内膜炎迁徙至脑部。粒细胞缺乏、严重烧伤则为其危险因素。在肿瘤患者的脑膜炎、脑脓肿病原菌中，铜绿假单胞菌居第2位。临床表现与其他细菌性中枢神经感染相似。当伴有败血症时，可表现为急性甚至为暴发性，感染性休克和昏迷发病率高。在不伴有败血症时，特别是在免疫缺陷者或肿瘤患者中，起病缓慢，有时可隐匿起病，缺乏系统的症状及体征。铜绿假单胞菌中枢神经系统感染预后较差，病死率在60%以上。

5. 尿路感染

铜绿假单胞菌的尿路感染通常是医源性感染，诱因为导尿、尿路器械检查、手术（包括肾移植），约占医院内尿路感染总数的11.7%，医院内尿路感染第2位或第3位。这类患者常伴有尿路梗阻、结石或慢性尿路感染的抗菌治疗中。40%的铜绿假单胞菌败血症的原发病为尿路感染。

6. 消化道感染

铜绿假单胞菌可在消化道的任何部位产生病变，常发生于免疫缺陷者，尤其易发生于婴幼儿、血液系统恶性肿瘤者及肿瘤化疗导致粒细胞减少者，可引起婴幼儿腹泻及成人阑尾炎或直肠脓肿。阑尾炎特别多见于白血病患者，而直肠脓肿好发于粒细胞减少的肿瘤患者。临床表现缺乏特异性，有时可无临床症状。消化道铜绿假单胞菌感染亦是败血症的重要入侵途径之一。

7. 骨关节感染

主要由于血行迁徙或来源于邻近组织的感染病灶。血源性感染多见于静脉药瘾者或与尿路及盆腔感染有关，好发于人体中轴线骨关节，如胸锁关节、脊椎、骶髂关节、耻骨联合。椎体骨髓炎常见于老年人复杂性尿路感染及泌尿生殖系手术或器械操作后。但近年报道，该病更多见于静脉药瘾者，特别是年轻男性，常表现为颈或背部疼痛，而发热及其他症状常缺如，常可持续数周或数月，CT或MRI有助于诊断，预后不良。胸锁关节积脓由铜绿假单胞菌引起，多见于静脉药瘾者，常伴有铜绿假单胞菌心内膜炎。患者多为年轻男性，病变多为单一关节。常发生于胸锁关节，表现为急性或慢性前胸壁疼痛，同侧肩部疼痛及活动受限，体检见受累关节红肿和压痛，CT显示软组织水肿、骨质疏松、溶骨损害、锁骨头和肋骨或胸骨膜增厚，经关节穿刺或骨膜活检可培养出铜绿假单胞菌。耻骨联合化脓性感染多见于盆腔手术后及静脉药瘾者，可有髋部、腹股沟或下腹痛，行走时症状加重。

8. 眼科感染

铜绿假单胞菌是角膜溃疡或角膜炎的常见病原菌之一，常继发于眼外伤或农村稻谷脱粒时角膜擦伤后。亦与戴软性接触镜有关，多为软性接触镜被铜绿假单胞菌污染。感染发展迅速，48 小时内可波及全眼，应予紧急处理，否则易造成失明。

9. 耳、乳突及鼻窦感染

外耳道炎常与游泳有关，游泳后外耳道的 pH 因水的进入而呈偏碱性，有利于铜绿假单胞菌生长，从而造成感染。糖尿病伴小血管病变者，偶可发生铜绿假单胞菌所致的慢性无痛性恶性外耳道炎，如不及时治疗，预后较差。中耳炎及乳突炎常继发于恶性外耳道炎或急性中耳炎。有糖尿病或其他疾病时，铜绿假单胞菌可通过血管鞘而引起颅内感染。

10. 皮肤软组织感染

铜绿假单胞菌败血症患者可继发红斑性坏疽性皮疹、皮下结节、深部脓肿、蜂窝织炎等皮损。烧伤创面、压疮、外科创口及静脉曲张溃疡面常可培养出铜绿假单胞菌。

11. 艾滋病患者铜绿假单胞菌感染

艾滋病患者由于免疫功能缺陷，常合并各种机会性感染。当 CD4+ 淋巴细胞计数 < 100/μl 时，各种机会性感染均可发生，其中合并铜绿假单胞菌感染亦较常见。艾滋病患者感染铜绿假单胞菌肺炎主要表现为肺实质坏死，常伴有空洞形成，或表现为慢性反复发作的支气管肺炎。血流感染也常发生，尤其是有中心静脉导管艾滋病患者，易发生铜绿假单胞菌败血症。

随着高效抗反转录病毒治疗的广泛应用，艾滋病患者治疗后 CD4+ 淋巴细胞计数升高，患者免疫功能重建，患者铜绿假单胞菌感染发生率下降。

【实验室检查】

取感染部位标本，如脓液、痰液、血、尿、皮疹渗液、穿刺液等进行细菌培养，根据微生物特性进行鉴定，可确定诊断。

【治　疗】

一、抗菌药物的选择

对铜绿假单胞菌作用较强的药物有：①半合成青霉素，如羧苄西林、呋苄西林、哌拉西林、阿洛西林、阿帕西林等；②三代头孢菌素，包括头孢他啶、头孢哌酮、头孢匹罗等；③β- 内酰胺类抗生素，包括亚胺培南、氨曲南等；④氨基糖苷类抗生素，如庆大霉素、妥布霉素、阿米卡星及奈替米星等；⑤喹诺酮类药物如诺氟沙星、左氧氟沙星及莫西沙星等；⑥其他，包括多黏菌素 B 及 E、铜绿假单胞菌抗血清等。

由于铜绿假单胞菌耐药株的存在，故一旦细菌培养阳性，应立即进行药物敏感测定，以供选药时参考。

二、各种感染的治疗

1. 败血症

诊断一经确定，应即刻治疗，特别是粒细胞缺乏患者，临床诊断成立后即应治疗。由于多系医院内感染，耐药菌感染率高。应选用哌拉西林或抗铜绿假单胞菌头孢菌素（以头孢他啶为优）联合氨基糖苷类抗生素，用氨基糖苷类抗生素治疗时尽量进行血药浓度监测，以保证维持最高安全浓度，对多重耐药菌株感染者可选用亚胺培南、莫西沙星等，疗程 14 ~ 21 天。对于粒细胞缺乏患者治疗应维持到患者外周血白细胞计数恢复正常和热退。

2. 心内膜炎

在右房室瓣病变时，大剂量的氨基糖苷类抗生素（如妥布霉素）与抗假单胞菌青霉素类药物（如哌拉西林）联合应用。若治疗 6 周停药后细菌仍存在，应进行病变瓣膜切除术，6 ~ 8 个月后再进行瓣膜置换术。在左心心内膜炎中，抗菌药物治疗的同时应尽早进行病变瓣膜置换术。对于产 β- 内酰胺酶菌株感染，可选用三代头孢菌素（如头孢他啶、头孢哌酮等）替代广谱青霉素类药物。

3. 呼吸道感染

除全身支持治疗外，早期采用敏感抗生素联合应用是治疗的关键。通常可采用庆大霉素或妥布霉素联合哌拉西林或羧苄西林。若对庆大霉素或妥布霉素耐药，则可用阿米卡星。另外，亦可头孢他啶单独应用或联合应用氨基糖苷类抗生素。通常应采用大剂量、肠道外给药。

4. 中枢神经系统感染

由于病死率较高，治疗更应积极，可采用易于透过血脑屏障的大剂量头孢他啶或联合氨基糖苷类抗生素（如阿米卡星或妥布霉素），必要时可加用鞘内注射庆大霉素或阿米卡星。莫西沙星亦可考虑选择，疗程至少 4 周。

5. 尿路感染

应根据感染病程、部位、有无合并症、获得感染诱因和途径来选择抗生素。对于单纯性尿路感染或慢性尿路感染复发，可选用磺胺类、呋喃类、喹诺酮类药物。对于严重的上尿路感染或粒细胞缺乏者的尿路感染，可选用氨基糖苷类抗生素、半合成青霉素（如哌拉西林等）、头孢他啶、头孢哌酮、氨曲南。

6. 消化道感染

在抗菌药物治疗的同时，如出现外科情况（如肠坏死、肠穿孔、肠梗阻等），应立即进行外科手术治疗。

7. 骨关节感染

急性骨髓炎的诊断一经确定，应及早进行适当的抗菌药物治疗，以防炎症扩散、死骨形成而呈慢性趋势。可选用羧苄西林或哌拉西林联合氨基糖苷类抗生素，或采用三代头孢菌素如头孢他啶、头孢哌酮，或喹诺酮类药物如莫西沙星、左氧氟沙星等，治疗时应保持血和骨髓均能达到有效杀菌浓度。通常静脉内给药 1 ~ 2 周，待急性炎症消退后，改口服用药，总疗程一般不少于 4～6 周。对于慢性骨髓炎，应彻底清创、剔除窦道、去除死骨及坏死组织、消灭无效腔。清创术宜在抗菌药物应用 48～72 小时后进行，清创术后应继续应用抗菌药物，疗程至少 4～6 周或更长。

8. 眼科感染

应尽早治疗，用多黏菌素 B 或多黏菌素 E（5 万 U/ml）或 1% 磺苄西林眼药水滴眼，最初 4 小时内，每 5～10 分钟给药 1 次，以后改为 0.5 小时给药 1 次，直到炎症控制后 3～6 天为止；或选用氨基糖苷类抗生素滴眼液。

9. 耳、乳突及鼻窦感染

对于恶性外耳道炎的治疗包括手术及抗菌治疗。手术清创去除肉芽组织及坏死物质，同时给予哌拉西林或头孢他啶联合氨基糖苷类抗生素，局部用庆大霉素或多黏菌素 B 棉片湿敷。

10. 皮肤、软组织感染

对于严重烧伤后皮肤、软组织感染，如果全身症状不重，无铜绿假单胞菌败血症，则局部外用抗生素有效，可用磺胺嘧啶银盐、多黏菌素 B、磷霉素钙等软膏。若有铜绿假单胞菌败血症，则按败血症治疗。

【预　　防】

铜绿假单胞菌广泛存在于自然界，通过多种途径在医院内传播。因此，应严格执行下列措施：①切断交叉感染的传播途径，病房应有良好的通风设备和应用空气净化技术。严格消毒器械、敷料，医务人员及护理人员勤洗手，认真执行无菌操作。②加强对昏迷患者口咽部护理，必要时可定期用 2% 多黏菌素 E 软膏涂布颊部及口咽腔黏膜，以预防医院内铜绿假单胞菌的呼吸道感染。③机械通气的时间不宜过长，更换导管不宜过频，拔管前应吸尽鼻咽部和气管内分泌物，以减少机械通气相关性医院内铜绿假单胞菌感染的发生。④严格掌握使用肾上腺皮质激素的指征、剂量和疗程，合理使用广谱抗生素，器官移植者需严格控制免疫抑制剂的用量。⑤患者应予隔离，其敷料应予焚毁。⑥对于慢性心、肺、肝、肾疾病，糖尿病、无脾、烧伤、白血病等患者，可考虑使用多价铜绿假单胞菌苗注射予以预防。

（林　锋）

第三节　大肠杆菌感染

大肠杆菌（*Escherichia coli*）所致的感染是最常见的革兰氏阴性杆菌感染，可波及肠道内及肠道外，后者包括尿路感染、胆道感染、腹腔感染、败血症及新生儿中枢神经系统感染等。某些血清型的大肠杆菌致病性强，是急性腹泻的重要致病菌，可引起重症腹泻。

【病　原　学】

大肠杆菌是埃希菌属中唯一菌种。大多数菌株有动力，有菌毛，包括性菌毛。有些有多糖类荚膜或包膜，在普通培养基上菌落直径 2 ~ 3mm。在血平板上，有些菌株有乙型溶血环。生长温度为 15 ~ 44℃，最适温度 37℃。能发酵乳糖、葡萄糖和甘露醇，产酸产气。

大肠杆菌有 O、H、K 抗原及菌毛和共同抗原（EAC），前三种常用于分型。目前已知有 160 多种 O 抗原，103 种 K 抗原和 60 种 H 抗原。K 抗原又可分为 L、A、B 三种。根据 DNA 同源性分析结果，新的属于大肠杆菌属者尚有 *E.blattae* 和 *E.hermannii* 等。O 抗原是分群的基础，但一种 O 抗原并不等于一个血清型，同时还要结合 K 和 H 抗原的型别。K 抗原按不同性质尚可分为 L、A 和 B 三种。在一个菌株中，K 抗原仅有其中一种。大肠杆菌的型别按 O：K：H 排列，如 O111：58：2。

主要的血清型详见表 2-3-1。

表 2-3-1　致病性大肠杆菌血清型（WHO，1979）

肠中毒型（27 个血清型）	O6：K15：H16	B27：H7	O128：H21
	O7：H18	O27：H20	O148：H28
	O8：K40：H9	O63：H12	O153：H12
	O8：K47	O73：H45	O153：H10
	O8：K25：H9	O78：H12	O159：H4
	O9：K84：H2	O78：H11	O159：H34
	O15：H11	O114：H21	OX2：H41
	O20：K+	O115：H51	
	O25：K7：H42	O128：H7	
	O25：K98	O128：H12	
肠致病型（17 个 O 血清型）	18，20，25，26，28，44，55，86，111，112，114，119，125，126，127，128，142		
肠侵袭性（8 个 O 血清型）	28ac，112ac，124，136，143，144，152，168		

大肠杆菌在土壤和水中可生存数月，在冷藏条件下生存更久，在含氯的水中不能生存。对很多常用抗菌药物耐药，多数为自然耐药，另一些则由质粒介导而获得。

【流　行　病　学】

大肠杆菌是人类和动物肠道中的正常菌群，新生儿出生后数小时肠道即有该菌存在，并终生存在。大肠杆菌经常随粪便排出体外，污染周围环境、水源及食物。

粪便中的大肠杆菌污染下尿路是引起急性肾盂肾炎的重要原因。当人体抵抗力降低时，大肠杆菌可侵入肠道外组织或器官引起感染，称为内源性感染。此外，在医院内则可通过患者之间、工作人员和患者间接触、呼吸道气溶吸入和各种医疗操作等使患者获得感染，大肠杆菌是医院获得性感染的最重要的病原菌。大肠杆菌某些血清型可引起医院内婴儿腹泻的流行，也可引起成人尤其是旅游者发生腹泻。

【发病机制和病例】

大肠杆菌可引起许多器官或全身感染。该菌可污染尿道口，引起上行性感染而发生膀胱炎，由膀胱—输尿管—肾脏途径引起肾盂肾炎。此外，经由血行及淋巴系统也可导致肾脏感染。大肠杆菌可自血液到达胆囊，或经门静脉入肝，如肝脏未能清除细菌，则细菌可随胆汁排出而感染胆囊。胆道蛔虫也可将大肠杆菌带入胆囊及胆管，造成上行性感染。

大肠杆菌是革兰氏阴性杆菌败血症的最常见病原菌，50% 的大肠杆菌败血症源于尿路感染，此外亦可由腹部外伤、腹腔手术后感染等引起。肝硬化时由于肝脏清除细菌的功能降低，尤易引起菌血症和败血症。有的败血症患者找不到侵入途径，这种情况常见于恶性肿瘤、血液病、糖尿病及应用肾上腺皮质激素、抗肿瘤药物、广谱抗生素的患者，可能系内源性感染。

大肠杆菌是条件致病菌，不同菌株的侵袭力与细菌壁的结构，尤其是类脂 A（为内毒素的核心结构）和细菌产生的酶、毒素或代谢物等有关。目前已分离或鉴定的与毒力有关的因子可分为：①主要毒力因子，如内毒素（脂多糖、LPS）、外毒素、膜结合毒素（如 β-溶血素）等；②辅助毒力因子，有黏附素（adhesins）、鞭毛、荚膜及铁运输系统。通常由多种毒力因子共同作用造成疾病。

一般而言，具有黏附于黏膜表面能力、能对抗血清的杀菌活性、有荚膜并能产生细胞外蛋白分解酶的菌株，其毒力和致病能力亦较强。大肠杆菌内毒素与其他革兰氏阴性菌的内毒素一样，可引起一系列临床症状。内毒素可作用于白细胞，导致内源性致热原的释放，后者作用于下丘脑的体温调节中枢，使体温上升。内毒素可激活激肽系统，释放缓激肽而引起中毒性休克；激活补体旁路，出现过度的各种补体介导反应，如过敏毒素、趋化反应、膜损害等，造成机体损害；激活Ⅻ因子和启动内源性凝血系统和纤溶系统，引起 DIC。在内毒素血症早期，由于白细胞附集于血管壁，白细胞总数往往减少，后期则白细胞总数增多。

大肠杆菌中的某些血清型可引起儿童或成人腹泻。引起腹泻的大肠杆菌可分为五个组，即产肠毒素大肠杆菌（enterotoxingenic E. coli，ETEC）、致病性大肠杆菌（enteropathogenic E. coli，EPEC）、侵袭性大肠杆菌（enteroinvasive E.coli，EIEC）、肠出血性大肠杆菌（enterohemorrhaqic E. coli，EHEC）及肠黏附性大肠杆菌（enteroadherent E. coli，EAEC）。上述细菌与肠黏膜均有特异的相互作用，均可产生各种毒素，并均具有质粒编码的毒力因子。

致病性大肠杆菌主要引起婴儿腹泻，大多包括下列血清型：O6、O8、O25、O26、O111、O119、O125 ~ O128、O142。许多细菌可产生一种耐热的毒素。细菌黏附于肠黏膜上皮细胞表面底座样突起，使邻近微绒毛脱落，病变位于十二指肠、空肠和回肠上端。产肠毒素大肠杆菌产生的肠毒素有不耐热毒素（LT）和耐热毒素（ST）两种。LT 的分子量高（83kDa），加热 65℃ 30 分钟即被破坏。含 LT 的大肠杆菌不侵入肠上皮细胞，以其肠毒素致病，毒素的作用与霍乱弧菌肠毒素相似，能激活肠上皮细胞膜上的腺苷酸环化酶，使 ATP 转化为 cAMP，促进肠黏膜细胞的分泌而引起腹泻。该毒素与霍乱弧菌肠毒素相关，二者的抗血清有交叉中和作用。ST 的分子量较小（1500 ~ 5000 Da），无免疫原性，能耐受 100℃ 10 ~ 20 分钟不被破坏；ST 可能通过激活鸟苷酸环化酶而促进小肠黏膜的分泌，但病程较短，ST 与 LT 的产生系由质粒控制。已知产肠毒素大肠杆菌有 27 个血清型，是儿童和旅游者腹泻的重要病原，感染后产生的免疫力具有特异性。

侵袭性大肠杆菌不产生肠毒素，但能侵入结肠上皮细胞，在此生长繁殖；在内毒素的作用下，细胞被破坏，引致炎症反应和溃疡，产生痢疾样症状。常在较大儿童及成人中致病，能引起症状者有 O28、O52、O112、O115、O124、O136、O143、O145、O147 等血清型，常可引起暴发流行或散发病例。

肠黏附性大肠杆菌是某些地区（墨西哥、北非）旅游者腹泻的重要病原菌，该菌除黏附于肠黏膜上皮细胞外，对细胞具有一定的侵袭力，并可产生各种毒素和质粒编码的毒力因子，引起儿童持久性腹泻。肠出血性大肠杆菌可引起出血性结肠炎，多数由 O157：H7 血清型引起，部分菌株可产生志贺菌样毒素，因而有溶血 - 尿毒症综合征表现。

【临床表现】

大肠杆菌引起人类的疾病为肠道感染与肠道外感染。

一、肠道感染

致病性大肠杆菌常引起婴儿腹泻，有时可在病房或婴儿室引起暴发流行。产肠毒素大肠杆菌所致者大多症状较轻，有水泻、腹痛等，发热不显著，3 ~ 4 天自愈；但少数病例可发生寒战、高热、恶心、呕吐、肠痉挛。侵袭性大肠杆菌引起的腹泻常有黏液血便，与菌痢难以区别。肠黏附性大肠杆菌常引起旅游者腹泻，或在儿童中引起持久腹泻。肠出血性大肠杆菌可引起出血性结肠炎的大面积暴发流行，通常患者不发热，也不引起肠黏膜的侵袭或炎症；但在老年患者中有死亡的报道。有的菌株可产生志贺菌样毒素，并引起溶血 - 尿毒症综合征。

二、肠道外感染

1. 尿路感染
常引起急性尿路感染，可表现为膀胱炎或肾盂肾炎。患者本身存在各种原因引起的尿路梗阻是重要的诱发因素。常由 O4、O6、O75 等血清型引起，细菌为具有黏附因子的尿路致病性大肠杆菌，是尿路感染最常见的病原菌。膀胱炎有尿频、尿急、尿痛等膀胱刺激征，肾盂肾炎则尚有高热、腰痛等全身症状。

2. 腹腔感染

阑尾穿孔、胃及十二指肠溃疡穿孔、小肠憩室炎症穿孔及全身感染等，均可引起腹腔内脓肿。大肠杆菌所致的脓肿常合并有厌氧菌如厌氧链球菌、梭状芽孢杆菌、类杆菌等感染，故脓液多有臭味。

3. 胆道感染

常发生于有胆石症的患者、胆石梗阻胆囊管或胆管，临床表现为发热、右上腹或绞痛，向右肩放射，局部有压痛、肌卫等，伴有其他毒血症症状，部分病例可伴发中毒性休克、黄疸等，或引起胆管炎、肝脓肿及门静脉血栓性静脉炎等。

4. 肺部感染

大肠杆菌为革兰氏阴性杆菌肺炎的病原之一。正常的呼吸道黏膜表层由连接素（fibronectin）包裹，对革兰氏阳性细菌有特殊受体。任何对机体有害的因素均可使唾液中降解连结素的蛋白分解酶增加，使连结素破坏，黏膜下组织的革兰氏阴性菌受体暴露，从而导致大量革兰氏阴性菌定植；宿主如微量吸入呼吸道分泌物后即可发生革兰氏阴性杆菌肺炎。大肠杆菌肺炎大多数为医院内感染，或有严重原发疾病（如糖尿病、慢性阻塞性肺疾病）的门诊患者。临床表现大多为累及肺下叶的支气管肺炎，部分患者可伴发脓胸、败血症等，病死率可高达 50% 或以上。

5. 败血症

大多发生于肾盂肾炎或其他尿路感染者中，尤其是合并尿流不畅的患者；或发生于腹腔感染、肠道感染及盆腔感染的基础上，在院内感染革兰氏阴性杆菌败血症中居首位。起病多急骤，高热，主要特点为细菌内毒性引起的全身毒血症症状、神志淡漠、反应迟钝，部分患者可出现中毒性休克、DIC 等。血中补体水平下降，少数患者可继发迁徙性病灶。

三、其他

新生儿常可发生大肠杆菌败血症及脑膜炎，尤其多见于早产儿。新生儿脑膜炎大多由大肠杆菌或 B 组链球菌引起，尤其是具有 Ki 荚膜抗原的大肠杆菌。流行病学研究证实妊娠期妇女的胃肠道中 Ki 大肠杆菌的定植率增高，此种菌株日后可引起新生儿脑膜炎。既往多采用氨苄西林合并头孢噻肟作为经验治疗。

【实验室检查】

除外周血常规、尿常规外，主要依赖细菌学检查，采中段尿、血液、脑脊髓液、脓汁、粪便等，先分离出细菌，然后用生化反应鉴定。来自粪便中的致病性大肠杆菌，需用血清学试验加以 O、K 抗原定型。尿路感染除确定其为大肠杆菌外，还应检测细菌的数量。

【诊　断】

大肠杆菌感染的确诊需进行细菌学诊断。

1. 大肠杆菌肠炎

粪便培养采用选择性培养基，如伊红亚甲蓝、麦康凯、SS 平板等，获得大肠杆菌后做血清分型。

2. 大肠杆菌尿路感染

有尿路症状者，取其清洁中段尿培养，菌落计数 > 10^5/ml 时，尿路感染即可确诊；若菌落计数 < 10^5/ml，但患者有明显的尿路刺激征和脓毒症，而细菌为纯培养，尿路感染的诊断也可成立。耻骨上膀胱穿刺取尿进行尿培养，无论细菌量多少，一旦获阳性培养，即可确诊。显微镜下查见细菌也有助于诊断。未离心的尿液，其涂片染色后，油镜视野见一个以上细菌，或离心尿沉淀涂片中每个高倍视野的细菌超过 20 个者，均可作初步诊断。

【预　后】

产肠毒素大肠杆菌引起的肠炎预后良好，侵袭性大肠杆菌所致的腹泻致死率高。大肠杆菌所致尿道感染的预后一般良好。大肠杆菌败血症合并感染性休克者，以及在肝硬化基础上发生败血症者的预后均较差。大肠杆菌腹膜炎常发生在肝硬化基础上，预后不良。大肠杆菌脑膜炎的预后则取决于其基础疾病。

【治　疗】

一、治疗的热点：超广谱的 β- 内酰胺酶

超广谱 β- 内酰胺酶（extended spectrum beta lactamase，ESBL）是能够水解第三代头孢菌素的 A 类和 D 类 β- 内酰胺酶，能够介导对青霉素类、头孢菌素类和氨曲南的耐药。在临床分离的多重耐药菌中，以肠杆菌科细菌产生最多，其中大肠杆菌 ESBL-ECO 常常占据前列的位置。

1. ESBL 的类型

自 1983 年德国学者首次从臭鼻克雷伯菌中发现 ESBL SHV-2 以来，ESBL 种类已超过 200 多种。其类型可以分为 TEM 型、SHV 型、OXA 型、CTA-M 型、其他型等 5 类。其中 TEM 和 SHV 型酶是临床较常见的。

（1）TEM 型 ESBL：此酶来源于患者的名字（Temoneira），首先发现于 20 世纪 60 年代，目前该酶已命名了 200 余种，是已发现的数量最多的 ESBL 亚型。TEM 型酶的

活性位点上均存在丝氨酸残基，它作为亲核试剂在 β- 内酰胺环开环失活过程中发挥了重要作用。TEM 型酶的平均等电点（pI）为 5.1 ~ 6.5，大部分集中于 5.6 ~ 5.9。该型酶的主要母本为 TEM-1 和 TEM-2，而其他的 TEM 型酶都由此衍生而来。TEM-1 型酶能够水解青霉素和头孢菌素，是革兰氏阴性菌中最常见的 β- 内酰胺酶。有报道称超过 90% 的大肠埃希菌对氨苄西林耐药是由 TEM-1 型酶基因的编码产物所介导的。TEM-2 型酶是 TEM-1 型发生了一个氨基酸替换后衍生而来的，而 TEM-13 型与 TEM-2 型的氨基酸序列仅在第 265 位上有差异。

（2）SHV 型 ESBL：SHV 家族中第一个 SHV 型 ESBL 是 SHV-2。SHV-2 发生了 Gly-238-Ser 位点的突变，增加了氧亚氨基类抗生素的亲和力和水解能力。卢月梅等对新型 β-内酰胺 SHV-59 的研究发现，其发生了 Ala-134-Val 和 Pro-269-ku 位点的变化，携带 SHV-59 基因的菌株对氨苄西林 / 舒巴坦耐药，对头孢噻肟中介，对其他药物均敏感。

（3）OXA 型 ESBL：对酶抑制剂耐药或仅低度敏感，特别是对青霉烷类抗生素（包括苯唑西林及相关复合制剂）有高度水解活性，主要涉及铜绿假单胞菌和鲍曼不动杆菌。2004 年 Poirel L 等首次在肠杆菌科的克雷伯肺炎杆菌发现了 OXA 型 ESBL，该菌对包括碳青霉烯类在内的几乎所有 β- 内酰胺类抗生素耐药。

（4）CTX-M 型 ESBL：Bauerufeind 等首次报道 CTX-M 型 ESBL，对头孢噻肟高水平耐药，而对头孢他啶相当敏感。周建英等用头孢他啶治疗产 CTx-M-14 型 ESBL 大肠埃希菌造成的细菌性腹泻时发现其治疗效果明显好于头孢噻肟，而与哌拉西林 / 他唑巴坦相当。这为利用头孢他啶治疗产 CTX-M 型 ESBL 细菌的感染提供了试验依据。

（5）其他类型的 ESBL：如 VEB、GES、BES、CME、PER 等，大多数容易水解头孢他啶，且呈区域性流行。GES 型对头孢他啶和头孢西丁耐药，BES 对氨曲南、头孢噻肟和头孢他啶高度耐药，PER 型主要在地中海沿岸国家流行。

2. ESBL 的检测方法

产 ESBL 的菌株可造成严重的医院交叉感染和院外耐药菌的扩散，甚至引起暴发流行，所以准确检测 ESBL 至关重要，及早检测 ESBL 有助于制定相应的抗感染措施，为其他的治疗和预防打下基础。目前检测方法主要分为表型确认试验和分子生物学检测两大类。

（1）表型确认试验：最经典的为肉汤稀释法和纸片扩散法。两者都是美国临床实验室标准化委员会（NCCLs）推荐检测 ESBL 的标准方法，其主要原理是 ESBL 水解第三代头孢菌素的活性可被酶抑制剂所抑制。此后又研究出了 Etest 法、Vitek 法、三维实验法（TD）双纸片、协同扩散法等快速简便的方法，特别是 Etest 法、Vitek 法已经商品化，在临床上得到了广泛的应用。

（2）分子生物学的检测：主要有 PCR、核酸杂交、DNA 指纹和基因序列分析。PCR 法是目前常用的检测方法；核酸杂交法过于复杂、费时费力，目前已较少应用；DNA 指纹法是检测 SHV 变种的一种快速检测基因突变的方法，但不能确定 SHV 型 ESBL 的存在；基因序列分析法是基因型鉴定的标准方法，目前已可方便地进行全长基因检测。

3. ESBL 大肠杆菌医院感染的现状

寄生于人体肠道内的大肠杆菌在正常情况下是不致病的，在机体抵抗力下降或发生定位转移时，可成为条件致病菌而引起人体多个器官系统感染，包括泌尿系统感染、肺部感染、消化系统感染、创口感染、胆道感染、腹膜炎、脑膜炎、败血症等，其中尿路感染占50%。上述感染且多为医院感染。

ESBL-coli 的产生多与不合理应用或滥用抗生素特别是头孢菌素有关，在选择性压力下产生；而其在医院内的传播是由耐药质粒所介导，可以通过医护人员手、医疗器械、病房环境介质等在不同科室之间游走，引起不同科室或不同部位的感染。有研究显示，产 ESBL 菌存在于病床、呼吸机管道等物体表面，患者可从医疗环境中感染产 ESBL 菌。另有报道，因护理人员对产 ESBL 大肠杆菌尿路感染患者没有及时采取隔离措施和操作时不注意手卫生而造成病区内发生小流行。研究显示，2006 年中国 10 所教学医院革兰氏阴性杆菌中产 ESBL 大肠杆菌的检出率为 59.0%。根据 2010 年全国细菌耐药监测网的报道，大肠杆菌产 ESBL 平均检出率为 56.2%。2011 年全国细菌耐药检测资料显示，大肠杆菌检出率高达 71.2%，由此可见，我国产 ESBL 大肠杆菌医院感染形势非常严峻。

4. ESBL 大肠杆菌的耐药率

目前临床常用的抗生素主要是 β- 内酰胺类抗生素，包括青霉素类、头孢菌素、碳青霉烯类抗生素等，其发挥作用主要依赖 β- 内酰胺抑制细菌细胞壁肽聚糖的形成，影响细菌细胞壁形成，从而达到杀菌目的。但是随着抗生素特别是广谱类抗生素的普遍应用，β- 内酰胺酶的基因通过长期大量接触抗生素而表达，从而能够水解抗生素中的 β- 内酰胺环，解除 β- 内酰胺对肽聚糖合成的抑制，使抗生素失效，从而产生耐药性。产 ESBL 大肠杆菌是对 β- 内酰胺类抗生素产生耐药的典型代表，它不仅仅对第二、三代头孢菌素类抗生素的耐药性不断增加，甚至对第四代头孢菌素头孢吡肟也具有一定的耐药性，但是仍低于第二、三代头孢菌素。

据全国细菌耐药监测网报道，2008 年与 2006 ~ 2007 年监测结果比较，产 ESBL 大肠杆菌从 35.3% 上升至 56.0%，对头孢他啶耐药率从 19.5% 上升至 37.9%；贵州、北京、福建、安徽、山西、辽宁、内蒙古所分离的大肠杆菌对头孢噻肟耐药率＜ 60.0%，其他地区均＞ 60.0%，且四川、山东、云南、江西、河南、湖北所分离的大肠杆菌耐药率＞ 70.0%。2010 年全国细菌耐药监测资料显示，大肠杆菌对头孢曲松耐药率为 67.6%，但对头孢他啶、头孢吡肟的耐药率约为 35.0%。由此可见，从 2006 ~ 2010 年这 5 年间，产 ESBL 大肠杆菌对头孢菌素类抗生素的耐药率一直居高不下，甚至有升高趋势。2011 年全国细菌耐药监测网资料显示，临床分离的大肠杆菌对碳青霉烯类、含 β- 内酰胺酶抑制剂复合物、头孢西丁、阿米卡星敏感，对其他药物敏感率相对较低，尤其对头孢菌素、氟喹诺酮类耐药率较高。

二、常用治疗

1. 大肠杆菌肠炎

治疗包括补充水与电解质、消灭致病菌及控制腹泻等。

（1）对于轻度腹泻者补充水、电解质，世界卫生组织倡导口服补液盐（ORS）法治疗，效果良好，有效率为 97.0%。轻度脱水 ORS 用量为 50ml/kg，中度脱水为 100ml/kg，4 小时内服完。每 1L 液体中含葡萄糖 20g、氯化物 3.5g、氯化钾 1.5g、碳酸氢钠 2.5g。此液体除补充水、电解质的不足外,补充的葡萄糖还可促进钠及水的吸收,进而使腹泻量减少、腹泻持续时间缩短。对于严重脱水或有严重基础疾病者,以林格－乳酸钠溶液静脉滴注,第 1 小时滴入量为 30ml/kg,第 2、3 小时均为 40ml/kg,第 4 小时改为 ORS 40ml/kg,直至脱水被纠正为止。

（2）抗菌治疗:一般不需采用,遇腹泻不止、病情严重时始采用。首选口服新霉素、庆大霉素、多西环素、吡哌酸、左氧氟沙星、磺胺甲噁唑,可缩短产肠毒素大肠杆菌肠炎的病程。但婴幼儿及孕妇应避免使用氟喹诺酮类及磺胺类药物,可选用小檗碱,除可抗菌外,还具有抑制毒素作用。

（3）止泻:可选用收敛剂如蒙脱石散、碱式碳酸铋、鞣酸蛋白、活性炭等,促进粪便成形,避免毒素吸收,减轻症状。其他的止泻剂可减弱肠蠕动,以及使病原菌滞留,且也不利于肠毒素的排出,一般不用。

2. 大肠杆菌尿路感染

（1）菌尿症:幼儿菌尿症易引起肾脏损害,应予治疗。老人菌尿症兼有尿路梗阻、糖尿病及滥用解热镇痛者,亦给予治疗,可选用阿莫西林、头孢氨苄或氟喹诺酮类等。

（2）急性尿路感染:下尿路感染者采用短程疗法,一般为 7 ～ 14 天,可选用复方磺胺甲噁唑、阿莫西林、头孢氨苄、头孢拉啶、吡哌酸、诺氟沙星、培氟沙星、左氧氟沙星、依诺沙星、环丙沙星等。上尿路感染宜选用杀菌剂,美洛西林为窄谱青霉素,对大肠杆菌具强大的抗菌作用。其他如阿莫西林、哌拉西林、第三代头孢菌素的作用均甚强,可供选择。疗程至少 14 天,个别患者需用 4 ～ 6 周。有效治疗须具备以下条件:①临床症状迅速消失;②尿中细菌于 48 天内清除;③尿中白细胞于治疗后 3 ～ 5 天消失。临床治愈后,应密切随访,定期复查尿培养,治疗无效者应积极寻找原因。若为尿路梗阻所致者,应及时手术处理。

（3）反复发作性尿路感染:有感染复发及再感染两种,如尿路感染复发常于停药后迅速发生,致病菌常与原来相同,且血清型一致,可能为药物选择不当或细菌耐药所致,应反复进行药物敏感试验,选用更强的药物。尿路畸形及功能异常也可致迅速复发,可采用相应外科处理。不宜手术者需长期应用抗菌药物,感染控制后以小剂量维持。再感染发生于治疗后较长时间,药物选择按药物敏感试验结果而定。女性患者发作频繁时,于急性感染控制后,应做长期预防性治疗,口服剂量宜小,疗程 6 个月。

长期保留导尿而持续感染者,应尽早治愈原发病,拔除导尿管。

3. 大肠杆菌前列腺炎

选用易穿透至前列腺组织的药物,首选喹诺酮类药物,次选多西环素、阿莫西林、氨苄西林、哌拉西林、头孢菌素及红霉素等大环内酯类抗生素。疗程长,部分病例用药 4 ～ 6 周才获满意疗效。慢性病例疗程应延至 6 ～ 12 周,但治愈率也仅 35% ～ 70%。红霉素对大肠杆菌的作用较差,但尿液碱化后,其抗菌作用可增强 500 倍,故红霉素与碳酸氢钠合用治疗慢性前列腺炎的细菌清除率可达 80% 以上。交沙霉素在前列腺的浓度更高。

4. 大肠杆菌败血症

一般采用半合成青霉素、头孢菌素等,前者包括氨苄西林、哌拉西林、美洛西林等。第一代头孢中,以头孢唑林对大肠杆菌的作用最强;第二代头孢中以头孢呋辛、头孢替安更强;第三代头孢及其他 β- 内酰胺酶抑制剂与半合成青霉素组成的合剂也可选用,如阿莫西林－

克拉维酸、氨苄西林 – 舒巴坦等。对病情严重者或医院感染者，因其 ESBL-coli 可能大，切勿常规用药，应考虑降阶治疗，使用碳青霉烯类或 β- 内酰胺酶抑制剂 + 第三代头孢菌素，如 3 ： 1 头孢曲松钠 – 他唑巴坦钠。大肠杆菌 T5 的抗血清可降低并发休克及病死率。

其他部位如肺部、心内膜、肝胆、腹腔的感染，用药可参照败血症。

5. 大肠杆菌脑膜炎

选用药物时除应重视细菌对药物的敏感度外，还应了解该药物是否易于透过血脑屏障，氨苄西林、头孢呋辛、头孢西丁、头孢他啶、头孢曲松、头孢噻肟、氨曲南、哌拉西林等均较易透过血脑屏障，且抗菌作用较强。氨基糖苷类中的阿米卡星能透过血脑屏障，其余在脑脊液中的浓度很低，必要时采用鞘内或脑室内注射，或放置脑脊液贮存器，以利于注射药物。

目前大肠杆菌感染的热点是 ESBL-coli 感染，临床应提高标本送检率，实验室应快速准确检测 ESBL-coli 菌株，争取测定血清型，临床及时根据药敏结果给出合理抗菌治疗，并进行隔离，防止质粒传播引起医院感染。

（吴　彪　贾　杰）

第四节　克雷伯肺炎杆菌感染

【引　言】

克雷伯肺炎杆菌（*Klebsiella pneumoniae*，*Kp*）是克雷伯杆菌属中最重要的一种，可引起社区获得性感染、院内感染及出现各种并发症的严重感染，在革兰氏阴性杆菌感染中占第二位。近年来由于抗生素的大量使用，克雷伯肺炎杆菌中出现了多药耐药菌，其中产 ESBL 和碳青霉烯酶的菌株已经对许多抗生素耐药，在世界各地均有报道。这些多药耐药菌影响着抗生素的治疗选择，导致医疗费用增加和住院时间延长。

【病　原　学】

克雷伯肺炎杆菌属于肠杆菌家族的一种，该菌为革兰氏阴性短粗杆菌，长 1 ~ 2μm，直径 0.5 ~ 0.8μm。常成双排列，革兰氏染色通常可见包囊，无鞭毛，有厚荚膜和菌毛，可以发酵乳糖。在普通培养基上生长呈黏液状大菌落，互相融合，以接种环挑之，出现拉丝现象，有鉴别意义。在碳水化合物丰富的培养基上荚膜较厚，菌落呈灰白色，极端黏稠。克雷伯杆菌不运动，但大部分细菌呈散在分布。细菌在 12 ~ 43℃生长较好，55℃ 30 分钟可被杀死。在干燥条件下可存活数月，室温条件下可存活数周。细菌为兼性厌氧，在完全缺氧条件下生长较差。对马及羊红细胞无溶血。克雷伯菌属的典型生化特征是在 4 天内发酵淀粉产气。

克雷伯肺炎杆菌毒力因子主要有荚膜多糖（K 抗原）、I 型抗原、脂多糖（O 抗原）、菌毛、外面蛋白、铁摄取和氮利用的物质及生存和免疫逃逸的物质。荚膜多糖是克雷伯杆菌主要毒力因子，根据荚膜多糖分型，可将克雷伯肺炎杆菌分为 82 个血清型、3 个亚种。3 个亚种包括肺炎亚种、臭鼻亚种和鼻硬结亚种。K 抗原是克雷伯肺炎杆菌的荚膜多糖，是重要的毒力因子。其中 K1 是引起肝脓肿最主要的血清型。由于基因组突变，部分克雷伯肺炎杆菌已突变为高毒力菌株（hypervirulent *K. pneumoniae*，hvKp），高毒力菌株包括 K1 和 magA 基因，可引起化脓性肝脓肿，有着与传统的肝脓肿更为严重和不同的表现，通常来自社区感染，缺乏基础的肝胆疾病，肝脓肿伴随着其他侵袭性综合征（例如脑膜炎、眼内炎或血管内感染）。但由高毒力菌株引起的化脓性肝脓肿的死亡率和复发率比其他细菌性肝脓肿低，从肝脓肿分离出来的菌株中 98% 带有 magA 基因，与胞外多糖合成有关。研究表明，有 magA 基因的全是血清型 K1，非 K1 血清型不携带此基因。由于该毒力菌株倾向于感染具有东南亚血统的后代和台湾人，提示基因与环境因素参与该菌株的发病，但高毒力菌株的表现型与独特的临床表现之间的机制至今仍不明确。由于抗生素的使用，克雷伯肺炎杆菌突变为可产生 ESBL 的菌株，这些酶被携带在质粒上，由质粒上的单个基因编码耐药性，对青霉素、广谱的头孢菌素、单环 β- 内酰胺类、氨基糖苷类、磺胺类耐药，大多数菌株甚至对氟喹诺酮类抗生素耐药，成为医院和 ICU 中最常见的多药耐药菌。除了对 β- 内酰胺类抗生素耐药性逐渐增加以外，产 β- 内酰胺酶的菌株也在不断变化，最初产 SHV 和 TEM 的菌株比较流行，现已被产 CTX 菌株替代，成为亚洲和欧洲最主要的 ESBL，并出现对环丙沙星的低度耐药。由于碳青霉烯类抗生素对 β- 内酰胺酶高度的稳定性和产 ESBL 菌株对它的易感性，被认为是治疗产 ESBL 的克雷伯肺炎杆菌菌株的最佳药物，但由于以下机制导致克雷伯肺炎杆菌菌株对碳青霉烯类抗生素耐药：① β- 内酰胺酶和外膜蛋白突变导致药物渗透性下降；②产生碳青霉烯酶（一种金属 β- 内酰胺酶）；③降低了青霉素结合蛋白与碳青霉烯类抗生素结合的亲和力。研究发现，耐碳青霉烯类抗生素克雷伯肺炎杆菌菌株的大量出现不是由于抗生素使用基因突变的结果，而是医院之间相互转移的结果，虽然目前该菌株主要出现医院内，但无疑会逐渐传播到社区。

【流行病学】

克雷伯肺炎杆菌已成为医院内感染的重要致病菌。中国细菌耐药监测研究表明，克雷伯肺炎杆菌为革兰氏阴性杆菌感染的常见病原菌，上海华山医院研究结果表明，克雷伯肺炎杆菌在革兰氏阴性杆菌感染中仅次于大肠杆菌占第二位。其中痰标本最多，尿液次之。细菌可通过患者间相互传播或经间歇正压呼吸器等而传播。研究表明，克雷伯肺炎杆菌是最常见的多发耐药菌，它对多种抗生素耐药，可通过耐药性质粒的播散，而引起耐药菌在某些病菌中局部流行。

一、传染源

克雷伯肺炎杆菌存在于口腔、皮肤和小肠，医院环境和仪器设备表面也有病原菌污染，其传染源是感染克雷伯肺炎杆菌的患者或无症状携带者。

二、传播途径

（1）粪－口传播：通过消化道排出的粪便中带有克雷伯肺炎杆菌，污染河水和蔬菜，再经口进入另一宿主消化道内。

（2）密切接触：如家庭成员之间或性伴侣之间密切接触会导致克雷伯肺炎杆菌传播，还有宠物与人之间的密切接触也会传播。

三、易感人群

典型的克雷伯肺炎杆菌易感染免疫力低下的人群，包括老人、儿童或有慢性基础疾病的人，而高毒力克雷伯肺炎杆菌感染更常见于年轻健康的人群，尤其易感染具有东南亚血统的后代，东南亚和台湾人群发病率较高。

四、流行特点

克雷伯肺炎杆菌的流行具有地理分布特点，经典的克雷伯肺炎杆菌感染主要见于西方发达国家，感染者多有基础疾病，在医院和护理机构中多见。而高毒力克雷伯肺炎杆菌新的变异体最早报道于环太平洋地区，随后美国、加拿大、欧洲和其他地方也开始出现。主要感染没有基础疾病的青壮年人群，临床表现多样，可出现肝脓肿、眼内炎、严重肺炎等。

【发病机制】

典型的克雷伯肺炎杆菌是革兰氏阴性杆菌，广泛存在于口腔、皮肤和肠道，也存在于医院设施和医疗器械表面，当人体免疫力低下时可致病，属于机会致病菌。克雷伯肺炎杆菌感染通常呈慢性病程，主要由于在人体内克雷伯肺炎杆菌生物膜形成，保护病原体不受人体免疫应答与抗生素的攻击，以及多药耐药菌的出现引起治疗困难。高毒力的克雷伯肺炎杆菌是具有高度侵袭性的病原体，可以感染健康人群，引起威胁生命的社区获得性感染，例如化脓性的肝脓肿、脑膜炎、坏死性筋膜炎、眼内炎和严重的肺炎等，且感染可以从一个器官传播到另一个器官，这是高毒力病原菌的重要的特性。克雷伯肺炎杆菌侵入定植是感染的第一步，典型的克雷伯肺炎杆菌是通过食物、水、人与人之间、人与动物之间来传播的，而高毒力病原菌如何获得至今仍不清楚。到亚洲的环太平洋地区旅游，或者暴露于来自那些地方的人群可能是高毒力病原菌感染的危险因素。病原菌通过黏附素黏附于宿主的上皮细胞，从而定植在相应部位。从定植到进入机体肠外感染部位是关键的一步，克雷伯肺炎杆菌可以从会阴上行至膀胱感染，破坏肠道，使定植菌进入腹腔成为可能。口咽部的定植菌随呼吸进入下呼吸道或皮肤屏障遭到破坏，从而进入肠外感染部位；而高毒力克雷伯肺炎杆菌进入肠外感染部位的机制仍是一个谜，经常出现在宿主屏障没有破坏的人身上，可能的途径有：①随呼吸进入下呼吸道导致肺炎；②从肠道进入；③从皮肤的伤口进入；④其他部位进入。克雷伯肺炎杆菌进入肠外感染部位后能够存活并繁殖是至关重要的致病因素。

克雷伯肺炎杆菌感染时利用许多毒力因子，尤其是荚膜多糖、脂多糖、菌毛、外膜蛋白、铁获取和氮源利用的物质以及有助于免疫逃逸的因子。获取铁是经典克雷伯肺炎杆菌（classical *K. pneumonia*，cKp）和 hvKp 生长与繁殖所必要的，且铁获取是高毒力克雷伯肺炎杆菌的关键毒力特性，hvKp 比 cKp 更有效率地获取铁，这也是 hvKP 毒力强于 cKp 的机制之一。此外，铁获取的特性可以加强 hvKp 对补体介导的杀菌作用的拮抗，导致 hvKp 的存活率增加。荚膜多糖血清型 K1 和 K2 是 cKp 的重要毒力因子，由于产生荚膜多糖增多，从而增强抵抗补体、杀菌肽和特定的吞噬细胞介导的杀菌活动。而 hvKp 的高毒力是荚膜原料增加、铁获取的效率提高和其他未知特性综合作用的结果。有大量的数据支持 LPS 是 cKp 的重要毒力因子，但没有数据表明 LPS 以某种方式导致 hvKp 相较于 cKp 有更高的毒力。生物膜的形成可以导致细菌对宿主防御机制和抗生素的抵抗增加，逐渐被认为是一个重要的毒力特性。一些研究发现，hvKp 比 cKp 产生更多的生物膜，暗示着生物膜形成可能是 hvKp 毒力升高的原因之一，可能与生物膜促进肠道定植有关。此外，宿主因素也发挥着重要作用，hvKp 容易感染亚洲人的特点给研究者提出了一个问题，到底由是宿主基因易感性还是由于致病菌在地理环境中获得所致，至今仍不明确。但总的来说，克雷伯肺炎杆菌致病是宿主因素和细菌因素综合作用的结果。

【临床表现】

克雷伯肺炎杆菌在不同人群、不同部位、不同年龄、不同的基础免疫状态可以导致各种感染，临床表现各异，几乎可以累及人体各个器官和组织。临床常见呼吸道感染、腹腔感染、泌尿系统感染、败血症、中枢神经系统感染及各系统的迁徙性脓肿等。

1. 呼吸道感染

克雷伯肺炎杆菌是呼吸道感染最常见的致病菌之一，由该菌引起的社区获得性肺炎在非洲和亚洲比较常见，而在美国和欧洲相对较少。国外研究报道由克雷伯肺炎杆菌引起的肺炎占院内获得性肺炎的第二位，社区获得性肺炎的第三位。国内研究报道，在革兰氏阴性杆菌感染中克雷伯肺炎杆菌居首位。医院内交叉感染常导致患者呼吸道感染该菌，并引起支气管炎或肺炎。该菌感染主要发生在有基础疾病的宿主身上，如酗酒者、糖尿病患者、慢性肺部疾病患者等。肺部感染尤其常见于需长期护理的居民和住院的患者，因为在口咽的定植率逐渐升高，机械通气是一个重要的危险因素。原发性克雷伯肺炎杆菌性肺炎主要表现为急性起病、突发寒战、高热、咳嗽、咳痰、胸痛、呼吸困难。痰典型者呈红砖色胶冻样，但较少见。可有血痰，痰黏稠难以咳出。少数可有消化道症状，如腹痛、腹胀、恶心、呕吐。体检除有热病容、呼吸困难、发绀等表现外，肺部可有实变体征。肺局部叩诊音浊，语颤增强，管状呼吸音，可有湿啰音。

2. 败血症

任何部位的克雷伯菌属感染都可导致败血症。尿道感染、呼吸道感染、腹部感染（尤其是肝脓肿）引起的克雷伯菌属败血症发生率为 15% ~ 30%，血管插管引起的菌血症发生率为 5% ~ 15%，外科手术部位感染和混合感染引起的克雷伯菌属败血症为 55% ~ 80%。新生儿中性粒细胞缺乏者更易发生克雷伯菌属感染引起的脓毒血症。

克雷伯肺炎杆菌败血症往往发生于有严重基础疾病的患者，如失代偿性肝硬化患者、血糖控制不满意的糖尿病患者、免疫功能受损的肿瘤患者等。国外研究报道，克雷伯肺炎杆菌已成为革兰氏阴性杆菌败血症的第二位病原菌，仅次于大肠杆菌。由克雷伯肺炎杆菌引起的败血症的病死率与患者年龄、感染部位、病原菌来源等有关。年龄越大，病死率越高。由呼吸道来源的病原菌比泌尿道来源的病原菌引起的败血症病死率高，多个部位感染引起的败血症病死率比单个部位感染引起的败血症病死率高。败血症的临床表现有感染性休克，出现迁徙性脓肿，脓肿多见于肝、肾、脾、脑等处。

3. 泌尿系统感染

克雷伯肺炎杆菌感染仅仅占健康成人尿路感染的 1% ~ 2%，但在复杂尿路感染中占 5% ~ 17%，包括插入导尿管感染。克雷伯肺炎杆菌是泌尿道感染的常见病原菌，仅次于大肠杆菌，与大肠杆菌不同，该菌所致者绝大多数有原发疾病，多发生于膀胱癌、前列腺肥大、无力膀胱、复杂尿路结石及尿道狭窄的基础上，也可在其他恶性肿瘤和严重的全身性疾病患者中发生，导尿是常见的诱因。临床表现无特殊。因目前克雷伯肺炎杆菌对抗生素的耐药率较高，故治疗前应做尿培养进行药物敏感试验以指导合理用药。

4. 腹部感染

克雷伯菌属可引起与大肠杆菌感染类似的一系列腹部感染，与大肠杆菌比较，不易从感染灶中分离出致病菌。高毒力克雷伯肺炎杆菌变异体可以感染没有肝胆管疾病病史的人，形成肝脓肿，并向远处器官转移，形成迁徙性病灶，如眼睛、中枢神经系统、肺、脾等，比例达到 11% ~ 80%。最近，这种变异体已经被认为是各种各样严重的肝外脓肿的病原体。糖尿病患者和亚洲籍人容易被感染，有的患者出现严重并发症，如失明、神经系统的后遗症等。在肝硬化失代偿患者中，克雷伯肺炎杆菌感染可以引起原发性腹膜炎、腹腔脓肿等，多见于高毒力菌株感染。

5. 其他感染

克雷伯菌属蜂窝织炎或软组织感染，经常侵犯受损伤的组织（例如压疮、糖尿病溃疡、烧伤的部位）和免疫功能不全的宿主。克雷伯菌属常引起外科手术部位的感染，远处转移导致的眼内炎（尤其与肝脓肿相关）、医院内的鼻窦炎、骨髓炎、非热带肌炎、脑膜炎（后两者经常发生在新生儿时期和神经外科手术之后）。

【实验室检查】

一、一般检查

外周血白细胞总数增多，一般在 $10 \times 10^9/L$ ~ $30 \times 10^9/L$，中性粒细胞增高多在 80%

以上，可出现类白血病样反应，并可见明显核左移和中毒颗粒。机体免疫力下降者及某些革兰氏阴性杆菌败血症时，白细胞总数可正常或偏低，但中性粒细胞比例增高。其他如尿路感染及脑膜炎患者的尿液和脑脊液均有变化。痰液、尿液是常见的检测标本。

二、病原学检查

1. 血培养

在抗菌药物应用前及寒战、高热时采血，多次送检，每次采血量 5 ～ 10ml 可以提高阳性率。

2. 骨髓培养

骨髓中细菌较多，受抗生素影响小，其阳性率高于血培养。

3. 体液及分泌物培养

原发感染灶和迁徙性病灶的脓液或分泌物培养，以及胸水、腹水、脑脊液等培养有助于判断败血症的病原菌。如痰涂片见到有荚膜的革兰氏阴性杆菌，或痰液定量的细菌浓度大于 10^7cfu/ml 者，其诊断价值较大。

败血症患者的培养阳性率只有 40% ～ 60%，分离病原菌后应做药敏试验，以便选择合适的抗菌药物。

耐药的克雷伯肺炎杆菌能够产生 ESBL 酶和（或）碳青霉烯酶（Kp carbapenemases，KPC）1 ～ 3，KPC1 诱导中高水平耐药（MIC 为 16g/ml），而失去外膜孔蛋白与 KPC2、KPC3 结合会诱导高水平耐药。这些产 KPC2 和 KPC3 的菌株表现为多药耐药，除了碳青霉烯类外，对哌拉西林 / 他唑巴坦，第三、第四代头孢菌素，喹诺酮类和氨基糖苷类也耐药。如有可能，对培养阳性的细菌应该做这些酶检查，以指导临床抗菌药物选择。

三、其他检查

血清降钙素原（PCT）测定对早期诊断细菌感染有积极的意义，动态监测 PCT 水平变化可以判断疗效及药物的敏感性。

【诊断及鉴别诊断】

典型的克雷伯肺炎杆菌肺炎常见于中老年男性、长期饮酒并有慢性支气管肺病的患者，结合痰培养结果不难诊断。克雷伯肺炎杆菌的临床表现、实验室检查和 X 线表现多不具有特征性，砖红色胶冻样痰虽为其典型的表现，但是临床上并不多见。微生物检查是确诊的唯一依据，也是和其他细菌性肺炎相鉴别的重要方法。但是在有严重原发病基础上的发病者，临床表现不典型，诊断较为困难。凡在原有疾病的过程中出现高热、白细胞和中性粒细胞增多、X 线胸片或 CT 上出现新的浸润灶且青霉素或大环内酯类治疗无效时可考虑此感染，且必须适时采集标本做细菌学培养。

鼻硬结病亚种所致的慢性肉芽肿硬结征，活组织检查中找到 Mikulicz 细胞具有确诊价值。临床上应注意和各种肺炎、肺结核相鉴别，主要依据病原体检查，并结合临床做出判断。

【　治　疗　】

1. 支持和对症治疗

积极治疗基础疾病，加强支持治疗，增强抵抗力。以肺部感染为例，应注意气道通畅，及时排出分泌物，祛痰止咳，必要时吸氧。注意水电解质与酸碱平衡，补充足够的热量。注意发热、感染性休克和中毒性脏器受损等的妥善处理。如果有迁徙性脓肿存在，应该充分引流，处理好局部病灶，有利于改善预后。如果感染与导管有关，应及时拔除感染的导管。

2. 抗菌治疗

及时使用有效的抗生素是治疗的关键。克雷伯菌群耐药现象严重，不同菌株之间对药物的敏感性差异极大，故治疗药物的选择应结合当地的耐药情况，使用敏感的抗菌药物，如有可能，以药敏结果为准。在未获得药敏结果之前，可根据病情和当地的耐药情况选用恰当的抗菌药物。如第二、三、四代头孢菌素，β- 内酰胺类抗生素与 β- 内酰胺酶抑制剂合剂，氨苄西林、哌拉西林等广谱青霉素类，庆大霉素、阿米卡星等氨基糖苷类及喹诺酮类等。

如果是产 ESBL 克雷伯肺炎杆菌感染，可以选择碳青霉烯类抗菌药物，因为碳青霉烯类药物对 ESBL 稳定。常用药物包括亚胺培南、美罗培南、帕尼培南。如果是产碳青霉烯酶的克雷伯肺炎杆菌感染，临床治疗面临极大的挑战，发病率和死亡率均很高，因为这些致病菌往往对多种药物耐药或全耐药。常需与其他抗菌药物联合应用。常用两药联合方案包括多黏菌素 + 碳青霉烯类、多黏菌素类 + 替加环素、多黏菌素 + 磷霉素、磷霉素 + 氨基糖苷类，三药联合主要为多黏菌素 + 替加环素 + 碳青霉烯类。

临床治疗要求不仅要选择正确的抗菌药物，而且剂量要足，疗程要够，才能取得好的结果。一般肺炎的疗程需 3～4 周或更长，而败血症与化脓性脑膜炎的疗程可能需 6 周以上。克雷伯肺炎杆菌脑膜炎常伴有脑室炎，可选用庆大霉素进行脑室内给药，一次给药后 24 小时内大部分时间脑脊液药物浓度能达到治疗量的抗菌浓度 4～6mg/L。据国外报道，鼻硬结病克雷伯杆菌和臭鼻克雷伯杆菌对氨基糖苷类抗生素和头孢类均敏感，可视病情选用；唯疗程宜长，通常 6～8 周。

抗菌药物剂量推荐：头孢他啶 2g，每 8 小时一次；亚胺培南 0.5g，每 6～8 小时一次；美罗培南 1g，每 8 小时一次；哌拉西林 4.5g，每 6 小时一次；庆大霉素 / 妥布霉素 7mg/（kg·d）；阿米卡星 20mg/（kg·d）；万古霉素 15mg，每 12 小时一次；利奈唑胺 600mg，每 12 小时一次。

目前，由于抗生素的广泛应用及机械通气等治疗手段的使用，导致患者感染菌群不断变迁，最终发展成广泛耐药的趋势，也在很大程度上增加了治疗难度。因此，应该尽量追踪病原菌，根据药物敏感试验结果选择敏感的药物，增加治疗的成功率。

【预　　后】

本病的预后与感染部位及病原菌的特性有关，败血症和肺炎感染的预后较差，伴有感染性休克及迁徙性病灶患者预后尤为差。年龄越大，预后越差。高毒力克雷伯肺炎杆菌感染病情严重，耐药性高，治疗效果差。预后还与基础疾病（尤其是糖尿病等）及其病情轻重有关。在抗生素应用之前，克雷伯肺炎杆菌肺炎的病死率达 51% ~ 97%，在有效抗生素的治疗下其病死率仍达 20% ~ 50%。若并发广泛性坏疽，则病死率达 100%。克雷伯杆菌败血症的病死率达 30% ~ 50%，并发休克或多器官功能衰竭的死亡率更高。克雷伯杆菌所致的化脓性脑膜炎预后亦欠佳。

（周　智）

第五节　肠球菌感染

【引　　言】

肠球菌是人和动物肠道定植的革兰氏阳性球菌，从 20 世纪 70 年代开始逐渐成为医院感染主要的致病菌之一。肠球菌常引起泌尿系统感染、腹腔感染、胆道感染、菌血症、感染性心内膜炎及伤口感染等。肠球菌还可以引起新生儿脑膜炎，成人中枢神经系统感染。临床上以粪肠球菌感染常见，但过去 20 年内，屎肠球菌所引起的感染上升。由于屎肠球菌对大多数抗生素天然耐药，感染后的病死率高达 22% ~ 73%。耐万古霉素肠球菌（VRE）的出现使其治疗更困难，病死率上升。近年来肠球菌感染还出现了一些新的变化，需要引起临床重视。

【病　原　学】

1. 肠球菌的鉴定和分类

肠球菌原属于链球菌属 D 群，后来研究发现它们与链球菌属的其他成员有很多不同之处，20 世纪 70 年代提出将其作为一个新的菌属命名为肠球菌属，直到 1984 年才被广泛接受。肠球菌属有 30 多个亚型，其中从人分离的共有 18 种，临床上多数感染（85% ~ 90%）是粪肠球菌和屎肠球菌，其次是鸡肠球菌（*E. gallinarum*），这 3 种肠球菌可以导致医院感染暴发流行。研究发现有一些保守基因可以用于肠球菌鉴定，如粪肠球菌胶原蛋白黏附素 Ace（adhesin to collagen of *E. faecalis*）基因，参与细菌与人 IV 型胶原和牙本质结合，该基因序列很保守，且为粪肠球菌独有，可用于该细菌鉴定。d 苯基丙氨酸连接酶基因、氨基糖苷修饰酶基因 aac（6'）和 ddl 基因（D-alanine：D-alanine ligase）可以用于屎肠球菌鉴定；如果做全面鉴定则推荐 16SRNA 序列分析。PFGE、RAPD、MLVT 和 MILS 等分型方法可以用于流行病学调查分析。

2. 基因组学

肠球菌的基因组测序完成为研究其生物特性和致病性提供了强大支持。粪肠球菌的基因组测序首先完成，第一株全基因测序菌株粪肠球菌 V583 是 1987 年从美国密苏里州一个患者血液分离的，为第一株 VRE。全基因包括 3.4 Mb，大约包含 3412 个基因。基因序列分析显示其中超过 25% 序列为可移动或外源性 DNA，这可能与其耐药性有关。基因组含一个毒力岛，一个带有 VanB 基因的可结合转座子，3 个携带耐药基因的大质粒，其中 2 个是信息素感应结合质粒，一个为信息素抑制质粒。在可移动 DNA 内还有大量插入序列存在。毒力岛上携带多个编码毒力因子的基因，推测该毒力岛可能促使粪肠球菌从正常菌群转化为致病菌。134 个与表面蛋白相关的基因，其中 65 个包含重复序列，可能通过"滑动机制"参与抗原变异。目前已经确认其中 69 个蛋白，其中 33 个为细胞内蛋白，5 个为外分泌蛋白，31 个蛋白具有表面位点。

第二个完成测序的粪肠球菌是 OG1RF（ATCC47077），该菌是从人口腔分离菌 OG1 演化而来（增加利福平和夫西地酸耐药基因），但也是一个致病菌。全基因包括 2.7 Mb，其中有 232kb 序列不同于 V583。没有质粒和毒力岛，几乎没有可移动 DNA 成分，基因组包含参与细胞黏附、抗噬菌体吞噬、肌醇代谢基因和表面蛋白基因。另一个完成测序的粪肠球菌是 E. faecalis 62，该菌株是从挪威一婴儿肠道分离的定植菌株，没有发现毒力基因，但发现有乳酸酶和碳水化合物代谢酶基因。

第一个完成测序的屎肠球菌是 TX0016，大约 2.7Mb。此后陆续有 34 株屎肠球菌完成全基因测序。全基因组信息为进一步研究屎肠球菌的致病性和耐药性提供了更丰富的资源。

3. 流行病学

在过去 20 年内，肠球菌感染在全球均呈上升趋势，成为医院感染的主要致病菌之一。不同地区的流行趋势略有不同。美国在 1975 ～ 1984 年肠球菌尿路感染增高 3 倍，1970 ～ 1983 年肠球菌败血症增高 3 倍。目前，在美国肠球菌感染大约占医院感染的 12%，排在第二或第三位。估计 2004 年有 52 万个感染病例发生。主要是粪肠球菌，占 60%；其次是屎肠球菌，占 30%。VRE 占 30%，其中超过 90% 为屎肠球菌。2005 年英国报告了 7066 例肠球菌感染，其中 63% 为粪肠球菌，屎肠球菌占 28%。屎肠球菌感染率逐年上升。中国肠球菌感染占医院感染的第六位，革兰氏阳性菌第二位。屎肠球菌所引起的感染上升速度更为迅速，Mohnarin 2008 年度报告屎肠球菌所引起的感染已占肠球菌的 40% ～ 50%。屎肠球菌感染发病率上升的原因尚不清楚，可能与免疫缺陷患者的增加和抗生素广泛大量使用有关。后者一方面导致肠球菌对万古霉素的耐药菌株（VRE）增多，另一方面促使肠球菌易于在肠道内定植。

随着 1987 年第一个 VRE 被报道，之后在许多国家先后被发现，美国疾病感染控制和预防中心数据表明，VRE 在美国的分离率由 1989 年的 0.3% 上升到 2000 年的 25.9%。与欧美等国相比，国内 VRE 的分离率很低。北京 1997 ～ 2001 年 VRE 占肠球菌的 1.7%。2000 年曹彬首次报道了我国医院 VRE 的流行病学特征。2005 年 CHINET 监测发现 3 株屎肠球菌 VRE：2 株 vanA，1 株 vanB。近年来，肠球菌 VRE 在国内少数地区（北京和杭州）的分离率逐渐增加，以屎肠球菌为主，平均耐药率为 2% ~ 3.5%，粪肠球菌耐药率较低（<1%）。2005 ~ 2015 年中国万古霉素耐药粪肠球菌和屎肠球菌检出率分别为 0.3% 和 3.2%。2016 年中国 CHINET 耐药监测 VRE 粪肠球菌为 0.3%；屎肠球菌 VRE 为 1.4%。但肠球菌万古霉素耐药性与致病性的关系尚未确定，如在欧洲，由于糖肽类抗生素 avoparcin 作为饲料添加剂，导致正常人群和动物中 VRE 的携带率明显高于美国，但住院患者肠道 VRE 的携带率却较低，临床 VRE 感染率也较低。美国住院患者肠道分离肠球菌 VRE 的携带率高，导致临床 VRE 感染率也较高，但健康人和动物人肠道分离肠球菌 VRE 的携带率很低。在我国，屎肠球菌抗生素耐药特点却是 VRE 的比例低，庆大霉素高水平耐药菌比例高达 70% ~ 90%，氨苄西林耐药率和环丙沙星耐药也很严重（90%）。

VRE 有 8 种耐药基因型：vanA、vanB、vanC、vanD、vanE、vanG、vanL、vanM，其中 5 种基因型是获得性耐药，只有 vanC 型是天然耐药。医院内流行的主要是 vanA、vanB。vanA 型表现为对万古霉素和替考拉宁耐药，vanA 耐药基因族高度保守，位于由质粒携带的 Tnl546 转座子上，vanA 耐药基因通常由糖肽类诱导，基因族中各基因可表达 9 种功能蛋白，从而改变细胞壁的合成过程，使细菌细胞壁中正常的肽聚糖前体末端的 D-Ala·D·Ala 被 D-Ala·D-Lac 代替，使万古霉素的亲和力下降，不能阻止细菌细胞壁的合成，最终引起耐药。vanB 型肠球菌表现为对万古霉素耐药，对替考拉宁敏感，与 vanA 型相同，也是通过改变细菌细胞壁合成过程中的肽聚糖前体而引起对万古霉素的耐药。vanC 型耐药基因位于细菌的染色体上，表现为低水平的对万古霉素耐药，主要存在于鹑鸡肠球菌和铅黄肠球菌中。万古霉素的耐药基因可以通过质粒或转座子水平转移到其他革兰氏阳性细菌，如金黄色葡萄球菌，特别是 vanA 型的耐药基因是由转座子 Tnl546 及其类似的转座子介导。它们常位于 VRE 的质粒上，通过接合或转座，很容易将耐药基因传播。近来，东亚地区发现了 vanA 基因型万古霉素耐药肠球菌，显示对替考拉宁敏感，这种细菌被命名为 VanB 表型 -vanA 基因型 VRE。我国的 VRE 多显示 VanA 表型，VanB 表型 -vanA 基因型 VRE 极为罕见。最近北京报告临床分离的 21 株 VRE 均为 vanA 基因型，其中 3 株菌呈现 VanB 表型；21 株菌属于 9 个不同 PFGE 型，6 个不同 MLST 型；转座子 Tnl546 结构中 vanX、vanY 的缺失及 ISEfa4 的插入与 VanB 表型 -vanA 基因型 VRE 菌株形成相关。最近上海华山医院报告了一种新的 VRE 基因，命名为 vanM，是 2006 年从 1 例腹腔感染患者中分离的屎肠球菌，对万古霉素和替考拉宁均耐药，该基因 1032bp，79.9% 的序列与 vanA 相似。耐万古霉素肠球菌情况见表 2-5-1。

表 2-5-1　耐万古霉素肠球菌情况

	获得性耐药						天然耐药
基因型	vanA	vanB	vanD	vanE	vanG	vanL	vanC
基因连接酶	vanA	vanB[b]	vanD[b]	vanE	vanG[b]	vanL	vanC
万古霉素 MIC（mg/L）	16 ~ 1000	4 ~ 32（ ~ 1000）	64 ~ 128	8 ~ 32	16	8	2 ~ 32
替考拉宁 MIC（mg/L）	（4 ~ ）16 ~ 512	0.5 ~ 1	4 ~ 64	0.5	0.5	S	0.5 ~ 1

续表

	获得性耐药						天然耐药
表达情况	诱导表达	诱导表达	固定表达	诱导表达	诱导表达	诱导表达	诱导表达/固定表达
定位	质粒/染色体	质粒/染色体	染色体	染色体	染色体	染色体	染色体
菌间接合传递	±	±	-	-	+	-	-
肠球菌属种间分布	屎肠球菌、粪肠球菌、坚忍肠球菌、希拉肠球菌、鸡肠球菌[a]、酪黄肠球菌[b]、棉子糖肠球菌、鸟肠球菌、芒地肠球菌	屎肠球菌、粪肠球菌、坚忍肠球菌、鸡肠球菌[a]	屎肠球菌、粪肠球菌、棉子糖肠球菌	粪肠球菌	粪肠球菌	粪肠球菌	鸡肠球菌:vanC1,酪黄肠球菌:vanC2/3

a 少见在 vanC1 或 vanC2/3 表达菌落中出现获得性 vanA 或 vanB 耐药；b 存在亚型（vanB1 ~ 3，vanD1 ~ 5，vanG1 ~ 2）；S 对替考拉宁敏感（缺乏相关文章数据）。

肠球菌万古霉素耐药性与致病性的关系尚未确定，如在欧洲由于糖肽类抗生素 avoparcin 作为饲料添加剂，导致正常人群和动物中 VRE 的携带率明显高于美国，但住院患者肠道 VRE 的携带率却较低，临床 VRE 感染率也较低。美国住院患者肠道分离肠球菌 VRE 的携带率高，导致临床 VRE 感染率也较高，但健康人和动物肠道分离肠球菌 VRE 的携带率很低。在我国，屎肠球菌抗生素耐药特点却是 VRE 的比例低，庆大霉素高水平耐药菌比例高达 70% ~ 90%，氨苄西林耐药率和环丙沙星耐药也很严重（90%）。流行病学调查发现，早在 20 世纪 90 年代美国出现万古霉素耐药屎肠球菌（VREF）前十几年，临床分离的屎肠球菌对氨苄西林耐药明显上升。2000 年欧洲 VREF 出现前也出现类似情况，进一步分析发现在欧洲存在一个屎肠球菌流行克隆。研究首先发现德国 2003 年以前 VREF 很低，2004 年突然上升到 14%，研究发现此前有一个氨苄西林和喹诺酮耐药屎肠球菌在医院流行，该菌通常有携带 Esp 和（或）Hyl 基因的毒力岛，被命名为屎肠球菌克隆复合群（clonal complex-17，CC17）。随后在欧洲多国和其他五大洲发现 CC17 流行，CC17 由于获得耐药性和毒力因子，因此具备更强的环境适应能力和致病性，同时还与 VREF 形成有关。几乎所有的屎肠球菌临床分离株（包括 CC17）都属于所谓的医院相关进化类型。除了拥有较多的抗生素耐药基因外（例如，对氨苄西林和高浓度的万古霉素耐药），医院相关进化类型还拥有动物和社区人类粪便分离株不具备的基因，包括已被证明和推定的毒力与定植因子。这表明医院相关进化类型不但对更多的抗生素有耐药性，而且也更能定植、传播和（或）引起感染。

中国肠球菌的流行与其他地区明显不同，在 20 世纪 90 年代肠球菌临床感染发病率低，以粪肠球菌主（占 80% ~ 90%），大多数对氨苄西林敏感。屎肠球耐药率较高（40%）。进入 2000 年后，中心城市肠球菌临床感染发病率上升，并且屎肠球的比例明显上升，同时伴有氨苄西林和喹诺酮耐药性迅速上升。北京、上海、武汉等多个地区均出现这种趋势。但近 10 年 VREF 仍然保持较低水平，部分 VREF 属于 CC17，多数为散发株。

最初认为肠球菌感染为内源性感染，即归因于患者自身的肠道菌群。动物实验显示，在不同情况下肠球菌具有从胃肠道移位至肠系膜淋巴结的能力，亦使人们相信了这一理论。然而，最近研究显示，耐药肠球菌可在医院内患者之间传播，而且这些菌株可在护士及其他医务工作者身上定植，造成院内传播。肠球菌亦可在污染物中检出，但其在院内感染中的作用尚未定论。一般情况下是工作人员，而非污染物，可能为院内肠球菌感染的主要传播者。在感染发生前通常伴有耐药菌株定植，尤其是 VRE。相关因素包括住院时间、免疫缺陷、病情严重程度、广谱抗菌药物的使用、医护人员手卫生等。VRE 败血症的病死率是 VSE 的 2.5 倍。

【发病机制】

一、定植力

肠球菌是人和哺乳动物肠道常见定植菌，不同地区肠道定植的肠球菌种类有差异，但人肠道通常以粪肠球菌和屎肠球菌最常见。人每克粪便中可含粪肠球菌高达 $10^5 \sim 10^7$ 的菌体，屎肠球菌为 $10^4 \sim 10^5$。粪肠球菌容易在人肠道定植的原因与其毒力因子有关。住院患者肠球菌定植率明显高于健康志愿者。使用抗生素可改变正常菌群组成，特别是肠球菌不敏感抗菌药物（如第三代头孢菌素）及以原型从胆汁分泌的抗菌药物的使用可以促进其定植。广谱抗菌药物的使用可以促进 VRE 在肠道定植，这种定植不引起临床症状，但可持续存在相当长的时期，并可成为 VRE 传播给其他患者的储菌库。某些 VRE 定植的患者存在发生 VRE 感染的危险，包括血液病患者、肿瘤患者、ICU 患者、实体器官移植受体。VRE 的定植在 VRE 感染和传播过程中发挥着非常重要的作用。最新研究表明，肠道正常菌群在调节肠黏膜内在免疫功能过程中起着关键作用，这种第一线防御作用通过上调肠上皮细胞和潘氏细胞 TLR4- 髓样分化因子 88（MyD88）信号通路，促进 Reg Ⅲ γ 分泌来实现。Reg Ⅲ γ 是肠上皮细胞和潘氏细胞分泌的一种 C 型凝集素，对革兰氏阳性菌具有杀灭作用，肠道正常菌群和 LPS 可上调其表达。Brandl K 发现，用广谱抗菌药物抑制小鼠肠道正常菌群后，通过抑制 LR4-MyD88 信号通路，下调小鼠肠上皮细胞 Reg Ⅲ γ 的表达，促进 VRE 屎肠球菌在肠道定植和感染；加入重组 Reg Ⅲ γ 则能恢复对 VRE 的抑制作用。Ubeda C 通过调查接受骨髓移植患者肠道 VRE 的定植发现，用抗菌药物预防感染的患者肠道容易出现 VRE 定植，并且容易引起肠球菌败血症。以上现象说明 VRE 屎肠球菌感染的发病机制与 LR4-MyD88 信号通路有关。

研究发现，一些黏附因子和毒力因子参与肠球菌的定植和感染，这些黏附因子通过与黏膜和其他上皮细胞表面物质结合，促进细菌定植和赘生物形成。包括凝集素（aggregation substance，AS）、碳水化物黏附素（carbohydrate adhesins，EfaA）、肠球菌表面蛋白（enterococcal surface protein，Esp）及溶血素（cytolysin，Cyl）的作用等。定植肠球菌通过细菌移位到达淋巴结和血液从而引起感染，但具体机制还不清楚。已经建立的多种感染模型为研究提供了可能性（如小鼠、大鼠和兔的腹膜炎、心内膜炎及尿路感染模型等）。

二、致病性

肠球菌致病力有限，不会制造毒素或水解酶，所以容易被吞噬细胞所杀死，但研究发现肠球菌的毒力因子与其致病性有关。

1. 粪肠球菌的毒力

已经确定的粪肠球菌毒力因子主要有表面蛋白（surface adhesions，Esp）、丝氨酸蛋白酶（serine protease，SPrE）、明胶酶（gelatinase，GelE）、Gls24 样蛋白、AS、EfaA、Ace 等。肠球菌溶血素又被称为细胞溶素，能溶解红细胞，对中性粒细胞、血小板、精子等也具有毒性作用，还能杀死多种革兰氏阳性菌，并且可以经质粒传递。

（1）溶血素基因位于肠球菌信息素应答质粒或染色体上，肠球菌在宿主无病损的部位并不表达溶血素，但在宿主已发生病损的部位肠球菌就会高度表达溶血素，破坏宿主细胞，加重感染程度。

（2）GelE 和 SprE 都是细菌分泌的酶，参与粪肠球菌致病。GelE 是金属蛋白酶，能够水解明胶、胶原、干酪素、血红素和其他一些小的生物活性肽链。明胶酶基因位于肠球菌染色体上，其下游是丝氨酸蛋白酶基因 sprE。它们可能通过三种机制参与其致病：①通过免疫球蛋白和补体促进细菌入侵；②参与粪肠球菌生物膜形成；③分解结缔组织促进细菌黏附，同时提供细菌营养。GelE 和 SprE 的表达都通过 FSR 系统调节，后者与金黄色葡萄球菌 AGR 系统相似，都属于双向密度感应调节系统。

（3）Gls24 样蛋白参与腹膜炎和内膜炎的致病，但确切机制还不清楚，可能与细菌胆盐耐受有关。粪肠球菌 esp 基因编码的蛋白 Esp 与细菌黏附到黏膜上皮细胞，促进细菌进入细胞，以及与细菌的生物膜形成密切相关。

（4）Esp 在粪肠球菌尿道感染中有助于肠球菌定植并延长肠球菌在膀胱内的停留时间，esp 基因位于肠球菌染色体上。

（5）AS 是肠球菌表面唯一有聚集作用的表面蛋白，属于黏附素的一种，可以介导肠球菌之间及肠球菌与宿主细胞之间的黏附，促进致病质粒的转移和感染的发生。AS 位于肠球菌的信息素应答质粒如 pAD、pCF 和 pPD 上，由信息素应答系统调控表达。

（6）肠球菌胶原蛋白黏附素（adhesin to collagen of *E. faecalis*，Ace），属于 MSCRAMM（microbial surface components recognizing adhesive matrix molecule），通过胶原包裹模式使细菌与人IV型胶原和牙本质结合。在粪肠球菌心内膜炎血液内 Ace 含量明显增加，提示可以成为心内膜炎治疗的靶点。

（7）粪肠球菌心内膜炎抗原（*E. faecalis* endocarditis antigen，EfaA）是粪肠球菌在血清中生长后在菌体表面表达的一种具有黏附作用的抗原成分。EfaA 是肠球菌的表面蛋白黏附素，粪肠球菌通过 EfaA 的黏附作用，结合心脏组织基质引起感染性心内膜炎，大多数从感染性心内膜炎患者分离的粪肠球菌携带 EfaA，提示是 EfaA 肠球菌的重要毒力因子之一。同时，EfaA 产生的 EfaA 抗体在血清学诊断中具有重要意义：只有粪肠球菌心内膜炎患者血清中才可以检测到特异性抗 EfaA 抗体，而肠球菌引起的其他部位感染及其他细菌引起的心内膜炎均不能检测到抗 EfaA 特异性抗体。另外一个与肠球菌致病相关的表面蛋白 ElrA（enterococcal leucin-rich repeat-containing protein）属于表面蛋白 WxL 家族，不但参与致病，还通过 IL-6 影响机体抗免疫反应。粪肠球菌的菌毛通过影响生物膜形成参与尿路感染和心内膜炎。

2. 屎肠球菌毒力

过去认为其毒力较屎肠球菌弱，有关屎肠球菌的毒力和致病性的研究较少。初步研究发现有几个可能与屎肠球菌致病性有关的毒力因子及编码基因。

（1）屎肠球菌类透明质酸酶（hyalronidase，Hyl）：透明质酸酶是一种能分解机体组织外基质的主要成分——透明质酸的外分泌酶。致病性酿脓链球菌、肺炎链球菌等革兰氏阳性球菌能均能产生该酶，其作用是协助细菌在组织内播散，是这细菌致病的毒力因子之一。hyl 基因通常只存在于临床感染分离的屎肠球菌感染菌株，在非临床分离菌株中多为阴性。流行病学调查显示，中国临床分离屎肠球菌携带 hyl 基因的比例逐年上升。进一步研究发现各大洲流行的屎肠球菌感染主要克隆株 CC17 多数携带 hyl 基因，同时发现部分屎肠球菌携带含 hyl 基因的大质粒上，这个质粒能够在屎肠球菌之间传递，获得携带含 hyl 基因的大质粒后细菌在肠道定植能力明显增强，并且发现定植能力明显增强与其抗生素的耐药性无关，但具体机制不清楚。屎肠球菌 hyl 基因敲除后的毒力发生了明显下降，证明 hyl 基因可能是屎肠球菌抵抗宿主内环境及致病的较为重要的毒力因子。hyl 基因的编码融合蛋白具有抗原性，可诱发黏膜免疫应答和全身应答，发挥抗感染免疫作用，有望作为预防屎肠球菌感染的有效候选抗原。但进一步发现 hyl 基因阳性屎肠球菌并不能产生透明质酸酶；通过比较构建的屎肠球菌的 hyl 基因缺失突变株与野生株在感染动物组织的扩散能力方面发现并无差别，说明 hyl 编码的蛋白不是透明质酸酶，不能分解机体组织外基质的主要成分透明质酸，促进细菌扩散。新的研究发现，最初被视为酿脓链球菌 spy1600 产生的所谓"透明质酸酶"，实际上是属于 84 家族的 N- 乙酰氨基葡萄糖苷酶，该酶在细胞吞噬过程中明显上调。因此，屎肠球菌毒力相关 hyl 基因编码的蛋白功能还不清楚，其致病机制需要进一步研究。

（2）屎肠球菌表面蛋白 Esp 与其生物膜形成相关。屎肠球菌 esp 基因最早是在院内暴发流行耐万古霉素屎肠球菌分离中得到和发现的，后来在对万古霉素敏感的临床分离菌株中也被证实。大量研究证明，esp 基因在临床分离菌株中的分布远高于非临床分离菌株，而且实验证明 esp 基因有可能通过质粒介导形成转化结合子方式在屎肠球菌间进行转移。屎肠球菌形成的生物膜可以提高对抗菌药物的抵抗力，但与致病性的关系未得到证实。

（3）胶质黏附素：Ace 蛋白与层粘连蛋白一样，可以与胶原蛋白 I 和 IV 发生粘连而促进细菌对宿主的侵袭。后来，在屎肠球菌中也发现了类似的基因，acm 编码的蛋白 Acm 是一种特异的胶质黏附素，它不与基质其他蛋白发生粘连。虽然以上研究提示屎肠球菌与致病性密切相关的可能因子较多，但其确切的致病作用和机制尚未清楚。Acm 被认定为屎肠球菌细胞壁上的锚定胶原黏附素，虽然通过构建小鼠心内膜炎模型发现其发挥着重要作用，但 Acm 的表达在小鼠腹膜炎模型中却不能增加小鼠致死率，提示 Acm 致病机制并适用于其他类型的感染，不能解释目前临床上屎肠球菌引起的多部位、多种类感染。

（4）屎肠球菌毛编码基因 fsm：该基因编码部分肠球菌菌毛成分或细胞表面黏附识别基质，可能与屎肠球菌生物膜形成及尿路感染有关，但具体作用尚未证实。Nallapareddy 等研究者将屎肠球菌胶原结合特性（microbial surface components recognizing adhesive matrix molecule，MSCRAMM）及 LPxTG（Leu-Pro-X-Thr-Gly）样表面蛋白带入公众视野。① EcbA，被认为是一个新型的 MSCRAMM 黏附元件，可黏附于 V 型胶原蛋白及纤维蛋白原。② Scm，广泛表达于屎肠球菌表面，虽然发现其可与 V 型胶原蛋白粘连，但却很少粘连于 I 型或 IV 型胶原蛋白。③ SgrA，屎肠球菌特征性 LPxTG 蛋白，也是院内感染多重耐药屎肠球菌表面的一个高度保守蛋白，虽然介导屎肠球菌黏附于非生物体如聚苯乙烯上面，却不参与结合到诸如人膀胱细胞、肠上皮细胞及肾细胞等。

（5）菌毛蛋白 PilA：屎肠球菌菌毛蛋白于 2008 年被发现，与典型的菌毛结构相似，屎肠球菌菌毛通过 A 类分选酶共价固定在肽聚糖上，为 LPxTG 型蛋白样特征。进一步的研究发现，屎肠球菌含有四种菌毛基因簇（PGC），而临床分离的屎肠球菌感染株中 PGC 特异性富集（71% ~ 94%），显著高于非临床株（43% ~ 74%）。PGC-1 和 PGC-3 中有 PilA（Fms21）和 PilB（EbpCfm）菌毛。对 PilB 的进一步研究发现，PilB 可能与屎肠球菌生物被膜形成及尿路感染相关，但具体作用机制不明。PilA 在屎肠球菌菌毛中是独特的，前期研究提示，近十年，临床分离屎肠球菌感染株 pilA 基因携带率逐年上升，已经接近 90%，远高于非临床感染株携带率（包括住院患者肠道定植菌及社区志愿者肠道定植菌），而国外研究者发现，在感染性心内膜炎患者中，这个比例甚至高达 93%；同时，还发现 pilA 基因可通过一个可移动的大质粒在屎肠球菌间进行传递，传递过程中伴随诸如 hyl 等潜在毒力因子及耐药基因的传递。David 等使用 Southern 杂交提示在 TX0016、TX2158 及 TX0081 上可检测到 pilA、fms20 及 hyl 位于同一个大质粒（pHyl$_{efm}$）上，提示 pilA、fms20 及 hyl$_{Efm}$ 基因可以通过质粒传递。另外，已经明确在 37℃ 及 21℃ 两个温度下，PilA 只有在 37℃ 时才可在细菌细胞壁表面表达，表明这些蛋白质可能在肠道黏附或定植中起作用。

有发现 PilA 蛋白在菌血症患者中具有免疫原性。屎肠球菌 E1162 只有使用固体培养基时，菌体表面才有棒状 PilA 菌毛蛋白表达；pilA 基因的缺失使得屎肠球菌表面的菌毛样蛋白 PilA 的表达消除，而互补 pilA 基因可恢复 PilA 蛋白的表达。虽然 pilA 基因的缺失对生物被膜形成及聚苯乙烯黏附没有显著影响，但 pilA 基因缺失及使用抗 PilA 抗体处理后可显著减少 E1162 菌对结肠上皮细胞的黏附。在体内实验中，pilA 基因的缺失显著减少了粪便中屎肠球菌的计数，并且减少了屎肠球菌在回肠、盲肠和远端结肠组织的定植。因此，医院感染菌株 pilA 基因的富集及这种移动性遗传元件的转移可能促进屎肠球菌肠道黏附及定植。

【临床表现】

肠球菌所致的重要感染包括尿路感染、菌血症、心内膜炎、新生儿感染、皮肤软组织感染及脑膜炎，有时可能参与腹腔感染，很少引起下呼吸道感染。

1. 泌尿系统感染

肠球菌最常见的感染是泌尿道感染。正常健康成人很少发生（小于 5%）肠球菌尿路感染（UTIs），相反，在住院患者，尤其是使用导尿管、介入性检查、泌尿生殖道畸形却容易发生。美国 463 个医院院内感染调查显示，肠球菌是导尿管相关 UTIs 第三位病原菌，粪肠球菌、屎肠球菌和其他肠球菌分别占 40%、25% 和 35%。临床上有时很难区分定植或感染，尿培养肠球菌＞ 10^5CFU 也可能是定植，此时去除导尿管后病原菌可能自动清除。老年男性容易发生肠球菌下尿路感染，包括急性膀胱炎、前列腺炎或附睾炎。青年女性不容易发生肠球菌单纯性膀胱炎。肠球菌 UTIs 可以发展为肾盂肾炎和肾周脓肿，继而引起菌血症，这种情况常见于老年人。大多数肠球菌 UTIs 是医院感染和（或）与梗阻、输尿管插管或器械操作有关。约 15% 的 ICU 患者可能发生医疗相关肠球菌尿路感染。

2. 菌血症和心内膜炎

肠球菌是导致医院性菌血症的主要病原菌之一，肠球菌菌血症的发病率明显和心内膜炎有关。通常来源于泌尿生殖道和肠道，导尿管和静脉导管是主要诱因，此外还见于腹腔、盆腔、胆道、伤口（烧伤）和骨关节感染等。通常发生于有严重基础疾病和长期广谱抗菌药物使用的患者，其中约 50% 的菌血症为多重细菌感染。屎肠球菌可能由于耐药性更强，所以治疗更困难，病死率更高。肠球菌是感染性心内膜炎的第二或第三种病原菌，占感染性心内膜炎的 5% ~ 20%，其中细菌培养阳性只占 1% ~ 32%。有瓣膜损害或先天性畸形容易发生心内膜炎，主要累及二尖瓣和主动脉瓣。有合并症的男性老年人容易发生，孕妇的发生率稍高于其他年龄组。常见诱因为膀胱镜检查、子宫全切术、前列腺切除术、经直肠前列腺穿刺活检、TIPS、体外冲击波碎石术、结肠镜检查和肝活检等。大多数病例起病缓慢，呈亚急性表现，临床症状包括发热、消瘦、非特异性胸痛、疲乏等。主要体征包括瘀点、心脏杂音、Osler 结节（15%）。非典型症状包括多发性关节炎、椎间盘炎、痴呆症、迁徙性病灶、脾脓肿、脓胸等。常见并发症是心衰（50%），多数需要做瓣膜置换；27% ~ 43% 的患者出现栓塞，常发生在脑部。心衰和栓塞的病死率为 11% ~ 35%。

3. 脑膜炎

肠球菌脑膜炎发病率较低，占 0.3% ~ 4%。通常发生在手术后，呈自发性，常见于粪肠球菌，其次是鸡肠球菌、鸟肠球菌和铅黄肠球菌。自发性肠球菌脑膜炎通常发生在合并糖尿病、严重心肺基础疾病、免疫缺陷患者、恶性肿瘤、气管移植、脾切除等患者中。儿童肠球菌脑膜炎则与先天或后天中枢神经系统病变有关，也与早产儿、外科手术和先天性心脏病有关。手术后脑膜炎是医源性感染，通常与脑室分流装置、脑组织内电极放置、脑室穿刺、硬膜外麻醉有关。

临床特点与普通细菌性脑膜炎相似，患者通常伴有急性发热、神志改变、脑膜刺激征，但昏迷、瘀点、休克和周围神经体征少见。脑脊液有核细胞计数增多、蛋白升高、葡萄糖减少，但 35% 的病例有核细胞通常低于 200×10^6/L，其中 40% 脑脊液涂片可以发现革兰氏阳性球菌，超过一半病例合并菌血症。常见并发症为脑水肿、脑栓塞和脑脓肿，病死率约占 20%，癫痫、昏迷、高龄、呼吸衰竭、休克、脑脊液白细胞和葡萄糖明显下降常提示预后不佳，17% 的患者可能留下后遗症。

4. 新生儿感染

由于肠球菌是育龄期妇女阴道定植菌，因此在分娩过程中新生儿容易获得感染。肠球菌可能导致 5% 的脓毒血症、6% 的肺炎、9% 的外科切口感染、10% 的菌血症及 17% 的 UTIs。肠球菌脓毒血症通常合并多种细菌感染。肠球菌感染相关因素包括住院时间延长、低体重儿、广谱抗菌药物使用和侵入性检查等。脓毒血症通常继发于局部感染和坏死性结肠炎。新生儿肠球菌心内膜炎罕见，但可能发生于长期菌血症患者。肠球菌可以导致新生儿医院感染流行，已经有多次 VRE 暴发流行报道。

5. 皮肤软组织感染

通常认为肠球菌可能引起皮肤软组织感染（包括伤口感染），但是关于肠球菌在这些感染中的作用仍有争议。争议的焦点是，当从感染伤口分离到肠球菌时，通常还能发现合并其他细菌感染。在压疮和糖尿病足感染病灶很容易分离出肠球菌，其次是骨髓炎病灶，但血源性骨髓炎不常见。肠球菌单独引起的皮肤软组织脓肿很罕见，但有关肠球菌引起的肝脓肿、肺脓肿和脑脓肿的报道则不少。

6. 其他潜在感染

肠球菌是肠道和泌尿生殖道正常定植菌，腹腔或盆腔感染时容易培养出肠球菌，通常与其他革兰氏阴性菌和厌氧菌一起分离。但是否参与感染仍有争议，分析显示在 6 个用无抗肠球菌活性的抗菌药物治疗腹腔感染的试验中，尽管开始治疗前 20% ~ 30% 分离出肠球菌，但是无一例患者治疗失败。同样还有研究发现，社区获得性混合腹腔感染（包括肠球菌）采用外科清创和肠球菌不敏感抗菌药物治疗成功。动物实验显示，除非加入其他材料或细菌，腹腔注射肠球菌不能引起腹腔脓毒症。相反也有几项研究证实肠球菌能导致抗菌药物治疗失败，其中包括一项 330 例随机双盲试验，试验显示肠球菌感染是可能导致治疗失败的毒力因素之一。有资料显示肠球菌可能增加腹腔手术后感染率和病死率。尽管许多试验证实大多数急性腹腔感染开始时不必使用抗肠球菌抗菌药物治疗，但是在免疫缺陷患者、合并医院感染腹膜炎或腹腔脓肿的重症患者、瓣膜置换合并腹膜炎及长期使用对肠球菌无效的广谱抗菌药物患者中也可能需要抗肠球菌抗菌药物。肠球菌在肝硬化或慢性肾衰竭患者可以引起自发性腹膜炎或脓胸，而门诊长期透析患者也容易发生肠球菌腹膜炎。肠球菌参与的腹膜炎最常见于肝硬化腹水或接受腹膜透析的患者。但肠球菌可引起腹膜炎的能力远不及大肠杆菌发生自发性细菌性腹膜炎或凝固酶阴性葡萄球菌和金黄色葡萄球菌。在这两类患者中，肠球菌偶尔可能单独引起腹膜炎。

其他不常用的或很少看到由于肠球菌感染其他疾病包括血源性骨髓炎、化脓性关节炎和肺炎。后者非常罕见，即便是使用呼吸机的患者。只有严重免疫功能低下的患者，在极度衰弱和接受广谱抗生素治疗后才有可能发生肠球菌肺炎。没有证据表明，肠球菌耐药菌（如 VRE）比敏感株有更强或更弱的致病性。

【诊断及鉴别诊断】

从无菌体液、尿和血液培养出肠球菌，并结合临床表现可以做出诊断。但是有时需要排除定植和污染，尤其是腹腔、盆腔、皮肤软组织和肺部感染时需要特别慎重。

【 治　　疗 】

一、敏感菌株的治疗方法

肠球菌对青霉素和氨苄西林相对耐药，即使当这些具有破坏细胞壁作用的药物对肠球菌产生抑制时，常常也不能杀灭它们；而万古霉素的杀菌效果差得更多。屎肠球菌临床分离株对青霉素的耐药性比粪肠球菌更强（屎肠球菌和粪肠球菌分离株的 MIC_{90} 分别为 > 16mg/ml 和 2 ~ 4μg/ml）；氨苄西林的 MIC 通常比青霉素的 MIC 低 1 个稀释度。哌拉西林的活性与青霉素相似，而亚胺培南通常具有抗青霉素敏感性粪肠球菌的活性。具有破坏细胞壁作用但抗肠球菌活性有限或无抗肠球菌活性的药物包括：萘夫西林、苯唑西林、替卡西林、厄他培南、氨曲南和大多数头孢菌素类。

氨基糖苷类抗生素也相对不能渗透进入肠球菌，且氨基糖苷类抗生素要达到杀菌活性所需的血清浓度大大超过其在人体内的安全药物浓度。然而，同时使用具有破坏细胞壁作用的药物提高了细胞的渗透性，从而使细胞内氨基糖苷类药物能够达到杀菌浓度。在感染危及生命的临床情况下，需要保证杀菌活性。

通常会对肠球菌分离株进行氨苄西林、青霉素和万古霉素药敏试验。传统上，严重肠球菌感染（如心内膜炎）的标准治疗是采用具有破坏细胞壁作用的药物联合氨基糖苷类抗生素，以产生协同杀菌活性。对粪肠球菌心内膜炎，一种更新的治疗方案是氨苄西林联合头孢曲松，该方案所获得的临床治愈率与氨苄西林加庆大霉素相当；这包括对氨基糖苷类抗生素没有高水平耐药性的分离株。一般推荐氨苄西林联合头孢曲松，因为其可避免氨基糖苷类抗生素的毒性。

在使用具有破坏细胞壁作用的药物联合氨基糖苷类抗生素方案的情况下，应检测分离株是否对庆大霉素和链霉素有高水平耐药性。如果结果报告肠球菌对某种高水平氨基糖苷类药物敏感 ["SYN-S" 表示 "对抗菌药物的协同作用敏感（susceptible to synergism）"]，那么可推测，当该氨基糖苷类药物与氨苄西林联用时，将会达到协同作用。对高水平庆大霉素耐药的菌株对妥布霉素、奈替米星和阿米卡星（除庆大霉素外）的协同作用耐药，但其中某些菌株对链霉素并没有高水平耐药性，因此仍将证实该药物具有协同作用。

即使是对庆大霉素并无高水平耐药性的菌株，也应避免使用妥布霉素和阿米卡星。一种菌种特异性氨基糖苷类乙酰转移酶导致所有屎肠球菌都对妥布霉素的协同作用具有耐药性，在大多数屎肠球菌和粪肠球菌中阿米卡星未显示出具有协同作用。

在联合使用具有破坏细菌细胞壁作用的药物和氨基糖苷类药物方案的情况下，优选的具有破坏细胞壁作用的药物为氨苄西林或青霉素；应仅在有高水平 β- 内酰胺类耐药或发生超敏反应且无法脱敏的情况下用万古霉素替代。氨苄西林或青霉素与庆大霉素或链霉素联合用药，优于万古霉素 - 氨基糖苷类联合用药，因为后者发生肾毒性的风险更高。

二、耐药菌株的治疗方法

耐药肠球菌的主要类别包括对青霉素和氨苄西林高水平耐药的肠球菌、对氨基糖苷类高水平耐药的肠球菌和对万古霉素耐药的肠球菌。

1. 高水平青霉素耐药

青霉素/氨苄西林耐药性通常是由 PBP5 改变所致，PBP5 是屎肠球菌的一种低亲和力 PBP。此外，青霉素/氨苄西林耐药（MIC ≥ 16μg/ml）通常提示菌株为屎肠球菌。

在这类微生物所致感染的情况下，万古霉素是具有破坏细胞壁作用的替代药物，达托霉素也可能与其他药物具有协同作用或可通过其他药物增强效力；如果由于生成 β- 内酰胺酶而具有耐药性，则可能可使用氨苄西林舒巴坦作为具有破坏细胞壁作用的药物。在一些病例报告中，采用大剂量氨苄西林和大剂量氨苄西林舒巴坦（联合氨基糖苷类抗生素）治疗不产生 β- 内酰胺酶的耐氨苄西林菌株获得成功。

2. 高水平氨基糖苷类耐药

当使用氨基糖苷类药物以实现协同杀菌治疗时（如存在心内膜炎的情况下），肠球菌的检测应包括对庆大霉素和链霉素均进行高水平氨基糖苷类耐药试验，因为即使这两种药物中的一种无活性，另一种药物仍可能有活性。决不应该采用氨基糖苷类药物单药治疗，并且具有破坏细胞壁作用的药物应仅与该微生物"协同敏感"的氨基糖苷类药物联用。不应使用报告为"对协同作用耐药（resistant to synergism，SYN-R）"的氨基糖苷类抗生素（或者庆大霉素 MIC ≥ 500μg/ml 或链霉素 MIC ≥ 2000μg/ml）进行治疗；一般应该避免使用其他氨基糖苷类抗生素。

对于粪肠球菌（不论对庆大霉素及链霉素有没有高水平氨基糖苷类耐药性）导致的感染性心内膜炎（infective endocarditis，IE），可以选择 β- 内酰胺类联合治疗。两种 β- 内酰胺类药物联合用药的益处，可能归因于不同 PBP 靶点的饱和。已经证实，氨苄西林与头孢曲松联合用药对氨基糖苷类抗生素高度耐药的粪肠球菌菌株所致实验性心内膜炎有效，以及对治疗人类粪肠球菌性心内膜炎有效。

三、VRE 肠球菌感染治疗药物

1. 利奈唑胺

利奈唑胺是一种通过抑制蛋白质合成而发挥抗菌活性的半合成唑烷酮类抗生素，2000 年获得美国 FDA 批准用于治疗临床耐万古霉素肠球菌引起的感染，另外被美国心脏协会推荐用于治疗多重耐药肠球菌感染的心内膜炎。2003 年一项治疗革兰氏阳性菌感染的疗效评估试验发现，利奈唑胺对耐万古霉素屎肠球菌的临床治愈率及微生物学清除率分别是 78% 和 85%。Shrestha 和 Coll 在一项前瞻性研究中对 VRE 感染的 40 例血液标本及 35 例尿液标本的药敏试验结果发现，相比较于奎奴普丁/达福普汀的敏感率 98.7%，利奈唑胺的敏感率为 100%。

一项报告称，在大约 500 例多种 VRE 感染者（46% 有菌血症、10% 有心内膜炎、31% 有导管感染）中，使用利奈唑胺的治愈率为 81%。另一项报告称，在 85 例有 VRE 感染（43 例为菌血症）的实体器官移植受者中，使用利奈唑胺治疗后，63% 的患者出现感染消退。然而，也有利奈唑胺治疗失败或产生耐药的报道。

对利奈唑胺安全性的考虑限制了其使用，特别是在长时间用药的情况下。不良反应包括血小板减少、贫血、乳酸酸中毒、周围神经病和眼毒性。在存在终末期肾病的情况下，似乎更常出现与使用利奈唑胺相关的血小板减少，通常在停药后消退。

2. 奎奴普丁 / 达福普汀

奎奴普丁 / 达福普汀是衍生于链霉菌属的一种注射用半合成抗生素，是 FDA 批准的第一个用来治疗 VRE 感染的抗生素，美国心脏协会也把 Q/D 列为治疗多重耐药屎肠球菌心内膜炎的选择之一。但 Q/D 只对屎肠球菌有活性，大多数粪肠球菌因为特定基因 lsa 的存在对它耐药，而 lsa 基因的功能还未确定。

3. 达托霉素

其作用方式不同于糖肽类抗生素，它对肠球菌的抗菌活性不受 Van 基因的影响。尽管达托霉素还未获得批准用于常规治疗 VRE 感染，但越来越多的体外试验及临床证据表明，达普霉素在治疗耐药肠球菌感染时具有很强的抗菌活性。达普霉素对大多数 VRE 株敏感，尽管达普霉素单用治疗 VRE 感染的心内膜炎疗效还没有被证实，但有资料显示大剂量达普霉素与氨基糖苷类联用有很好的临床效用。另外一项体外试验的结果显示，达普霉素抑制耐万古霉素粪肠球菌引起的导管相关性菌血症的能力很明显地优于奎奴普丁 / 达福普汀及利奈唑胺。

4. 特拉万星

特拉万星（telavancin）是万古霉素的衍生物，对 MRSA、MRSE 和 VanA 型肠球菌的活力均高于万古霉素和替考拉宁。对金黄色葡萄球菌、肺炎链球菌及 VanA 型金黄色葡萄球菌或肠球菌的杀菌活力提高是通过干扰脂质合成，同时使细胞膜破裂，破坏细菌细胞膜的完整性来实现的。FDA 批准该药用于治疗复杂性皮肤感染（包括非 VRE 粪肠球菌感染），但是由于推荐剂量不能达到杀死 VRE 水平，因此不能用于 VRE 感染。

5. 奥利万星

奥利万星（oritavancin）是一种半合成的新型糖肽类抗生素，作用机制与万古霉素和替考拉宁相同，即抑制革兰氏阳性菌细胞壁的生物合成，具有独特的药物动力学性质。其抗菌谱包括金葡球菌、MRSA、凝固酶阴性葡萄球菌、肠球菌，包括耐万古霉素替考拉宁（vanA）屎肠球菌和粪肠球菌等，在治疗皮肤和软组织感染上已取得了良好的效果。对 VRE 有潜在的剂量依赖杀菌活性，MIC 值为 1 ~ 2mg/L。在耐万古霉素粪肠球菌感染的兔心内膜炎模型中，肌内注射 20mg/kg 的剂量使得疣状赘生物的细菌计数与对照组相比明显减少。在糖肽类抗生素中，奥利万星似乎是治疗万古霉素耐药肠球菌感染最有效的选择，但相关的临床研究仍处于起步阶段。

6. 其他

四环素类新药替加环素对治疗耐药肠球菌感染有一定的效果，但单独应用替加环素治疗 VRE 感染的临床数据非常有限。老抗生素如氯霉素、磷霉素、链霉素和呋喃妥因等在一些特殊的 VRE 感染中可能是一个有效的选择。一项研究中，51 例 VRE 感染的菌血症患者通过氯霉素治疗，其中 61% 的患者获得有效的临床应答，79% 表现出微生物学清除并且没有大的毒副作用。另外，有报道称，氯霉素静脉联合心室内给药成功治愈了一例 VRE 感染的蛛网膜内出血合并脑膜炎的重症患者。磷霉素或许能有效替代利奈唑胺、奎奴普丁 / 达福普汀治疗 VRE 感染。Shrestha 和 Coll 在一项前瞻性研究中对 VRE 感染的 40 例血液标本及 35 例尿液标本的药敏试验结果发现，利奈唑胺、奎奴普丁 / 达福普汀、磷霉素及呋喃妥因的敏感率分别为 100%、98.7%、98.7% 及 78.7%，表明在治疗 VRE 感染的某些临床境况中磷霉素可能跟利奈唑胺、奎奴普丁 / 达福普汀一样是一种有效选择，比如非复杂尿路感染。

四、常见肠球菌感染的治疗方法

在存在侵袭性感染的情况下，如心内膜炎、脑膜炎及菌血症 [在有心脏瓣膜病和（或）病情危重时]，治疗方案需要具备杀菌活性（尽管已证实利奈唑胺成功治疗了耐万古霉素屎肠球菌脑膜炎）。在这种情况下，通常需要具有破坏细胞壁作用的药物联合庆大霉素（或链霉素）或者氨苄西林加头孢曲松（或头孢噻肟）的协同活性。当考虑联合氨基糖苷类抗生素治疗时，应检测是否对庆大霉素及链霉素具有高水平耐药。

一般而言，对于从患者中检出的肠球菌的临床意义，应视患者的个体情况判断，因为分离出肠球菌并不一定需要进行针对性治疗。肠球菌可能是一种定植菌（例如，在呼吸道样本或导尿管中），也可能是混合感染的一部分（例如，在腹腔内手术或创伤性伤口的情况下培养出多种微生物时），后一种情况下给予的治疗针对毒力更强的微生物。粪肠球菌感染的毒力往往比屎肠球菌感染更强，因此当对细菌培养数据的临床意义存在疑问时，应给予其更多的关注。

1. 腹腔感染

对于腹腔感染的患者，其病情相对较重或者是在大手术（肝脏移植、肾脏移植）之后。及时有效的抗菌药物治疗，往往是决定患者预后的关键因素。因此，必须尽可能根据药敏试验结果选用抗菌药物。

2. 泌尿道感染

UTIs 一般无需杀菌治疗，导尿管相关的细菌尿常在拔除尿管后消退。当需要针对肠球菌泌尿道分离株进行治疗时，单药治疗即已足够。治疗应该包括移除导尿管。据观察，在某些病例中，仅采取此项干预措施就解决了导尿管相关的肠球菌泌尿道感染 / 定植。如果确定对药物敏感，口服药物治疗肠球菌下部 UTIs 的最佳选择为阿莫西林、呋喃妥因或磷霉素。呋喃妥因在尿液和肾实质中能达到极佳的治疗浓度，但不足以治疗肾盂肾炎或其他部位的肠球菌感染。美国 FDA 批准将磷霉素用于治疗由粪肠球菌和（或）大肠埃希菌导致的单纯性 UTIs，但许多屎肠球菌菌株也对磷霉素敏感。也可考虑静脉给予氨苄西林。

其他的口服药物包括利奈唑胺或氟喹诺酮类，但关于它们对肠球菌 UTIs 疗效的数据有限；在有菌血症的情况下，不应使用氟喹诺酮类药物单药治疗，因为氟喹诺酮类药物可达到的血清浓度常常接近 MIC。研究表明，由于氨苄西林在尿道组织呈高浓度，因而对于 VRE 所致尿路感染可单独用氨苄西林治疗，亦可使用药物联合治疗。在泌尿系统抗感染治疗中，应根据具体感染部位来决定抗感染疗程，建议根据细菌学结果决定治疗时间。对于复杂性 UTIs 患者及无法耐受口服治疗的患者，氨苄西林是首选药物。即使是氨苄西林 MIC 大于 $64\mu g/ml$ 的菌株，由于该药浓集于尿液中，所以可能仍然有效。如果细菌敏感，万古霉素是一个合适的替代选择。对于由耐氨苄西林和万古霉素菌株引起的 UTIs，可考虑使用利奈唑胺或达托霉素。

3. 菌血症

需要抗菌药物治疗肠球菌性菌血症的情况包括：2 次或 2 次以上血培养阳性，单次血培养阳性且伴有脓毒症征象，或者单次血培养阳性加上另一通常无菌部位的肠球菌培养阳性。在单次血培养阳性且无脓毒症临床证据的情况下，或者对有多种微生物感染并且正在接受针对毒力更强微生物的恰当治疗的患者中，许多专家赞成推迟针对肠球菌性菌血症的抗菌药物治疗。在菌血症很有可能归因于血管内导管的情况下，仅移除导管可能就足以治愈感染。然而，对于大多数发热的患者，在发现肠球菌感染并且获取额外的培养标本后，应开始经验性抗菌药物治疗；治疗 5 ~ 7 天后如果症状已消退且未发现瓣膜异常，一般可停药。在出现肠球菌性菌血症的情况下，脓毒性休克很少见；但如果出现，应怀疑存在伴革兰氏阴性杆菌感染的多种微生物感染。在没有疑似心内膜炎且病情不危重的情况下，肠球菌性菌血症可采用单药治疗。敏感肠球菌所致菌血症的治疗可选择氨苄西林；在 β- 内酰胺类耐药或过敏的情况下，可给予万古霉素。对于由对氨苄西林和万古霉素耐药的屎肠球菌引起的菌血症，给予达托霉素 8 ~ 10mg/（kg·d）是合理的。肠球菌性菌血症的抗菌治疗最佳持续时间尚不明确；对于单纯性感染，如果在 24 小时时获得的重复血培养标本为阴性，则治疗 5 ~ 7 天可能就足够了。

在怀疑有心内膜炎或病情危重的情况下，需要进行联合治疗。对于敏感肠球菌所致菌血症的治疗，我们赞成使用氨苄西林加头孢曲松的治疗方案，因为这样可避免氨基糖苷类药物的毒性；也可以使用具有破坏细胞壁作用的药物联合具有协同作用的氨基糖苷类抗生素。

耐药性肠球菌的最佳治疗方法尚不明确。利奈唑胺是美国 FDA 唯一批准用于治疗 VRE 所致菌血症的药物，但利奈唑胺是一种抑菌剂，并且是在可用于治疗的药物相对较少的年代被批准的。达托霉素是一种杀菌剂，基于其体外杀菌谱，已成为治疗严重 VRE 感染的一种重要药物，不过临床证据有限。已有 Meta 分析显示利奈唑胺的生存获益优于达托霉素，但基础文献的方法学局限性使得该结论受到了限制。一项纳入了 644 例患者的回顾性队列研究指出，与达托霉素相比，利奈唑胺的治疗失败率显著更高，30 天全因死亡率也更高，仍需要进一步的研究。

4. 心内膜炎

敏感肠球菌菌血症感染治疗可以用青霉素、氨苄西林或糖肽类，疗程 14 天。粪肠球菌 VRE 所致心内膜炎可以选择青霉素或氨苄西林联合或不联合氨基糖苷类治疗选择。因为几乎所有的粪肠球菌对氨苄西林敏感，因此这些感染的治疗相对比较容易。如果呈高水平耐药，美国 AHA 推荐氨苄西林 – 舒巴坦 12g/d 治疗。还可以试用大剂量达托霉素

8 ~ 10mg/（kg·d）或加氨苄西林或氟喹诺酮类，但需要进一步验证。初治患者或带人工瓣膜患者的疗程是 4 ~ 6 周。但用达托霉素则推荐 8 周疗程。对于屎肠球菌 VRE 所致菌血症，FDA 推荐奎奴普丁 / 达福普汀 7.5mg/kg 治疗。如果 MIC ≤ 64 μg/ml，可以采用大剂量氨苄西林（30 g/d）。对于 VavB 型屎肠球菌 VRE 所致心内膜炎可以用替考拉宁＋庆大霉素 / 环丙沙星治疗。在存在人工瓣膜和持续高级别菌血症的情况下，应假定患者有心内膜炎并采取相应时长的治疗。

5. 脑膜炎

大多数肠球菌性脑膜炎病例发生在有头部创伤、接受神经外科手术、存在脑室内或鞘内导管或者有中枢神经系统解剖缺陷的患者中。极少数情况下，肠球菌性脑膜炎可能是肠球菌性心内膜炎或免疫缺陷（如 AIDS）或血液系统恶性肿瘤患者的高水平菌血症的一种并发症。肠球菌性脑膜炎的最佳治疗方案尚不明确。需要进行联合治疗；尽管缺乏支持该方案的临床研究，但建议使用氨苄西林、头孢曲松和庆大霉素（若不存在高水平庆大霉素耐药）进行治疗。对于全身性抗菌药物治疗无效的患者，脑室内给予万古霉素、庆大霉素、达托霉素或奎奴普丁 / 达福普汀可能有效。达托霉素对中枢神经系统渗透性较差。

由耐青霉素、氨基糖苷类抗生素和万古霉素的屎肠球菌菌株引起的肠球菌性脑膜炎治疗上较为困难；静脉给予利奈唑胺，或静脉加脑室内给予奎奴普丁 / 达福普汀是合理的抗菌药物选择，但脑室内给药的经验有限；达托霉素也可通过脑室内途径给药。利福平（如果敏感）可能也是一种有用的辅助药物，不应该使用氯霉素治疗肠球菌性脑膜炎。如果是敏感菌感染，可以选择青霉素或氨苄西林联合或不联合氨基糖苷类治疗，疗程为 14 天。对于屎肠球菌 VRE 脑膜炎，推荐利奈唑胺和奎奴普丁 / 达福普汀治疗。

6. 其他感染

肠球菌引起的肺炎和自发性脓胸较罕见，因此对于肺部感染的患者，痰培养见到肠球菌是否予以抗感染治疗，目前意见尚未统一。需要参考细菌的致病力和宿主的免疫状态。当患者的临床症状、体征不支持感染时，应不考虑选用或立即停用不必要的广谱抗菌药物。如确切考虑 VRE 与致病有关，可考虑予以利奈唑胺和替考拉宁治疗。

【预　　后】

肠球菌尿路感染早期发现、合理治疗后通常预后较好。感染性心内膜炎的预后则相对较差，尤其是 VRE 感染。

（黄文祥）

第六节　葡萄球菌感染

葡萄球菌为革兰氏染色阳性球菌，有金黄色葡萄球菌（简称金黄色葡萄球菌）及表皮葡萄球菌两类。其中金黄色葡萄球菌是目前临床常见的致病菌之一，可引起皮肤软组织感染、败血症及导管相关性感染等多种疾病，是目前危及临床患者生命的重要致病菌。其中耐甲氧西林金黄色葡萄球菌（methicillinresistant *Staphylococcus aureus*，MRSA）近年来急剧增多，携带 mecA 基因的金黄色葡萄球菌和（或）对苯唑西林 MIC ≥ 4mg/L 的金黄色葡萄球菌被定义为 MRSA。MRSA 对 β- 内酰胺类及其他多种抗菌药物耐药，所导致的各种感染治疗困难，病死率较高，因此应引起临床的重视。肺炎是 MRSA 临床最为常见的感染之一，而不适当的治疗是导致高病死率的重要原因，因此其诊治面临极大的挑战，需要引起重视。在此着重介绍 MRSA 肺炎。

【流行病学特点】

金黄色葡萄球菌具有共生菌和致病菌双重特性，人鼻前庭是主要的储菌库，约 20% 的人在鼻部有金黄色葡萄球菌的持续定植，30% 有间歇定植，此外在腋窝、腹股沟和胃肠道等部位皆有定植。有研究显示，在 82% 菌血症患者血液分离到的金黄色葡萄球菌株与鼻腔分离菌株相同。1961 年临床上首次分离出 MRSA，20 世纪 80 年代开始逐渐增多，到 90 年代，MRSA 占金黄色葡萄球菌临床分离株已增至 50% 以上。根据 2015 全国细菌耐药监测网（CARSS）数据，革兰氏阳性菌排前两位的为金黄色葡萄球菌，占 32.2%，表皮葡萄球菌，占 12.8%。MRSA 全国检出率为 35.8%，各省检出率为 20.3% ~ 47.0%，其中上海市最高，为 47.0%。MRSA 对 β- 内酰胺类、大环内酯类、克林霉素和喹诺酮类等抗菌药物的耐药率分别为 78%、88%、68% 和 75% ~ 85%。医院获得性 MRSA（healthcare-associated MRSA，HA-MRSA）是全国各级医院目标性监测的重点，其高危因素包括：高龄（> 60 岁）、严重基础疾病（恶性肿瘤、脑血管病或颅脑损伤、血液系统疾病、慢性阻塞性肺疾病、糖尿病、尿毒症和肝硬化等）、接受侵入性操作（导尿及保留尿管、中心静脉置管、气管插管或接受全身麻醉手术等）、使用 2 种以上广谱抗菌药物、住院超过 3 周等；下呼吸道感染最多，其次为切口感染、败血症及泌尿道和腹腔感染等。社区获得性 MRSA（community-associated MRSA，CA-MRSA）是近年国际普遍关注的一类病原。多见于年轻人，特别是未成年儿童，也在拥挤的监狱中流行；容易在男同性恋者的皮肤接触过程中传染；运动员、军人、小学生、新生儿也是 CA- MRSA 感染的高危人群。

【致病因子及耐药机制】

所有的金黄色葡萄球菌主要是向宿主的细胞表面或细胞外环境排出一系列的致病因子而致病。这些因子包括促使细菌黏附与定植在宿主组织的表面蛋白，排出细胞外以促进细菌在组织中扩散的杀白细胞素、激酶及透明质酸酶，抑制吞噬细胞吞噬作用的细菌荚膜和葡萄球菌 A 蛋白，增强细菌在吞噬细胞中生存能力的类叶红素及过氧化氢酶产物，具有免疫伪装作用的葡萄球菌 A 蛋白、凝固酶及凝固因子，破坏真核细胞生物膜的膜损害毒素溶血素和白细胞介素，可以引起感染性休克的超抗原如中毒性休克综合征毒素（toxic shock syndrome toxin，TSST）及对抗生素耐药的内在或获得性决定子。MRSA的耐药机制主要是产生新的靶蛋白而改变抗生素作用靶位，所有的 MRSA 都能产生出一种青霉素结合蛋白（penicillin-binding protein，PBP）PBP2a，这种蛋白在 β- 内酰胺类抗生素存在的情况下可以维持菌体细胞壁合成，从而抑制胞体内其他青霉素结合蛋白活性，因此对几乎所有 β- 内酰胺类抗生素产生耐药，而 PBP2a 通过 mecA 基因编码，以及外排泵蛋白介导 MRSA 的形成，同时 MRSA 对苯唑西林耐药性的获得与菌株自身生物被膜的形成能力及菌株毒力的降低关系密切，另外质粒介导耐药基因转移也起到了关键作用。mecA 基因定位在一个被称作 SCCmec 的易变基因盒上，SCCmec 是基础的可动遗传因子，可以作为葡萄球菌常见基因交换的运载工具。除了耐药基因 mecA，SCCmec 也携带有 mecA 调节基因 mecI 和 mecR，一个插入序列元件 IS431mec 及特殊位点重组酶基因 ccr，这种基因有能力催化 SCCmec 染色体切除与整合。SCCmec 根据 mecA 基因和 ccr 基因丛分为 Ⅰ ~ Ⅴ 型 5 种类型，SCCmec Ⅰ ~ Ⅲ 型通常在医院感染患者分离菌株中常见，而 SCCmec Ⅳ 型元件在 5 种类型中最小，使得其在环境中变异性比较大，从而在社区获得性感染的患者分离菌株中常见。随着近年针对金黄色葡萄球菌耐药基因的深入研究，一些新的耐药基因，例如 qacA/B、CC398、CC130、ermA、ermB、ermC、erm33 问世，并逐渐得到重视。

【临床症状】

CA-MRSA 肺炎多见于既往体健者劳累或受凉后，急性起病，或继发于皮肤软组织损伤，表现为寒战、高热，体温 37.5 ~ 40℃，热型呈不规则热或弛张热，伴咳嗽、咳痰，有些患者有痰中带血、胸痛等。携带 PVL 基因的金黄色葡萄球菌将使感染更加严重，能引起软组织蜂窝织炎、化脓性肌炎、坏死性筋膜炎、骨髓炎和坏死性肺炎；CA-MRSA 肺炎病情凶险，病死率高达 25.0% ~ 41.1%，感染性休克和呼吸衰竭是主要死因，严重者引起急性呼吸窘迫综合征（ARDS）甚至多器官功能衰竭（MODS），需加强呼吸及循环支持。

HA-MRSA 肺炎的临床表现也以发热、脓痰、胸痛最为常见，但并无特异性。特征性的临床表现是病情变化快、感染中毒症状重。老年 HAP-MRSA 临床表现不典型，呈多样性，发热、胸痛、咳嗽、脓痰等呼吸系统症状多不明显，食欲缺乏、精神差、意识障碍等呼吸系统外症状较多见。

【体　　征】

早期可无体征，常与严重的中毒症状和呼吸道症状不平行，其后可出现两肺散在湿啰音，病变较大或融合时可有肺实变体征。气胸或脓气胸可有相应的体征。血源性葡萄球菌肺炎要注意肺外病灶，静脉吸毒者多有三尖瓣赘生物，可闻及心脏杂音。常并发脓胸、气胸和脓气胸，少数患者还伴有化脓性心包炎和脑膜炎。

【诊　断】

呼吸道中的金黄色葡萄球菌可以无症状定植，也可以引起重症肺炎，结果取决于患者、环境和细菌三者之间的相互影响。

1. 危险因素

国外研究结果提示，有下列情况之一者应提高对 CA-MRSA 引起 CAP 的警惕：①＜2岁的婴儿，参与身体密切接触体育运动项目（如橄榄球）的运动员，注射毒品者，男性同性恋者，服兵役者，居住在教养院、民居或避难所中的人群；②家畜、宠物饲养者及养猪的农户；③已知有 CA-MRSA 定植或近期有曾去流行区的历史，近期与 CA-MRSA 感染或定植者有接触；④属于 CA-MRSA 定植率增加的相关人群；⑤流感并发或流感后肺炎；⑥以前有反复发生的疖或皮肤脓肿病史或家族史（在过去 6 个月内发生 ≥ 2 次）。

2. 临床表现

以发热、脓痰、胸痛最为常见，病情变化快、感染中毒症状重，但并无特异性，因此其诊断以痰液、胸腔积液、血液标本培养有金黄色葡萄球菌生长为主要依据。

3. 实验室及影像学检查

血常规见白细胞数升高。CA-MRSA 早期影像学表现为小灶性浸润，但可在数小时内迅速进展，可为单侧实变或双侧浸润。与 HA-MRSA 肺炎相比，CA-MRSA 常具有杀白细胞素基因（PVL），所以感染后肺部影像学进展迅速，可出现空洞、胸腔积液、气囊肿和气胸等，甚至表现为 ARDS 的改变。继发性肺炎可表现为以肺外周和基底部位分布为主的多发性结节和空洞病灶，类圆形，可见液平面。但 HA-MRSA 肺炎和呼吸机相关性肺炎（VAP）的影像学上述表现不明显，当患者病情非常严重，影像学改变进展迅速及对充分抗革兰氏阴性菌治疗反应不佳时，应考虑 MRSA 感染的可能。

4. 病原学依据

2016 年版指南针对 HAP/VAP（院内获得性和呼吸机相关性肺炎）诊断的微生物学检查方法和生物标志物与临床感染评分在诊断中的应用进行了推荐。HAP/VAP 病原学诊断，新版的指南不推荐侵入性操作和定量培养的方法，而是推荐根据非侵入性操作和半定量培养的结果进行抗菌药物治疗。侵入性呼吸道样本包括通过支气管镜技术获得的标本，如支气管肺泡灌洗液（BAL）、保护性毛刷样本（PSB）和经支气管镜组织活检。非侵入性呼吸道标本指气管内吸出物。尽管不推荐，但有些临床医师有时会采用侵入性标本定量培养的方法诊断 VAP，定量培养诊断 VAP 的阈值为 PSB $< 10^3$ CFU/ml，BAL $< 10^4$ CFU/ml。由于金黄色葡萄球菌感染的患者血培养假阴性率高，所以在应用 MRSA 针对性抗生素前，充分获得除痰以外的其他呼吸道标本（如气管内标本或胸腔积液），对明确诊断非常重要。

5. 其他感染标志物

关于应用生物标志物与临床感染评分对 HAP/VAP 的诊断方面，新版的指南不推荐根据血清标志物（PCT、sTREM-1、CRP）和临床感染评分作为诊断依据，而是应当根据胸部影像学检查结果和临床表现做出恰当的临床诊断，但指南推荐使用 PCT 水平结合临床标准来指导停用抗菌药物。

【治　　疗】

2016 年 ATS/IDSA（美国感染性疾病学会与美国胸科学会）更新了 HAP/VAP 临床治疗指南，提出应用 GRADE 法来评估证据的等级，建议各个医疗机构推出抗菌谱来指导医生优化选择抗生素，为了将不必要的抗生素暴露对患者的伤害降至最小，并降低抗生素耐药的形成，建议应用药敏数据指导治疗，对多数 HAP 或 VAP，建议在降阶梯治疗同时缩短抗生素治疗疗程。应用万古霉素或利奈唑胺而不是其他抗生素或其他抗生素联合用药治疗 MRSA HAP/VAP（强推荐，中等质量证据），成人剂量：通常为 1g（或 15～20 mg/kg），静脉用药，每 12 小时 1 次，要求谷浓度达到 15～20 mg/L（AUC/MIC ≥ 400），特别是 HAP（含 VAP）患者。其他治疗 MRSA 感染的一线药物还有替考拉宁及目前对 MRSA 活性最强的氨基糖苷类抗生素阿贝卡星。尽管更新的药物如替加环素、达托霉素等已证实对 MRSA 感染有良好的效果，但仍不作为常规处方用药，因为与万古霉素相比这些药物的使用缺少临床经验，而且可能带来更高的花费。确诊为重度 MRSA 感染的患者，应选万古霉素、利奈唑胺、阿贝卡星等一线药物治疗，必要时还可与其他药物联用；如果不是重度 MRSA 感染患者，不必选上述一线药，根据药敏实验结果选用如盐酸米诺环素、复方磺胺甲噁唑，若用夫西地酸、利福平、氟喹诺酮类药物，则尚需与其他药物联合应用。对需要联合用药的 MRSA 感染患者，应尽量合理搭配使用抗生素，有建议万古霉素与利福平或氨基糖苷类抗生素的联合治疗，但仍有待验证。但鉴于 MRSA 特殊的耐药机制，无论 MRSA 对 β- 内酰胺类抗菌药物体外药敏试验结果是否敏感，均视为耐药，不能选用 β- 内酰胺类抗菌药物。但是对于甲氧西林敏感的金黄色葡萄球菌（methicillinsensitive Staphylococcus aureus，MSSA）感染，β-内酰胺类抗生素的疗效优于万古霉素等特异性抗 MRSA 药物。因此，分离出的细菌首先应根据药敏实验鉴别 MSSA 与 MRSA，这一点非常重要。多数 HA-MRSA 不仅对甲氧西林和所有 β- 内酰胺类耐药，对某些其他抗生素也不敏感。而 CA-MRSA 通常仅对β- 内酰胺类耐药，对某些其他抗生素敏感。万古霉素组织渗透浓度局限，利奈唑胺在肺泡衬液中浓度高，可考虑利奈唑胺作为首选，我国尚未发现耐利奈唑胺的 MRSA 菌株。对 MRSA 菌血症患者，即使在入院时被诊断，都应该仔细区别是否真为社区获得性感染，考虑到 CA-MRSA 感染菌血症患者具有比 HA-MRSA 感染菌血症患者更高的死亡率，通过血培养鉴别两者是必要的，这有助于抗生素的选择，因为不同感染类型涉及不同的致病力及抗生素敏感性。关于治疗疗程，VAP/HAP 抗生素治疗疗程为 7 天 [VAP（强推荐，中等质量证据）；HAP（强推荐，非常低质量证据）]。抗生素的疗程应根据患者临床表现、影像学表现和实验室指标的改善情况而调整。HAP/VAP 的抗生素治疗应及时降阶梯，而不是维持不变（弱推荐，非常低质量证据）。采用 PCT 水平联合临床标准而不是仅仅应用临床标准来指导 HAP/VAP 抗生素治疗的终止（弱推荐，低质量证据），不采用 CPIS 指导抗生素治疗的终止（弱推荐，低质量证据）。

对于并发脓胸的 MRSA 肺炎患者，抗 MRSA 治疗的同时应进行胸腔引流。对于确诊或可疑金黄色葡萄球菌严重脓毒症和坏死性肺炎者，应考虑同时静脉应用免疫球蛋白治疗，给药剂量为 2g/kg，若未达到满意疗效可重复给药。除抗感染治疗外，营养支持、对症处理等对于 MRSA 肺炎的治疗也非常重要。

根据当地 VAP/HAP 相关致病菌的分布和药敏数据指导初始经验性抗 MRSA 治疗。

（1）VAP 经验治疗仅在以下情况下覆盖耐甲氧西林金黄色葡萄球菌（MRSA）：具有抗生素耐药高危因素、患者曾入住大于 10% ~ 20% 金黄色葡萄球菌分离株为甲氧西林耐药株的病房，或曾入住 MRSA 发病率未知的病房（弱推荐，非常低质量证据）。

（2）HAP 患者如既往 90 天内曾静脉应用抗生素、入住大于 20% 金黄色葡萄球菌分离株为甲氧西林耐药株或 MRSA 发病率未知的病房，或具有较高的死亡风险（包括需要呼吸支持或感染中毒休克），建议经验性治疗覆盖 MRSA（弱推荐，非常低质量证据）。

（3）VAP/HAP 经验性治疗如需覆盖 MRSA，应用万古霉素或利奈唑胺 [强推荐，低质量证据（HAP），中等质量证据（VAP）]。

（4）VAP 没有抗生素耐药风险，曾入住 ICU 金黄色葡萄球菌分离株为甲氧西林耐药株小于 10% ~ 20%，经验性治疗仅需覆盖甲氧西林敏感的金黄色葡萄球菌（MSSA），而不是 MRSA（弱推荐，非常低质量证据）。

（5）无 MRSA 感染风险、无死亡风险的 HAP，经验性治疗仅需覆盖 MSSA。

（6）VAP/HAP 如果经验性治疗仅需覆盖 MSSA，建议选择哌拉西林 / 他唑巴坦、头孢吡肟、左氧氟沙星、亚胺培南或美罗培南。

（卓　超）

第七节　弯曲杆菌感染

【引　言】

弯曲杆菌感染是由广泛分布于自然界的弯曲杆菌（*Campylobacteria*）引起的急性感染性肠炎，为人畜共患性疾病。近些年来，弯曲杆菌感染率在世界各地普遍呈上升趋势。在一些发达国家，弯曲杆菌感染引起的腹泻病例数甚至超过了沙门菌和志贺菌，成为最常见的腹泻致病菌。在发展中国家，弯曲杆菌是婴幼儿感染性腹泻最常见的病原菌。吉兰 – 巴雷综合征（Guillain-Barre syndrome，GBS）是弯曲杆菌感染后最严重的并发症，可以导致呼吸肌麻痹而死亡。弯曲杆菌的耐药性问题日益突出，给临床治疗带来了一定困难。

【病　原　学】

弯曲杆菌最早于 1909 年从流产的牛、羊体内分离获得，当时称胎儿弧菌（*Vibrio fetus*），1947 年从人体首次分离出该菌。1957 年 King 把引起儿童肠炎的这种细菌定名为"相关弧菌"（related vibrios）。1972 年在比利时学者 Butzler 首先证实弯曲杆菌可引起人类急性腹泻。1973 年 Sebald 和 Veron 发现该菌不发酵葡萄糖，DNA 的组成及含量不同于弧菌属，为区别于弧菌而重新命名为弯曲杆菌（Campylobacteria）。1977 年 Skirrow 改革培养技术，在腹泻患者粪便中分离到弯曲杆菌，从而确立了病菌与疾病的关系，并把由弯曲杆菌引起的腹泻正式命名为弯曲杆菌肠炎（Campylobacter enteritis）。1980 年，国际系统细菌学委员会（ICSB）将弯曲杆菌分为空肠弯曲杆菌、结肠弯曲杆菌、胎儿弯曲杆菌及亚种、唾液弯曲杆菌及亚种、粪弯曲杆菌。中国于 1981 年首次分离空肠弯曲杆菌。

根据最新的菌属分类序列，弯曲杆菌属（*Campylobacter genus*）隶属于弯曲杆菌科（Campy-lobacteraceae），包含 18 个种和若干亚种，其中与人类关系最近的菌种包括：空肠弯曲杆菌（*jejuni*）、胎儿弯曲杆菌（*C.fetus*）、结肠弯曲杆菌（*C.colic*）、幽门弯曲杆菌（*C.pybridis*）、唾液弯曲杆菌（*C.sputorum*）和海欧弯曲杆菌（*C.iaridis*）。对人类致病的绝大多数是空肠弯曲杆菌及胎儿弯曲杆菌胎儿亚种，其次是大肠弯曲杆菌。

弯曲杆菌属是弧形、S 形或螺旋状杆菌，菌体直径 0.2 ~ 0.9μm，长 0.5 ~ 5.0μm，常 3 ~ 5 个呈串或单个排列。该菌革兰氏染色阴性，微需氧。菌体两端尖，无荚膜，一端或两端有单鞭毛，能特征性地呈螺旋状运动或快速直线运动。感的人或动物的粪便或肛拭子标本含有大量细菌，在陈旧培养基或长时间暴露于空气中，可形成球形或球菌形的菌体；接种选择培养基，如常用的斯科诺（Skirrow）培养基、波茨来（Butzler）培养基、肯皮拜（Campy-BAP）培养基，或通过 0.65μm 滤器后接种于非选择培养基，在 5% ~ 10% 氧、3% ~ 10% 二氧化碳、85% 氮气环境下利于生长。空气中一般不能生长。37℃培养 24 小时菌落微小，无法辨认，最适宜培养的温度是 42 ~ 43℃。最初分离时菌落很小，0.5 ~ 1.0mm，圆形、白色或奶油色，表面光滑或粗糙，转种后由光滑型变成黏液型，有的呈玻璃断面样折光。空肠弯曲杆菌不氧化、不发酵葡萄糖、不水解明胶和尿素、不产生色素，产生氧化酶和触媒。

主要抗原有 O 抗原（胞壁的类脂多糖）及 H 抗原（鞭毛抗原）。感染后肠道产生局部免疫，血中也产生抗 O 的 IgG、IgM、IgA 抗体，有一定的保护力。

该菌在水、牛奶中存活较久，4℃淡水中可存活 3 ~ 4 周；鸡粪中保持活力达 96 小时，人粪中如每克含菌数达 10^8 则保持活力达 7 天以上。该菌对酸碱有较大的耐受力，容易通过胃肠道并能生存、致病。对热敏感，60℃时 5 分钟即可死亡，也易被干燥、直射阳光及消毒剂杀灭。

【流 行 病 学】

一、发病率

弯曲杆菌是发达国家最常见的肠道致病菌。欧美发达国家的感染率为（50～100）/10万。美国CDC统计资料显示，美国每年弯曲杆菌感染人数为240万，占总人口数的1%，死亡124人。英国食品标准局日前发布最新数据称，每年约有28万人会因弯曲杆菌食物中毒而患病，综合考虑人们的生活方式及饮食，英国食品标准局推算，高达1/3的人一生有感染弯曲杆菌的可能。由于弯曲杆菌感染多数症状较轻，许多患者没有就诊，或虽就诊但未进行病原学检查，故实际感染人数可能比报告的高1～10倍。大多数发展中国家尚未建立主动监测系统，所获资料多来自WHO资助的实验室。据现有资料，亚洲、非洲的一些发展中国家5岁以下腹泻患儿粪便弯曲杆菌的分离率为12%～18%，儿童平均感染率为4%。中国于1981年由上海医科大学首次报道，弯曲杆菌占腹泻病原的13%，是中国急性肠炎病例发生的重要病原菌。

二、传染源

1. 带菌动物

带菌动物是最主要的传染源。弯曲杆菌属广泛散布在各种动物体内，以家禽、野禽和家畜带菌最多，如鸡、鸭、牛、猪、猫、犬等，其中鸡的带菌率最高（60%～90%），其次在啮齿类动物中也分离出弯曲杆菌。病菌通过其粪便排出体外，污染环境。当人与这些动物密切接触或食用被污染的食品时，病原体就进入人体。由于动物多是无症状带菌且带菌率高，因而是重要的传染源和储存宿主。

2. 弯曲杆菌感染者

弯曲杆菌感染者无论有无症状，均可成为传染源。尤其儿童患者往往因粪便处理不当，污染环境机会多，传染性大。发展中国家由于卫生条件差，重复感染机会多，可形成免疫带菌。这些无症状的带菌者不断排菌，排菌期长达6～7周，甚至15个月之久，所以也是不可忽视的重要传染源。

三、传播途径

1. 粪－口传播

粪－口传播是弯曲杆菌感染的主要传播途径。市售家禽、家畜的肉、奶、蛋类多被弯曲杆菌污染，如进食未加工或加工不适当的肉、蛋、奶食品，被污染的水果、蔬菜，尤其是凉拌菜等，均可引起感染。

2. 饮水传播

饮水传播也是弯曲杆菌传染的一个重要途径。有报道称空肠弯曲杆菌肠炎患者中约有 60% 于发病前 1 周有饮生水史，明显高于对照组的 25%。

3. 水平传播

接触带菌的犬、猫及人与人之间的密切接触可发生该菌水平传播。也曾有实验室获得性感染和输入被空肠弯曲杆菌污染的血液染病的个案报道。

4. 垂直传播

弯曲杆菌可由带菌的母亲垂直传播给胎儿或婴儿。

四、易感人群

人类对弯曲杆菌普遍易感，弯曲杆菌感染可发生于任何年龄。在发达国家，易感年龄呈二态分布，0 ~ 4 岁和 15 ~ 44 岁是两大发病高峰，说明成人对空肠弯曲杆菌的免疫力并不比儿童强。成年人中，男性比女性更易感，前者是后者的 1.5 倍。在发展中国家，如南非、坦桑尼亚、泰国、墨西哥、中国等，患者多集中于 5 岁以下儿童，且以 2 岁以下的幼儿居多。发展中国家成人患者相对较少，可能与经常低水平暴露于病原从而获得了一定的免疫力有关。免疫功能低下者，如 AIDS 患者，比一般人群更易被感染，且一旦感染，症状更加严重。

五、流行特征

弯曲杆菌感染在世界各地均有报道，全年均可发病，以夏、秋季节多发。平时多散发，也可由被污染的食物、牛奶及水造成局部暴发流行（多在学校、军营、工厂等集体生活的地方发生）。自然因素（如气候、雨量）、社会因素（如卫生条件的优劣、人口流动）都可影响本病的发生和流行。

发达国家与发展中国家弯曲杆菌感染流行特征不完全相同。发达国家弯曲杆菌感染多发生于夏、秋季。发展中国家感染高峰季节在不同国家、不同地区之间存在较大差异。墨西哥、尼日利亚、秘鲁、泰国的感染高峰为干燥季节，而南非、印度、埃及则集中于雨季。中国成都报道当地感染率为春夏季高、秋冬季低，而台湾地区冬季感染占全年的 35.2%，高于春季（19.1%）、夏季（24.1%）、秋季（21.6%）。发展中国家这种无规律性的现象可能与监测系统不完善及热带国家气温的季节性变化不明显有关。

【发病机制】

空肠弯曲杆菌引起人类肠炎可能与其侵袭力、内毒素及外毒素有关。国外 2 例志愿受试者，一例口服含菌量为 10^6 的牛奶后 3 天出现典型症状；另一例口服含菌量为 500 个的食品后第 4 天发病。空肠弯曲杆菌从口进入消化道，空腹时胃酸对其有一定的杀灭作用。已证明 pH ≤ 3.6 的溶液可杀灭该菌，因此饱餐或进食碱性食物有利于空肠弯曲杆菌突破胃液屏障。进入肠腔的细菌在上部小肠腔内繁殖，并借其侵袭力侵入黏膜上皮细胞。细菌生长繁殖释放外毒素，细菌裂解出内毒素。外毒素类似霍乱肠毒素，能激活小肠黏膜上皮细胞内腺苷酸环化酶，进而使 cAMP 增加，肠腺分泌功能亢进，向肠腔内分泌大量的电解质，引起稀水便，继而有黏液、脓血或血便，这一作用可被霍乱抗毒素阻断。细菌破裂后释放的大量内毒素可引起发热和全身中毒症状。病菌的生长繁殖及毒素可造成局部黏膜充血、渗出水肿、溃疡、出血，破坏肠屏障功能，细菌及其毒素易位进而造成脓毒症（sepsis），引起脑、心、肺、肝、尿路、关节等器官损害。婴幼儿胃酸分泌不足，免疫功能低下，空肠弯曲杆菌易通过胃酸屏障到达小肠引起肠炎，甚至通过屏障功能较差的小肠黏膜，引起全身感染，临床上出现黏液性或脓血便，有恶臭味。

病变部位主要是空肠、回肠和结肠，肠黏膜呈弥漫性充血、水肿、出血，少数出现溃疡，小肠绒毛萎缩。肠黏膜病理检查为非特异性结肠炎，固有层中性粒细胞、单核细胞和嗜酸粒细胞浸润；肠腺退变、萎缩，黏液丧失；腺窝脓肿；黏液上皮细胞溃疡，类似溃疡性结肠炎和克罗恩病的改变。也有部分病例黏膜病变类似沙门菌和志贺菌感染。

【临床表现】

一、弯曲杆菌肠炎

1. 潜伏期与病程

本病潜伏期 1 ~ 8 天，平均 3 ~ 5 天。食物中毒型潜伏期可仅 20 小时。多数 1 周内自愈。轻者病程 1 天即愈，不易和病毒性胃肠炎区别。约 1/5 的患者病情迁延，间歇腹泻持续 2 ~ 3 周，或愈后复发或呈重型。

2. 症状与体征

初期有头痛、发热、肌肉酸痛等前驱症状，随后出现腹泻、恶心呕吐。骤起者开始即表现为高热、腹痛和腹泻。

（1）发热：一般为低到中度，个别可高热达 40℃，伴有全身不适。儿童高热可引起惊厥。

（2）腹痛、腹泻：为最常见症状。表现为全腹或右下腹痉挛性绞痛，甚至似急腹症，但反跳痛罕见。92% 的病例出现腹泻，一般开始为水样稀便，继而呈黏液或脓血便，部分为明显血便。每天腹泻次数多为 4 ~ 5 次，频繁者可达 20 余次。病变累及直肠、乙状结肠时可有里急后重感。轻症患者也可呈间歇性腹泻，每日 3 ~ 4 次，间有血性便。重者可持续高热伴严重血便，或呈中毒性巨结肠炎、假膜性结肠炎及下消化道大出血的表现。纤维结肠镜检和钡灌肠检查提示全结肠炎。

（3）其他症状：部分较重者常有恶心呕吐、嗳气、食欲减退。

（4）婴儿患者：可不典型，表现为：①全身症状轻微，精神和外表看似无病；②多数无发热和腹痛；③仅有轻度间断性腹泻，间或有血便，持续较久；④少数因腹泻而营养不良，甚至停止发育。

（5）孕妇：感染者常见上呼吸道症状、肺炎及菌血症。可引起早产、死胎或新生儿败血症及新生儿脑膜炎。

（6）肠道外感染：包括空肠弯曲杆菌在内的弯曲杆菌可引起肠道外感染，故有弯曲杆菌病之称。肠道外感染多见于 35 ~ 70 岁的患者或免疫功能低下者。常见症状包括发热、咽痛、干咳、荨麻疹、颈淋巴结肿大或肝脾大、黄疸及神经症状。部分经血行感染，发生败血症、血栓性静脉炎、心内膜炎、心包炎、肺炎、脓胸、肺脓肿、腹膜炎、肝脓肿、胆囊炎、关节炎及泌尿系感染。少数还可发生脑血管意外、蛛网膜下腔出血、脑膜脑炎、脑脓肿、脑脊液呈化脓性改变。

二、弯曲杆菌感染相关其他肠道疾病

1. 炎症性肠病

炎症性肠病（inflammatory bowel disease，IBD）是一种病因尚不明确的慢性、复发性肠道炎症性疾病，包括溃疡性结肠炎（ulcerativecolilis，UC）和克罗恩病（Crohn's disease，CD）。研究表明，UC 及 CD 患者肠道中生物多样性减少，优势菌群及条件致病菌群发生变化，并与空肠弯曲杆菌等致病菌感染相关。2009 年丹麦学者 Gradel 等证实了空肠弯曲杆菌感染可以增加 IBD 的患病风险，其可能机制为空肠弯曲杆菌感染造成的肠道上皮紧密连接破坏和脂质介导的胞吞作用增加，导致肠道上皮细胞屏障功能损伤，引起肠道微生物群落异位，如定居在肠道内黏膜层的细菌转移至黏膜下层，从而使 IBD 的患病风险增加。然而，是肠黏膜上皮细胞屏障功能障碍导致了肠黏膜紧密连接的损伤，还是肠黏膜上皮细胞损伤而引起的屏障功能障碍，仍需进一步探究。

2. 感染后肠易激综合征

感染后肠易激综合征（post infectious irritable bowel syndrome，PI-IBS）定义：无 IBS 病史的个体，早期胃肠道感染恢复后出现 IBS 症状；胃肠道感染符合以下 ≥ 2 条特征：①发热；②呕吐；③腹泻；④粪便标本致病微生物培养阳性。弯曲杆菌感染后 PI-IBS 患者中 63% 以腹泻症状为主，表现为稀便并伴有紧迫感；24% 为腹泻、便秘症状交替出现，仅有 13% 以便秘症状为主。研究表明，感染弯曲杆菌后 PI-IBS 的发病率达 9% ~ 13%，弯曲杆菌与大肠杆菌双重感染者 PI-IBS 发病率高达 36%。PI-IBS 的发病机制目前仍不清楚，可能与肠道微生态失调，肠黏膜细胞、肠嗜铬细胞、肥大细胞及肠神经的持续性改变有关。一些宿主因素，如女性、抑郁、吸烟等是 PI-IBS 发生发展的危险因素。

三、弯曲杆菌感染相关肠道外疾病

1. 吉兰 – 巴雷综合征

吉兰 – 巴雷综合征（Guillain-Barre syndrome，GBS）是细菌或病毒感染介导的一种自身免疫性疾病。患者起病前数日至数周常有感染史，多数急性起病，表现为两个或两个以上肢体进行性、对称性无力，近端重于远端，可伴有感觉异常及自主神经功能异常。空肠弯曲杆菌是 GBS 最常见的致病菌。研究发现，GBS 患者血清空肠弯曲杆菌 IgM 抗体阳性率为 53%。1982 年 Rhodes 等从一例腹泻患者的粪便中培养出空肠弯曲杆菌，2 周以后，该患者被确诊为 GBS，其血清中还检测出高滴度空肠弯曲杆菌抗体。该病目前公认的发病机制包括：①空肠弯曲杆菌感染人体后产生相应的抗体，不仅与空肠弯曲杆菌上的脂寡糖（LOS）抗原发生反应，还与人体神经节苷脂（GM）发生交叉反应，导致周围神经脱髓鞘，从而造成神经功能的损伤；②空肠弯曲杆菌可产生霍乱样肠毒素，这种肠毒素能和 GM 结合，损伤神经组织；③空肠弯曲杆菌感染激活体内细胞免疫机制，在各种细胞因子的作用下发生神经脱髓鞘改变。

Miller-Fisher 综合征于 1956 年由 Fisher 首先提出，是 GBS 的一种亚型。该病临床表现主要为急性发作的眼外肌麻痹、共济失调和腱反射减低，这些症状主要是由于暴露于空肠弯曲杆菌 LOS 抗原后，机体产生的抗 GQ1-b 抗体造成神经损伤而导致。

2. 反应性关节炎

反应性关节炎（reactive arthritis，ReA）是机体某些非关节部位感染后所发生的一种急性、无菌性关节炎症。ReA 的主要临床表现为前驱感染后外周关节的非对称性关节炎，主要累及下肢关节，多以膝关节肿痛为首发症状。30 ~ 40 岁男性为该病的易感人群。一项系统评价研究表明，弯曲杆菌（主要为空肠弯曲杆菌和结肠弯曲杆菌）感染后 ReA 发病率为 1% ~ 5%。弯曲杆菌感染导致反应性关节炎的机制可能与细菌表面抗原与关节发生免疫交叉反应有关，明确的机制仍需进一步探索。

3. 心肌炎和心包心肌炎

最常见的与心肌炎、心包炎相关的细菌为沙门菌和志贺菌。近年越来越多的研究报道了弯曲杆菌，尤其是空肠弯曲杆菌和结肠弯曲杆菌感染后出现的心血管系统并发症病例，包括心内膜炎、心肌炎、心肌心包炎、房颤和伴有主动脉夹层的主动脉炎等。目前，弯曲杆菌导致心血管系统疾病的发病机制仍有待进一步探索，可能与细菌毒素、循环免疫复合物、细胞毒性 T 细胞等作用相关。

【实验室检查】

弯曲杆菌感染的确诊有赖于实验室检查。

1. 粪便常规

粪便为稀水或黏液便。镜检有较多白细胞或较多红细胞。

2. 涂片查菌

直接涂片可检查空肠弯曲杆菌。方法：玻片涂一薄层粪便，缓慢加热固定，然后把涂片浸于 1% 碱性品红液中 10 ~ 20 分钟，继之用水彻底漂洗。镜检涂片上显示细小、单个或成串的海鸥翼形、S 形、C 形或螺旋形两端尖的杆菌即为空肠弯曲杆菌。

3. 细菌培养

取患者粪便、肠拭子，或发热患者的血液、穿刺液等为标本，用选择培养基在厌氧环境下培养、分离细菌。若具有典型的菌落形态及特殊的生化特性即可确诊。

4. 血清学检查

取早期及恢复期双份血清做间接凝血试验，抗体效价呈 4 倍或 4 倍以上增长，即可诊断。

5. 其他

如聚合酶链式反应（PCR）、免疫色谱法等灵敏、快速的空肠弯曲杆菌检测方法正逐渐走进临床，将为该病的快速确诊提供可能。

【诊断与鉴别诊断】

一、诊断

1. 流行病学史

本病在发展中国家多见于婴幼儿，而发达国家则以青年为主，患者常有不洁饮食史、喝生水及外出旅行史。

2. 临床表现

患者有发热、腹痛、腹泻。体温多为 38℃左右，少数病例可无发热。腹痛为脐周及全腹痉挛性疼痛，可伴里急后重感。每天腹泻次数一般在 5 次左右，且可间歇性血便。

3. 实验室检查

确诊有赖于实验室检查，具体内容见上文。

二、鉴别诊断

（1）细菌性痢疾。典型菌痢有发热、腹痛、腹泻，排黏液或脓血便，伴里急后重感；腹痛在下腹部或左下腹部。查体可有左下腹压痛。粪便镜检有较多白细胞、红细胞和吞噬细胞。粪便细菌培养有志贺菌生长，可明确鉴别。

（2）其他细菌性肠炎，如沙门菌肠炎、致病性大肠埃希菌肠炎、亲水气单胞菌肠炎、邻单胞菌肠炎等，仅从临床表现较难鉴别，细菌学和血清学可确诊。

（3）有肠道外感染者应注意相关疾病鉴别，关键仍然是早期获得细菌学支持。

【预防与治疗】

一、预防

弯曲杆菌感染最重要的传染源是动物，如何控制动物的感染，防止动物排泄物污染水、食物至关重要。因此，做好三管即管水、管粪、管食物乃是防止弯曲杆菌传播的有力措施。饭前便后有效洗手是预防个体防控空肠弯曲杆菌感染的最简便、有效的途径；特别是接触过禽类、畜类活体或肉、蛋制品者，更应彻底洗手。

目前正在研究减毒活菌苗及加热灭活菌苗，可望在预防弯曲杆菌感染方面发挥重要作用。

二、治疗

维持水和电解质平衡是弯曲杆菌性肠炎的基本治疗原则。对于大多数患者，本病具有自限性，无须抗生素治疗。但在某些特殊情况下，如高热、血性便、病程延长（症状持续1周以上）、妊娠、HIV 感染、婴幼儿、年老体弱者和其他免疫功能低下状态，可用抗生素治疗。红霉素和环丙沙星被列为抗弯曲杆菌感染的首选药物。其他如氯霉素、四环素、庆大霉素等抗生素也可使用。

1. 一般治疗

消化道隔离，对患者的大便应彻底消毒，隔离期从发病到粪便培养转阴。发热、腹痛、腹泻重者给予对症治疗，并卧床休息。饮食给易消化的半流食，必要时适当补液。

2. 病原治疗

弯曲杆菌对庆大霉素、红霉素、氯霉素、链霉素、卡那霉素、新霉素、四环素族、林可霉素均敏感。对青霉素和头孢菌素有部分耐药。临床可据病情选用。肠炎可选红霉素，成人 0.8 ~ 1.2g/d，儿童 40 ~ 50mg/（kg·d），口服，疗程 3 ~ 5 天。喹诺酮类抗菌药，如诺氟沙星、氧氟沙星、环丙沙星等疗效可靠，服用方便，但实验室发现该类药物对幼畜关节软骨的发育有一定影响，儿童使用应权衡利弊后谨慎选择。临床监测证明，本病患者在症状消失后仍可排菌，因此应注意复查粪便细菌培养，确保细菌阴性方可解除隔离。需要警惕的是，在一些地方，已经出现空肠弯曲杆菌对环丙沙星、红霉素耐药的菌株。

细菌性心内膜炎首选庆大霉素，脑膜炎首选氯霉素。重症感染疗程应延至 3 ~ 4 周，以免复发。

近年来，弯曲杆菌对大环内酯类与氟喹诺酮类耐药株增长迅速。这一方面与在动物中使用该类抗生素有关，另一反面，与发展中国家许多弯曲杆菌感染者未经医院诊断即自行服用抗生素或医生在粪便培养结果出来之前就经验性应用抗生素治疗有关。耐药性的出现给临床治疗带来了一定的困难。

（何振扬）

第八节　幽门螺杆菌感染

【引　言】

幽门螺杆菌（*Helicobacter pylori*，*H.pylori* 或 *Hp*）是由 2005 年度诺贝尔生理学 / 医

学奖获得者 Warren 和 Marshall 于 1983 年首次从人体胃黏膜标本中成功分离培养并于 1989 年正式命名的一种弯曲状杆菌。*Hp* 感染是人类最普遍的慢性细菌性感染之一，感染后一般难以自发清除而导致终生感染，除非进行根除治疗，或胃黏膜发生严重肠化生时细菌难以定植（*Hp* 只能定植于胃型上皮），才会自动消失。由于发生率高，相关疾病多，已经成为严重的全球性公共卫生问题之一，因而备受关注。全球约有 44 亿 *Hp* 感染者，在中国，这一数字是令人吃惊的 7.68 亿。换言之，每 2 个人里面就有 1 个人 *Hp* 阳性。一旦感染了 *Hp*，如果不经正规治疗，可能会陪伴终生。据世界卫生组织报告，*Hp* 感染者患胃癌的危险性高出正常人的 2 ~ 3 倍。*Hp* 感染的危害远不止于此，除胃癌外，目前已经证实 *Hp* 感染与多系统多器官疾病相关，胃内疾病比如 *Hp* 胃炎、消化性溃疡、胃黏膜相关淋巴组织淋巴瘤、功能性消化不良；胃肠外疾病如不明原因缺铁性贫血、特发性血小板减少性紫癜等，甚至波及心血管系统、皮肤、神经系统、眼、肝胆、内分泌系统等。经过基础科学家和临床研究者 30 多年的深入研究，基本明确了 *Hp* 的生物学形状、流行病学、致病机制，并在控制感染方面积累了丰富经验，从根本上改变了人们对胃肠疾病的认识，使许多疾病的病因学和治疗学发生了一场革命。然而，*Hp* 感染仍有许多难题有待探索，特别是与胃癌发生的确切机制、动物模型的建立、疫苗的研制和越来越严重的耐药性问题。

【 病 原 学 】

Hp 是一种革兰氏阴性菌，在光镜下呈 S 形或 C 形，电镜下是单极多鞭毛、末端钝圆、菌体呈螺旋形弯曲的细菌，长 2.5 ~ 4.0μm，宽 0.5 ~ 1.0μm。菌体的一端伸出 2 ~ 6 条带鞘的鞭毛，长度为菌体的 1.0 ~ 1.5 倍，粗为 30nm；鞭毛根部可见一个圆球状根基，位于菌体末端细胞壁内侧，鞭毛由此向菌体外伸出。鞭毛在细菌运动时起推进作用，在定居过程起"抛锚"作用。

Hp 是一种专性微需氧菌，它的稳定生长需要依靠微环境中含 5% ~ 8% 的氧气。在大气和绝对厌氧环境中均不能生长。从临床标本中分离野生株都必须补充 8% ~ 10% 二氧化碳。在培养的微环境中必须保持 90% 以上的湿度。*Hp* 培养需要营养成分较好的固体基础培养基（如哥伦比亚琼脂、布氏琼脂、水解酪蛋白琼脂等），再加入适量的全血或血清作为补充物。*Hp* 生长缓慢，通常 3 ~ 5 天才能长出针尖状小菌落，最适合生长的条件为 37℃和 pH 7.0 ~ 7.2。*Hp* 能产生尿素酶、过氧化酶、触酶、碱性磷酸酶、γ- 谷氨酰转肽酶、亮氨酸氨基肽酶和 DNA 酶，分泌特异性的尿素酶是 *Hp* 的一个显著特征，利用尿素酶能够分解尿素产生氨，从而使周围的 pH 升高，不受胃酸的侵蚀，这是其能够在胃中定居的必需条件。

【 流 行 病 学 】

1. 传染源

人类是 *Hp* 的唯一自然宿主。感染者和被污染的水源是最主要的传染源。

2. 传播途径

Hp 可以在人与人之间传播。口 – 口和粪 – 口是其主要传播途径，以口 – 口传播为主。前者主要通过唾液在母亲至儿童和夫妻之间传播，后者主要通过感染者粪便污染水源传播。在医疗过程中由于器械受 *Hp* 污染引起传播应受重视，其中胃镜检查引起的 *Hp* 传播尤其突出。其他可引起 *Hp* 医源性传播的有口腔科和儿科婴儿室等。

3. 易感人群

儿童和成人均为易感人群。正常人群 *Hp* 感染率随年龄上升，易感年龄和感染速度是决定流行病学模式的关键因素。血清流行病学调查显示，*Hp* 感染率随年龄上升的模式可以分为儿童期易感型与感染均衡型。儿童期易感型表现为儿童期感染率剧增，每年以 3% ~ 10% 的速度急剧上升，至 10 岁有 40% ~ 60% 的人受感染，以后感染速度减慢，每年以 0.5% ~ 1% 的速度缓增，至 50 岁左右感染率基本上不增，进入平坦期。发展中国家包括中国属这一类型。感染均衡型表现为感染率随年龄增长的速度在儿童和成年期基本一致，以每年 0.5% ~ 1% 的速度上升。综合中国流行病学资料，*Hp* 感染率为 61%，属于世界高感染地区。

4. 高危因素

流行病学调查资料显示，性别、饮食习惯、烟酒嗜好、饮用水源等因素与 *Hp* 感染率无显著关系，而经济状况、教育程度、卫生条件、居住环境、职业等因素和 *Hp* 感染率明显相关。贫穷、教育程度低、卫生条件差、居住拥挤等都是 *Hp* 感染的高危因素。

【发病机制】

Hp 的致病作用主要表现为：细菌在胃黏膜的定植、侵入宿主的防御系统、毒素的直接作用。尿素酶、移行能力、黏附因子是 *Hp* 定植和致病的先决条件，存在于部分 *Hp* 菌株中的空泡毒素及细胞毒素相关蛋白是其致病作用的重要方面。毒素和有毒力的酶能够诱导黏膜炎症反应，造成胃黏膜屏障的损伤，并干扰正常的胃酸 – 胃泌素反馈机制。*Hp* 主要毒力致病因子包括尿素酶、黏附素、空泡毒素和细胞毒素等。

1. 尿素酶

Hp 的一个重要生物学特征就是可以分泌大量尿素酶，*Hp* 感染后，大多数游离于胃黏膜上皮表面的黏液层，仅有约 20% 的细菌黏附于胃上皮细胞，定植并发挥致病作用，细菌必须首先穿过极酸（pH < 2）的黏附层才能到达上皮细胞表面。尿素酶在对 *Hp* 进行保护并辅助其定植方面发挥了重要作用，它催化摄取的或从血液中扩散出的尿素分解，产生氨，围绕在细菌周围，形成"氨云"，中和胃酸，从而使 *Hp* 免遭胃酸破坏，进而安全地穿过黏液层到达胃上皮细胞表面。

尿素酶对单核细胞与多形核细胞具有激活作用，能吸引炎症反应细胞，造成对胃上皮细胞的间接损伤。长期慢性炎症刺激胃腺体颈部多能干细胞向肠型上皮分化，形成肠上皮化生及不典型增生。同时壁细胞分泌胃酸被抑制，胃内 pH 升高，为胃内其他细菌的聚集繁殖提供基础。在 *Hp* 持续感染作用下，胃黏膜炎症得以持续发展，诱导原癌基因激活和抑癌基因突变，引起细胞增殖与凋亡之间的平衡紊乱，促进细胞的恶变。

2. 黏附素

Hp 在其鞭毛、尿素酶作用下，穿过黏液层，到达胃黏膜，与上皮细胞接触，通过分泌的黏附素（BabA）紧密黏附于胃上皮细胞，而不至于在胃蠕动运送食物时一起被驱除。研究显示 40% ~ 95% 的 *Hp* 分泌 BabA，感染 BabA 阳性菌株者胃黏膜萎缩明显，肠化生程度严重，并且与胃腺癌发生密切相关。

3. 空泡毒素和细胞毒素

空泡毒素（vacuolating cytotoxin A，vacA）和细胞毒素相关蛋白（cytotoxin associated protein A，cagA）是重要的致病因子，根据菌株是否表达 vacA 和 cagA 蛋白，将其分为两大类：Ⅰ型菌含有 cagA 基因，表达 cagA 和 vacA 蛋白，Ⅱ型菌不含 cagA 基因，不表达 cagA 和 vacA 蛋白。Ⅰ型菌和Ⅱ型菌分别占 56% 和 16%，仅表达一种毒力因子的中间型占 28%。

基因 vacA 存在于所有 *Hp* 中，但并非全部表达空泡毒性，表现出空泡毒性的 *Hp* 称为产毒株（Tox+），临床分离菌株中 50% ~ 60% 的 *Hp* 为 Tox+，表达 vacA 蛋白。空泡毒素可以使上皮细胞空泡样变性，诱导细胞凋亡，抑制 T 淋巴细胞的增殖功能，引起胃黏膜严重炎症、萎缩、溃疡、异型增生甚至癌变。

细胞毒素表达于 60% ~ 70% 的 *Hp* 菌株中，西方国家的研究结果认为，CagA 阳性 *Hp* 为毒力菌株，与消化性溃疡、萎缩性胃炎、胃癌的发生密切相关。对胃癌患者和对照者进行分析显示，感染 CagA 阳性菌株患者胃癌危险性比感染阴性菌株者高 4 倍。

【*Hp* 感染与疾病的关系】

一、*Hp* 感染与胃肠道疾病的关系

1. *Hp* 感染与胃炎

慢性胃炎的组织学定义是胃黏膜有淋巴细胞、浆细胞浸润，慢性胃炎的"活动性"则是指胃黏膜有中性粒细胞浸润。*Hp* 研究诺贝尔奖得主之一病理科医师 Warren 在 1979年就注意到胃黏膜中细菌的存在与慢性胃炎活动性相关。目前已清楚，几乎所有 *Hp* 感染者在组织学上均存在慢性活动性胃炎。*Hp* 感染诱发的慢性活动性胃炎，即 *Hp* 胃炎（*Hp* gastritis），是 *Hp* 感染的基础病变，在此基础上，部分患者可发生消化性溃疡（十二指肠溃疡、胃溃疡）、胃癌及胃黏膜相关淋巴样组织（MALT）淋巴瘤等严重疾病，部分患者可有消化不良症状。*Hp* 感染与慢性活动性胃炎之间存在正相关并不能说明两者之间存在因果关系，要证明是 *Hp* 感染引起慢性活动性胃炎，必须符合柯赫法则（Koch's postulates），即符合确定病原体为疾病病因的 4 项条件：①该病原体存在于所有该病患者中；②该病原体分布与体内病变分布一致；③清除病原体后疾病可好转；④在动物模型中，该病原体可诱发与人类相似的疾病。大量研究表明：① 80% ~ 95% 的慢性活动性胃炎患者胃黏膜中有 *Hp* 感染，5% ~ 20% 的阴性率反映了慢性胃炎病因的多样性；② *Hp* 分布以胃窦为主，

与胃内炎症分布一致；③根除 *Hp* 可使胃黏膜炎症消退；④已在志愿者和动物模型中证实 *Hp* 感染可引起胃炎。上述 4 项条件在 1985 年 *Hp* 研究诺贝尔奖得主之一 Marshall 医师本人作为志愿者吞服培养的 *Hp* 证实可以诱发胃炎后就已满足。

2. *Hp* 感染与消化不良

消化不良(dyspepsia)主要指上腹部疼痛或不适,后者包括餐后饱胀、早饱、上腹烧灼感、上腹胀气、嗳气、恶心和呕吐,是一组临床上很常见的症候群。人群中有 10% ~ 20% 的个体存在消化不良,我国因消化不良就诊的患者占普通内科门诊就诊者的 10%,占消化科门诊就诊者的 50%。消化不良经相关检查后，可分为器质性和功能性两类，后一类消化不良占大多数。传统的消化不良原因归类中，一般不将慢性胃炎（包括 *Hp* 相关慢性活动性胃炎）作为器质性消化不良的原因，因为多数慢性胃炎患者无症状，有症状者其症状与慢性胃炎严重程度的相关度亦较低。目前认为 *Hp* 胃炎是部分消化不良患者症状的原因，这一结论的证据来自三个方面：①志愿者研究，曾有 3 名志愿者吞服 *Hp*，证实可以诱发胃炎和消化不良症状。②根除治疗对消化不良症状的影响，不少安慰剂对照研究发现，根除 *Hp* 对 *Hp* 胃炎患者消化不良症状的疗效较安慰剂高约 10%，部分患者症状可获得长期缓解。需要指出的是，在消化不良处理的各种策略中，目前有安慰剂对照大样本研究证实疗效的仅仅是根除 *Hp* 和质子泵抑制剂（PPI）治疗。③相关机制研究显示，*Hp* 胃炎患者存在胃肠激素（胃泌素、胃饥饿素）水平改变，影响胃酸分泌；炎症可导致胃十二指肠高敏感和运动功能改变。这些改变可以解释消化不良症状的产生。

3. *Hp* 感染与消化性溃疡

现有的研究显示，消化性溃疡与 *Hp* 的关系最密切、最明确。该菌的发现使消化性溃疡的诊断和治疗发生了革命性的转变。消化性溃疡中 *Hp* 阳性率极高，十二指肠溃疡（duodenal ulcer，DU）患者的 *Hp* 感染率为 90% ~ 100%，平均 95%；胃溃疡（gastric ulcer，GU）患者的 *Hp* 感染率为 60% ~ 100%，平均 84%。DU 愈合后，*Hp* 持续阳性者的 1 年平均复发率为 58%。因此，目前认为 *Hp* 感染是消化性溃疡特别是 DU 的主要致病因素。

Hp 感染致 DU 的发病机制尚不清楚,研究者比较倾向于两种学说：一是"屋漏"假说——由 *Hp* 的诸多致病因素特别是空泡毒素和尿素酶引发，空泡毒素使上皮细胞空泡样变，尿素酶分解尿素产生氨，氨可加重空泡样变，造成上皮细胞坏死。*Hp* 还引起胃黏膜上皮产生严重免疫反应，损害胃细胞。由此损伤了胃黏膜表面细胞，导致酸腐蚀并进而发生溃疡。二是胃泌素联系学说——胃窦部 *Hp* 感染增加了此部位的胃泌素释放，引起血循环中的胃泌素水平升高，作用于壁细胞，导致高胃酸，引起胃黏膜损害，发生溃疡。

Hp 感染还与溃疡复发有密切的关系，大量文献资料显示，根除 *Hp* 后消化性溃疡复发率低，而 *Hp* 持续感染的患者溃疡复发率高，而且溃疡出血率高。

4. *Hp* 感染与慢性胃炎

自从人体胃黏膜标本中培养出 *Hp*，并指出其与慢性胃炎高度相关以来，慢性胃炎的生物学病因日益受到重视，两者的病因关系已十分明确：①几乎所有 *Hp* 阳性者都证实有胃窦炎；②若感染者经抗菌治疗，根除 *Hp* 后胃炎可痊愈；③在一些动物模型中，接种由患者胃中分离得到的 *Hp*，可复制出慢性浅表性胃炎的病损。因此，目前临床对慢性胃炎的治疗方案亦发生了重大改变，由过去的抑制胃酸、黏膜保护为主变为抑制胃酸、黏膜保护和抗 *Hp* 并重。

在各种类型的慢性胃炎中，活动性胃炎与 *Hp* 的关系最为密切。大宗病例证明，慢性活动性胃炎 *Hp* 检出率为 76.8% ~ 97.9%，非活动性胃炎 *Hp* 检出率为 41.5% ~ 54.6%，两者之间有显著差异。在慢性浅表性胃炎和慢性萎缩性胃炎的 *Hp* 感染率没有明显差异。

5. *Hp* 感染与胃癌

Hp 感染在胃癌发病中的作用日益受到重视，血清回顾性调查发现，*Hp* 阳性者发生胃癌的危险是阴性者的 8 倍。1994 年，世界卫生组织和国际癌症研究组织将 *Hp* 列为第一类致癌因子。*Hp* 与胃癌具有相似的流行病学特征，在胃癌高发区人群中，*Hp* 感染率高，而且感染的年龄早，萎缩性胃炎和肠化生发生率也多于胃癌低发区。社会经济地位低下者，胃癌发生率高，*Hp* 感染率也高。发达国家胃癌发生率低，*Hp* 感染率也低。发展中国家胃癌发生率高，*Hp* 感染率也高。

近年提出了许多 *Hp* 致胃癌的可能机制：① *Hp* 代谢产物直接作用于黏膜；②类同于病毒的致病机制，*Hp* DNA 的某些片段转移入宿主细胞，引起突变；③ *Hp* 引起炎症反应，其本身具有基因毒性作用。目前认为胃黏膜发生癌变的过程如下：正常胃黏膜—胃黏膜萎缩—肠上皮化生—不典型增生—癌变。*Hp* 代谢所产生的多种酶类和毒素造成宿主细胞DNA 损害，继而导致一些抑癌基因减弱和癌基因表达，产生内源性基因突变致癌。

6. *Hp* 感染与 MALT 淋巴瘤

黏膜相关淋巴组织（mucosa associated lymphoid tissue，MALT）淋巴瘤是指抗原长期刺激，发生免疫应答及局部炎症，淋巴细胞增殖，异常增生，形成黏膜相关淋巴组织淋巴瘤。胃 MALT 淋巴瘤属于低度恶性肿瘤。迄今为止，许多证据表明 *Hp* 与 MALT 淋巴瘤存在明显的相关性：①流行病学证据表明，胃 MALT 淋巴瘤患者 *Hp* 感染率远远高于普通人群的感染率，*Hp* 感染高流行区的胃 MALT 淋巴瘤的发生率亦明显增高；②体外实验证明，*Hp* 菌株特异性细胞可以刺激 MALT 淋巴瘤细胞生长；③最为直接的证据是，单纯使用抗生素进行 *Hp* 根除，可使部分淋巴瘤完全消退，表明了 *Hp* 与淋巴瘤的因果关系；④ *Hp* 可诱导小鼠 MALT 淋巴瘤样病变的形成，而且利用 *Hp* 免疫小鼠可预防 MALT 淋巴瘤样病变发生。

二、*Hp* 感染与胃肠外疾病的关系

近年来越来越多的临床资料表明，*Hp* 感染还参与许多胃肠外疾病的发生、发展过程。*Hp* 对其他器官致病基于以下特点：① *Hp* 感染是一种慢性持续性感染，可迁延数十年；②局部炎症反应可能引起全身反应；③持续的局部感染可诱导慢性炎症和免疫反应，导致原位和远处器官损害，诱发或加重除胃肠疾病外的其他系统疾病。目前对 *Hp* 相关胃肠外疾病发病机制的研究仍较少，一些观点还停留于推测阶段。

1. _Hp_ 感染与特发性血小板减少性紫癜

特发性血小板减少性紫癜（idiopathic thrombocytopenic purpura，ITP）是一种临床常见的自身免疫性出血性疾病，其发生主要是由于 ITP 患者血清中存在抗血小板抗体（血小板相关免疫球蛋白，PAIgG）所致，该抗体可识别一种或多种血小板表面糖蛋白，导致血小板经单核 - 吞噬细胞系统吞噬作用或补体诱导溶解所破坏。文献报道 ITP 患者 _Hp_ 感染率为 43.33%，根除 _Hp_ 后 33.33% 的患者获得完全缓解，16.66% 获得部分缓解。许多研究表明，根除 _Hp_ 后部分 ITP 患者的血小板计数明显增多，并伴随血清 PAIgG 水平下降，提示 _Hp_ 可能是部分 ITP 的致病因子之一。

2. _Hp_ 感染与动脉粥样硬化性心脑血管疾病

_Hp_ 感染与动脉粥样硬化性心脑血管疾病的关系至今仍存在争议。近年研究认为，cagA 阳性毒力菌株对该类疾病发生具有一定的临床意义，国内大宗病例研究提示 cagA 阳性 _Hp_ 菌株感染极有可能是动脉粥样硬化相关心脑血管疾病的独立危险因子。此外，国外还报道，在冠状动脉和颈动脉粥样硬化斑块中发现了 _Hp_，进一步为 _Hp_ 感染和动脉粥样硬化之间的关系提供了证据。_Hp_ 可能通过以下机制参与动脉粥样硬化性心脑血管疾病：① _Hp_ 持续感染导致的炎性因子激活和释放，使脂质代谢紊乱，促进动脉粥样斑块形成；②细菌内毒素直接作用于血管壁引起平滑肌增生及局部炎症反应，导致内皮损伤及功能紊乱；③ C 反应蛋白、纤维蛋白原水平升高，同时伴氧自由基产生增加、血小板激活和聚集增加；④菌体可能与人内皮细胞发生交叉免疫，形成原位免疫复合物损伤血管壁。

3. _Hp_ 感染与缺铁性贫血

越来越多的临床证据表明，_Hp_ 感染对体内铁储存的影响具有显著临床意义，流行病学调查也支持 _Hp_ 感染与低铁水平相关，_Hp_ 感染可能是原因不明的缺铁性贫血的一个新病因，这种缺铁性贫血对单纯的铁剂治疗无效，其致病机制也不能用通常的病因来解释。多项研究都证实 _Hp_ 感染可引起或加重缺铁性贫血，经 _Hp_ 根除治疗后，顽固性缺铁性贫血可好转。目前 _Hp_ 感染相关性缺铁性贫血的发病机制尚不清，可能原因有：① _Hp_ 感染引慢性萎缩性胃炎，多伴有胃酸的减少或缺乏，影响铁的吸收和转运；② _Hp_ 在生长过程中铁消耗增加，_Hp_ 本身含有的铁结合蛋白，对血红蛋白有亲和力，致使血液中铁蛋白减少；③ _Hp_ 细胞膜外侧存在铁抑制蛋白，影响体内正常铁代谢过程，引起缺铁性贫血。

4. _Hp_ 感染与糖尿病胃轻瘫

糖尿病胃轻瘫是一种以胃排空延迟为特征的临床症状群，其发病机制主要与血糖升高、胃肠运动神经损害、胃窦 - 幽门 - 十二指肠运动不协调等因素有关。有研究发现，_Hp_ 感染的糖尿病患者更易出现胃轻瘫且症状较无感染者严重，根除治疗后症状明显减轻，_Hp_ 感染与糖尿病胃轻瘫的关系日益受到人们的重视。_Hp_ 感染可以使血清胃泌素、胆囊收缩素水平升高，胃窦部生长抑素显著减少，进而改变胃肠的肌电活动和运动状况，也可通过改变内源性一氧化氮水平影响胃肠动力。糖尿病患者根除 _Hp_ 后，胃肠运动功能明显增强，空腹血糖明显降低，消化道症状明显改善。

5. _Hp_ 感染与巨幼细胞贫血

巨幼细胞性贫血（megaloblastic anemia，MA）是维生素 B_{12} 或叶酸缺乏造成 DNA 合

成障碍所致的大细胞性贫血。有研究报告维生素 B_{12} 缺乏性 MA 患者 Hp 感染相关性胃炎发生率为 56%，其中 22.5% 的患者未经维生素 B_{12} 替代治疗而行 Hp 根除治疗，3～6个月后血清维生素 B_{12} 水平和红细胞形态恢复正常，贫血消失。Hp 感染可能与维生素 B_{12} 缺乏所致的 MA 发病有关，长期持续性 Hp 感染诱导机体特异性体液和细胞免疫，慢性萎缩性胃炎逐渐进展，影响维生素 B_{12} 吸收导致 MA。

6. 其他

有报道 Hp 感染还与风湿性疾病（干燥综合征、类风湿关节炎、系统性红斑狼疮、过敏性紫癜等）、神经系统疾病、呼吸系统疾病、肝脏疾病、胆结石、皮肤病（慢性荨麻疹、酒糟鼻）、儿童生长发育迟缓及新生儿猝死综合征等多种疾病相关。

【诊　　断】

一、Hp 感染检测对象

由于所有幽门螺杆菌活动性感染测试阳性的患者都应该接受治疗，所以关键问题变为哪些患者应该接受感染检测。共识认为，应当根据根除 Hp 治疗适应证进行 Hp 检测，不应任意地扩大检测对象。Hp 感染检测对象包括：

（1）有消化性溃疡病史者。

（2）确诊为胃 MALT 淋巴瘤者。

（3）有胃癌家族史者。

（4）早期胃肿瘤已行内镜下治疗或手术胃次全切除者。

（5）有慢性胃炎伴消化不良者。

（6）有慢性萎缩性胃炎和（或）肠化者。

（7）计划长期服用 NSAIDs 和（或）PPI 者。

（8）有不明原因的缺铁性贫血、ITP、荨麻疹者。

（9）个人要求。

二、Hp 感染检测方法

诊断 Hp 感染的检测方法分为侵入性和非侵入性两大类。侵入性方法依赖胃镜活检，包括快速尿素酶试验（rapid urease test，RUT），胃黏膜直接涂片染色镜检，胃黏膜组织切片染色镜检（如 WS 银染、改良 Giemsa 染色、甲苯胺蓝染色、免疫组化染色），细菌培养，基因检测方法如聚合酶链反应（PCR）、寡核苷酸探针杂交等，免疫快速尿素酶试验（immunological rapid urease test，IRUT）。而非侵入性检测方法不依赖内镜检查，包括：^{13}C- 或 ^{14}C- 尿素呼气试验（urea breath test，UBT）、粪便 Hp 抗原（HPSA）检测（依检测抗体可分为单抗和多抗两类）、血清和分泌物（唾液、尿液等）抗体检测，基因芯片和蛋白芯片检测等。

（一）侵入性 *Hp* 检测方法

侵入性 *Hp* 检测方法是在胃镜检查同时取活检标本进行 *Hp* 检测的方法，包括快速尿素酶试验（rapid urease test，RUT）、病理学组织切片检查、细菌培养及基因检测等。因 *Hp* 对胃窦黏膜有相对的定植特异性（定植密度较高），因此多从胃窦取材，胃窦小弯侧邻近胃角处或胃窦大弯侧正对胃角处，取材 1 ～ 2 块。

1. 活检组织快速尿素酶试验

利用胃活检标本中的 *Hp* 产生的尿素酶水解试剂中的尿素产生 NH_4^+，通过 pH 指示剂或奈氏试剂的呈色反应检出 NH_4^+，进而判断 *Hp* 的存在。包括以下两种方法：

（1）RUT 试纸法：将活检胃黏膜标本迅速放入试纸中央，将不干胶复合在望料胶片上，使两者紧密结合，1 ～ 3 分钟内室温下观察试纸颜色变化（超过 3 分钟后观察结果无效）。3 分钟内试纸由黄色变红判定为阳性，不变色或 3 分钟后变色则判定为为阴性。

（2）RUT 凝胶法：试剂盒使用前 30 分钟置于室温下。取得胃黏膜标本后插入凝胶中，重新贴上贴纸，室温下 5 分钟内试剂由黄色变红，红晕扩染至紫红判定为阳性；如 5 分钟内试剂不变色或周围黏膜略呈橙色，则延长观察时间至 30 分钟，30 分钟内颜色变成淡红色且有红晕扩散亦判定为阳性，仅黏膜周围略变橙色且红晕不扩散则判定为阴性。

RUT 具有简便快捷的突出优点，应用良好试剂进行检测，准确性高。研究表明，RUT 试纸法特异性和准确性较低，而 RUT 凝胶法敏感性和特异性较高，与尿素呼气试验、组织学检测相似。因受 *Hp* 在胃内的分布和细菌负荷的影响，易出现假阴性。标本的大小、反应时间的长短、环境温度的高低等因素均可影响试验结果。在胃内有活动性出血时，因出血造成胃内 pH 的变化，可影响尿素酶试验的敏感性和特异性。在用抗 *Hp* 药物治疗后，尿素酶试验的敏感性明显降低，建议用于最初检测，在患者接受胃镜检查时常规行 RUT，推荐采用 RUT 凝胶法检测。

2. 病理组织学检测

（1）常规病理 HE 染色方法：病理切片常用的 HE 染色特异性较差，光镜下也可观察到 *Hp*，细菌着色淡时，常易漏诊，即使染色好时，非熟练的病理医师对该菌的诊断准确性也很低。

（2）Warthin-Starry 银染色法：染色后银颗粒沉淀于细菌上，细胞核和幽门螺杆菌呈现棕黑色，而胞质和黏液呈现淡黄色，细菌与组织对比明显，易于观察，诊断准确性很高。细菌学观察，低倍和高倍镜下 *Hp* 呈小的短杆菌，很难见到 S 状弯曲，油镜下 *Hp* 可呈典型的 S 状或海鸥状排列、稍带弯曲的短杆菌或球形体，位于黏液层表面，可侵入至胃腺体深部、上皮细胞连接处，突破基底膜侵入组织内者很少见。

（3）Giemsa 染色：染色后细胞核呈现蓝紫色，胞质和黏液呈现红色，细菌呈红色。该方法省时、价格低、操作简单，缺点是组织易被染成红色，较难区分组织内细菌。

病理组织学检测结果分级：依据 *Hp* 定植累及的范围进行分级，重度（+++）定植为大量细菌累及 2/3 活检材料中的胃腺体；轻度（+）为单个细菌或少量细菌，累及范围少于 1/3 的活检材料；中度（++）介于两者之间。病理组织学检测方法的最大缺点是费时、价格高昂、操作复杂，病理科医师不愿意常规报告检查结果，因此难以广泛应用。

3. Hp 培养

Hp 体外培养要求气体和温度条件与体内胃黏液层下的条件相似，即 5% 氧气、37℃ 的温度、>90% 的湿度。多种培养基如脑心浸液琼脂、巧克力琼脂、布氏琼脂、营养琼脂等均可用于 Hp 的培养，但需加入一定的添加成分如动物（马、羊、兔等）血或血清、活性炭、可溶性淀粉或蛋清等。选择性培养基即在上述培养基中加入抗生素以抑制其他菌的生长。划线接种 Hp 至培养平板上，3 ~ 5 天后菌落呈直径 1 ~ 2mm 的透明状，菌落数可能较少，需仔细对光观察以免遗漏。Hp 的形态在湿涂片烤干后进行常规革兰氏染色或仅用淡复红染色，普通显微镜下观察呈革兰氏阴性，海鸥状、S 状弯曲菌或短杆菌；湿涂片暗视野或相差显微镜下动力好的细菌可观察到典型的钻探样运动。一般培养菌较病理染色中的细菌体长，弯曲也更明显。

Hp 是一种微需氧菌，由于 Hp 的培养要求具有一定的厌氧培养条件和技术，容易污染，给分离鉴定带来一定的困难，作为常规诊断手段不易推广，而且细菌培养需要一定的时间，不利于快速诊断，因此，在许多医院甚至在较大的医院亦未能普遍开展此项工作。但对于患者在治疗中产生耐药时，最好能与质控可靠的检测中心合作，送 Hp 标本培养并进行药敏试验以指导治疗方案。如标本在室温中放置 3 小时以上，培养基不新鲜或太干，或培养基中湿度不够，以及当 Hp 变成圆球形、死亡、菌量过少或培养环境达不到 Hp 生长的要求，则常规方法难以检出。

4. 其他方法

免疫组织化学、核酸原位杂交、PCR、相差显微镜检查也可用于 Hp 诊断，且检测方法敏感性和特异性高，能进行 Hp 分型，缺点是操作繁杂费时，因此多用于基础研究，临床使用有限。

（二）非侵入性 Hp 检测方法

非侵入性检测方法指无需进行胃镜检查即可进行 Hp 检测，包括血清 Hp 抗体、血清 Hp 抗原及同位素示踪法。

1. Hp 抗体测定

血清、唾液、尿液、胃液都可以做 Hp 抗体测定，测定的方法有 ELISA、乳胶凝聚试验、Western blot 等。测定的抗体有尿素酶抗体、CagA 抗体等，后者可判断 I 型 Hp 的感染。目前常用的是血清 Hp 抗体检测，检测的抗体是 IgG，其可反映一段时间内的 Hp 感染状况，部分试剂盒可同时检测 CagA 和 VacA 抗体，不同试剂盒检测的准确性差异较大。与其他细菌抗原有一定的交叉反应，如空肠弯曲菌感染可出现 Hp 假阳性。Hp 根除后，血清抗体尤其是 CagA 抗体可维持很久（数月至数年），因此不能用于治疗后复查。本方法主要适用于流行病学调查及了解人群 Hp 感染率，临床诊断价值有限，但对于消化性溃疡出血或胃 MATT 淋巴瘤等可作为现症感染的诊断手段。

2. Hp 抗原测定

血清抗原测定是 Hp 现症感染的诊断方法，但检测准确性尚不稳定，试剂尚未商品化。

粪便 *Hp* 抗原测定准确性较高，略逊于尿素呼气试验（UBT），缺点是需收集标本后成批测量，不能及时报告结果，粪便的保存和处理不易接受，进口试剂价格高昂，较难广泛推广应用。

3. 同位素示踪法——^{13}C- 或 ^{14}C- 尿素呼气试验

胃内 *Hp* 产生的尿素酶将尿素分解成 CO_2 和 NH_3，用 ^{13}C 或 ^{14}C 标记尿素分子中的 C 原子，让受试者口服标记过同位素的尿素，再定时收集呼出的气体，检测其中标记 CO_2 的排出率，即可较准确判断胃中是否存在 *Hp* 感染。用 ^{13}C 标记的称作 ^{13}C- 尿素呼气试验，用 ^{14}C 标记的称为 ^{14}C- 尿素呼气试验。这两种试验方法与作用雷同，只是 ^{13}C 是稳定性同位素，需用质谱仪或光谱仪进行检测，所需成本较高，而 ^{14}C 是放射性核素，可使用液体闪烁计数仪及 *Hp* 检测仪检测，相对价格低廉。由于 *Hp* 是人胃内唯一富含尿素酶的细菌，口服的尿素均匀分布于胃内，胃内任何一处有 *Hp* 感染都能接触到尿素，故同位素示踪法诊断 *Hp* 感染十分敏感和准确，已是国际上公认的 *Hp* 根除后复查的"金标准"。

尿素呼气试验（UBT）的优点是不需做内镜取标本，技术要求低；反映的是"全胃"的"实时"状态，敏感性和特异性均超过 95%；操作简便快速，自动化程度高，30 分钟即可得出结果。^{14}C- 尿素呼气试验费用低，但试验具有放射性，且半衰期很长，尽管放射性较低，做一次呼气试验接受的放射剂量只相当于一次胸部 X 线拍片的 1/60，但大规模应用可对环境造成污染，此外该方法对孕妇、儿童及活动性胃出血者慎用。^{13}C 为稳定性同位素，适合于各年龄的受试者，采用的高精度气体同位素比值质谱仪分析准确性较高，但所需的质谱仪昂贵。UBT 检测受到诸如药物、上消化道出血、胃内其他杂菌（如人海尔曼螺杆菌等）的影响，可能出现假阳性和假阴性的结果。

一般认为，^{14}C-UBT 检测 > 100dpm，^{13}C-UBT 检测 > 4DOB 为阳性。当 UBT 检测值处于临界值附近时，UBT 诊断中会出现不确定结果，只有重复进行检测或采取其他方式加以确诊。究其原因主要有以下几个方面：

（1）对于 *Hp* 感染受检者，主要有以下几方面可能：①受检者胃中有食物，口服的试剂不能迅速在胃中分布；②采样的时段不是在实际排出的高峰时段，或呼气时间过短导致采样量不足；③在检测的近期服用过抑制 H^+ 的药物或食物；④在检测的近 1 周内有过胃出血。

（2）对于非 *Hp* 感染受检者，主要有以下几方面可能：①曾做胃切除手术，残胃可能胃酸缺乏，细菌过度生长，存在非 *Hp* 尿素酶，需要采用侵入性的 RUT、病理或 *Hp* 抗原检测；②采样时段延迟，以致 ^{13}C 或 ^{14}C- 尿素进入肠道，被肠道细菌产尿素酶分解（尤其是小肠菌群过度繁殖者）；③采集的呼气样本被放射性物质污染。

（三）临床常用的 *Hp* 检测方法比较

Hp 感染的诊断方法众多，包括反映现症感染及曾经感染的检测方法，各有优缺点，以上诊断手段常常因为技术方法、试剂和仪器的不同准确性受到一定的影响，文献对诊断方法的敏感性和特异性进行了比较（表 2-8-1）。

表 2-8-1　临床常用 *Hp* 检测方法的对比

检测方法	敏感性（%）	特异性（%）
反映现症感染		
细菌培养	70.0 ~ 92.0	100.0
组织学检查（Warthin-Starry 银染色或改良 Giemsa 染色）	93.0 ~ 99.0	95.0 ~ 99.0
尿素呼气试验	90.0 ~ 98.9	89.0 ~ 99.0
快速尿素酶试验	75.0 ~ 98.0	70.0 ~ 98.0
粪便抗原检测	89.0 ~ 96.0	87.0 ~ 94.0
反映曾经感染		
血清 *Hp* 抗体	88.0 ~ 99.0	86.0 ~ 99.0

　　目前非侵入性诊断 *Hp* 的方法主要有尿素呼气试验、粪便抗原试验和血清学试验。常规血清学试验检测血清 *Hp* 抗体 IgG，其阳性不一定是现症感染，不能用于根除治疗后复查，因此临床应用受限。排除血清学试验，非侵入性诊断方法仅有尿素呼气试验和粪便抗原试验。目前应用的单克隆抗体粪便抗原试验检测 *Hp* 的敏感性和特异性与尿素呼气试验相似，但临床应用不如尿素呼气试验广泛，其原因可能是应用不够方便和推广不够。Maastricht-5 共识提出，C- 尿素呼气试验是诊断 *Hp* 感染最好的方法，具有高敏感性和特异性；^{14}C- 尿素呼气试验因为廉价也被建议，但有放射性，不能用于儿童和孕妇。因此，尿素呼气试验是目前临床应用最广泛、检测准确性相对较高的检测方法，也就是说称得上是目前非侵入性诊断 *Hp* 感染的"金标准"。但我们应该清醒地看到，尿素呼气试验是间接检测 *Hp*，其依赖的尿素酶并非 *Hp* 所特有；影响尿素呼气试验检测准确性的因素很多，重要的因素包括试餐中是否包含柠檬酸、气体收集时间、临界值设定等。韩国报道的一项验证研究中，按照试剂（不含柠檬酸）提供方设定的临界值检测的假阳性率达到约 30%，极大地影响了尿素呼气试验可作为"金标准"的可靠性。我们也有必要对应用的尿素呼气试验进行验证，以提高 *Hp* 检测的准确率。

三、*Hp* 感染诊断条件

1. *Hp* 现症感染的诊断

符合下述三项之一者可诊断为 *Hp* 现症感染：

（1）胃黏膜组织 RUT、组织切片染色或细菌培养三项中任一项阳性。

（2）^{13}C 或 ^{14}C-UBT 阳性。

（3）粪便 *Hp* 抗原检测（经临床验证的单克隆抗体法）阳性。

（4）血清 *Hp* 抗体检测（经临床验证、准确性高的试剂）阳性提示曾经感染，从未治疗者可视为现症感染。*Hp* 现症感染的可疑诊断指细菌培养阳性或其他任两项阳性。

2. Hp 感染根除治疗后的判断

Hp 感染根除治疗后的判断应在根除治疗结束至少 4 周后进行，首选 UBT。符合下述三项之一者可判断为 Hp 根除：

（1）^{13}C 或 ^{14}C-UBT 阴性。

（2）粪便 Hp 抗原检测阴性。

（3）基于胃窦、胃体两个部位取材的 RUT 均阴性。

四、Hp 感染诊断推荐意见和注意事项

（1）常规推荐胃黏膜组织 RUT 或 ^{13}C 或 ^{14}C-UBT 检测临床诊断 Hp 感染；采用非侵入性尿素呼气试验判断 Hp 根除疗效。

（2）胃黏膜组织多从胃窦、胃窦小弯侧邻近胃角处或胃窦大弯侧正对胃角处取材，取 1～2 块。

（3）应用抗菌药物、铋剂和某些有抗菌作用的中药者，应在至少停药 4 周后进行检测；应用抑酸剂者应在至少停药 2 周后进行检测。

（4）消化性溃疡活动性出血、严重萎缩性胃炎、胃恶性肿瘤可能会导致尿素酶依赖性试验呈假阴性。如 Hp 检测阴性，应高度怀疑假阴性，采用多次检测、不同检测方法或采用非尿素酶依赖性试验方法可取得更可靠的结果。

（5）残胃者采用 UBT 检测 Hp 结果不可靠，可采用 RUT 组织切片染色或粪便抗原检测。

（6）遇到当 UBT 检测值处于临界值附近时，需间隔一段时间后再检测或改用其他方式检测。

【治　疗】

多年来，人们对 Hp 感染的治疗进行过许多研究，取得了较满意的疗效，但要彻底根除 Hp 仍然是十分困难的。由于 Hp 感染相当普遍，哪些感染者需要治疗一直是学术界争论的焦点。大多数专家认为抗 Hp 治疗主要用于具有毒素的菌株和伴随相关疾病的感染者，尤其是胃及十二指肠溃疡患者，无论是首次发病还是再发，一律要进行 Hp 的根除治疗，慢性活动性胃炎也必须进行 Hp 的根除治疗，对于胃 MALT 淋巴瘤的患者同样需要进行 Hp 的根除治疗。对非溃疡性消化不良患者伴有 Hp 感染者是否需要治疗意见不一致，尽管把 Hp 定为胃癌重要的致病因子，但仍不主张把根除 Hp 作为胃癌的预防性治疗。

一、Hp 感染根除治疗适应证

根除 Hp 可促进消化性溃疡愈合并降低溃疡并发症发生率，根除 Hp 可使约 80% 早

期胃 MALT 淋巴瘤获得缓解。与无症状和并发症的 *Hp* 感染者相比，上述患者根除 *Hp* 的获益显然更大。胃癌发生高风险个体 [有胃癌家族史、早期胃癌内镜下切除术后和胃黏膜萎缩和（或）肠化生等] 根除 *Hp* 预防胃癌的获益高于低风险个体。多次根除治疗失败后治疗难度增加，应再次评估治疗的获益 – 风险比，进行个体化处理。*Hp* 胃炎作为一种感染性疾病，似乎所有 *Hp* 阳性者均有必要治疗。但应该看到，目前我国 *Hp* 感染率仍达约 50%，主动筛查所有 *Hp* 阳性者并进行治疗并不现实。现阶段仍然需要参照根除 *Hp* 指征（表 2-8-2），以便主动对获益较大的个体进行 *Hp* 检测和治疗。

表 2-8-2 幽门螺杆菌根除指征

幽门螺杆菌阳性	强烈推荐	推荐
消化性溃疡（不论是否活动和有无并发症史）	√	
胃黏膜相关淋巴组织淋巴瘤	√	
慢性胃炎伴消化不良症状		√
慢性胃炎伴胃黏膜萎缩、糜烂		√
早期胃肿瘤已行内镜下切除或胃次全手术切除		√
长期服用质子泵抑制剂		√
胃癌家族史		√
计划长期服用非甾体抗炎药（包括低剂量阿司匹林）		√
不明原因的缺铁性贫血		√
特发性血小板减少性紫癜		√
其他幽门螺杆菌相关性疾病（如淋巴细胞性胃炎、增生性胃息肉、Ménétrier 病）		√
证实有幽门螺杆菌感染		√

（1）*Hp* 感染是消化性溃疡的主要病因，不管溃疡是否活动、是否有并发症史，均应该检测和根除 *Hp*。（证据质量：强；推荐强度：强；共识水平：100%）

消化性溃疡，包括十二指肠溃疡和胃溃疡是 1994 年全球首次 *Hp* 感染处理共识推荐的根除指征。*Hp* 感染是 90% 以上十二指肠溃疡和 70% ~ 80% 十二指肠溃疡的病因，根除 *Hp* 可促进溃疡愈合，显著降低溃疡复发率和并发症发生率。根除 *Hp* 使 *Hp* 阳性消化性溃疡不再是一种慢性、复发性疾病，而是可以完全治愈的疾病。

（2）根除 *Hp* 是胃 MALT 淋巴瘤的一线治疗。（证据质量：中；推荐强度：强；共识水平：100%）

Hp 阳性的胃 MALT 淋巴瘤根除 *Hp* 后，60% ~ 80% 的患者可获得缓解，因此根除 *Hp* 是胃 MALT 淋巴瘤的一线治疗。有 t（11，18）易位的胃 MALT 淋巴瘤根除 *Hp* 后多数

无效，这些患者需要辅助化学治疗和（或）放射治疗。所有患者根除 *Hp* 后均需要密切随访。如果根除 *Hp* 治疗后胃 MALT 淋巴瘤无应答或进展，则需要化学治疗和（或）放射治疗。

（3）*Hp* 胃炎伴消化不良症状的患者，根除 *Hp* 后可使部分患者的症状获得长期缓解，是优先选择。（证据质量：中；推荐强度：强；共识水平：100%）

Hp 胃炎伴消化不良症状的患者，根除 *Hp* 后可使部分患者的症状获得长期缓解，是优先选择。*Hp* 胃炎伴消化不良症状患者根除 *Hp* 后消化不良变化可分成三类：①症状得到长期（>6个月）缓解；②症状无改善；③症状短时间改善后又复发。目前认为第一类患者应属于 *Hp* 相关的消化不良（*Hp*-associated dyspepsia），这部分患者的 *Hp* 胃炎可以解释其消化不良症状，应属于器质性消化不良。后两类患者虽然有 *Hp* 感染，但根除 *Hp* 后症状无改善或仅有短时间改善（后者不排除根除方案中 PPI 作用），因此仍可作为功能性消化不良。2005 年美国胃肠病学会消化不良处理评估报告指出，在功能性消化不良治疗中，已确立疗效（与安慰剂治疗相比）的方案是根除 *Hp* 和 PPI 治疗；对于 *Hp* 阳性患者根除治疗是最经济有效的方法，因为一次治疗可获得长期效果。功能性胃肠病罗马Ⅳ也接受上述观点。京都共识推荐根除 *Hp* 作为消化不良处理的一线治疗，因为这一策略不仅疗效相对较高，而且可以预防消化性溃疡和胃癌，减少传染源。

（4）服用阿司匹林或 NSAID 增加 *Hp* 感染患者发生消化性溃疡风险。（证据质量：高；推荐强度：强；共识水平：100%）

阿司匹林、NSAID 和 *Hp* 感染是消化性溃疡和溃疡并发症发生的独立危险因素。Meta 分析结果显示，服用 NSAID 增加 *Hp* 感染者发生消化性溃疡风险；服用 NSAID 前根除 *Hp* 可降低溃疡发生风险。服用低剂量阿司匹林是否增加 *Hp* 感染者溃疡发生风险结论不一，多数研究结果提示增加溃疡发生风险，长期服用前根除 *Hp* 降低可溃疡发生风险。

（5）长期服用 PPI 会使 *Hp* 胃炎分布发生改变，增加胃体胃炎发生风险，根除 *Hp* 可降低这种风险。（证据质量：中；推荐强度：强；共识水平：100%）

Hp 胃炎一般表现为胃窦为主的胃炎。长期服用 PPI 者胃酸分泌减少，*Hp* 定植从胃窦向胃体位移，发生胃体胃炎，增加胃体黏膜发生萎缩的风险。胃体黏膜萎缩可显著增加胃癌发生风险。根除 *Hp* 可降低或消除长期服用 PPI 者胃体胃炎的发生风险。

（6）有证据显示 *Hp* 感染与不明原因的缺铁性贫血、特发性血小板减少性紫癜、维生素 B_{12} 缺乏症等疾病相关。在这些疾病中，应检测和根除 *Hp*。（证据质量：低；推荐强度：条件；共识水平：100%）

Hp 感染与成人和儿童的不明原因缺铁性贫血密切相关，根除 *Hp* 可提高血红蛋白水平，在中重度贫血患者中更显著，与铁剂联合应用可提高疗效。

Hp 阳性特发性血小板减少性紫癜患者根除 *Hp* 后，约 50% 的成人患者和约 39% 的儿童患者血小板水平可得到提高，检测和根除 *Hp* 已被国际相关共识推荐，但美国血液病学会相关指南并不推荐儿童患者常规检测和根除 *Hp*。

有研究显示，*Hp* 感染可能与维生素 B_{12} 吸收不良相关，但维生素 B_{12} 缺乏者多与自身免疫相关，根除 *Hp* 仅起辅助作用。

（7）*Hp* 胃炎可增加或减少胃酸分泌，根除治疗可逆转或部分逆转这些影响。（证据质量：高；推荐强度；强；共识水平：100%）

Hp 胃炎中，胃窦为主的非萎缩性胃炎胃酸分泌常增加，这些患者发生十二指肠溃疡风险增加；而累及胃体的胃炎尤其是伴有胃黏膜萎缩者胃酸分泌减少，这些患者发生胃癌的风险增加。根除 *Hp* 消除了胃炎，可逆转或部分逆转上述胃酸分泌改变。伴有下食管括约肌功能不全的胃体胃炎患者根除 *Hp* 后胃酸恢复性增加，可增加胃食管反流病发生风险。但这些患者如不根除 *Hp* 则发生胃癌的风险增加。"两害相权取其轻"，应该根除 *Hp*。

（8）*Hp* 与若干胃十二指肠外疾病呈正相关或负相关，但这些相关的因果关系尚未证实。（证据质量：中；推荐强度：条件；共识水平：90.4%）

除上述胃肠外疾病外，*Hp* 感染还被报道可能与其他若干疾病呈正相关或负相关。呈正相关的疾病包括冠状动脉粥样硬化性心脏病、脑卒中、老年痴呆症、帕金森病、肥胖、结肠肿瘤和慢性荨麻疹等；呈负相关的疾病包括哮喘、食管腺癌和肥胖等。但这些报道的相关性并不完全一致，其因果关系尚不明确。

（9）根除 *Hp* 可显著改善胃黏膜炎性反应，阻止或延缓胃黏膜萎缩、肠化生发生和发展，部分逆转萎缩，但难以逆转肠化生。（证据质量：中；推荐强度：强；共识水平：100%）

Hp 感染诱发慢性活动性胃炎，根除 *Hp* 使胃黏膜活动性炎性反应得到消退，慢性炎性反应也可不同程度消退。*Hp* 感染诱发的炎性反应与胃黏膜萎缩和（或）肠化生发生、发展密切相关，因此根除 *Hp* 可延缓或阻止胃黏膜萎缩和（或）肠化生发生和发展。根除 *Hp* 可使部分患者的胃黏膜萎缩得到逆转，但肠化生似乎难以逆转。

二、*Hp* 感染根除治疗方案

成功的 *Hp* 感染根除方案取决于人群中的耐药模式和人群中宿主药物代谢酶的基因型。*Hp* 对常规使用的抗菌药物耐药因地域不同而有差异，并与该地区抗菌药物使用情况有关，因此不同地区首选根除方案是不同的。理想状态下，治疗方案应根据药敏试验来选择。在任何区域，只有在人群中 *Hp* 根除率 ≥ 90% 的方案才可以成为一线方案。我国目前推荐用于 *Hp* 根除治疗的 6 种抗菌药物中，甲硝唑耐药率达 60% ~ 70%，克拉霉素达 20% ~ 38%，左氧氟沙星达 30% ~ 38%，阿莫西林、呋喃唑酮和四环素的耐药率仍很低（1% ~ 5%）。既往传统使用的标准三联疗法（质子泵抑制剂 + 克拉霉素 + 阿莫西林或质子泵抑制剂 + 克拉霉素 + 甲硝唑）的根除率已低于或远低于 80%。标准三联疗法的疗程从 7 天延长至 10 ~ 14 天，根除率仅能提高约 5%。国际上新推荐的根除方案包括序贯疗法（前 5 天质子泵抑制剂 + 阿莫西林，后 5 天质子泵抑制剂 + 克拉霉素 + 甲硝唑）、伴同疗法(同时服用质子泵抑制剂 + 克拉霉素 + 阿莫西林 + 甲硝唑)和左氧氟沙星三联疗法(质子泵抑制剂 + 左氧氟沙星 + 阿莫西林)。但在我国多中心随机对照研究中，序贯疗法及左氧氟沙星三联疗法与标准三联疗法相比并未显示优势，伴同疗法我国缺乏相应资料，需同时服用 3 种抗菌药物，不仅有可能增加抗菌药物的不良反应，还使治疗失败后抗菌药物的选择余地减小。因此，除非有铋剂使用禁忌，否则不推荐伴同疗法。

（一）根治 *Hp* 抗菌药物的选择

用于根除 *Hp* 治疗的 6 种抗菌药物中，阿莫西林、呋喃唑酮和四环素的耐药率仍很低，治疗失败后不易产生耐药（可重复应用）；而克拉霉素、甲硝唑和氟喹诺酮类药物的耐药率高，治疗失败后易产生耐药（原则上不可重复应用）。铋剂、质子泵抑制剂与抗菌药物联合应用可在较大程度上克服 *Hp* 对甲硝唑、克拉霉素的耐药，但是否可克服氟喹诺酮类药物耐药尚不清楚。

（二）根除 *Hp* 方案推荐

1. 初次根除 *Hp* 方案

推荐铋剂 + 质子泵抑制剂 +2 种抗菌药物的四联疗法，疗程 10 ~ 14 天。其剂量和用法如下：

（1）质子泵抑制剂的剂量和用法：艾司奥美拉唑 20mg、雷贝拉唑 10mg 或 20mg、艾普拉唑 10mg、奥美拉唑 20mg、兰索拉唑 30mg、泮托拉唑 40mg，2 次 / 天，饭前半小时口服。

（2）铋剂的剂量和用法：枸橼酸铋钾 220mg、胶体果胶铋 200mg，2 次 / 天，饭前半小时口服。

（3）抗菌药物剂量和用法：阿莫西林 1.0g、克拉霉素 0.5g，2 次 / 天，饭后即服；左氧氟沙星 0.5g，1 次 / 天，饭后顿服；甲硝唑 0.4g，3 次 / 天，饭后即服。

2. 失败后再次治疗方案

（1）采用经典铋剂四联方案的拓展方案，即在铋剂 + 质子泵抑制剂 + 阿莫西林治疗方案中纳入呋喃唑酮（0.1g，2 次 / 天）或四环素（0.75 g，2 次 / 天）。

（2）采用质子泵抑制剂 + 阿莫西林 + 氟喹诺酮类药物 + 铋剂四联方案作为补救治疗。

（3）根据 *Hp* 培养和药敏试验结果调整治疗方案。

（三）*Hp* 根除治疗推荐意见和注意事项

（1）结合我国临床实际状况，推荐根据我国共识意见对 *Hp* 感染采用 3 个等级处理（必须、支持、不能确定）。

（2）初次根除 *Hp* 方案推荐采用铋剂 + 质子泵抑制剂 +2 种抗菌药物的 10 ~ 14 天的四联疗法，根除 *Hp* 失败后再次治疗时，可采用经典铋剂四联方案的拓展方案或质子泵抑制剂 + 阿莫西林 + 氟喹诺酮类药物 + 铋剂四联方案作为补救治疗，或根据 *Hp* 培养和药敏试验结果调整治疗方案。

（3）强调个体化治疗 *Hp* 的根除方案、疗程和药物的选择需考虑既往抗菌药物应用史、吸烟、药物过敏史和潜在不良反应、根除适应证、伴随疾病（影响药物代谢、排泄，增加不良反应）和年龄（高龄患者药物不良反应发生率增加，而某些根除适应证的获益降低）等。

（4）根除治疗失败后再次治疗时，需评估根除治疗的风险 - 获益比。胃 MALT 淋巴瘤、有并发症史的消化性溃疡、有胃癌危险的胃炎（严重的全胃炎、胃体为主的胃炎或严重萎缩性胃炎等）或有胃癌家族史者，根除 Hp 获益较大。在分析可能失败原因的基础上精心设计，如有条件，可进行药敏试验，但作用可能有限。

（5）根除治疗前停服质子泵抑制剂不少于 2 周，停服抗菌药物、铋剂等不少于 4 周。如为补救治疗，建议间隔 2 ~ 3 个月。

（6）告知根除方案潜在的不良反应和服药依从性的重要性。

（7）抑酸剂在根除方案中起重要作用。质子泵抑制剂的抑酸作用受药物作用强度、宿主参与质子泵抑制剂代谢的 CYP2C19 基因多态性等因素影响。选择作用稳定、疗效高、受 CYP2C19 基因多态性影响较小的质子泵抑制剂，如艾司奥美拉唑、雷贝拉唑，可提高根除率。

（四）Hp 根除治疗后的随访

根除治疗失败很常见，黏膜损伤会进一步进展，因此，应该确定根除结果，并优先应用非侵入性试验，如尿素酶呼气试验或单克隆粪便抗原试验。对于需要内镜随访的患者，可应用组织学检测。

根除 Hp 可能不会完全消除胃癌的风险。仍存在胃癌风险的患者（由萎缩的程度和范围确定），应该接受内镜和组织学监测。这些患者应包括严重萎缩性改变、有胃溃疡史，血浆胃蛋白酶原 Ⅰ ≤ 70ng/ml 及胃蛋白酶原 Ⅰ∶Ⅱ 比值 ≤ 3 的患者。对于胃癌极高风险人群，包括上皮内瘤变（异型增生）或早期胃癌风险的患者，都需要进行规律性内镜监测。

【　预　　　防　】

Hp 感染与其他感染性疾病一样，免疫接种应该是预防该菌感染的最有效方法。Hp 感染虽然可引起明显的免疫反应，在血清中检测到高浓度的抗 Hp 抗体，但这种免疫反应不足以清除胃黏膜表面的 Hp，感染不经治疗仍终生存在。关于 Hp 的疫苗研制已经进行了卓有成效的探索，研究证明，Hp 菌体、空泡毒素、尿素酶、热休克蛋白、过氧化氢酶等均能够诱发动物产生保护性抗体。霍乱毒素、大肠埃希菌内毒素均可以成为有效的免疫佐剂。关于免疫途径，根据其他胃肠道传染病疫苗的经验，胃肠道应用可能成为理想的免疫途径。目前的动物模型研究初步表明，皮下注射、腹腔注射、口服或灌胃均有一定的保护性免疫反应。口服应用 Hp 疫苗 + 免疫佐剂对实验动物有 45% ~ 100% 的保护率，并且对已感染的 Hp 有 48% ~ 90% 的清除作用。随着人们对 Hp 在上消化道的致病作用，特别是在胃癌发生中所起作用重要性的进一步认识，抗 Hp 疫苗的研究必将进一步深入。

（何振扬）

第九节　沙门菌属感染

沙门菌属（*Salmonella*）属于肠杆菌科，是一大类寄生于人及动物肠道内，导致消化道传染病的革兰氏阴性杆菌。目前已有 2200 种血清型，可分为三大类：①对人致病，如伤寒、副伤寒甲、乙、丙沙门菌；②对动物和人均致病，如鼠伤寒沙门菌、猪霍乱沙门菌等；③仅对动物致病。

沙门菌大小为（0.6 ~ 1.5）μm×（2 ~ 3.5）μm，革兰氏染色阴性，无芽孢，无荚膜，有鞭毛，能运动。在普通培养基上能生长，伤寒杆菌在含有胆汁的培养基中生长较好。兼性厌氧，可发酵葡萄糖、麦芽糖和甘露醇，不发酵乳糖和蔗糖。除伤寒杆菌产酸不产气外，其他沙门菌均产酸产气。沙门菌在自然界中活力较强，在水中能存活 2 ~ 3 周，粪便中可存活 1 ~ 2 个月，可在冰冻土壤中越冬。但对热、干燥及消毒剂的抵抗力较弱，加热至 60℃经 15 ~ 20 分钟或煮沸立即死亡，消毒饮水余氯达 0.2 ~ 0.4mg/L 时可迅速被杀死。

沙门菌属均具有以下特点：①菌体抗原（O）为脂多糖，较稳定。其特异性在于多糖侧链中糖的排列顺序。现已知有 67 种 O 抗原。一种细菌可有数种血清型，如伤寒沙门菌有 9、12 血清型，甲型副伤寒沙门菌有 1、2 和 12 型，乙型副伤寒沙门菌有 4、5 和 12 型。不同种的细菌可具有相同的血清型，如 12 型为伤寒、甲型副伤寒和乙型副伤寒沙门菌所共有。若将具有共同 O 抗原的沙门菌归为一群，则可将沙门菌分为 50 群。对人致病者多属 A ~ E 群。②鞭毛抗原（H）为蛋白质，对热不稳定，60℃ 15 分钟即可破坏。H 抗原有 1 相和 2 相两种，1 相具有特异性，亦称特异相，依据此相的不同，沙门菌已有 2200 多种。2 相特异性低，为数种沙门菌所共有，亦称非特异相。③表面抗原（Vi）亦不稳定，抗原性弱。当体内有细菌时，可产生 Vi 抗体，细菌消失后抗体亦随之消失。

沙门菌的致病力主要有：①侵袭力。可黏附并侵入肠黏膜上皮细胞，并可到达黏膜下组织。可被巨噬细胞吞噬，但不被杀灭时可继续生长繁殖，并随巨噬细胞经血流到达全身各脏器。②内毒素。沙门菌裂解时可释放内毒素，引起毒血症，如发热、白细胞减少等，严重时可引起中毒性休克及多脏器功能损害。③肠毒素。有些沙门菌如鼠伤寒沙门菌，其产生的肠毒素可引起腹泻，导致机体丢失大量电解质和液体。

对人有致病力的沙门菌可引起的疾病包括：①伤寒，亦称肠热症；②胃肠炎；③菌血症、败血症；④某些局部组织或器官化脓性感染。病后所获免疫力强弱不等，伤寒和副伤寒的免疫力较稳固、长久，很少二次感染。其他主要引起胃肠炎的沙门菌，病后免疫力不持久，故可多次感染。本属菌主要经消化道传播，细菌培养阳性为确诊依据。

对人类有致病性的沙门菌如下：

A 群　甲型副伤寒沙门菌（*S.paratyphi* A）

B 群　乙型副伤寒沙门菌（*S.paratyphi* B）

　　　鼠伤寒沙门菌（*S.typhi murium*）

　　　德尔卑沙门菌（*S.derby*）

C1 群　丙型副伤寒沙门菌（S.paratyphi C）

　　　　猪霍乱沙门菌（S.cholera suis）

　　　　汤卜逊沙门菌（S.thompson）

D 群　伤寒沙门菌（S.typhi）

　　　　肠炎沙门菌（S.entertidis）

　　　　都柏林沙门菌（S.dublin）

　　　　鸡伤寒沙门菌（S.gallinarum）

E 群　鸭沙门菌（S.anatis）

一、伤寒

伤寒（typhoid fever）是由伤寒杆菌引起的急性传染病，经消化道传播。其主要病理特点为全身单核 – 吞噬细胞系统反应性增生，以回肠末端结合淋巴结和孤立淋巴结最为显著。典型临床表现包括持续高热、全身中毒症状、肝脾大、白细胞减少，部分患者有相对缓脉和玫瑰疹。主要并发症为肠出血、肠穿孔。本病又称为肠热病（enteric fever），但本病的临床表现主要系病原经血行播散至全身各器官，而非肠道局部病变所引起。

（一）病原学

伤寒杆菌（S.typhi）为沙门菌属（Salmonella）中的 D 群。形态、生化及抗原特性与上所述相同。其"O"抗原与其他 D 群沙门菌具有共性，均有 9 和 12 血清型。"H"抗原特异相为其独有。伤寒杆菌的"O"抗原和"H"抗原的抗原性较强，故常用于血清凝集试验（肥达反应）以协助临床诊断，亦可用于制备伤寒菌苗供预防接种。Vi 抗原能干扰血清中的杀菌效能和吞噬功能，是决定伤寒杆菌毒力的重要因素。利用 Vi 抗体在细菌消失后随之消失的特点，有助于发现带菌者。

（二）流行病学

1. 传染源

患者和带菌者为唯一传染源。整个病程均有传染性，以 2 ~ 4 周时排菌最多，每克粪便含菌量可达数十亿个，传染性强。潜伏期即可从粪便排菌，即为潜伏期带菌者。恢复期仍排菌但不超过 3 个月者为暂时带菌者。超过 3 个月（2% ~ 5%）为慢性带菌者，偶有排菌 1 年以上甚至终身长期带菌者。慢性带菌者以老年、女性、合并慢性胆道疾病者多见。轻型患者由于症状、体征不典型，不易得到及时诊断和治疗，向外排菌的可能性大，具有重要的流行病学意义。

2. 传播途径

经消化道传播。伤寒杆菌随患者或带菌者的粪、尿排出，污染水源、食物是本病传播的重要途径，日常生活接触或苍蝇等媒介传播是散发伤寒的主要途径。

3. 易感人群

人群普遍易感。病后可获较持久的免疫力，极少有再次感染者。伤寒和副伤寒之间没有交叉免疫。

4. 流行特征

本病终年可见，夏、秋季多发。可发生于世界各地，尤其气候温暖的地区。发病以儿童和青壮年居多。随着社会经济的发展、人民生活水平的提高和预防接种的实施，伤寒的发病率和病死率均有大幅下降。但在发展中国家，特别是卫生条件差的地方，仍不断有伤寒流行。

（三）发病机制和病理

伤寒杆菌随饮食入胃后，一般可被胃酸杀灭。如细菌数量多（达 10^5 以上）或各种原因致使胃酸减低时，致病菌进入小肠，在碱性并有胆汁的环境中生长良好，并侵入肠黏膜。部分病菌被巨噬细胞吞噬并在其内繁殖，部分则进入肠道淋巴组织和肠系膜淋巴结继续繁殖，经胸导管进入血流，引起第一次菌血症。此阶段患者并无症状，相当于病程中的潜伏期。

伤寒杆菌随血流进入肝、脾、胆、骨髓等组织继续大量繁殖，再次进入血流，引起第二次菌血症，并释放内毒素，产生发热、全身中毒症状等临床表现，出现肝脾大和玫瑰疹等。此时相当于病程的 1 ~ 2 周，血培养常为阳性，骨髓中伤寒杆菌最多，持续时间较长，故培养阳性率最高。

病程的 2 ~ 3 周，伤寒杆菌继续随血流播散至全身，毒血症可引起持续发热及多脏器功能紊乱。细菌经胆管进入肠道随粪便排出，经肾脏随尿排出，此时粪便及尿液培养可阳性。经胆管进入肠道的伤寒杆菌，部分再次侵入小肠黏膜，使已致敏的肠道淋巴组织发生肿胀、坏死等炎症反应，形成溃疡。若波及病变部位血管可引起肠出血，若侵及肌层与浆膜层可引起肠穿孔。

病程的第 4 周开始，随着机体免疫特别是细胞免疫的增强，伤寒杆菌被逐渐杀灭，肠壁溃疡愈合，疾病痊愈。少数病例可由于免疫功能不足等原因，潜伏在体内的伤寒杆菌可再度繁殖，引起复发。

伤寒的病理变化主要表现为全身单核 - 吞噬细胞的增生性反应，以回肠下段的集合淋巴结和孤立淋巴小结最为显著。病期第 1 周淋巴组织发生髓样肿胀，呈钮扣样突起，肠系膜淋巴结、肝、脾、骨髓中的巨噬细胞增生。第 2 周肿胀的肠道淋巴组织发生坏死，形成黄色结痂。第 3 周结痂脱落形成溃疡，可引起肠出血或肠穿孔。病期第 4 ~ 5 周溃疡愈合，不留瘢痕。镜下检查可见组织灶性坏死，巨噬细胞浸润，可有伤寒细胞（typhoid cell，胞质中含吞噬的淋巴细胞、红细胞、伤寒杆菌和坏死组织碎屑等的巨噬细胞）或伤寒小结（typhoid nodule，伤寒细胞聚集成团，形成小结节）。

（四）临床表现

潜伏期长短与感染沙门菌的数量和机体的免疫状态有关，多为 7 ~ 14 天（3 ~ 60 天）。

（1）典型的伤寒临床表现有 4 期，自然病程 4 ～ 5 周。

1）初期：病程第 1 周。起病较缓，首先出现发热症状，体温呈阶梯样逐日上升，3 ～ 7 天后逐步达到高峰，可达 39 ～ 40℃。伴有畏寒，但无寒战，并有全身不适、食欲减退、腹痛，轻度咳嗽等症状，右下腹可有轻压痛。

2）极期：病程第 2 ～ 3 周，可出现伤寒特征性表现。

A. 持续发热：体温持续在 40℃左右，多呈稽留热，如没有得到有效的抗菌治疗，热程可持续 2 周左右。

B. 消化系统症状：食欲缺乏更明显，腹胀，右下腹隐痛，便秘多见，亦可腹泻，右下腹部有深压痛。

C. 神经系统症状：由于内毒素的致热和毒性作用，患者表情淡漠，呈无欲状，精神恍惚、呆滞，反应迟钝，听力下降。重症者可有谵妄甚至昏迷等中毒性脑病的表现。

D. 相对缓脉：成年患者多见相对缓脉或重脉，并发心肌炎时相对缓脉不明显。

E. 肝脾肿大：绝大多数（60% ～ 80%）患者可出现脾大，质地柔软。少数（30% ～ 40%）患者亦可有肝轻度肿大，伴有轻触叩痛。肝功能多有异常，表现为转氨酶升高，偶有出现黄疸者，称为中毒性肝炎。

F. 皮疹：病程 6 ～ 13 天时，部分（20% ～ 40%）患者可出现淡红色小斑丘疹，称为玫瑰疹，直径 2 ～ 4mm，压之退色。多见于胸腹部，数量不多，10 个以下；少见于背部和四肢，2 ～ 4 天后可消退。

3）缓解期：病程 3 ～ 4 周。体温逐步下降，症状好转。本期有发生肠出血及穿孔等并发症的可能，需特别警惕。

4）恢复期：病程 4 ～ 5 周。体温恢复正常，食欲好转，一般在 1 个月左右完全恢复正常。

（2）其他临床类型

1）轻型：发热 38℃左右，全身毒血症状轻，病程短，2 周左右可痊愈。多见于发病前接受过伤寒菌苗注射或发病初期即应用有效抗菌药物治疗者。

2）逍遥型：症状轻微，患者照常生活甚至工作，可因突发肠出血或穿孔而就医。

3）迁延型：病初起与典型伤寒相似，但发热持续不退，可长达 5 周以上至数月，多见于合并慢性乙型肝炎、胆道结石或慢性血吸虫病等消化系统基础疾病的患者。

4）暴发型：起病急，毒血症状严重。高热或体温不升，可有中毒性脑病、心肌炎、肝炎、肠麻痹和休克等一系列严重并发症。

小儿的伤寒临床表现不典型，一般起病较急，呕吐、腹泻症状明显，热型不规则，多数无相对缓脉，肝脾大明显。老年人发热通常不高，病程迁延，恢复期长。

（3）复发与再燃

1）复发：患者热退后 1 ～ 3 周再次出现发热、食欲减退等与初次发病相似的症状，即复发，血培养亦可阳性。一般病情较初次为轻，病程亦较短。与病灶内的细菌未完全被清除，当机体免疫力下降时，伤寒杆菌再度繁殖，重新侵入血流有关，故需要在热退后继续用抗生素 10 ～ 14 天，以减少复发。既往使用氯霉素治疗伤寒的患者有 10% ～ 20% 的复发。

2）再燃：部分患者在缓解期，即病程 2 ～ 3 周体温开始下降，但尚未正常时，体温再度上升，持续 5～7 天后退热，称为再燃，血培养可阳性。其发生与伤寒杆菌菌血症尚未得到完全控制有关。有效和足量的抗菌治疗可减少或杜绝再燃。

（五）并发症

1. 肠出血

多发生于病程 2～3 周，是常见的严重并发症，系肠壁淋巴组织溃疡病灶中血管破裂引起。饮食不当、进食粗糙食物或进食过饱、活动过多、伴有腹泻等为诱发因素。出血量多少不一，少者仅有便潜血阳性，多者可有大量暗红色血便，可致出血性休克。出血量大时，患者可出现头晕、脉快、面色苍白、出冷汗等失血症状。

2. 肠穿孔

多发生于病期 2～3 周，为最严重的并发症。患者突感右下腹痛，伴恶心、呕吐、出冷汗、脉快、血压下降等，随之出现腹胀、腹部压痛及反跳痛等腹膜刺激征，体温再度上升。检查肝浊音界可消失。腹部 X 线检查可见膈下游离气体征，血白细胞较前增高并核左移，发生时间和诱因与肠出血相同。

3. 支气管炎和支气管肺炎

初期多见支气管炎，后期多见支气管肺炎，多由继发其他细菌感染引起。

4. 中毒性肝炎

多发生于病期 1～3 周。患者肝可肿大，有触叩痛，肝功能异常，多表现为转氨酶升高，偶有血胆红素增高者，少见发生肝衰竭。

5. 中毒性心肌炎

由严重的毒血症引起。可发生于病期 2～3 周，心率增快、心律不齐、心音低钝、血压偏低等。心电图可见 PR 间期延长，T 波和 ST 段下降、变平等。

6. 其他

伤寒菌内毒素还可引起中毒性脑病、中毒性肾炎、溶血 - 尿毒综合征等。伤寒杆菌可引起急慢性胆囊炎、肾盂肾炎、脑膜炎、骨髓炎、脊柱炎、血栓性静脉炎，临床上也有脾脓肿等。

（六）实验室检查

1. 血象

血白细胞可减少，多为 $3 \times 10^9/L \sim 5 \times 10^9/L$，中性粒细胞减少，可伴核左移。可能与骨髓的粒细胞受到细菌毒素抑制、粒细胞的破坏增加和分布异常有关。嗜酸性粒细胞可减少或消失，随着病情好转而恢复。

2. 细菌培养为确诊的主要依据

（1）血培养：病程 1～2 周时阳性率可达 80%～90%，第 3 周下降到 50%，其后更低。

（2）骨髓培养：阳性时间与血培养相仿。由于骨髓中有大量吞噬有伤寒杆菌的巨噬细胞，故培养阳性率比血培养高，持续时间也长，可用于血培养阴性的可疑患者。

（3）尿及大便培养：病程 3～4 周时可获阳性结果。

3. 免疫学检查

（1）肥达反应（Widal test，伤寒杆菌血清凝集反应）：对伤寒有辅助诊断意义。实验原理是使用伤寒杆菌菌体 O 抗原、鞭毛 H 抗原、副伤寒甲/乙/丙杆菌鞭毛抗原共 5 种，采用凝集法测定患者血清中各种抗体的凝集效价。多数患者病后第 2 周开始出现阳性反应，其后逐周升高，第 4～5 周阳性率可达 80% 以上，痊愈后可持续数月阳性。由于 O 抗原为数种沙门菌共有的菌体抗原，而 H 抗原为伤寒、副伤寒甲/乙/丙的特异性抗原，故诊断伤寒与副伤寒，必须有菌体（O）抗体和鞭毛（H）抗体都增高才有意义。一般抗体效价 O 抗体 ≥ 1∶80、H 抗体 ≥ 1∶160，或双份血清抗体有 4 倍增高者有诊断价值。有些疾病如结核、风湿病、败血症、急性血吸虫病等，肥达反应可出现假阳性，因此其仅可作为伤寒和副伤寒的辅助诊断。

（2）其他免疫学检查：已有应用酶联免疫吸附试验、乳胶凝集试验（LAT）、间接血凝试验（IHA）、间接免疫荧光试验（IFAT）等方法检测伤寒杆菌的抗原或抗体。检测伤寒杆菌的抗原有助于本病的早期诊断。

4. 伤寒杆菌特异性核酸检查

可用分子杂交或聚合酶链反应法。其敏感性和特异性不同作者报道的差异较大，实用性有待进一步评价。

（七）诊断和鉴别诊断

1. 诊断

依据流行病学资料、临床症状及实验室检查做出临床诊断，确诊有赖于检出伤寒杆菌。

（1）临床表现：凡发热持续 1 周以上，伴有食欲减退、精神不振者均应考虑伤寒的可能性。如有肝脾大和玫瑰疹则更支持本病。

（2）流行病学资料：夏秋季，有不洁饮食史，与伤寒患者有接触史，既往未患过伤寒，近年亦未接种疫苗者，提示有感染本病的可能。

（3）实验室检查：血白细胞减少到 $3 \times 10^9/L$～$5 \times 10^9/L$，嗜酸粒细胞减少或消失，肥达反应阳性，血、尿、便、骨髓培养伤寒菌阳性可确诊。

2. 鉴别诊断

应与其他发热时间较长，伴肝脾大、白细胞偏低的疾病相鉴别。

（1）斑疹伤寒：流行性和地方性斑疹伤寒起病较伤寒急，头痛更明显，多有烦躁、皮疹数多，比玫瑰疹大，可呈出血性。流行性斑疹伤寒多发生于冬、春季，地方性斑疹伤寒多在 8～9 月份。外斐反应 OX_{19} 阳性。

（2）布氏菌病：患者有与牛、羊、猪接触史，热型不规则，大量出汗，消化道症状和中毒症状较轻。布氏杆菌凝集试验和血培养可确诊。

（3）结核病：急性血行播散型结核病患者可有高热、明显的中毒症状、白细胞减低等。如有粟粒型肺结核可有咳嗽、气促、盗汗等症状。病期 2 周时胸片可见粟粒状阴影，胸部 CT 检查发现得更早。

（4）钩端螺旋体病：流感伤寒型起病较伤寒急，伴有明显的肌肉疼痛，腓肠肌压痛显著，浅表淋巴结肿大等为其特点，血白细胞升高，血培养和显微镜凝集溶解试验可诊断。

（5）病毒性疾病：许多病毒感染可引起持续性发热，白细胞不增高。但中毒症状多不明显。除病毒性肝炎外，脾多不大，热程多在 2 周以内。

（6）疟疾：恶性疟和初起病的间日疟可持续发热，脾大，白细胞减少，疟疾常伴有寒战、大汗和体温呈周期性升高的特点。血涂片找到疟原虫可确诊。

（7）革兰氏阴性杆菌败血症：高热，可伴有寒战和出汗，中毒症状重，可发生休克，可能找到肠道、胆道及尿路感染的原发病灶，血培养阳性可确诊。

（八）治疗

1. 一般治疗

（1）隔离和休息：给予消化道隔离。热退后连续 2 次、间隔 5 ~ 7 天大便培养阴性则可解除隔离。发热期间应卧床休息，热退 2 周后逐渐增加活动量。

（2）饮食和营养：发热期宜给予流质或半流质等容易消化的饮食。热退后食欲好转，应避免多渣、坚硬、容易产气的食物，以避免诱发肠出血和穿孔。热退 2 周后可逐渐恢复正常饮食。

2. 对症治疗

高热者可给予物理降温。便秘者可用低压盐水灌肠，禁用高压灌肠和泻药。烦躁不安者可用镇静剂。毒血症严重者，在足量有效抗生素治疗的同时，可适量应用肾上腺皮质激素以减轻中毒症状。

3. 病原治疗

20 世纪 70 年代以前，耐药性伤寒沙门菌属尚属罕见，随着抗菌药物的普遍应用，尤其是近年来抗生素的滥用日趋严重，伤寒、副伤寒沙门菌的耐药谱发生变化，耐药率增加。2009 年国家监测点监测结果显示，伤寒沙门菌的耐药率高于副伤寒沙门菌。2012 年伤寒、副伤寒沙门菌对萘啶酸和环丙沙星的耐药率均有所上升，且不同地区不同菌株耐药谱均不相同，如云南甲型副伤寒沙门菌对萘啶酸的耐药率为 100%，对环丙沙星的耐药率亦上升至 51.68%。故不同地区临床用药也需要有针对性。

CHINET 细菌耐药性监测网成员医院临床分离 2005 年 1 月 ~ 2014 年 12 月沙门菌属细菌的分布及耐药性结果显示，我国流行的沙门菌属以鼠伤寒沙门菌和肠炎沙门菌为主。鼠伤寒沙门菌的耐药率高于伤寒沙门菌、副伤寒沙门菌及肠炎沙门菌，对氨苄西林和甲氧苄啶 - 磺胺甲噁唑耐药率高，分别为 76.8% 和 50.5%。氨苄西林、甲氧苄啶 - 磺胺甲噁唑已不适于临床经验性用药。沙门菌属对第三代头孢菌素（耐药率 0 ~ 5.3%）及喹诺酮类（耐药率 2.4% ~ 14.3%）抗菌药物仍维持较高的敏感性。不同地区、不同的药物暴露情况决定了不同的耐药率和耐药方式。20 世纪 80 年代后期多药耐药主要指对氯霉素、氨苄西林和复方磺胺甲噁唑耐药，而目前所指的多药耐药是指对氟喹诺酮类药物、头孢曲松和阿奇霉素等的耐药。已经有报道发现对阿奇霉素耐药的菌株，但目前国内未发现。对喹诺酮类耐药现象在某些地区特别突出，可能是由喹诺酮类暴露过多所致。最近还有报道发现产 ESBL 酶的伤寒沙门菌感染病例。也有报道对喹诺酮类和阿奇霉素不敏感的菌株，反而对氯霉素和复方磺胺甲噁唑敏感，可能是由于长时间没有暴露于这些药物，从而恢复了敏感性。因此，病原治疗时应尽量根据药敏结果选择抗菌药物，以期取得好的疗效。

（1）第三代氟喹诺酮类药物：本类药物具有广谱抗菌作用，口服吸收好，在血液、胆汁、肠道及尿路中的浓度高，是目前治疗伤寒的首选药。

左氧氟沙星（levofloxacin）0.6g，每日 1 次。

氧氟沙星（ofloxacin）0.5g，每日 1 次。

环丙沙星（ciprofloxacin）0.5g，每日 2 次。

疗程均为 14 天。对重型或有并发症患者，先静脉滴注，症状控制后改为口服。

（2）第三代头孢菌素：对革兰氏阴性菌有强大的抗菌作用，可用于孕妇、小儿和重症患者的治疗，包括头孢噻肟（cefotaxime）、头孢曲松（ceftriaxone）、头孢哌酮（cefoperazone）、头孢他啶（ceftazidime）等，成人 2 ~ 4g/d，小儿 100mg/（kg·d），分 2 次静脉滴注，疗程均为 14 天。

4. 并发症的治疗

（1）肠出血：绝对卧床休息，禁食，密切观察血压、脉搏、神志及便血情况。输液保持电解质及酸碱平衡。应用维生素 K、云南白药等止血剂，失血量大者可输血，经治疗出血不止者应考虑手术治疗。

（2）肠穿孔：应禁食，胃肠减压，静脉输液维持电解质及酸碱平衡。静脉滴入足量强效、广谱抗生素，以控制腹膜炎，如有条件应尽早手术。

（3）肺部感染、中毒性肝炎、中毒性心肌炎：采取相应的内科治疗措施。

5. 慢性带菌者的治疗

应根据细菌药物敏感试验结果选用合适的药物，最好选用杀菌药物。用量和治疗伤寒者相同，但疗程应至少 4 周以上。可依据疗效反应和不良反应调整剂量或改变药物，药物治疗无效者可考虑手术切除胆囊。

（九）预后

伤寒的预后与患者的年龄、治疗早晚、是否有并发症等有关，年老体弱及已患有慢性疾病者预后差。及时有效的抗生素治疗已将本病的病死率降至 1% 左右。

（十）预防

1. 管理传染源

（1）应早期诊断、早期隔离，彻底治愈患者，症状消失后起大便培养连续 2 次阴性后方能解除隔离。

（2）对密切接触者应进行医学观察 23 天。

（3）对带菌者的处理：对从事饮食业者定期检查，做大便培养，发现带菌者应治疗及调离饮食工作。

2. 切断传播途径

为预防伤寒的主要环节。认真执行食品卫生法，管好水源和粪便。消灭苍蝇、蟑螂，饭前便后洗手，不吃生冷及不洁食物。

3. 保护易感人群

自动免疫可保护易感者。既往采用伤寒及副伤寒甲、乙三联菌苗注射，取得了一定的效果。此外尚在试用 Vi 抗原多糖菌苗，初步证明有效。

二、副伤寒

副伤寒（paratyphoid fever）有甲、乙、丙 3 种，为由甲、乙、丙副伤寒沙门菌经消化道传播而引起的急性传染病。

甲型副伤寒沙门菌（*S.paratyphi* A）属于沙门菌属中的 A 群，有 8 个噬菌体型。乙型副伤寒沙门菌（*S.paratyphi* B）为沙门菌属中的 B 群，有 60 个噬菌体型。丙型副伤寒沙门菌（*S. paratyphi* C）为沙门菌中的 C 群，亦有 8 个噬菌体型。这 3 种细菌有共同的菌体 O 抗原和具有特异性的鞭毛抗原 A、B 和 C，感染者可产生相应的 O 和 H（A、B 和 C）抗体，常用肥达反应检测，抗体效价为 1：80 以上有辅助诊断价值。

传染源为患者和带菌者，经消化道传播。副伤寒沙门菌在食物中存活的时间较长，故经食物传播更为多见。副伤寒病例数较伤寒少，由于我国传染病报告将副伤寒与伤寒合并为一种，故难以了解较确切的发病数。

副伤寒甲和副伤寒乙的临床表现与伤寒相似，但总的情况较伤寒为轻，病程较短，潜伏期 8～10 天（2～15 天）。起病多有腹痛、腹泻和呕吐等胃肠炎症状，2～3 天后减轻，但体温更高，多呈弛张热型。病程副伤寒甲约 3 周，副伤寒乙为 2 周。玫瑰疹较大且数量较多，颜色亦深。全身中毒症状较轻，但胃肠道症状则较重，肠黏膜病变较轻，故肠出血及肠穿孔的并发症少见。

副伤寒丙的临床表现有三种类型：伤寒型、胃肠炎型和败血症型。败血症型最为多见，特点是起病急骤、寒战、高热、热型不规则，弛张型或不规则热型。皮疹多见，肝脾大，可出现黄疸；病程 1～3 周不等。在患有慢性疾病及免疫功能低下者中，特别是儿童，败血症可发展成脓毒血症，可在全身各处引起化脓性并发症，例如：①肺部感染、支气管肺炎、胸膜炎、脓胸等；②骨和关节化脓性病变，并可形成局部脓肿，亦可发生骨髓炎；③偶可发生化脓性脑膜炎、心包炎、心内膜炎、肾盂肾炎等。发生这些并发症则治疗效果差，病程可迁延达数月，预后亦较差。副伤寒的治疗和预防与伤寒同，并发脓肿者应行切开排脓治疗。

三、其他沙门菌感染

（一）病原学

除伤寒和副伤寒以外的几种沙门菌感染的疾病。这组细菌亦称为非伤寒沙门菌

（nontyphoidal *Salmonella*），为各种家畜、家禽、鼠类等动物的致病菌，对人亦有致病性，可感染人类。常见的非伤寒沙门菌有：

（1）鼠伤寒沙门菌（*S.typhimurium*），属 B 群菌。

（2）猪霍乱沙门菌（*S.cholerasuis*），为 C 群沙门菌。

（3）肠炎沙门菌（*S.enleritidis*）、都柏林沙门菌（*S.dublin*）、鸡伤寒沙门菌（*S.gallinarum*），均属 D 群。

（4）鸭沙门菌（*S.anatis*），为 E 群菌。

这些细菌既可以感染动物，也可感染人，但致病力和毒力则不相同。猪霍乱沙门菌的侵袭力较强，常可引起菌血症、败血症。鼠伤寒沙门菌的侵袭力不是很强，但具有肠毒素，多引起胃肠炎。鸭沙门菌致病力弱，多引起隐性感染。

（二）流行病学

1. 传染源

各种动物，如家畜中的猪、牛、羊，家禽中的鸡和鸭，鱼类、鼠类和其他野生动物。人类带菌者亦可为传染源，多为与动物接触机会多的人，如屠宰场工人，肉、蛋、乳类食品加工工人等，均为暂时性带菌。

2. 传播途径

均经消化道传播。进食被细菌污染的饮食为最主要的原因，特别多见于肉、蛋、乳类等食品，水源被污染可引起暴发。沙门菌在外界环境中可生存较长时间，所以可以污染生活用品和环境。

3. 易感人群

人群普遍易感。婴幼儿、儿童及老年人较青壮年易感，患有损伤免疫功能的各种慢性病者，如糖尿病、肝硬化等，以及接受胃肠手术者均为易感人群。

（三）发病机制和病理

细菌随食物进入消化道，如未被胃酸杀灭而进入肠道，继续繁殖后可附着并入侵黏膜细胞，引起肠黏膜充血、水肿、炎症渗出，严重者可出血、糜烂和溃疡，临床出现胃肠炎和肠热型症状。侵袭力强的菌种则可侵入黏膜下固有层进入血流，引起菌血症、败血症及某些组织和器官化脓性病变。鼠伤寒沙门菌尚产生肠毒素，像霍乱弧菌的肠毒素那样，可使小肠细胞大量分泌水和电解质而导致腹泻。

（四）临床表现

1. 胃肠炎型

为沙门菌感染最多见的临床类型。潜伏期多为 6～24 小时（2 小时至 3 天），起病急，表现为恶心、呕吐、腹痛、腹泻，每日数次到数十次，多为黄色稀水便，亦可带有黏液和血。婴幼儿较易发生脱水和电解质紊乱，可伴有程度不等的发热。胃肠炎多于 2 ~ 5 天内好转，但不同菌种和不同患者的症状轻重有较大的差别，病死者多为早产儿、营养不良的婴幼儿及已有慢性病的老年人。

2. 伤寒型

临床表现与轻型伤寒相似。潜伏期短，3 ~ 10 天，症状为持续性发热、腹胀、肝脾大、白细胞减少等。病程为 1 ~ 2 周。血、便培养可获病原菌，以猪霍乱沙门菌多见。

3. 败血症型

多见于免疫功能低下者，发热、畏寒、出汗并有轻微胃肠炎症状。病程多为 1 ~ 3 周。

4. 局部化脓感染型

在菌血症或败血症时，细菌到达某些器官和组织，在全身症状好转后，由于局部组织细胞繁殖而引起化脓性病变，出现相应的症状，如支气管肺炎、肺脓肿、胸膜炎、心包炎、心内膜炎、泌尿系感染、骨关节感染，甚至骨髓炎等。多发生于婴幼儿、老年人及各种慢性病导致的免疫功能低下者，这种类型的患者病程可长达数月，治疗效果较差，病死率亦较高。

（五）实验室检查

1. 血象

胃肠炎者，白细胞多在正常范围。伤寒型者多可减少。败血症及局部化脓型者则多可升高达 $10 \times 10^9/L$ 以上。

2. 细胞培养

胃肠炎型者，可从吐泻物及可疑食物中培养出病原菌，以鼠伤寒、猪霍乱及肠炎沙门菌多见。伤寒型、败血症型可从血培养分离出致病菌，局部化脓者则可从脓液中培养出细菌。

（六）诊断与鉴别诊断

本病多发生于夏、秋季。胃肠炎型多有进食不洁肉、蛋、奶制品及凉拌菜等，且有同食者多人同时发病的情况，为细菌性食物中毒最常见的病因，从吐、泻物中培养出细菌为确诊和鉴别诊断的主要依据。伤寒型和败血症型及局部化脓型，则须依据血培养或脓培养出病原菌来确定诊断和鉴别诊断。

（七）治疗

1. 胃肠炎型

消化道隔离，以对症治疗为主，轻症者口服补盐液，重者可静脉输液。发热高且持续时间较长者可用抗生素，如诺氟沙星、氧氟沙星等。

2. 伤寒型、败血症型和局部化脓型

抗菌用药基本与伤寒相同，氟喹诺酮类药物、氯霉素均可采用。用到热退，症状和病原体消失后再停药。如培养出细菌，则可依据药物敏感试验的结果选择用药。注意防止复发。

（八）预 防

对患者应进行消化道隔离。最重要的预防措施为切断传播途径。特别注意肉类、蛋类、乳类食品和食具的清洁卫生，以及个人卫生。目前尚无疫苗。

（宁 凌 周 智）

第十节 淋球菌感染

淋病（gonorrhea）是指由淋病奈瑟淋球菌（*Neisseria gonorrhoeae*，*Ng*）感染所引起的一种性传播疾病，是全球主要性传播疾病之一，目前在细菌性性传播感染性疾病中流行率排名第二，可引起尿道炎、宫颈炎等。如未及时治疗或治疗不当还可导致女性盆腔炎、男性附睾炎，继而引起不孕不育、异位妊娠、不良生育，甚至增加人类免疫缺陷病毒（HIV）的感染机会等严重后果。近年来，淋病患者的数量一直处于上升趋势。在淋病的治疗上，淋球菌的耐药一直是淋病防治面临的一个重要问题。继淋球菌对青霉素、四环素类和喹诺酮类药物的普遍耐药后，目前临床上主要以广谱头孢菌素，如注射用头孢曲松或头孢克肟及大观霉素作为全球大多数地区治疗淋病的一线药物。然而，2014 年 Moncia 等指出，西太平洋地区头孢曲松的敏感性也逐渐降低（MIC > 0.06mg/L）。目前，淋球菌对磺胺类、青霉素、四环素、喹喏酮类、大环内酯类抗生素已出现广泛耐药，对口服头孢菌素出现不同程度的耐药和敏感性降低，对大观霉素的耐药也偶见报导。为了控制淋球菌抗生素耐药性的蔓延，世界卫生组织出台了"淋球菌对抗菌剂耐药性的监测计划（GASP）"，并在GASP 中指出，如今我们必须对头孢曲松耐药的出现引起重视，增强对淋病患者抗生素使用的监管，并不断寻找治疗淋病的新方案。

【病 原 学】

淋球菌（*Neisseriagonorrheae*）属奈瑟菌属，是人类淋病的病原菌。菌形与脑膜炎球菌相似。急性淋病的脓液标本中淋球菌常位于中性粒细胞内，慢性时则多在细胞外。

淋球菌为不活动、无芽孢的革兰氏阴性球菌，典型者成对生长、呈肾形或蚕豆形，相对的一面较扁平或略凹陷，形态与脑膜炎球菌和其他一些非致病性奈瑟菌相似。这些菌氧化酶实验均为阳性，但淋球菌能在选择性培养基上生长，能同化葡萄糖，产酸不产气，不能利用麦芽糖，故可与脑膜炎球菌鉴别。淋球菌不能同化蔗糖、乳糖，不能利用硝酸盐，不产生靛基质及硫化物。

淋球菌不耐干燥,标本采集后必须立即接种于培养基上培养。若置于烛缸中室温内可暂时保存数小时。培养基必需新鲜湿润。淋球菌最适宜的生长温度为 35 ~ 37℃, pH 为 7.2。生长需氧,但新分离的菌株生长时需 5% 二氧化碳。接种后典型菌落在 24 ~ 48 小时有生长。在多数培养基上,48 小时后的淋球菌由于自溶而逐步失去活力。

淋球菌生长的营养要求很高,需在含有动物蛋白的培养基上才能良好生长,还需要多种维生素、氨基酸、铁和其他一些成分。许多脂肪酸能抑制其生长。此外,因为接种的标本多取于其他细菌较多的部位,如咽、直肠、尿道口和宫颈等处,所以培养基除了富含营养外还必须加入抗生素以抑制其他细菌的生长。常用培养基为巧克力血琼脂,加入万古霉素、多黏菌素、两性霉素 B 和抑制变形杆菌的甲氧苄啶后称为改良的 T-M 培养基(Thayer-Martin 培养基)。透明选择培养基又称 New York City 培养基,含万古霉素、多黏菌素、甲氧苄啶、制霉菌素或两性霉素 B,应用广泛。但所有的选择性培养基,总会有部分菌株不能生长,影响诊断。可能的原因之一是淋球菌的生长受到万古霉素的抑制。自无菌部位采集的标本如血、滑膜液、脑脊液等应接种于不含抗生素培养基上,以增加阳性率。

在透明琼脂上,淋球菌菌落形态多样。一般新分离菌株的菌落呈 T_1 和 T_2(旧称 I 型和 II 型),菌落小,菌体有菌毛。24 ~ 28 小时后,T_3 和 T_4 菌落转为优势(旧称 III 型和 IV 型)。这种菌落大,菌体多,无菌毛。T_1 和 T_2 菌落的转换由染色体介导。人接种试验表明,无菌毛的淋球菌对人不具毒力。

菌毛具有种间抗原同源性,也有抗原的不同性。这种抗原的不同性成为研究淋球菌疫苗的基础之一。具菌毛的淋球菌更易黏附在人类的黏膜表面引起感染,并能抵御中性粒细胞的杀灭作用。

如同所有的革兰氏阴性菌一样,淋球菌胞质外包被分为 3 层:内层为胞质膜,中层为肽聚糖的细胞壁,最外层为外膜,含脂低聚糖、磷脂和各种蛋白。其中蛋白 I 的作用如同微孔蛋白,提供疏水区水溶物的通道,并与致病作用有关。蛋白 I 具有稳定的种间抗原差异,是淋球菌血清分型最重要的基础。与普通含有蛋白 I 不同,有些淋球菌菌株含有蛋白 II 多达 6 种,而有些菌株却含量很少甚至完全缺如。蛋白 II 分子量为 $(2 ~ 2.8) \times 10^4$ Da。缺乏蛋白 II 的菌株形成的菌落透明,有一种或数种蛋白 II 菌株的菌落则不透明,菌落的透明性与菌株的毒力有关。此外,尚有蛋白 III,能降低血浆杀淋球菌的活力,其他作用目前知之甚少。另外还有一些外膜蛋白,包括几种分子量为 $3.7 \times 10^4 ~ 8 \times 10^5$ Da、与铁的运输和利用密切相关的蛋白,其中两种具有 H-8 表位。

淋球菌外膜的脂低聚糖由脂质 A 和低聚糖的核心组成。与其他大多数革兰氏阴性菌不同的是,淋球菌缺乏 O 抗原侧链。脂低聚糖具有内毒素活性,能对抗血浆的杀菌活力,可能与淋球菌感染的临床表现和严重程度有关。

肽聚糖层的细胞壁可能与淋球菌感染的炎症反应有关,在淋球菌性关节炎 - 皮炎综合征患者无菌的滑膜炎液体中曾发现肽聚糖的断片。

现在仍不能确切证明淋球菌有荚膜,但其表面产生的多磷酸盐可能具有荚膜样功能。

临床上常用的淋球菌分型法有两种:一种为营养分型法,另一种为血清分型法。前者基于菌株对营养的特殊要求。迄今已分离出 35 个营养型，如原养型又称"零型"或"野生型"，需精氨酸、次黄嘌呤和尿嘧啶的 AHU 型，需脯氨酸的 Pro 型等。使用最广泛的血清分型法，依据抗原可将蛋白 I 分为 I A 和 I B 两型。再依据单克隆抗体进行血清分型，现已知有 46 种血清型。临床上常将这两种分型法合并使用来描述分离出的菌株，用于淋球菌的流行病学调查及耐药性和传播途径的研究。

淋球菌对外界各种理化因子抵抗力都弱。在干燥环境中，1 ~ 2 小时即死亡。对热敏感 50℃时仅能存活数分钟。附着于衣裤可生存 18 ~ 24 小时。淋球菌对各种消毒剂都敏感。

【流行病学】

淋病在全世界流行甚广，是最好发的性传播疾病，也是人类最古老的疾病之一，古代中国文献和圣经上都有记载。由于受到各种因素的制约，几乎不可能获得淋病发病的准确数据，即使在一些传染病申报制度严格的国家也是这样。根据不完全统计，淋病在大多数国家和地区都占性传播疾病的首位或第 2 位。在我国，目前淋病患者占全国性患者数的首位。

成人的淋病几乎全部经性交途径获得。若性伴侣为女性患者，男方与之性交 1 次获得感染的机会约为 20%，性交 4 次或更多则上升为 60% ~ 80%。女性从淋病男性性伴侣处获得感染的机会为 1 次性交约 50%，数次后则高达 90% 以上。肛交和口交可分别感染直肠和口咽部。除性交途径外，其他途径如经过手、毛巾、污染的衣裤及寝具、浴盆、洁具等也可传染淋病，但机会较少。少数妇女可因性虐待而被传染。患淋病的妊娠妇女可引起羊膜腔内感染或生产时经产道将淋病传染给婴儿。

淋病在社会和人群中存在需要一个高危人群作为核心。这群人在我国表现为年轻、城市居住、流动性大、社交频繁、低文化、卖淫和吸毒等。这个核心人群直接或间接地影响着社会的性行为。许多患者并不属于这个核心人群但偶涉足这个核心，与属于这个核心人群的男女发生性行为后被感染。理论上只要没有这个核心人群的传播，淋病的发病率就会大大降低，甚至为零。我国建国后的实践就证明了这一点。

淋病可经无症状患者，或虽有症状却被忽视或不在意而未去求医者所传播，所以对确诊为淋病的患者，对其性伴侣的检查和治疗成为控制淋病传播的一个至关重要的方面。

【发病机制】

淋球菌首先黏附于尿道、宫颈管、直肠和结肠的非角化上皮上，24 ~ 28 小时后进入上皮间和黏膜下组织并且繁殖，引起中性粒细胞聚集，形成微脓疡并排出脓液。感染以后，正常上皮开始生长，起先为扁平或立方体的上皮，逐渐代替柱状上皮，直至感染全部消失，但黏膜下可保留有淋球菌"巢"，称为假性增生，成为复发和传染的根源。感染后白细胞的聚集能将大部分淋球菌带至黏膜表面，但不能完全清除。更具保护作用的是剩余的健康上皮。虽然阴道角化扁平上皮具有保护作用，淋球菌性阴道炎仍发生于年轻的或妊娠的妇女和卵巢切除的老年人，女孩更易被感染。

感染后子宫内膜需较长时间才能累及。行经期间淋球菌感染易上行引起输卵管和卵巢炎症。

【临床表现】

1. 男性淋病

潜伏期一般为 2 ~ 7 天，平均 3 ~ 5 天，可短至 24 小时或长至 10 个月。一般酒后感染发病较快。开始觉尿道和排尿时有烧灼感和刺痛感，尿道口红肿发痒，有稀薄黏液或黏液脓性分泌物阻塞。此时涂片检查淋球菌多在细胞外。24 小时后，尿道口排出分泌物，开始为浆液性，渐成黄绿色黏稠脓液或脓血性分泌物，可自行溢出。全身症状轻。少数有发热，38℃左右，并感乏力、全身不适和食欲减退。阴茎勃起和排尿时疼痛加剧，夜间常有痛性阴茎勃起，尿频、尿急可有可无，此期称淋球菌性急性尿道炎。严重者引起包皮炎、包皮龟头炎，甚至包茎和包茎嵌顿，患者痛苦异常。约 15% 患者有局部淋巴结肿大和疼痛。分泌物涂片检查淋球菌多在细胞内。

如果未经治疗，症状一般持续 2 ~ 3 周，以后 4 ~ 6 周症状逐渐缓解。分泌物逐渐由脓性变为浑浊，量也渐少。第 6 ~ 7 周时，分泌物呈黏液性，称慢性淋球菌性尿道炎。患者多无自觉症状。唯晨起尿道口有分泌物称"朝露"或分泌物堵塞尿道口称"糊口"现象。排出的尿中有白色淋丝，含有黏液、上皮、一些白细胞，可能有淋球菌。

未经治疗的急性前尿道炎患者 50% 在 2 周后延至后尿道，引起急性后尿道炎。表现为尿痛、尿频、后尿道疼痛、脓性分泌物、终末血尿等。尿两杯试验两杯皆浑浊。继续上行蔓延可引起前列腺炎、精囊炎、尿道球腺炎、附睾炎等，患者常有尿道感觉异常、会阴部灼痛、坠胀、慢性腰痛等，并出现神经官能症及性神经官能症，严重影响日常生活。慢性淋球菌性尿道炎多同时有前后尿道的炎症，是淋病传播的重要来源之一。

有 4% ~ 6% 的患者尿道感染淋球菌后不出现症状。这些患者因不治疗而人数积累增多，这在流行病学上有重要意义。自这些患者分离出的淋球菌多为蛋白 I A 血清型和 AHU⁻ 营养型。

2. 女性淋病

潜伏期一般为 3 ~ 5 天，有时很难确定。感染后急性尿道炎症状多不明显，约 60% 可无症状。女性淋病的淋球菌侵入门户最主要的是尿道口和子宫颈，起始部位多是尿道。急性期开始时尿道有少量分泌物，涂片可见上皮细胞、个别白细胞和细胞外的淋球菌。24 小时后分泌物呈脓性，出现尿频、尿痛、尿道口红肿等，但症状远较男性为轻。此时称急性淋球菌性尿道炎，涂片可见位于细胞内的淋球菌。淋球菌上行累及膀胱，产生排尿性里急后重。若侵犯宫颈，引起淋球菌性宫颈炎，宫颈有不同程度红肿、触痛，并有脓性分泌物排出。患者一般认为仅是"白带"增多而往往不予注意。宫颈也是淋病最常见的初发部位。

女性急性淋球菌性尿道炎如未经治疗，少数可自愈，但这种情形极少发生。绝大多患者 3 ~ 6 周后症状逐渐减轻，呈亚急性而转为慢性，最后症状消失。但淋球菌存在于皮下组织、尿道旁腺、前庭大腺、子宫颈腺体、输卵管皱褶和各种腔隙内。小腺体感染并无症状，但成了传染源，也是女性各种淋球菌感染并发症的来源。

女性淋病并发症发病率远高于男性，估计至少约 10%，相当部分女性因并发症而首次就诊，从而才发现是淋病所致。女性早期淋球菌感染缺乏症状造成了淋球菌的扩散。

淋球菌性巴氏腺炎多见于单侧，开始在巴氏腺开口处有小红点，如蚤咬样，称 "sünger" 点，以后出现疼痛，呈樱桃至鹅蛋大的假脓肿，最后成为不移动、有波动感的脓肿，常需切开引流。

几乎每例出现症状的急性患者都有淋球菌性外阴阴道炎，表现为前庭及大小阴唇、尿道口、阴蒂红肿，大腿内侧也可因分泌物的刺激而受累。阴道口流出黄绿色的分泌物，自觉瘙痒和灼痛感，有时有尿痛、尿频等。淋球菌性外阴道炎症状在新生儿和小女孩中尤为明显，而成年女性则较轻。

淋球菌性宫颈炎除有宫颈红肿、宫颈口流出黄绿色脓性分泌物外，还常有宫颈黏膜脱垂，以后症状逐渐减轻，局部不易查菌，发展成慢性宫颈淋病，成为重要的传染源。行经、分娩、流产等可引起上行性感染，合并子宫内膜炎、输卵管炎、输卵管卵巢脓肿、肝周炎、盆腔炎等。自觉下腹疼痛、坠胀，腰背酸痛，附件部位压痛，全身不适，白带增多等。其中淋球菌性盆腔炎发作 1 次引起输卵管阻塞的概率为 15% ~ 20%，若 3 次以上则达到 50% ~ 80%，可引起不育和宫外孕。

3. 肛门直肠淋病

约 40% 男性同性恋患者和 5% 女性患者直肠淋球菌培养阳性，多数无症状。可表现为肛门瘙痒和直肠炎症状，如里急后重、黏液脓性分泌物排出、疼痛和直肠出血等。直肠镜检查可见黏膜红肿变脆，有黏液脓性分泌物。

4. 淋球菌性咽炎

由口交感染，在男性同性恋者中占 10% ~ 25%，在异性恋中主要以女性多见，占 10% ~ 20%，而异性恋男性占 3% ~ 7%。在我国尚无可靠的统计数据。由于性行为方式的差异，估计我国的淋球菌性咽炎发病率远较西方的发病率低。

患者多无症状，有时表现为急性咽炎和颈部淋巴结炎或急性扁桃体炎，表现为咽干、咽部不适、疼痛和吞咽痛等。咽部淋病的确诊十分重要，因为常是一个不易被注意的传染源而且治疗困难。

5. 淋球菌性盆腔感染

女性淋病患者中 10% ~ 20% 有上行性感染，引起子宫内膜炎、输卵管炎、输卵管卵巢脓肿、盆腔炎、盆腔腹膜炎和其他部位的并发症，其中最重要的是盆腔炎。淋球菌性盆腔炎除了有一般常见的症状如双侧下腹痛、下腹坠胀感、附件部位压痛、腰背酸痛、全身不适外，其发作多在行经后的数天内，可有高热、寒战、恶心、呕吐等明显中毒症状，白细胞计数升高、血沉加快，约占患者的 2/3。若输卵管脓肿破裂，可引起盆腔腹膜炎。患者突然出现高热、寒战、头痛、恶心、呕吐、下腹痛和反跳痛，严重者可休克。

6. 其他淋球菌感染

淋球菌或沙眼衣原体可经腹腔引起急性肝周围炎，表现为腹痛、肝区压痛、右上腹部腹膜感染症状等。因缺乏典型症状，淋球菌性肝周围炎极易误诊，应注意和急性胆囊炎、急性病毒性肝炎等鉴别。

原发性皮肤淋球菌病罕见，表现为外阴、肛周、手背等处的溃疡，自我接种可引起皮肤化脓性改变。接种于眼会引起严重的结膜炎和角膜溃疡，若不及时治疗，会迅速失明，偶感染后症状较轻，可能与菌株的差别有关，新生儿化脓性结膜炎主要由分娩时自母亲产道获得，极易失明。

7. 播散性淋球菌感染

播散性淋球菌感染占淋病患者的 0.3% ~ 3%。有报道妊娠易诱发播散性淋球菌病，尚未证实。最常发生于月经期的妇女，因淋球菌血液传播而引起。患者有高热和寒战。皮肤损害为孤立的丘疹和脓疱，内容物常为血性，可坏死。易发生于指关节、踝关节附近。关节累及如同细菌性关节炎，常累及膝、肘或更远端的关节。其他有腱鞘炎、骨髓炎、心内膜炎、脑膜炎、肺炎、胸膜炎、心包炎等。患者应同时采取血液、关节液、脓疱脓液和其他病变部位的标本培养以确诊。因淋球菌多来自于生殖道、直肠和咽，所以无论这些部位是否有症状，都应详细检查并取材培养。

【实验室检查】

1. 淋球菌涂片检查

男性取材于尿道或前列腺按摩液，女性取材于宫颈口，涂片后做革兰氏染色，见多形核白细胞内有革兰氏染色阴性的双球菌则有诊断意义。仅依据细胞外革兰氏阴性双球菌不可诊断为淋病。单纯性急性淋球菌性尿道炎直接涂片检查敏感性和特异性高达 90% 以上，但对无症状淋病、慢性淋病尤其是女性患者仅据涂片检查至少可漏诊 40% 以上，故必须做培养。

2. 淋球菌培养

淋球菌培养结果准确可靠，阳性即可确诊。培养同时应做药物敏感试验以合理选择药物。

近年来，虽然发展了一些新的方法来检测淋球菌，包括多克隆抗体淋球菌的免疫分析法、荧光检测法、各种基因探针或 DNA-DNA 杂交技术检测质粒或染色体 DNA 等，但都不够成熟，而且从准确、简便、费用上考虑也并不都优于直接涂片和培养检查法。

【诊断与鉴别诊断】

淋病的诊断应结合病史、临床症状和体征及实验室检查结果作综合分析。直接涂片见多形核白细胞胞内革兰氏阴性双球菌有诊断意义，适用于任何感染部位。最后确诊有赖于培养。

男性淋病需与非特异性尿道炎、非淋球菌性尿道炎、尿道内疱疹、软下疳等疾病作鉴别。非特异性尿道炎系非淋球菌的化脓性细胞引起的尿道感染，表现似淋球菌性尿道炎但无可疑的性接触史，多伴有诱发因素如曾使用尿道探子和尿道管等。分泌物涂片可见革兰氏阳性球菌。

男性淋病尤其需与非淋球菌性尿道炎鉴别。非淋球菌性尿道炎症状似淋球菌性尿道炎，但症状较轻，分泌物量少，多为浆液性或稀薄黏液脓性，沾染内裤或有"糊口"现象，病原体为沙眼衣原体（40%～45%）、支原体（20%～30%）、阴道毛滴虫、白色念珠菌、单纯疱疹病毒（10%～20%）等。值得一提的是急性淋球菌性尿道患者有19%～45%同时合并沙眼衣原体感染。

尿道内疱疹多伴有其他外生殖器部位疱疹，症状为尿道内疼痛，可有分泌物。而软下疳为外生殖器部位的圆形痛性溃疡，容易鉴别。若损害位于尿道口及舟状窝，但疼痛明显，其病原菌为杜克雷嗜血杆菌。

女性淋病主要需与女性非特异性生殖道感染（病原菌多为沙眼衣原体）、念珠菌性阴道炎、滴虫性阴道炎、细菌性阴道病等鉴别。细菌性阴道病的白带淡黄或灰黄色，有鱼腥臭味，pH＞4.5，有小气泡，常在月经后或性交后增多。白带与10%氢氧化钾混合后产生氨味。涂片见乳酸杆菌减少，白细胞量少，但上皮细胞覆盖有大量革兰氏阳性和阴性的球杆菌称线索细胞。

需与淋病鉴别的疾病还有许多，鉴别最主要的依据是发现淋球菌。

【预　　后】

急性淋病若治疗及时，预后良好，治愈率在95%以上。若不及时治疗或用药不合理、不规则或不足量，则有可能转为慢性，并产生并发症，导致不育、宫外孕、死产、流产、早产、失明等。播散性淋病可危及生命。

【治　　疗】

一、治疗的热点为淋球菌耐药性问题

淋球菌对抗生素的耐药性，可以分为两种：一种为固有的耐药性（intrinsic resistance），主要由细菌的种属所决定；另一种为获得性耐药（acquired resistance），主要由淋球菌与抗生素互相作用以后产生的一种适应性基因突变。目前，获得性耐药在淋球菌的耐药机制中占有很重要的地位。淋球菌可以通过染色体突变和菌株耐药质粒转移传递产生耐药性，并且现在已经由只对某抗生素单一耐药演变成为对多种抗生素耐药，即多重耐药和交叉耐药现象。

（一）染色体介导的耐药性

淋球菌染色体的分子量为980MDa，可以编码5000多个基因，在染色体上的基因

中的许多基因特异位点会发生突变，这些位点包括 penA、mtr、gyrA、parC、ponA 等。染色体上的基因位点的突变会引起淋球菌对抗生素产生一定水平的耐药性，这一现象常被称为染色体介导的耐药性（chromosomally mediated resistance，CMR）。该类淋球菌常被称为是染色体介导的耐药性的淋球菌（chromosomally mediated resistance *Neisseria gonorrhoeae*，CMRNG）。

1. 青霉素

1989 年前治疗淋球菌感染的首选药物是青霉素，如今国内外文献报导淋球菌对青霉素的耐药率已达到 70% 以上，其耐药机制为淋球菌染色体中编码青霉素结合蛋白（penicillin binding protein，PBP）的基因个别位点发生改变，主要基因有 penA、ponA 等，发生移码突变或错义突变，进而影响基因的表达，造成青霉素结合蛋白结构改变，导致其与青霉素的亲和力下降至 1/5 ～ 1/4，从而产生耐药性。

2. 头孢菌素

头孢菌素特别是第三代头孢菌素，近来文献报导淋球菌对其耐药性也逐步上升，部分地区报告头孢曲松耐药率可达 20%。淋球菌对头孢菌素的耐药机制与青霉素耐药机制相似，主要为 PBP 改变，因其为头孢菌素的主要靶点。近来也有学者报告 penB 及 mtrR 基因突变可引起膜孔蛋白合成受阻，通过结构改变使功能发生异常，影响头孢菌素进入细胞受阻，甚至发生外排而产生耐药性。

3. 喹诺酮类

近年来，由于抗生素的滥用及不规则用药（如小剂量多次用药），使得世界各地都存在喹诺酮耐药株的流行，其耐药机制主要是由于喹诺酮耐药决定区（QRDR）的基因突变导致的。

（1）gryA 基因突变：喹诺酮类药物作用于淋球菌的主要靶点位于 DNA 螺旋酶，该酶的 gryA 基因突变主要发生在 A67S、A75S、A84P、S91F、S91C、D95A、D95N，可造成药物靶位点 A 亚基发生改变，影响其与药物的结合能力，使淋球菌对喹诺酮类药物表现出不同水平的耐药性。

（2）parC 基因突变：parC 基因主要位于淋球菌拓扑异构酶Ⅳ的 parC 亚基，其突变主要发生在 G85C、D86N、S871、S87N、S87R、S88R、S88P、E91G、E91Q、A92G、F100Y、R116 和 R116L，从而使其与药物的结合能力大大减弱或消失，引起耐药。在临床上，当 gyrA 和 parC 中多于四个氨基酸同时突变时，则被认为可以引起氟喹诺酮类的高水平耐药。

（3）gryB 基因突变：这是引起喹诺酮耐药的次要原因。在碱基 1444 位点和 1445 位点之间插入了 2 对碱基，导致 gryB 蛋白第 419 位的天冬氨酸被天冬酰胺所替换，抗生素与 gryB 蛋白亲和力降低而引起耐药。

（二）质粒介导的耐药性

淋球菌的质粒可以分为三类：①隐蔽性质粒，其分子量为 2.6MDa，长度为 4.2kb。②结合性质粒或传递质粒，其分子量为 24.5MDa，长度为 39.2kb。③耐药性质粒，分子量分别为 4.4 ～ 4.7MDa 及 3.2 ～ 3.4MDa。淋球菌可以通过质粒的结合、转化等途径实现其耐药基因在菌株间的传递，常常被称为"传染性耐药性"。

1. tetM 基因

耐四环素类抗生素的淋球菌通常携带有分子量为 25.5×10^6Da 的质粒，该质粒上携带有 tetM 决定簇，tetM 基因可以编码一种胞质蛋白，抑制四环素类抗生素对淋球菌核糖体的毒性作用，从而对该类药物产生较高水平的耐药性，这一类淋球菌常被称为耐四环素类抗生素的淋球菌（tetracycline-resistant *Neisseria gonorrhoeae*，TRNG）。耐四环素类淋球菌的 tetM 基因的 DNA 序列变化较大，目前根据最初分离出来的地区将其分为美国型（777bp）及荷兰型（443bp）。有学者用 PCR（聚合酶链反应）技术对淋球菌 tetM 基因进行扩增发现 TRNG 菌株均有 25.5MDa，而其他的非 TRNG 菌株均没有 25.2MDa。通常认为 25.5MDa 质粒是由淋球菌的 24.5MDa 质粒获得了 tetM 基因而形成，也有学者发现此两种质粒的限制性酶切图谱明显有差异，因而认为这两者并无联系，但现在都认为是 25.2MDa 质粒介导了淋球菌对四环素类抗生素的耐药性，Marquez CM 等最新报道对乌拉圭所分离的淋球菌运用 PCR 及限制性片段多态性分析发现了一种新型 tetM 基因。

2. teM-1 基因

淋球菌对青霉素的耐药性是由于淋球菌产生了能分解青霉素的 β- 内酰胺酶，而 β- 内酰胺酶的结构基因为 teM-1 基因，该基因主要位于质粒上，由质粒介导产生对青霉素的耐药性，因此该类淋球菌常常称为质粒介导的产青霉素酶的淋球菌（penicillinase-producing *Neisseria gonorrhoeae*，PPNG）。目前发现 PPNG 的质粒中耐药性质粒 3.2MDa 和 4.4MDa 可以携带有 β- 内酰胺酶基因，接合性质粒对淋球菌耐药性传递起着重要作用，能够在不同的淋球菌菌株间转移耐药质粒。Lind 等研究表明，81% 的带 4.4MDa 质粒的 PPNG 会同时带有 24.5MDa 质粒，因而认为 24.5MDa 质粒与 4.4MDa 耐药质粒的传递有关。

二、常规治疗

目前常用的口服药有多西环素 100mg bid×7d；环丙沙星 500mg qd×7d；头孢呋肟酯 1g qd×7d；红霉素 500mg qid×7d 等。肌内注射或静脉滴注（更常用）药物有头孢曲松、头孢噻肟、头孢呋辛、头孢唑肟或大观霉素，具体用法见表 2-10-1。

表 2-10-1　淋球菌感染的推荐治疗方案

诊断	选择性治疗
无并发症的尿道、子宫颈内膜、直肠或咽部的感染治疗无效	头孢曲松 250mg 单次肌内注射 + 多西环素 100mg 口服，每天 2 次，共 7 天。用上述治疗方案治疗，真正无效的病例极为少见，即使有，也应诊断为再感染
替代治疗	如患者不能应用头孢曲松，可改用大观霉素 2g，单次肌内注射，并加多西环素
妊娠期淋病	头孢曲松 250mg，单次肌内注射 + 红霉素 500mg 口服，每天 4 次，共 7 天，也可用疗效相当剂量的红霉素硬脂酸盐（500mg）或乙基琥珀酸盐（800mg）

诊断	选择性治疗
播散性淋球菌感染	推荐住院 头孢曲松 1g 肌内注射或静脉注射，每 24 小时 1 次；或头孢唑肟 1g 静脉注射，每 8 小时 1 次；或头孢噻肟 1g 静脉注射，每 8 小时 1 次
淋球菌性盆腔炎 儿童淋球菌感染	推荐住院
婴儿	头孢曲松 25 ~ 50mg/kg，每天 1 次或头孢噻肟 25mg/kg，每天 2 次，一般治疗时间为 7 天。对脑膜炎或心内膜炎治疗时间应较长
儿童	体重 ≥ 45kg 的儿童应接受成人剂量 体重 < 45kg 的儿童用药剂量按公斤体重计算

大观霉素（spectinomycin），又名壮观霉素，是 20 世纪 60 年代发现的一种由壮观链霉素（*Streptomyces spectabilis*）产生的广谱性氨基环醇类抗生素，其对多数革兰氏阳性菌和革兰氏阴性菌有抑菌活性。临床上大观霉素对肺炎杆菌、流感杆菌、支原体均有较好的抑制作用，特用于治疗由淋球菌引起的尿路感染、尿道炎、子宫颈炎、直肠炎等疾病。

近年又研制出丙大观霉素（trospectomycin），它是一种新型高效的氨基环多醇类大观霉素（spectinomycin）的类似物。研究发现肌内注射单剂量丙大观霉素治疗单纯性淋病是另一可选择的方法。单次肌内注射丙大观霉素 250mg 治疗男、女性淋病患者治愈率高达 98.6%。此药需用利多卡因液稀释溶解，以减轻注射部位的肿痛。

鉴于某些耐药菌株产 β- 内酰胺酶，建议用第三代头孢 +β- 内酰胺酶抑制剂的复合剂即 3：1 的头孢曲松钠 – 他唑巴坦钠等，临床疗效明显。对某些患者如单一药物无效，可联合用药，如注射 β- 内酰胺类抗生素联合口服多西环素或喹诺酮类药物。

妊娠期淋病可应用头孢曲松 250mg 单次肌内注射，合并有衣原体感染时，尚应加用红霉素。如果妊娠妇女对 β- 内酰胺类抗生素过敏，可应用单剂量大观霉素 2g 肌内注射，并加用红霉素进行治疗。多西环素和四环素不应用于妊娠妇女。

淋球菌关节炎治疗的几种治疗方案都能获得满意疗效，因为淋球菌关节炎患者中的淋球菌对青霉素或四环素耐药株少，然而由 PPNG 引起的播散性淋球菌感染已有报告，表现为心内膜炎、脑膜炎和关节炎者较为凶险，故所有播散性感染的患者都应住院治疗，应用头孢曲松 1g 静脉注射，每天 1 次，或用复合剂头孢曲松钠 – 他唑巴坦钠（3：1）替代治疗。如患者确无心内膜炎或脑膜炎，可于症状消失后 24 ~ 48 小时出院，但仍应完成 7 ~ 10 天的治疗。可口服头孢呋肟酯 500mg，每天 2 次，阿莫西林 500mg 和克拉维酸 125mg，每天 3 次，或（如无妊娠）环丙沙星 500mg，每天 2 次。如果感染的淋球菌对青霉素敏感，可口服阿莫西林 50mg，每天 3 次，而不需用克拉维酸。对关节腔膜滑溶液中白细胞数高的患者，为了减轻炎症，可反复进行关节腔抽液，用消毒盐水进行封闭性灌洗，用消毒盐水进行封闭性灌洗，切开引流是很少采用的，但髋关节感染的婴儿除外。临时性的关节固定术可减轻患者的不适，亦可用于开始步行的膝、踝关节持久积液的患者。抗生素不应该直接注射到关节腔内。

对淋球菌引起的脑膜炎和心内膜炎，需要应用有效制剂大剂量静脉注射治疗，可采用头孢曲松 1g 或其复合剂头孢曲松钠 – 他唑巴坦钠（3∶1）静脉注射，每 12 小时 1 次。如治疗脑膜炎，疗程 10 ~ 14 天；治疗心内膜炎，疗程 1 个月。

成人或体重＞ 20kg 的儿童患淋球菌性结膜炎，应做急诊处理，可用盐水冲洗结膜，同时应用头孢曲松 1g，单次肌内注射。所有患者必须进行仔细的包括裂隙灯的眼科检查。

患淋病的母亲生下的婴儿处于感染的高度危险中，需做预防性治疗，可应用头孢曲松 50mg/kg，单次静脉注射或肌内注射，总量不超过 125mg，对高胆红素血症的婴儿，特别是早产儿应小心应用头孢曲松。任何部位的婴儿淋球菌感染（如眼）应在详细检查及血和脑脊液培养后评价。应该应用头孢曲松 25 ~ 50mg/kg，每天 1 次，静脉或肌内注射，共 7天，也可每天应用头孢曲松 25mg/kg，分 2 次静脉注射。

所有淋病患者在诊断时应做梅毒血清学和衣原体相关的检查，血清阴性的潜伏期梅毒患者、无临床表现的梅毒患者，应推荐用头孢曲松、多西环素联合治疗方案，治疗后梅毒似能获得治愈，然而淋病患者同患梅毒或与梅毒患者有性接触时，应按梅毒或衣原体的病期另外给予适当的治疗。

【预　　后】

目前尚无有效的疫苗。对与淋病患者有性接触的人，性接触后服用多西环素 200mg 可减少感染的危险。

为控制不断增加的耐药淋球菌株的传播，下列几点措施是重要的：①培养和检查耐药菌株及产 β- 内酰胺酶菌株，并作为常规诊断项目；②常规应用头孢曲松或其复合剂以避免淋病治疗的无效；③迅速排查和处理淋病患者的性伴侣，特别是感染复发与已知是耐药淋球菌株感染的性伴侣。为达到控制淋病的目的，现在最有效的公共卫生措施就是处理与淋病患者的性接触者。

（吴　彪　贾　杰）

第十一节　肺炎链球菌感染

【引　　言】

肺炎链球菌是一种威胁人类健康的重要致病菌，目前仍然是引起社区获得性肺炎（CAP）的主要病原菌，也是轻中度慢性阻塞性肺疾病（COPD）急性加重与卫生保健相关性肺炎（HCAP）的重要病原菌之一。当机体抵抗力下降时，肺炎链球菌可突破黏膜防御体系，下行至肺引起细菌性肺炎，也可经淋巴或血窦播散引起中耳炎、鼻旁窦炎及筛窦炎，进入血流引起侵袭性肺炎链球菌疾病（invasive pneumococcal diseases, IPD）如败血症、脑膜炎、关节炎、心包炎及心内膜炎等相关疾病。世界卫生组织估算每年有160万人死于肺炎链球菌疾病，90%以上的死亡病例在发展中国家。与其他细菌相比，肺炎链球菌因其侵袭性而容易造成老年人、儿童及部分成人死亡，居世界疾病死亡病因的第15位。随着肺炎链球菌耐药性的不断变化，肺炎链球菌病的起病方式、临床表现及影像学改变均不典型，治疗方案也发生了很大变化。

【病 原 学】

肺炎链球菌是一种革兰氏阳性菌，又名肺炎球菌。1981年由法国的Pasteur和美国的Sternberg自唾液中分离，简称肺炎链球菌（pneumococcus, *Streptococcus pneumonia*），是一种有荚膜的革兰氏阳性双球菌，不形成芽孢，无鞭毛。菌体呈矛头状，多成双排列，宽端相对，尖端相背。在血清肉汁中呈混浊生长，在普通肉汁中不生长或者生长不良。在10%的二氧化碳环境中生长良好。发酵葡萄糖、棉子糖、菊糖及蜜二糖。产酸不产气，不发酵山梨醇，胆汁溶菌试验及Optochin敏感试验阳性。该菌抵抗力较弱，阳光直接照射1小时或加热至54℃ 10分钟可致死；对化学消毒剂均敏感，含氯制剂如氯胺5分钟内可杀灭；对干燥的抵抗力较强，在干燥的痰中能生存数月。

肺炎链球菌的抗原成分有3种：①菌体核蛋白抗原，为非特异性抗原；②菌体种属特异性抗原，为多糖类，具有种属特异性，无型特异性，又称C物质；③荚膜抗原，为多糖聚合体，有型特异性，毒力株均有多糖体组成的荚膜。根据荚膜多糖成分的不同，肺炎链球菌可分为至少90多个不同的血清型，感染或者注射荚膜多糖抗原产生的保护性抗体具有特异性。在全球范围内，20~30种血清型与各年龄组80%以上的侵袭性肺炎链球菌感染有关。

肺炎链球菌血清型分布因调查的时间、地区和研究人群的不同而异。北京5家医院的调查表明，在5岁以下肺炎链球菌肺炎患儿中，所占比例最高的血清学分别是19F（55.6%）、19A（13.9%）、23F（10.1%）、6B（4.7%）和14（3.6%）。19A在2岁以下婴幼儿比在2~5岁的儿童多见，而14型正好相反。而广东的调查结果显示19型最常见，主要为19F、19A、6A、6B、6C、23F、14、15、3、9型。从不同标本的血清型分布来看，血液标本和脑脊液标本主要血清型为6、19、14型，血液标本6型最多，19型次之，脑脊液标本中19型检出率最高，6型次之。痰标本中主要的血清型为19、6、23型，以19型检出率最高。其他无菌标本也是以19型检出最高。

【流行病学】

肺炎链球菌作为一种条件致病菌，正常状态下定植于人的鼻咽、咽喉及口腔中，以儿童携带率高，可通过飞沫、分泌物传播。5岁以下儿童鼻咽拭子肺炎链球菌分离率可达20%~40%。部分发展中国家婴幼儿鼻咽携带率高达85%。细菌可播散至鼻窦或中耳致局部感染，有些地区 3 岁以下的儿童急性中耳炎发病率高达 60% 以上，1/3 ~ 1/2 的患儿中耳炎分泌物中可分离出肺炎链球菌。

肺炎链球菌主要定植于人类上呼吸道，细菌性肺炎是最常见的社区获得性肺炎，也是最常见的感染性疾病之一，肺炎链球菌是社区获得性呼吸道感染的主要致病菌。当细菌入血，伴有或不伴有其他部位的播散繁殖时，则可引起侵袭性感染如中枢神经系统感染、败血症、关节炎、心包炎、心内膜炎及骨髓炎等。

在我国，肺炎链球菌感染致病的群体主要是儿童，其次是 60 岁以上老年人和其他有基础疾病的人。近 20 年来，HIV 感染群体发生的肺炎链球菌肺炎的报道日渐增多，成为 HIV/AIDS 相关的重要疾病，也是尚未抗病毒治疗者主要的死亡原因之一。北京地区儿童咽拭子细菌培养调查显示，健康儿童中肺炎链球菌平均带菌率为 18.6%，居各细菌之首，1 ~ 3 岁组儿童携带肺炎链球菌最高，达 29.5%，4 ~ 6 岁组为 18.7%，7 ~ 9 岁组为 8.62%，10 ~ 13 岁组为 13.56%。尽管幼儿的咽拭子肺炎链球菌检出率较高，但也有调查表明，0 ~ 6 个月婴儿的肺炎链球菌检出率较低，可能与喂养方式有关。有研究发现，母乳喂养或混合喂养者未检出病原菌，而人工喂养的婴儿却检出流感嗜血杆菌、卡他拉莫菌、肺炎链球菌等，推测母乳中的某些成分增加了黏膜的免疫功能，从而抑制了病原菌在咽部的定植。而定植与感染密切相关，儿童咽拭子肺炎链球菌携带株可以反映系统感染菌株，被广泛用于肺炎链球菌耐药性的研究。人群密集是肺炎链球菌高携带和耐药性传播的重要危险因素之一。

影响肺炎链球菌感染的因素：①机体免疫力低下；②大气污染，轻污染区儿童咽部优势菌为奈瑟菌、消化链球菌，而在重污染区，则主要为肺炎链球菌和甲型链球菌。暴露于吸烟环境中的儿童有着非常高的呼吸道感染及肺炎链球菌所致的细菌性脑膜炎的发病风险。③经济发展水平：农村地区和城市棚户区或者贫民区儿童肺炎风险和病死率明显高于经济发达地区和富裕家庭。

而导致儿童肺炎链球菌肺炎的主要原因有：缺乏母乳喂养，营养不良，室内空气污染，低出生体重和缺乏免疫预防。这些因素主要受社会经济状况影响，儿童所在家庭、地区的经济状况也决定了其生活和获得社会资源的条件，从而影响其健康状况。

发展中国家小儿肺炎病原体以细菌为主已经得到证实，但其病原流行病学不是固定的。北京儿童医院对 100 例住院的下呼吸道感染患儿进行病原学研究，结果显示高达 41% 的小儿肺炎与 B 型流感嗜血杆菌和肺炎链球菌感染有关。

2008 年 WHO 估计，每年约有 50 万 5 岁以下的儿童死于肺炎链球菌所引起的感染，是 5 岁以下儿童疫苗可预防死亡的第一位病因，占 28%。每年 10 万 ~ 50 万儿童死于肺炎链球菌引起的脑膜炎，部分地区的发病率甚至比发达国家高出 10 倍。流行病学调查显示，2 岁以下儿童是肺炎链球菌感染发病率最高的人群。美国的资料显示，侵袭性肺炎链球菌疾病在 12 月龄以下和 12 ~ 23 月龄婴幼儿的发病率分别为 165/10 万和 203/10 万，远远超过整体人群的 24/10 万。在严重肺炎感染中，肺炎链球菌的比例约为 50%，在致死性肺炎中比例可能更高。

【发病机制及病理】

一、肺炎链球菌肺炎的发病机制及病理

1. 肺炎链球菌肺炎的发病机制

正常人上呼吸道存在的肺炎链球菌仅在呼吸道防御功能受损时才致病。多数肺炎患者先有上呼吸道病毒感染，导致支气管黏膜完整性被破坏，影响纤毛的活动，肺清除功能损伤，使经呼吸道吸入的肺炎链球菌在局部组织中繁殖，产生强烈的炎症反应而致病。

肺炎链球菌致病的机制主要是逃避宿主吞噬细胞的消化和杀伤，并激活补体旁路途径。

吞噬作用的逃避机制可能是由于吞噬细胞缺乏识别荚膜多糖的受体，加之细菌存在排斥吞噬细胞的电能；该菌细胞壁有磷壁酸和肽聚糖能激活补体旁路，还与 C5a 的释放有关。抗细胞壁多糖抗体激活补体经典通路，甚至在没有抗荚膜抗体的参与下，因此免疫功能较差的宿主受该菌首次感染后可产生强烈的炎症反应，激活补体经典途径和旁路途经。

致病的其他因素如肺溶素可引起细胞溶解和细胞毒素效应，抑制外周血单核细胞的杀菌功能和纤毛活动，并激活补体经典途径，产生炎症反应。此外，自溶素、神经氨酸酶、肺炎链球菌表面蛋白 A 和溶血素等因子在发病中也起一定的作用。突然受凉、疲劳、醉酒、饥饿、吸入有害气体、心力衰竭、肺水肿、长期卧床、肝硬化、肾衰竭、淋巴瘤、脑外伤、骨髓移植术后、HIV 感染等均能削弱全身抵抗力，削弱吞噬细胞的吞噬作用，有利于细菌的生长繁殖，容易发生肺部炎症及败血症，且病死率高。

2. 肺炎链球菌肺炎的病理

肺炎链球菌在肺泡内生长繁殖，引起毛细血管扩张、充血，肺泡内水肿和浆液渗出，充血早期实变。肺泡内充满大量中性粒细胞，进行吞噬活动，同时有红细胞渗出（红色肝变期），实变更为明显，肺泡内充满大量白细胞（灰色肝变期），纤维蛋白原从毛细血管溢出，在肺泡内形成纤维蛋白。炎变的三个过程往往重叠存在同一病变内。灰色肝变期为炎症发展最高峰，此后进入消退期。肺泡内纤维蛋白渗出物被白细胞坏死所产生的溶蛋白酶所溶解，由淋巴和血液吸收，部分经气道咳出。细胞碎片被巨噬细胞吞噬后至区域性淋巴结。最后肺泡重新充气。由于肺泡壁和其他结构保持完整，亦无坏死和溃疡，一般病变消散后，肺组织恢复正常，不留纤维瘢痕。病变呈大叶分布，多侵犯单叶，少数病变累及多叶。婴幼儿、老年人、心力衰竭或者可表现为支气管肺炎，且较为常见。

肺炎呈大叶分布，范围广泛，呼吸面积减少，肺活量可降低，通气不畅的肺泡仍然有血流灌注，导致通气血流比例降低，产生混合静脉血效应，动脉血氧分压和血氧饱和度减低，但二氧化碳分压正常，临床上出现气急和发绀。当肺实变消散，肺泡通气量改善时，动脉血气恢复正常。

二、肺炎链球菌脑膜炎的发病机制及病理

原发病灶多为肺炎，病原菌通过血液循环透过血脑屏障到达脑膜，中耳炎的病菌则

可以通过被炎症破坏的骨板及与脑膜相通的血管侵入，也可经内耳道、淋巴管扩散到脑膜；筛窦炎的病原菌则通过神经鞘或血栓性静脉炎而感染脑膜；脑脊液鼻漏患者的病原菌可上行感染脑膜；颅脑外伤的病原菌可直接由创伤处侵入脑膜；有脑脊髓膜膨出、椎管畸形、脑膜皮样窦道等先天畸形时，病原菌可以由畸形处进入。肺炎链球菌到达脑膜后大量繁殖并产生大量的纤维蛋白等炎性渗出物于大脑表面，尤其是在大脑顶部及颅底大量沉积，引起粘连和包裹性脓肿、硬膜下积脓或脓肿，严重者出现脑水肿、脑疝、脑室积脓、脑室梗死等病变。既往在脑脊液中分离出的肺炎链球菌血清型以 2 型多见，但近年来多地的调查中显示，19 型占一些地区中枢神经系统感染的首位，提示感染的血清型存在地区的差异，也可能是由于疫苗的应用和抗生素的广泛使用，病原菌的致病谱也在发生相应变化。

【临床表现】

肺炎链球菌感染的临床表现受年龄、机体的免疫状况、受感染的部位、病情严重程度的影响而不同。

一、社区获得性肺炎链球菌肺炎的临床表现

1. 临床症状

受凉、淋雨、疲劳等可作为诱因，半数患者有上呼吸道感染的先兆表现。典型的肺炎起病急骤，80% 的患者有突然寒战、高热，体温 39℃以上，呈稽留热型；咳嗽、咳铁锈色痰；胸痛，呈刺痛或刀割样，咳嗽或呼吸可加重疼痛，为减轻疼痛常采取患侧卧位；胸痛严重时呼吸浅快。炎症波及膈面胸膜时，则类似急腹症。

病初期痰为黏液性，以后呈脓性，也可带血或呈铁锈色。部分患者伴有消化道症状如恶心、呕吐、腹胀、腹泻等。病变广泛者有明显气急、心悸及发绀。重症肺炎常有神志模糊、烦躁不安、嗜睡、谵妄、昏迷、黄疸等，少数可引起血压下降及休克。严重者可出现 DIC、肾功能不全等。

2. 体征

气促、鼻翼煽动、皮肤干燥、面色微绀，部分患者口唇或鼻周有疱疹。休克者四肢厥冷、出冷汗、口唇及指端发绀，呼吸窘迫。早期肺部体征不明显，仅有呼吸音减低、胸膜摩擦音等，实变期则有典型体征，如触觉语颤增强、叩诊浊音、支气管呼吸音、湿啰音。

二、医院获得性肺炎链球菌肺炎的临床表现

医院获得性肺炎链球菌肺炎多由感染耐药的肺炎链球菌所致，有些甚至是多重耐药菌株的感染，临床表现更为复杂，除了有常见的肺炎表现外，还有如下特点：

（1）存在基础病，如恶性肿瘤、慢性肝炎、肝硬化、糖尿病、肾病、脾切除术后、结缔组织病等。

（2）长期使用 β- 内酰胺类抗生素。

（3）长期住院或者长期在日间护理机构。

（4）预防性使用普鲁卡因青霉素。

（5）病死率高，可达 54%（敏感株为 25%）。

三、HIV/AIDS 相关的肺炎链球菌肺炎临床表现

HIV/AIDS 患者感染肺炎链球菌的特点：HIV 主要感染 $CD4^+$ T 细胞，可造成肺部 $CD4^+$T 细胞的功能缺失及耗竭，使肺部的免疫防护屏障受损，提呈细菌蛋白抗原的中性粒细胞和巨噬细胞功能紊乱，特异性 T 细胞不能有效分化及产生抗病毒细胞因子和抗体，使肺炎链球菌更易在肺部定植、增殖，并分泌大量细菌毒素，引起肺炎。此外，艾滋病人群发生侵袭性肺炎链球菌感染的比例较健康人高 50 倍。艾滋病患者感染细菌性肺炎较普通人群有更高的感染率，前者是后者的 50 ~ 100 倍，且病情更重，病死率更高。肺炎链球菌肺炎是艾滋病患者最常见的细菌性肺炎，也是艾滋病患者最重要的死因之一，病死率 10% ~ 15%，在卫生条件较差的地区甚至高达 30%，低 $CD4^+$T 细胞计数是高病死率的重要危险因素。

HIV 感染者出现肺炎症状时，及时有效的治疗对于挽救患者生命及改善预后有重要意义，尽管理论上应根据病原菌药敏结果选择有效的抗生素治疗，但因其病情发展迅速且危重，应及时开始经验性用药，再根据疗效及检查结果调整治疗方案。在难以取得病原标本或者经验性用药效果不佳时，可考虑纤支镜取深部肺泡灌洗液进行病原菌检查。艾滋病患者细菌性肺炎最常见的病原菌包括肺炎链球菌、流感嗜血杆菌和金黄色葡萄球菌，临床症状更严重，且易与其他机会性感染（杰氏肺孢子菌肺炎 PCP、肺结核）相混淆。临床表现和未感染 HIV 的患者相似，如咳嗽、咳痰、发热、寒战、胸痛等，甚至作为部分艾滋病患者的首发症状，特别是那些并无感染肺炎链球菌危险因素的年轻患者更应警惕 HIV 的感染。诊断主要依赖于病史及影像学，病原菌分离培养有助于指导选择抗生素但不够及时。如对艾滋病患者高度怀疑细菌性肺炎时，首选 β- 内酰胺类抗生素联合大环内酯类药物进行治疗，或者使用氟喹诺酮类。接种肺炎链球菌疫苗有助于预防细菌性肺炎。

四、肺炎链球菌败血症

凡急性发热患者伴有严重脓毒血症症状，白细胞总数及中性粒细胞明显升高，而无局限于某一系统的急性感染，或有肺部等感染病灶，病程中出现迁徙性脓肿，则应考虑该病。阳性的血培养或者血液中检出肺炎链球菌 DNA 阳性可以确诊。预后较差，常并发脑膜炎、心包炎、心内膜炎，一般病死率 15% ~ 20%。70 岁以上病死率高达 60% 以上，脾切除患者病死率高达 70% 以上。

五、肺炎链球菌脑膜炎临床表现

多见于婴幼儿和老年人，青壮年也非罕见。常发生于肺炎兼有败血症的患者中，也可继发于中耳炎、乳突炎、鼻旁窦炎等感染，部分患者继发于颅脑外伤、颅脑手术或者骨折之后，以冬春季为多。临床表现与其他化脓性脑膜炎相似。

婴儿患者多见，通常起病急，伴有高热、头痛、呕吐、惊厥、嗜睡、极度烦躁、厌食、喷射性呕吐、感觉过敏、突然尖叫、双目发呆，惊厥远较成人多，甚至出现脑水肿、脑疝的表现。半数患者有脑神经受损表现，可累及面神经、动眼神经、展神经和滑车神经等。有的患者出现类似华弗综合征的表现，可见皮肤瘀斑、瘀点，病情严重时瘀点、瘀斑迅速扩大，出现循环衰竭。脑膜刺激征和颅内高压的表现与普通化脓性脑炎无异。

体检见颈部抵抗，克氏征、布氏征阳性，婴幼儿可见前囟饱满，角弓反张。

反复发作（数次或数十次）的复发性脑膜炎的病原菌常为肺炎链球菌，发作间期数月或者数年，曾有报道反复发作逾百次的。其反复发作的原因为：①脑脊液鼻漏；②先天缺陷如先天筛板裂、脑膜或脊髓膜膨出或后天颅骨损伤；③脑膜旁感染病灶如慢性乳突炎或鼻旁窦炎；④儿童脾切除术后；⑤宿主免疫功能缺陷；⑥脑脊液极度黏稠，易粘连或形成包裹影响疗效。

由于渗出物中纤维蛋白含量高，易造成粘连，或者因治疗不及时、不正规并发硬脑膜下积液或者积脓及脑积水、脑脓肿、脑神经损害等，出现偏瘫、失语、耳聋、共济失调、癫痫。预后差，病死率30%～60%，尤其是高龄、意识障碍、频繁抽搐、脑部炎症广泛、反复脑水肿、脑疝及合并心内膜炎者，病死率远高于流行性脑脊髓膜炎。

六、肺炎链球菌腹膜炎

常发生于肝硬化、肾病综合征等细胞免疫功能低下的患者，绝大部分发生于有腹水的基础上，病情轻重与基础病的严重程度有关。肝性脑病患者的发生率显著高于无肝性脑病的肝硬化者，其发生与菌血症和腹水的存在有关，腹水越多，发生的概率越大。预后与基础的肝病或肾病严重程度显著相关。有研究者发现，当腹水中蛋白小于 10g/ml 时易复发。治疗过程中减少或消除腹水、提高腹水的蛋白浓度是预防该病的重要措施。

七、肺炎链球菌其他感染

除了常见的肺炎链球菌肺炎、败血症、脑膜炎和腹膜炎外，尚可引起中耳炎、乳突炎、胸膜炎、鼻窦炎、心包炎、心内膜炎、关节炎、骨髓炎、角膜溃疡等。中耳炎是儿童常见的疾病，美国 6 岁以下的儿童 76%～95% 曾患中耳炎，链球菌为常见致病菌；1 岁以下的儿童中耳炎分泌物培养 25%～50% 为肺炎链球菌。近期美国内华达大学学者报道了

1 对 16 个月异卵双生的双胞胎，在没有其他基础病的情况下，同时患肺炎链球菌引起的左肺肺炎和左侧脓胸，在痰液和胸水中培养出对多药耐药的肺炎链球菌，对青霉素 G、红霉素、阿奇霉素、磺胺甲噁唑、头孢噻肟耐药，经过万古霉素、利福平抗感染超过 3 周的治疗，加上引流最终而痊愈。双胞胎同时患同样的病，且发生在同样的部位，其机制不清，除了都住在日间护理中心外，还可能与双胞胎的遗传因素有关。

【辅助检查】

1. 病原学
痰和其他标本直接涂片可见革兰氏阳性成对的球菌，如在白细胞内则更有意义。对痰液、支气管肺泡灌洗液或其他体液如血液、胸腔液、脑脊液等进行细菌培养可确定病原菌，并进行药敏试验。可采用苯唑西林纸片药物试验，E 试验为比较新的 MIC 测定法，可鉴定所有耐药菌株，简便易行，值得推广。

2. 免疫学检查
酶联免疫试验和对流免疫电泳用于检测肺炎链球菌多糖荚膜抗原，前者更优于后者。PCR 可检测痰液、支气管灌洗液等标本中的肺炎链球菌特异性 DNA，敏感性高；单克隆抗体可检测肺炎链球菌的特异性抗原，其敏感性和特异性均为 100%；对流免疫电泳发可检测肺炎链球菌特异性荚膜 IgG 抗体水平。HIV/AIDS 应检测 $CD4^+T$ 细胞计数。

3. 血常规检查
白细胞计数明显升高，常达 $2 \times 10^9 /L$ 以上，中性粒细胞百分比 80% 以上，伴核左移及中毒颗粒。年老体弱者白细胞计数不增加甚至降低，但中性粒细胞百分比多在 80% 以上。病情严重者可出现血小板明显降低。

4. 脑脊液检查
脑脊液压力可明显升高，外观浑浊，呈脓性或米汤样，白细胞计数可达数千，分类以多核细胞为主，脑脊液中糖和氯化物可降低，随着治疗的好转而逐渐恢复。应与其他化脓性脑炎、结核性脑炎、脑脓肿鉴别，治疗不彻底的肺炎球菌脑膜炎还应与病毒性脑膜脑炎、隐球菌脑膜炎鉴别。病原学和相关的血清学检查是鉴别的依据。

5. 影像学
X 线或者 CT 检查在疾病初期仅有肺纹理增多，或者局限于一个肺段的淡薄、均匀阴影。实变期可见大片均匀致密影，典型者呈肺段或者肺叶分布，但大多数为片状阴影，一般 2～3 周可完全吸收消散。少数患者演变为机化性肺炎。

6. 其他检查
严重的肺炎链球菌感染者可出现肝肾功能异常，血糖、电解质、酸碱平衡紊乱，降钙素原及 CRP 明显升高，并且随病情好转而改善。

【诊　　断】

典型的肺炎链球菌感染根据起病、症状、体征、X 线或者 CT 表现、病原菌检查、免疫学检查可作出诊断。但发生在老年、儿童或者伴有其他疾病者，往往症状不典型，诊断不易，应引起重视。

【鉴 别 诊 断】

1. 其他病原体引起的肺炎

葡萄球菌肺炎常伴有败血症，中毒症状明显，X 线或 CT 表现呈絮状、浓淡不一的阴影，病灶迅速进展扩大，呈蜂窝状。肺炎杆菌肺炎多发于老年患者，有严重中毒症状，血性胶冻状痰，X 线或 CT 检查可见肺部大片致密实变影内有不规则透亮坏死区。病毒、支原体等引起的肺炎，病情较轻，白细胞增加不明显，痰液病原体分离或免疫学检查可帮助诊断。

2. 肺结核

肺结核起病多缓慢，病灶分布在肺尖或上中肺野，下肺野少见。干酪性肺炎多有长期发热、消瘦乏力等结核中毒症状，影像学大片密度增高影，内有多个不规则空洞，对侧肺常有播散灶；痰液中可找到结核杆菌，PCR 可检测结核杆菌 DNA，γ 干扰素释放试验、结核菌素试验（PPD）、结核抗体等有助于诊断。

3. 支气管肺癌

年龄较大，常有刺激性咳嗽和咯血，无明显中毒症状，大约四分之一的患者以肺炎形式出现。经抗生素治疗炎症可消退或久不消散，癌肿阴影逐渐明显。可借助 X 线、CT、痰脱落细胞、纤维支气管镜、肺穿刺活检等检查明确诊断。

4. 肺梗死

常发生在心瓣膜病或血栓性静脉炎患者中，有突发尖锐的胸痛、气促、发热、咳嗽、咯血，但无寒战、高热，咯血常为整口咯血，X 线或 CT 检查可协助诊断。

5. 卡氏肺孢子菌肺炎

又称卡氏肺孢子虫肺炎，卡氏肺囊虫肺炎，是由肺孢子菌引起的间质性浆细胞性肺炎，为条件性肺部感染性疾病。本病在 20 世纪 50 年代前仅见于早产儿、营养不良婴儿，近 10 年来随着免疫抑制剂的应用及肿瘤化疗的普及尤其是 HIV 感染的出现，发病率明显上升，已成为 HIV 感染患者最常见的机会感染与致死的主要病因。本病潜伏期为 4～8 周。AIDS 患者的潜伏期较长，平均为 6 周，甚至可达 1 年。流行性婴儿型（经典型）流行于育婴机构，起病缓慢，先有厌食、腹泻、低热，以后逐渐出现咳嗽、呼吸困难，症状呈进行性加重，未经治疗病死率为 20%～50%。儿童 - 成人型（现代型）起病较急，开始时干咳，迅速出现高热、气促、发绀，肺部体征甚少，可有肝脾大。从起病到诊断，典型的为 1～2 周，接受大剂量激素治疗者，病程短促，可于 4～8 天死亡。并发 AIDS 患者病程较为缓慢，渐进，先有体重下降、盗汗、淋巴结肿大、全身不适，继而出现上述呼吸道症状，可持续数周至数月。未经治疗者全部死于呼吸衰竭。本病症状严重，但肺部体征较少，多数患者肺部听诊无异常，部分患者可闻及散在湿啰音。

【并 发 症】

由于广谱和强效抗生素的使用，目前并发症已少见。凡病程超过 1 周而热不退，或热退又复升者，或热退 3 ~ 5 天而白细胞未正常者，应高度怀疑耐青霉素肺炎链球菌（PRP）所致的并发症，如渗出性胸膜炎、脓胸、化脓性心包炎、急性心内膜炎、心肌炎、脑膜炎、腹膜炎、关节炎和循环衰竭等。

本病预后多良好。预后与年龄、基础疾病、免疫功能、诊治早晚、治疗是否得当、菌型、是否耐药菌株等有关。

病变广泛，伴有菌血症或败血症、心内膜炎等肺外并发症，发生循环衰竭者预后差。HIV/AIDS 若发生医院 PRP 感染所致肺炎，病死率高达 54%。

【治 疗】

一、肺炎链球菌耐药现状

1. 对 β- 内酰胺类抗生素的耐药

以青霉素为代表，自 20 世纪 70 年代开始在西班牙、澳大利亚等国家报道青霉素不敏感的肺炎链球菌以来，近 20 年，PRP 在全球迅速增加，有的地区超过 60%。随着头孢类抗生素的广泛应用，耐头孢菌素的肺炎链球菌也有增加趋势。进入 20 世纪 90 年代，世界范围内开始出现肺炎链球菌对青霉素普遍耐药。亚洲以日本、韩国成为肺炎链球菌青霉素耐药最为严重地区，有的地区超过 70%。我国调查显示，1997 年耐药率不到 10%，而 2001 年已经增加至 43.2%，且上升速度很快。

肺炎链球菌对 β- 内酰胺类抗生素的耐药机制比较复杂，肺炎链球菌有 6 种青霉素结合蛋白（PBP），β- 内酰胺类抗生素作用于这 6 种结合蛋白，通过抑制致病菌的增殖达到抗菌的疗效。耐药性的产生是因一种或多种 PBP 改变而导致与药物的亲和力降低。PBP2x 和 PBP2b 分别是青霉素和头孢菌素的第一靶位，是决定 β- 内酰胺类抗生素的主要耐药性蛋白因子。PBP2a 是头孢噻肟的第二靶位，低亲和力的 PBP2a 基因很容易转移至含低亲和力 PBP2x 的低水平耐药株种，逐步获得耐药基因。单个靶位突变导致的耐药为低水平耐药，造成 β- 内酰胺类抗生素的使用量增加，随之出现高水平耐药。高水平耐药往往是多个 PBP 联合变异的结果。

2. 对大环内酯类抗生素的耐药

20 世纪 90 年代以前，以红霉素为代表的大环内酯类抗生素作为治疗肺炎链球菌感染的主要药物之一。随着基因变异、环境因素影响，世界范围内肺炎链球菌对大环内酯类的耐药性也更加严重。全球调查显示，1998 ～ 2000 年对红霉素的耐药率为 24.6%，对阿奇霉素的耐药率达 36.3%。亚洲地区的监测结果显示，对红霉素的耐药率为 56.1%。日本和韩国对阿奇霉素的耐药率高达 75% 以上。近年来更是逐年升高，中国大陆、香港、台湾地区均高达 80% 以上，有些地区升至 100% 耐药。

肺炎链球菌对大环内酯类抗生素的耐药机制有以下三个：

（1）细菌 23SrRNA V 区域肽转移酶中心的 A2058、A2059、G2505 位是红霉素作用的关键位点。ermB 基因编码的核糖体甲基化酶可二甲基化肺炎链球菌 2058 位的腺嘌呤残基，使细菌核糖体 23SrRNA 与大环内酯类抗生素结合的亲和力大幅下降，引起高水平耐药，红霉素 MIC ≥ 66mg/L。

（2）mefA 基因编码的红霉素外排泵构成的外排系统。mefA 基因编码的红霉素外排泵膜相关蛋白构成外排泵。14、15 元环大环内酯类抗生素可以激活外排泵，将进入细胞内的红霉素泵出细胞外而产生耐药。不能激活外排泵的大环内酯类抗生素则介导产生 M 型耐药，属于低水平耐药。

（3）rRNA 和核糖体蛋白突变。除 23SrRNA 的 A2058、A2059、C2611 等位点突变降低了大环内酯类抗生素与作用位点的亲和力而产生耐药性外，编码 L4、L22 蛋白的基因突变也可产生耐药性。

3. 对氟喹诺酮类的耐药

1998 ～ 1999 年，全国 13 家医院监测显示，肺炎链球菌对环丙沙星、氧氟沙星和莫西沙星的耐药率分别是 45%、15% 和 15%，到 2001 ～ 2002 年，肺炎链球菌对环丙沙星、左氧氟沙星、加替沙星和莫西沙星的耐药率分别为 37.5%、6.8%、6.3% 和 4.2%。2006 ～ 2007 年对左氧氟沙星的耐药率为 8.9%。2011 ～ 2013 年，成人组的肺炎链球菌对左氧氟沙星和莫西沙星的耐药率在 2.5% 左右，而儿童组则分别为 0.4% 和 0。由于氟喹诺酮类在幼龄的动物中引起软骨损害，限制了儿童患者的使用，这可能是儿童比成年人氟喹诺酮类耐药率低的原因。总体来说，国内医院中肺炎链球菌对氟喹诺酮类的耐药率相对较低，特别是莫西沙星，耐药率在 5% 以下，但仍然有逐渐上升的趋势；左氧氟沙星的耐药率比莫西沙星高，但有波动，这些耐药的变化应引起重视。

肺炎链球菌对氟喹诺酮类耐药的机制主要有：①肺炎链球菌对氟喹诺酮类耐药是典型的靶标突变所致，是主要的耐药机制。DNA 促旋酶和拓扑异构酶Ⅳ发生点突变，主要集中在喹诺酮耐药决定区（quinolone resistance-determining region，QRDRS），导致药物与靶标的结合力降低而产生耐药。耐药区域主要位于 gyrA 和 parC 基因 QRDRS 内，也可见于 gyrB。突变以单突变形式出现，表现出低水平耐药，少数以双突变形式出现，则表现出高水平耐药，如环丙沙星。②外排泵的表达导致低水平耐药。

肺炎链球菌是普遍易感的呼吸道病原菌，尤其是抵抗力较差的儿童和老年人更易产生耐药性，易发展成为严重感染，逐渐增强的耐药性是影响临床疗效的主要原因。导致耐药性的危险因素包括：①年龄因素，是导致耐药的肺炎链球菌感染、流行的最重要危险因素，临床上对老年患者和儿童需重视预防。②肺炎链球菌耐药性逐步获得并增强，是一个不断基因变异的过程，临床上合理选择和使用抗生素，优化抗菌药物的应用尤为重要。③全球的耐药性监测固然重要，但当地的监测往往更为关键，可为当地选择抗生素提供指导意义。④细菌耐药机制复杂多变，要不断深入研究。⑤医疗机构要降低耐药选择性压力，强化医院感染控制措施，采取必要的措施有效控制耐药性的上升。

二、抗耐药菌药物研究进展

抗生素的发现被认为是现代医学最伟大的突破之一，但随着抗生素的广泛使用，耐药菌株不断出现，如 MRSA、VER、PRSP 以及铜绿假单胞和鲍曼不动杆菌中出现的 MDR、XDR、TDR，给临床治疗带来了巨大困难。WHO 2014 年发出警告，抗生素耐药菌正在全球蔓延，全世界正进入一个后抗生素时代，如不采取措施，现在可以治愈的感染性疾病和小的创伤在未来可能导致死亡，因此，不断研发新的抗菌药物，减少抗生素的滥用已经迫在眉睫。

随着肺炎链球菌耐药性的增加和不断变化，近十多年来，多重耐药铜绿假单胞菌（MDRP）菌株迅速出现，有些药物的出现挽救了无数患者的生命。尤其是利奈唑胺和替加环素的使用，对抗严重的感染又多了种利器，新药的研发永远在路上。

（1）β- 内酰胺类抗生素：如头孢洛林、头孢吡普、阿维巴坦。

（2）噁烷酮类抗生素：如利奈唑胺、泰地唑利。

（3）糖肽类抗生素：如替拉万星、奥利万星。

（4）四环素类抗生素：如替加环素、奥玛环素、TP-434。

（5）喹诺酮类抗生素：如西他沙星、德拉沙星、奈诺沙星。

（6）酮内酯类抗生素：如泰利霉素、生度米星、喹红霉素。

（7）其他：如外排泵抑制剂、金属纳米颗粒。

三、肺炎链球菌肺炎的治疗

（一）抗菌药物治疗

抗菌药物治疗对于感染性疾病来说是至关重要的措施，治疗的早晚、治疗措施是否得当、是否足量、疗程是否足够、给药方式、给药次数及给药时间等对疾病的转归都有很大影响，甚至是挽救生命的选择。患者就诊时尚不能明确病原体，有半数以上的 CAP 可能始终找不到病原体，盲目等待病原学结果并不可取。在 CAP 明确后，根据患者的年龄、肝肾功能、病情严重程度、近期抗生素使用史和敏感度，并结合当地病原菌流行病学资料，尽快采取经验性治疗，对患者的预后非常重要。

根据我国 2016 年发布的中国成人社区获得性肺炎诊疗指南和 2007 年美国感染病学会 / 美国胸科协会（IDSA/ATS）发布的 CAP 指南，治疗原则可以参考以下几点：

（1）首剂抗感染药物争取在诊断 CAP 后尽早使用，同时进行鉴别诊断。

（2）门诊轻症 CAP，尽量使用生物利用度好的口服抗感染药物治疗。建议口服阿莫西林或阿莫西林 / 克拉维酸治疗；我国肺炎链球菌对大环内酯类药物耐药率高，可口服多西环素/米诺环素；在耐药率较低的地区可用经验性抗感染治疗；呼吸喹诺酮类可用于上述药物耐药率较高的地区或药物过敏/不耐受患者的替代治疗，左氧氟沙星750mg/d，莫西沙星400mg/d。高剂量阿莫西林1g tid，或者首选阿莫西林/克拉维酸钾2g bid；其他可选药物包括头孢曲松、头孢泊肟和头孢呋辛500mg bid；多西环素可替换大环内酯类，多西环素0.2 g qd。

（3）对于需住院治疗的CAP患者，推荐单用β-内酰胺类或联合多西环素/大环内酯类或单用呼吸喹诺酮类。与联合用药相比，呼吸喹诺酮类单药治疗不良反应少且不需要皮试。

（4）对于需入住ICU、无基础病的青壮年重症CAP患者，推荐青霉素类/酶抑制剂复合物、第三代头孢菌素、厄他培南联合大环内酯类或单用呼吸喹诺酮类静脉治疗，老年或有基础病者推荐联合用药。

（5）对有误吸风险的CAP患者，优先选择氨苄西林/舒巴坦、阿莫西林/克拉维酸、莫西沙星、碳青霉烯类有抗厌氧菌活性的药物，或联合甲硝唑、克林霉素等。

（6）年龄 ≥ 65岁或有基础疾病的住院CAP患者，应进一步评估ESBL感染风险，高风险患者经验性治疗可选择头霉素类、哌拉西林/他唑巴坦、头孢哌酮/舒巴坦或厄他培南等。剂量及给药途径、给药时间可参照指南中的具体内容执行。

（7）对于怀疑病毒感染者，应积极抗病毒治疗，不必等病原学检查结果，同时应注意继发细菌感染的可能。

（8）抗感染治疗一般可于热退2 ~ 3天且主要呼吸道症状明显改善后停药，但应视病情严重程度、缓解速度、并发症及不同病原体而异，不必以肺部阴影吸收程度作为停用药物的指征。①通常轻中度CAP疗程5 ~ 7天，重者适当延长；②非典型病原体疗程延长至10 ~ 14天；③金黄色葡萄球菌、铜绿假单胞菌、克雷伯菌或厌氧菌等容易导致肺组织坏死，疗程可延长至14 ~ 21天。

（9）获得病原学结果后，进行有针对性的抗感染治疗，即目标性治疗。

（二）针对肺炎链球菌的治疗

对于当地无严重青霉素耐药肺炎链球菌报道，且患者近期无使用β-内酰胺类抗生素历史，可首选青霉素G，早期、足量使用，如对青霉素过敏、耐药甚至多重耐药，可选用氟喹诺酮类（左氧氟沙星、莫西沙星等）、头孢噻肟、头孢曲松、氯霉素、多西环素、米诺环素、利福平等，效果不佳或者重症肺炎者可选用万古霉素、替考拉林、利奈唑胺等，并根据病情可选择2 ~ 3种广谱抗生素联合使用。由于我国肺炎链球菌对大环内酯、克林霉素、磺胺类的耐药率超过80%，有的地区甚至超过90%，故这些药物不推荐单独使用。婴幼儿尽量避免使用氯霉素以免造成灰婴综合征，按目前的观点，儿童不推荐使用氟喹诺酮类，但已经有报道使用氟喹诺酮类治疗儿童肺炎链球菌引起的感染并取得了良好的效果。肺炎链球菌肺炎抗菌治疗药物选择见表2-11-1。

表 2-11-1　肺炎链球菌肺炎抗生素的选择

青霉素 MIC	首选抗生素	次选抗生素
< 2mg/L	1. 青霉素 G，每次 160 万 ~ 240 万 U，静脉滴注，4 ~ 6 小时一次 2. 氨苄西林，4 ~ 8g/d，分 2 ~ 4 次静脉滴注 3. 氨苄西林 / 舒巴坦，每次 1.5 ~ 3.0g，静脉滴注，6 小时一次 4. 阿莫西林克拉维酸，每次 1.2g，静脉滴注，8 ~ 12 小时一次 5. 头孢唑林，每次 0.5 ~ 1.0g，静脉滴注，6 ~ 8 小时一次 6. 头孢拉定，每次 0.5 ~ 1.0g，静脉滴注，6 小时一次 7. 头孢呋辛，每次 0.75 ~ 1.5g，静脉滴注，8 小时一次 8. 拉氧头孢，每次 1 ~ 2g，静脉滴注，8 小时一次 9. 头霉素类：头孢西丁，1 ~ 2g/ 次，静脉滴注，6 ~ 8 小时一次；头孢美唑，每次 1 ~ 2g，8 ~ 12 小时一次；头孢替坦，每次 1 ~ 3g，静脉滴注，12 小时一次；头孢米诺，每次 1.0g，8 小时一次	1. 头孢噻肟，每次 1 ~ 2g，静脉滴注，6 ~ 8 小时一次 2. 头孢曲松，1 ~ 2g/d，静脉滴注一次 3. 克林霉素 4. 多西环素 5. 喹诺酮类 6. 阿奇霉素 7. 克拉霉素
≥ 2mg/L	1. 头孢噻肟，1 ~ 2g/ 次，静脉滴注，6 ~ 8 小时一次 2. 头孢曲松，1 ~ 2g/d，静脉滴注一次 3. 左氧氟沙星，0.5 ~ 0.75g/d，静脉滴注一次 4. 莫西沙星，0.4g/d，静脉滴注一次 5. 吉米沙星，0.32g/d，口服一次	1. 大剂量氨苄西林，8g/d，6 小时一次，静脉滴注 2. 万古霉素，每次 1g，静脉滴注，12 小时一次，或者每次 0.5g 静脉滴注，6 小时一次 3. 去甲万古霉素，每次 0.4g 静脉滴注，6 小时一次 4. 利奈唑胺，每次 0.6g，静脉滴注，12 小时一次 5. 头孢洛林

（三）对症支持治疗

除了抗菌治疗以外，辅助治疗也很重要。①监测血氧，出现低氧血症者推荐鼻导管或面罩吸氧以维持血氧饱和度在 90% 以上。②对于急性呼吸衰竭，尤其合并 COPD 者，建议采用无创通气（NIV）。③存在 ARDS 者建议气管插管后采取小潮气量机械通气，重症 CAP 合并 ARDS 常规机械通气不能有效改善时，可考虑体外膜肺氧合（ECMO）。

四、侵袭性肺炎链球菌感染的治疗

（一）抗生素的应用

由链球菌引起的脑膜炎、败血症、心包炎、心内膜炎等，不少研究已经证实，侵袭性肺炎链球菌比非侵袭性的肺炎链球菌更易发生耐药甚至是多重耐药，且这些患者部分是医院获得性感染和年老体弱、幼儿及有基础疾病者，病情复杂且严重，尤其是脑膜炎患者，应尽早开始强效的抗生素治疗，对青霉素仍然敏感者，可用大剂量青霉素 G，1000 ~ 2000 万 U/d，儿童 30 ~ 60 万 U/（kg·d），最高可用到 80 万 U/（kg·d），亦可使用氨苄西林 12g/d，分 4 ~ 6 次静脉滴注。尽快检出病原菌并进行药敏试验，在药敏试验未出结果之前，使用第三代头孢类药物（头孢曲松 2 ~ 4g/d，头孢噻肟 4 ~ 12g/d，分 2 ~ 4 次静脉给药），氟喹诺酮类（左氧氟沙星 750 ~ 1000mg/d，分 2 次使用，莫西沙星 400mg/d，一次使用）等，可联合使用。对 β- 内酰胺类抗生素耐药菌株，应选用万古霉素或者去甲万古霉素，万古霉素成人剂量 1 ~ 2g/d，儿童 40mg/（kg·d），分 2 次静脉滴注，因万古霉素不易透过血脑屏障，可联合利福平等药物。近期美国学者报道，使用万古霉素和利福平治疗两个 16 月龄患多耐药的肺炎链球菌肺炎和脓胸的双胞胎患儿，取得了良好的效果。替考拉林、利奈唑胺也可根据患者情况使用，尤其是利奈唑胺，因其对革兰氏阳性球菌良好的抗菌活性，老年人、儿童及有肾功能不全者均可使用，近年来临床上使用较多，一般成人用量 1.2g/d，分 2 次静脉滴注。可根据药敏结果和患者情况调整抗生素。疗程一般 2 ~ 3 周，脑膜炎可用至脑脊液完全正常后 2 周，总疗程 3 ~ 4 周。

（二）抑制炎症介质的合成、释放及活性

（1）皮质类固醇激素可减少肿瘤坏死因子（TNF）和白细胞介素 1（IL-1）生成，降低颅内压，减少脑的水含量和脑脊液中乳酸和地诺前列酮（PGE_2）浓度，减少血浆蛋白进入脑脊液。地塞米松用量每次 0.4mg/kg，每 12 小时静脉滴注 1 次，连用 2 ~ 3 天。

（2）非类固醇抗炎药：如吲哚美辛、双氯芬酸钠等可抑制花生四烯酸转化为具有生物活性的 PGE_2，抑制花生四烯酸中环加氧酶的活性，降低脑脊液中 PGE_2 和蛋白质浓度，减轻脑水肿。己酮可可碱（pentoxifylline）可降低中性粒细胞的黏附作用，减少中性粒细胞超氧化物的产生，抑制 TNF 的释放。

（三）对症支持治疗

高热者给予退热，对脑膜炎患者给予甘露醇和甘油果糖脱水，根据脑脊液压力决定用药频率，一般每天 2 ~ 4 次。中耳炎、鼻旁窦炎、关节炎、心包炎及胸膜炎患者必要时进行引流。维持重要器官的功能，维持水、电解质和体内酸碱平衡。加强营养的补充。

五、原发基础病的治疗

对有基础病的患者应进行相应的治疗。对于 HIV/AIDS 患者，若符合抗病毒治疗者应积极行抗病毒治疗，有效控制 HIV 的病毒载量，有效提升 $CD4^+T$ 细胞计数，一定程度恢复呼吸的免疫功能，防止细菌性肺炎（BP）的发生。

【预　防】

（1）保持良好的卫生习惯，勤洗手，注意口腔卫生。

（2）充足的营养和睡眠。

（3）戒烟戒酒。烟酒是加重肺炎的危险因素，特别是吸烟可以增加 HIV 相关 BP 发病率 5 倍，还可加速 HIV 感染进展到 AIDS。

（4）预防接种肺炎链球菌疫苗。自从 2000 年美国批准将 7 价肺炎链球菌结合疫苗（PCV7）用于 5 岁以下儿童的常规接种，使儿童肺炎链球菌疾病包括肺炎、中耳炎、脑膜炎等的发生率大幅下降，全球多个国家已经将接种肺炎疫苗列为计划免疫，多项研究已经观察到未接种肺炎链球菌疫苗的人群中分离的耐药菌甚至是多耐药的肺炎链球菌更为常见。目前已经上市的肺炎链球菌疫苗有三种：

1）肺炎链球菌多糖疫苗（pneumococcal polysaccharides vaccine，PPV）：我国已经上市的23价肺炎链球菌多糖疫苗（PPV23）能有效预防常见致病的肺炎链球菌血清型（1、2、3、4、5、6B、7F、8、9N、9V、10A、11A、12F、14、15B、17F、18C、19F、19A、20、22F、23F、33F）引起的侵袭性肺炎链球菌感染，首次接种年龄 65 岁以上，不需要复种，而 65 岁以下有下列基础病者 5 年复种一次，不推荐在免疫功能正常的人群中复种，2 岁以下幼儿不能接种 PPV23。接种对象包括：①年龄 ≥ 65 岁；②年龄 <65 岁，伴有慢性肺部疾病、慢性心血管疾病、糖尿病、慢性肾衰竭、肾病综合征、慢性肝病、乙醇中毒、各种恶性肿瘤、耳蜗移植、脑脊液漏、免疫功能低下、功能性或者器质性无脾者；③长期居住在养老机构或者其他医疗机构；④长期吸烟者；⑤ HIV/AIDS，HIV 感染者应接种肺炎链球菌疫苗。由美国疾病控制中心国家健康中心及 HIV 相关机会感染疾病学会发布的《HIV 感染的成人和青少年机会性感染防治指南》推荐意见是，对于 5 年内未接种且 $CD4^+T$ 细胞计数 ≥ $200/mm^3$ 的 HIV 感染成人或者儿童应该及时接种肺炎链球菌疫苗，每 5 年重复接种一次。

2）肺炎链球菌结合疫苗（pneumococcal conjugate vaccine，PCV）

A. 13 价肺炎链球菌多糖结合疫苗（PCV13）：PCV13 于 2010 年在美国开始使用，目前已经完全取代了 PCV7。2016 年底中国食品药品监督管理局已经批准辉瑞公司的 PCV13 在中国上市，是 PCV7 的升级版，能预防 13 种肺炎链球菌血清型（1、3、4、5、6A、6B、7F、9V、14、18C、19A、19F、23F）引起的肺炎、中耳炎、脑膜炎、菌血症、心包炎等，可覆盖我国 70% ~ 80% 的肺炎链球菌血清型，有良好的免疫原性。几乎所有年龄段都可以接种。

B. 7 价肺炎链球菌结合疫苗（PCV7）：PCV7 是第一个用于预防 2 岁以下婴幼儿侵袭性肺炎的疫苗，在美国目前基本被 PCV13 代替。除了婴幼儿，PVC7 对 9 岁以下儿童也能起到预防作用，是主动免疫疫苗。PCV7 可以预防七种最常见的肺炎链球菌血清型引起的疾病。这七种血清型（4、6B、9V、14、18C、19F、23F）占 2 岁以下儿童侵袭性肺炎球菌性疾病的 80%，不同地区、不同部位的感染、不同的感染人群，分离出的肺炎链球菌血清型有一定的差异，即使是目前能覆盖绝大多数侵袭性链球菌感染血清型的 PPV23，对文献报道的有些地区分离出来的 15 型和其他型也不能覆盖，所以做好当地的肺炎链球菌分子流行病学的调查工作，开发能覆盖更广泛血清型的疫苗，对未来的预防将起到极大的作用，从而减少肺炎链球菌所致的感染。

（肖芙蓉）

第十二节　流感嗜血杆菌感染

【引　言】

流感嗜血杆菌（*Haemophilus influenza*，*Hi*）是人类上呼吸道正常定植菌群，属嗜血杆菌属，因人工培养时须加入新鲜血液或血液成分方能生长，故名嗜血杆菌。*Hi* 主要通过飞沫直接传播，可引起急性呼吸道感染和脑膜炎，主要发生于儿童。在发展中国家，流感嗜血杆菌也是导致儿童罹患肺炎的一个主要原因。据 WHO 报道，每年有约 40 万人死于 *Hi* 感染，而每年死于急性下呼吸道感染的 180 万儿童中，大约 1/4 是乙型流感嗜血杆菌所致。然而，无论在发达国家还是发展中国家，*Hi* 都是导致幼儿罹患非流行性脑膜炎的重要原因之一，其中，5 岁以下儿童死亡率可达 5% ~ 10%，后遗症发生率高达 30% ~ 40%，可造成视觉障碍、智力迟钝、偏瘫、运动功能异常等。

【病　原　学】

一、形态与染色

Hi 为革兰氏阴性小杆菌，（0.3 ~ 0.4）$\mu m \times 1.5 \mu m$ 大小，呈球杆状、长杆状、丝状等多形性。在急性感染标本中多以短小球杆菌形态出现。不形成芽孢，无鞭毛，不能运动。黏液型菌株具有多糖荚膜，侵袭性较强。革兰氏染色阴性，但着色较浅。用苯酚复红或亚甲蓝单染色，呈现两端浓染现象。

二、培养特性

Hi 为需氧菌，对培养条件要求高，最适生长温度为 35℃，最适 pH 为 7.6 ~ 7.8。初次分离培养最好在 5% ~ 10% 的 CO_2 环境中，以促进其生长。在普通培养基中需加入 X 和 V 因子才能生长。最适宜的培养基为巧克力琼脂平板。在巧克力平板上，35℃培养 18 ~ 24 小时后可形成微小、无色透明的菌落，且有鼠臭味；24 小时后菌落可呈三种形态：

M型（黏液型）、R型（粗糙型）和S型（光滑型），有荚膜的菌株菌落呈M型，黏稠并有光泽，对人体的毒力强；培养72小时，菌落可达3~4mm，菌落中心凹陷呈脐状。血液中的V因子通常处于抑制状态，经80~90℃加热10分钟，使V因子释放，故Hi在加热血平板上生长良好，培养18~24小时后生长成直径为0.5~0.8mm、无色透明或灰白色半透明、圆形、光滑、湿润、边缘整齐、露滴状的小菌落，不溶血；48小时后可形成直径1.0~1.5mm的灰白色较大菌落；有荚膜菌株的菌落呈轻度黏稠。当Hi与金黄色葡萄球菌在血琼脂平板上共同培养时，金黄色葡萄球菌能合成较多V因子，可促使Hi生长，故在金黄色葡萄球菌落周围生长的Hi菌落较大，离金黄色葡萄球菌落越远的菌落越小，此称为卫星现象（satellite phenomenon），有助于Hi的鉴定。在液体培养基中，有荚膜的菌株呈均匀浑浊生长，无荚膜的R型菌株则为颗粒状沉淀生长。

三、生化反应

Hi分解葡萄糖，产酸不产气，不分解乳糖或甘露醇，对麦芽糖、蔗糖或糊精的发酵不稳定。氧化酶、触酶阳性。有荚膜菌株产生吲哚，产生自溶酶，可被胆汁溶解。

四、分型

Hi的分型有荚膜型、血清型、生物型及外膜蛋白电泳凝胶电泳分型等多种，其中荚膜型、血清型对Hi致病性研究和菌苗研制意义重大。了解Hi的血清型和生物型对于指导Hi感染的治疗和预防具有重要意义。

1. 荚膜型和血清型

根据Hi细胞壁外荚膜多糖的有无，可将Hi分为有荚膜型和无荚膜型两类。荚膜型Hi含有荚膜多糖抗原，又称M抗原，具有型特异性，能刺激机体产生保护性抗体。应用型特异性免疫血清作为血清学分型，通常分为a、b、c、d、e、f共6个血清型。其中以b型（Hib）毒力最强，临床感染病例最多，脑膜炎和部分较严重的肺炎主要由该菌型引起，f型次之。b型菌株荚膜的磷酸聚核糖基核糖醇（PRP）具有抗吞噬和抗补体的作用。Hi无荚膜菌株，通过血清学无法分型，被命名为不可分型株（NTHi）。NTHi菌株的侵袭力较b型弱，但也可引起感染，包括中耳炎、会厌炎、化脓性关节炎、骨髓炎、心包炎和肺炎，尤其是老年人的慢性支气管炎，主要由该菌型引起。

近年来，发达国家由于普遍接种Hi疫苗，从而使Hib感染率相对降低，而NTHi感染率却相对增加。调查研究显示，Hib占肺炎发病10%的可能病原体，仅次于肺炎链球菌，排在第2位。另外，多数伴有菌血症的Hi肺炎和97%以上的Hi脑膜炎是由Hib引起的。但近来多数观点认为儿童Hi感染以b型居多，随着年龄增长，NTHi的比例增多，约25%成人体内检出有无荚膜菌株的抗体。在慢性阻塞性肺病患者中，无荚膜型菌株和肺炎链球菌常在急性上呼吸道病毒性感染基础上引起基础疾病急性加重。

2. 生物型

根据 *Hi* 对吲哚、脲酶及鸟氨酸脱羧酶反应结果的不同，将其分为Ⅰ、Ⅱ、Ⅲ、Ⅳ、Ⅴ、Ⅵ、Ⅶ、Ⅷ共八个型。大量研究表明，不同生物型与不同疾病以及不同来源的菌株均有一定的相关性。在脑脊液标本中以Ⅰ、Ⅱ型为主，呼吸道感染标本以Ⅴ、Ⅵ型常见。

五、抵抗力

Hi 对自然界的抵抗力较差，对消毒剂敏感，55℃ 30 分钟可导致其死亡，菌种在非冻干情况下难以保存。

六、耐药性

氨苄西林和阿莫西林是治疗 *Hi* 常用的首选药物，但近年来由于抗菌药物的广泛使用，出现了明显的耐药性。1972 年在欧洲首次报道对氨苄西林耐药的 *Hi*，随后 30 多年，其对 β- 内酰胺类抗菌药物、氯霉素、复方新诺明和大环内酯类等抗菌药物的耐药性不断上升。2005 ~ 2014 年 CHINET 流感嗜血杆菌耐药性监测数据显示，7983 株流感嗜血杆菌对复方新诺明耐药率最高且上升趋势最明显，由 2005 年的 44.4% 上升至 2014 年的 64.6%；对氨苄西林、氨苄西林 – 舒巴坦和阿奇霉素耐药率呈上升趋势，分别由 2005 年的 20.6%、11.8% 和 2.2% 上升至 2014 年的 41.8%、24.8% 和 14.2%；对头孢噻肟、环丙沙星和氯霉素耐药率近年有下降趋势；对阿莫西林 – 克拉维酸和头孢呋辛耐药率虽略有上升趋势，但仍低于 25%。儿童分离株对氨苄西林的耐药率和产酶率（36.7%、33.8%）均高于成人分离株（25.7%、22.5%），对环丙沙星的耐药率（4.7%）低于成人分离株（15.8%）（图 2-12-1，见彩图 6）。

1. *Hi* 对氨苄西林耐药的机制

主要是细菌产生的 β- 内酰胺酶分解抗菌药物使其失活，从而导致对以氨苄西林为主的 β- 内酰胺类抗菌药物敏感性下降。编码 β- 内酰胺酶的基因是由质粒介导或染色体突变引起，主要是由质粒介导的 TEM-1 型和 ROB-1 型酶，其中以 TEM-1 型最常见。有关研究显示，*Hi* 对氨苄西林的耐药机制，尤其是 Hib，90% 产生 TEM-1 型酶，只有 8% 产生 ROB-1 型酶，目前无同时产生两种酶的菌株存在。

β- 内酰胺酶阴性氨苄西林耐药菌株（β-lactamase negative ampicillin resistant，BLNAR）的耐药机制主要是青霉素结合蛋白（PBP）的结构改变，使与氨苄西林及其他 β- 内酰胺类抗菌药物的亲和力降低，不能被 β- 内酰胺酶抑制剂所抑制。国外有报道显示，BLNAR+β- 内酰胺酶阴性氨苄西林中介菌株（β-lactamase negative ampicillin-intermediate，BLNAI）分离率由 2000 年的 28.8% 快速上升至 2012 年的 63.5%。我国 BLNAR+BLNAI 共占 10.9%，提示 BLNAR 和 BLNAI 分离率存在地区差异性。此外，细胞膜通透性改变而引起细菌对药物摄取量减少和外排泵机制也可导致耐药。

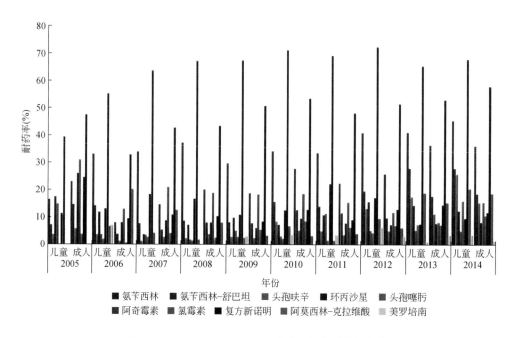

图 2-12-1 2005 ～ 2014 年流感嗜血杆菌耐药性变化

2. Hi 对氯霉素、四环素、复方新诺明、喹诺酮类抗菌药物的耐药机制

Hi 对氯霉素的耐药机制通常是由 cat 基因编码的质粒介导的氯霉素乙酰基转移酶引起，少数菌株是由于细胞膜通透性下降引起。对四环素的耐药机制主要与质粒介导的 tet（B）基因编码的外排泵系统有关，其次为产生核糖体保护蛋白或染色体突变导致外膜通透性下降。对复方新诺明耐药主要与质粒或转座子携带二氢叶酸还原酶的基因相关，其改变引起二氢叶酸还原酶产物增加，导致亲和力下降而产生耐药。对喹诺酮类耐药的菌株主要是由编码 DNA 解旋酶和拓扑异构酶Ⅳ上 A 亚单位的 gyrA 和 parC 基因变异引起。

3. Hi 多重耐药产生的机制

近年来许多研究发现了存在多重耐药的 Hi 菌株。不同的耐药基因可以整合在同一转座子或质粒上进行传播，进而导致多重耐药，这给临床治疗带来了相当大的困难。与 Hi 耐药机制相关的基因和基因产物见表 2-12-1。

表 2-12-1 与流感嗜血杆菌耐药机制相关的基因和基因产物

基因	基因产物	功能
bla$_{TEM}$	TEM 型 β- 内酰胺酶	水解 β- 内酰胺环
bla$_{ROB}$	ROB-1 型 β- 内酰胺酶	水解 β- 内酰胺环
ftsI	PBP3	作用靶位、参与细胞壁合成
dacA	PBP5	作用靶位、参与细胞壁合成

续表

基因	基因产物	功能
dacB	PBP4	作用靶位、参与细胞壁合成
acrA/acrB	AcrAB 外排泵	泵出细胞内药物
acrR	AcrR 外排泵	泵出细胞内药物
tet（B）	Tet（B）	将四环素泵出胞外
tet（M），tet（K）	Tet（M），Tet（K）	阻碍四环素与核糖体结合
cat	氯霉素乙酰氨基转移酶	催化氯霉素乙酰化

【流 行 病 学】

1. 传染源

人类是 *Hi* 的唯一宿主，传染源主要是患者和健康带菌者。儿童带菌率高于成人，主要位于鼻咽部，也可聚集在结膜和生殖道。不同国家、不同地区、不同年龄组带菌率不同。健康人群以 NTHi 带菌为主，占 75% ~ 95%。在成人患有慢性肺部疾病、心脏病、低丙种球蛋白血症和长期吸烟人群中，鼻咽部 Hib 分离率明显增加。

儿童主要致病菌为 Hib，常引起脑膜炎、会厌炎、肺炎、心包炎和血流感染等，其带菌率为 2% ~ 4%。其他型荚膜菌株（如 a 型、c 型及 f 型菌株）在上呼吸道的带菌率为 1% ~ 2%，很少引起感染。

2. 传播途径

主要通过呼吸道在人与人之间传播，也可通过直接接触分泌物传播。家庭中有呼吸道 *Hi* 感染患者时，家庭成员的带菌率增加，容易在家庭内流行。孕妇患有 *Hi* 阴道炎、血流感染等也可传给胎儿和新生儿。

3. 易感人群

本病具有两个高发年龄组，即 6 个月至 5 岁的婴幼儿组和有基础疾病的成人组。男女均可发病，在婴幼儿组男女之比约 1.5：1，成人组男女相当。新生儿由于有来自母体的被动免疫，故 2 个月内发病率低，3 个月至 3 岁儿童的血清抗体水平最低，此期易发生感染。5 岁后发病率逐渐下降。长期吸烟人群、年老体弱和患有慢性肺部疾病、心脏病、低丙种球蛋白血症或免疫功能受到损伤者（糖尿病、肝硬化、恶性肿瘤患者，以及接受放疗、化疗、免疫抑制剂治疗者和 HIV 感染者）亦为易感人群。

【发 病 机 制】

通常情况下，定植的 *Hi* 并不致病。细菌自口咽部吸入气管或支气管后即被纤毛运动排出体外。同时，呼吸道黏膜分泌物中的分泌型 IgA 可以保护机体免受感染。但当机体抵抗力降低、免疫功能不完善时即可造成感染，从而发生肺炎，甚至败血症、化脓性脑膜炎而危及生命。本病易发生于 6 个月至 5 岁的婴幼儿，这与机体的免疫防御状态有关。大多数母乳喂养的婴儿可以从母体中获得抗 *Hi* 荚膜多糖抗体而获得被动免疫，但随着婴儿年龄的增长而逐渐减弱甚至消失，年长儿和成年人由于免疫系统已健全，感染后可获得保护性抗体。因此，小于 6 个月的婴儿及年长儿、成年人 *Hi* 肺炎较少见。但近年文献报道上述年龄组发病率有增高趋势，可能与检测技术的提高、耐药菌株的增加及细菌毒力的改变有关。

Hi 主要的致病物质为内毒素、荚膜、菌毛和酶类。除内毒素外，*Hi* 可产生组胺，使支气管平滑肌收缩，分泌黏液，上皮细胞的渗透性增加，并能破坏纤毛运动。致病性 *Hi* 具有 IgA 蛋白酶，能水解呼吸道黏膜的分泌型 IgA 而发挥致病作用。

婴幼儿 *Hi* 感染患者开始常为气管 – 支气管感染，发展成化脓性支气管炎，支气管黏膜上皮细胞坏死，部分黏膜与基底膜分离，细支气管及其周围淋巴细胞及中性粒细胞浸润，引起细支气管炎，细菌侵犯肺泡并在肺泡内生长繁殖，引起肺毛细血管扩张、充血，肺泡水肿、渗出，中性粒细胞趋化，吞噬活性增强，伴随炎性渗出物的产生而导致肺实变。成人患者病变多呈支气管肺炎表现，大叶性分布亦不少见，甚至可见两叶或两叶以上肺受累。可发生于任何部位，以下叶多见，病变融合引起肺组织坏死，甚至出现空洞，形成肺脓肿，延及胸膜则形成胸腔积液和脓胸。此外，细菌可侵入血液循环，形成败血症，通过血液循环达到脑膜是脑膜炎最常见的侵入途径。中耳炎、乳突炎患者细菌也可直接侵犯脑膜。细菌侵入脑膜后引起蛛网膜及软脑膜炎症，开始时脓性渗出物多在大脑顶部，进而蔓延至脑底及骨髓膜，有时累及脑实质，产生脑炎及脑脓肿。

【临 床 表 现】

Hi 引起的疾病谱较广泛，法国小儿感染 *Hi* 疾病中，脑膜炎约占 64%，会厌炎占 7%，肺炎占 7%，关节炎占 7%，败血症占 6%。我国 *Hi* 感染以脑膜炎和下呼吸道感染尤为多见。

1. 脑膜炎

Hi 脑膜炎是 *Hi* 所致的较为严重的感染。其突出特点为发病年龄小，婴幼儿易感性高，大量报道显示发病年龄主要集中在 5 岁以下，尤其是 2 岁以下，且以 4 ~ 18 个月年龄组最为危险，尤其是未接种疫苗者，成人少见，本病全年均可发病，秋、冬季节最高，呈散发性。部分病例首先出现上呼吸道感染或中耳炎症状，然后出现脑膜炎的症状，与其他化脓性脑膜炎症状相仿。成年人多有原发病灶，如鼻旁窦炎、肺炎、会厌炎等，特别易发生于头部创伤或有脑脊液漏者，致病菌多为 Hib。

常见的临床表现为：发热和中枢神经系统功能改变，如呕吐、嗜睡，通常无颈项强直。随病情进展，可出现抽搐、昏迷或休克。病死率成人为 10% ~ 20%。存活者后遗症发生率为 30% ~ 40%，主要为视觉、听觉障碍，智力迟钝，偏瘫及运动功能异常。

2. 肺炎

在儿童主要为 Hib 感染，成人则主要为 NTHi 感染。*Hi* 感染肺炎主要见于冬、春季节，

3 岁以下儿童多见，成年患者多存在慢性呼吸系统疾病。主要表现为支气管肺炎、节段性肺炎，甚至大叶性肺炎。半数胸膜受累，但发生脓胸者少见，咳嗽较重。预后取决于患者原来的健康状况，病死率可达 30% 以上。

3. 会厌炎

主要由 Hib 引起，2 ~ 7 岁为发病高峰年龄，成人也较为常见。初起时多隐匿，误认为感冒，数小时后咽痛和吞咽痛迅速加剧，儿童主要表现为突然发作的会厌水肿，进而出现呼吸困难、喉间喘鸣，病情进展迅速，出现吸气性呼吸困难，甚至窒息。成人表现为咽痛，进行性吞咽困难、流涎，进一步发展出现呼吸困难。治疗需紧急气管切开及抗菌治疗。本病死亡率高，发达国家为 2%，发展中国家约为 20%。

4. 喉、气管及支气管炎

Hi 常寄生于上呼吸道，在抵抗力低下时，容易引起局部感染。本病以幼儿多见，其次多发于年老体弱及某些疾病情况下免疫低下的成人。感染可累及整个喉、气管及支气管炎，导致进行性气道阻塞和呼吸困难，表现为喘息和气促。成人中常见于既往存在慢性支气管炎或支气管扩张等疾病的患者。气管炎多由 NTHi 引起，并与支气管扩张、囊性纤维形成有关。

5. 血流感染

本病发病高峰年龄亦为 2 岁以下儿童，在有基础疾病（包括慢性阻塞性肺病、糖尿病、肿瘤、慢性酒精性中毒、脾切除和 HIV 等免疫力低下）的成人中也可发病。临床表现与其他革兰氏阴性菌血流感染症状相似，有发热、食欲下降，外周血中性粒细胞增多，并可迅速进展，出现脓毒性休克而死亡。

6. 泌尿生殖道及妇产科感染

本菌可引起子宫内膜炎、输卵管炎及脓肿、宫颈炎、阴道炎、尿道炎、产褥热、新生儿菌血症等。生物型 IV 型多见于泌尿生殖道感染，故也被称为泌尿生殖道型。

7. 其他

中耳炎和鼻窦炎常由致病力相对较弱的 NTHi 引起。蜂窝织炎多见 2 岁以下儿童，主要表现为发热、局部肿胀、牙痛，皮肤呈红蓝色，常见于颊部和眼眶周围。软组织受累在数小时内迅速发展，常可合并血流感染。胆道感染可引起慢性胆囊炎和胆石症。化脓性关节炎可单一关节受累，也可多关节受累。其他如心包炎、亚急性心内膜炎、骨髓炎少见。

8. 继发感染

常发生在流行性感冒、麻疹、百日咳、肺结核等呼吸道感染后，亦常为慢性支气管炎继发感染的病原，还可使儿童在病毒感染之后继发鼻窦炎、中耳炎。

【实验室检查】

一、病原学检查

1. 涂片

直接检查肺炎患者的痰，脑膜炎患者的脑脊液，化脓性感染病灶处脓性分泌物，均可做涂片染色检查，如发现革兰氏阴性小杆菌或多形态杆菌，结合临床，可做初步诊断。

2. 细菌培养

由 Hib 所致的会厌炎，根据典型临床表现即可确诊。*Hi* 脑膜炎等感染与其他细菌性脑膜炎等表现并无不同，最可靠的诊断依据是由血液、脑脊液中及局部分泌物中查到病原菌；将血液、脑脊液标本先增菌培养，再转种巧克力琼脂平板或选择性巧克力琼脂平板，经 37℃培养 24 ~ 48 小时。根据菌落形态、涂片染色、卫星现象，X、V 因子需求与否，定种，再做生化试验和荚膜肿胀试验分型。以免疫化学方法鉴定新分离菌的荚膜肿胀反应及从上述体液、浓缩尿等标本中检查荚膜物质，也可作为佐证。咽培养和痰培养则不能排除为带菌所致，须结合临床及其他检查综合考虑。

在培养过程中，以下方法可提高培养阳性率：①初次培养应在 5% ~ 10% CO_2 环境；②培养基中添加 X、V 因子；③应用选择性培养基，如巧克力琼脂中加一定量抗菌药物，1ml 培养基中含万古霉素 50μg，杆菌肽 300μg，克林可霉素 1μg，嗜血杆菌分离率可达96.7%。

3. 免疫学检测

应用对流免疫电泳（CIE）和乳胶凝胶法可检测血、尿的 Hib 抗原。有研究对细菌性脑膜炎患儿的脑脊液进行细菌培养和 CIE 检测 Hib 抗原发现，细菌培养阳性率为 13.3%（8/60），CIE 阳性率为 90%（54/60）；其中 Hib 培养阳性率 5.0%（3/60），CIE 检测阳性率 51.7%（31/60）。另外应用 *Hi* 的 OMP 单克隆抗体 P2 ~ 4 几乎可识别所有 Hib 菌株，P2 ~ 18 可识别所有 *Hi* 菌株，包括 NTHi。如果应用 ELISA 法检测血、尿 Hi-OMP 抗原等具有较高的检测阳性率。临床上在培养结果阴性时，通过检测体液中 PRP 抗原来辅助诊断。

4. 分子生物学方法

（1）聚合酶链反应法（PCR）：应用 PCR 不但能检测各种标本中的 *Hi*，而且可以区分耐药和敏感菌株，该方法敏感、简便、快捷，可用于 *Hi* 早期诊断、指导临床治疗。但该法存在假阳性率高的特点，限制了其临床应用。

（2）反向斑点杂交法：其将 PCR 和分子杂交技术结合，检测结果与培养法基本一致。点有探针的膜可以预先制备，节省后续杂交时间，整个操作在 1 天内可获得检查结果，具有早期、快速、特异性高的特点。

二、血常规

血白细胞计数，轻症者可在正常范围，重症者则可增高达 10×10^9/L 以上，中性可占 80% 以上。

三、脑脊液检查

与其他化脓性脑膜炎相似，蛋白增多，糖和氯化物减少，白细胞计数增多达 1000×10^6/L 以上，多核细胞占多数。

四、影像学检查

依据患者感染部位可选择进行 X 线拍片、CT 等检查以协助诊断。肺炎者 X 线表现与肺炎球菌肺炎相似。

【诊断及鉴别诊断】

一、诊断

主要依据细菌培养和血清免疫学检查的结果及临床表现做出诊断。

1. 临床表现

Hi 可引起全身多部位的感染，可有肺炎、脑膜炎、心内膜炎、骨髓炎、化脓性骨关节炎、泌尿生殖道感染等。局部感染可有中耳炎、鼻窦炎、乳突炎、会厌炎和皮肤软组织感染等。对于 5 岁以下的儿童若出现呼吸道症状，并出现其他部位感染的临床表现，应考虑到本病的可能。

2. 实验室检查

正确诊断取决于病原学检查。尽快进行血、尿、脓、痰及脑脊液等标本的细菌培养，同时做脓、痰、脑脊液的涂片细菌检查，可采用检测体液中 *Hi* 荚膜多糖抗原的方法（CIE、乳胶凝集法或酶联免疫 ELISA 法），对早期诊断具有一定的意义。

二、鉴别诊断

由于 *Hi* 肺炎的临床表现缺乏特异性，易与其他肺炎相混淆，如克雷伯肺炎杆菌肺炎、大肠埃希菌肺炎、铜绿假单胞菌肺炎、厌氧菌性肺炎、军团菌肺炎等，应注意仔细鉴别；同时应和肺结核、肺癌、肺栓塞症及非感染性肺部浸润性疾病相鉴别。

【治　疗】

一、一般及对症治疗

根据患者的不同疾病给予相应的对症处理。例如肺炎患者的祛痰镇咳，脑膜炎患者的脱水降颅压及防治脑水肿等。

二、病原学治疗抗菌药物的选择

对老年人或者有慢性基础疾病的患者出现感染征象时，尤其对院外获得性感染，应考虑 *Hi* 感染的可能性，并及时进行病原学检查及药敏试验，根据药敏结果选择有效抗菌药物治疗。对暂无药敏结果者，选择合适的抗菌药物需要考虑到细菌对抗菌药物敏感性的地域差异，同时也要根据病情的严重程度进行选择（表 2-12-2）。可经验性地首选含 β- 内酰胺酶抑制剂的青霉素类，第二代、第三代头孢菌素，氟喹诺酮类，阿奇霉素等酌情选用，氨基糖苷类因有耳、肾毒性，老年人慎用。

表 2-12-2 抗菌药物的常用剂量和用法

抗菌药物	用法	剂量
氨苄西林	肌内注射或静脉滴注	成人 3 ~ 6g/d，儿童 50 ~ 100mg/（kg·d），分 2 ~ 4 次注射
	口服	成人每天 2 ~ 4g，儿童 25mg/（kg·d），分 2 ~ 4 次
阿莫西林 / 克拉维酸	5∶1 注射剂静脉滴注	成人每次 1.2g，儿童每次 30mg/kg，每 8 小时一次，严重感染者可增加至每 6 小时一次
	7∶1 口服剂口服	成人每次 0.375 ~ 0.75g，儿童每次 20 ~ 30mg/kg，每 8 小时一次
氨苄西林 / 舒巴坦	2∶1 注射剂静脉滴注	成人 1.5 ~ 12g/d（其中舒巴坦钠每日剂量最高不超过 4g），儿童 100 ~ 200mg/（kg·d），每 6 ~ 12 小时一次
头孢呋辛（酯）	肌内注射或静脉注射	成人 4.5 ~ 6g/d，儿童 30 ~ 100mg/（kg·d），分 2 ~ 4 次给药，用于脑膜炎治疗时，1 天最高剂量不超过 9g
	口服	成人 250 ~ 500mg，儿童为每日 20 ~ 30mg/（kg·d），分 2 次服用
头孢克洛	口服	成人每次 0.25 ~ 0.5g，儿童每次 10 ~ 14mg/kg，每 8 小时一次
头孢噻肟	肌内注射或静脉注射	成人每次 1 ~ 2g，儿童每次 15 ~ 50mg/kg，每 6 ~ 8 小时一次
头孢曲松	肌内注射或静脉注射	成人每天 0.5 ~ 1g，严重感染 2g，每 12 小时一次；儿童 50 ~ 80mg/（kg·d），用于脑膜炎治疗时，可给予 100mg/（kg·d）（不超过 4g），每 12 小时一次
阿奇霉素	口服	成人首日 0.5g，以后 0.25g/d，连服 5 天；儿童 10mg/（kg·d），连服 3 天，停用 4 天为一疗程
左氧氟沙星	静脉注射	成人每天 0.1 ~ 0.3g，分 1 ~ 2 次注射或每次 0.5g，每日一次
	口服	成人每次 0.1 ~ 0.5g，每日 2 次

（1）对出现脑膜炎、会厌炎和重症肺炎等严重危及生命的病情时，可首先经验性选择静脉第二代、第三代头孢菌素类，如头孢呋辛、头孢噻肟或头孢曲松等，此类抗菌药物

对 *Hi* 的抗菌活性佳，并可在脑脊液中达到有效药物浓度。如果药敏结果显示为非产酶菌株，对氨苄西林敏感者可选择氨苄西林；对青霉素过敏者可选择氯霉素，但氯霉素对血液系统的不良反应大而临床极少使用。

（2）如果为慢性支气管炎急性发作、中耳炎等非危及生命的感染，可选择阿莫西林 / 克拉维酸，第二代、第三代口服头孢菌素，亦可选择阿奇霉素或喹诺酮类。

（3）用法、剂量和疗程：剂量和疗程依据病情轻重而定，轻症者可口服用药，重症者则应静脉给药。对非耐药菌株，氨苄西林口服，成人 2 ~ 4g/d，分 2 ~ 4 次口服；注射或静脉给药，成人 3 ~ 6g/d，儿童 50 ~ 100mg/（kg·d），分 2 ~ 4 次注射。头孢呋辛静脉注射或肌内注射，成人 4.5 ~ 6g/d，儿童 30 ~ 100mg/（kg·d），分 2 ~ 4 次给药，用于脑膜炎治疗时，1 日最高剂量不超过 9g。头孢曲松，成人和 12 岁以上儿童每次 0.5 ~ 1g，每日一次，严重感染 2g，每 12 小时一次；儿童 50 ~ 100mg/（kg·d），分 2 次肌内注射或静脉给药，用于脑膜炎治疗时，可给予 100mg/（kg·d），每 12 小时一次。四环素类药物也有效，但孕妇、肾功能损害的患者或 10 岁以下的儿童应禁用。

一般疗程为 7 ~ 14 天，或者用药后症状、体征及实验室检查好转 3 ~ 5 天后停用。如果为脑膜炎、心内膜炎或骨髓炎等，疗程需要 3 ~ 6 周。

三、预防

Hib 是通过飞沫直接传播的，儿童、老年人及抵抗力低下的患者更容易感染，因此积极采取有效的预防措施至关重要。主要的预防措施包括化学预防和疫苗预防。

1. 化学预防

大量研究发现，未实施化学预防措施的儿童具有继发性感染的危险。6 岁以下儿童在首发患者出现后 1 个月内继发感染小儿 *Hi* 的风险可达 0.3% ~ 0.4%，特别在托幼机构更为突出。因此，有专家建议，在出现首发病例后，应立即组织化学预防，即采用口服利福平预防，每次 20mg/kg（每天最大剂量为 600mg），每日一次，共 4 天。

2. 疫苗预防

截至 2015 年底，Hib 疫苗已在 191 个国家推行。其中，Hib 三剂疫苗的全球覆盖率估计为 64%，但区域之间差异很大。在美洲区，估计覆盖率达到 90%，而在西太平洋区和东南亚区仅分别达到 25% 和 56%。

Hib 可刺激机体产生保护性抗体，但持续时间短，因而疫苗的改进成为近年来的重要课题。最初从细菌荚膜多糖、多聚核糖磷酸盐（polyribosylribitol phosphate，PRP）提取的 Hib 疫苗用于 18 月龄以上的儿童，预防 Hib 所致疾病，但对更小年龄段的婴幼儿则无效。0.15μg/ml 的抗 PRP 即可针对 Hib 所致疾病提供即刻保护，当滴度达到 1μg/ml 即可提供长期保护。现已开发出将 PRP 与免疫原性载体蛋白相偶联的疫苗。这些疫苗的免疫原性非常强，且能诱导 T 细胞依赖的免疫应答，重复注射可加强抗体应答。偶联疫苗可用于年幼至 2 月龄的婴儿，因此可以为最易受到 Hib 侵袭的 1 岁以内的婴儿提供保护。目前有 4 种 Hib 偶联疫苗上市：Hib 荚膜多糖结合白喉类毒素（PRP-D）、Hib 寡糖 – 白喉变异类毒素

CRM197 结合菌苗、*Hi* 荚膜多糖结合脑膜炎奈瑟球菌外膜蛋白菌苗、Hib 荚膜多糖结合破伤风类毒素（PRP-T）菌苗。其中，PRP-D 只能作为加强针使用。这些疫苗的耐受性极好，只有约 25% 的接种者会出现轻微的局部反应，全身反应很少发生，严重不良反应罕见。

【　预　　后　】

预后与患者的年龄、有无基础疾病或并发症有关。婴幼儿患者病死率为 5%，其中 90% 为多系统病变，如脑膜炎或急性会厌炎。年龄大于 50 岁且有基础疾病的成人患者病死率为 30%。婴幼儿患者肺炎吸收后可遗留肺囊肿或肺大疱改变。中枢神经系统后遗症主要为视觉、听觉障碍，智力迟钝，偏瘫及运动功能异常。

（喻　玮　肖永红）

第十三节　志贺菌感染

【　引　　言　】

在世界范围内，尤其是在发展中国家，志贺菌是细菌性腹泻的一个常见病因。志贺菌属引起的肠道疾病称为细菌性痢疾（简称菌痢），数量低至 10 ~ 100 个细菌就能致病，通过粪 - 口途径感染和传播，终年散发，夏秋季节可引起流行。志贺杆菌主要侵犯结肠黏膜，可出现弥漫性化脓性炎症。主要表现为腹痛、腹泻、里急后重、黏液脓血便等，可伴有发热及全身中毒症状，严重者可出现感染性休克和（或）中毒性脑病。一般为急性，少数迁延为慢性。

【　病　　原　　学　】

志贺菌是不动的兼性厌氧革兰氏阴性杆菌，是肠杆菌科志贺菌属的成员。

1. 抗原结构

志贺菌属细菌抗原结构由细菌抗原 O 及表面抗原 K 组成。根据 O 抗原决定的群及型特异性，可将志贺菌分为 4 群：痢疾志贺菌（A 血清群）、福氏志贺菌（B 血清群）、鲍氏志贺菌（C 血清群）和宋内志贺菌（D 血清群）；以及 47 个血清型或亚型：A 群 15 个、B 群 13 个、C 群 18 个、D 群 1 个。我国福氏型多见，宋内型次之，但不同地区、不同时期占优势的流行菌型不完全相同。

2. 抵抗力

志贺杆菌存在于患者及带菌者的粪便中，抵抗力弱，怕热耐寒，对日光照射、煮沸等抵抗力差，对化学剂及消毒剂敏感，55℃加热 1 小时或 66℃加热 10 分钟死亡，在蔬菜、水果及生活用品表面可存活 1 ~ 2 周，抵抗力强弱依次为：宋内型、福氏型、鲍氏型、痢疾型。在非选择培养基上正常肠道细菌的生长要超过志贺杆菌，故实验室为区分出它，需要特殊培养基。

3. 志贺菌属变异及耐药

志贺菌属容易出现变异，如菌落变异、生物特性变异、抗原变异、耐药性变异、毒力变异及其他变异。志贺菌属的耐药性也随着抗菌药物的广泛使用而日益严重。多重耐药的主要传播途径是携带抗生素耐药基因的质粒(R- 质粒)的水平转移，可对氨苄西林、氯霉素、四环素、磺胺类、链霉素和甲氧苄啶等多种抗菌药物耐药。在亚洲，65% ~ 85% 的分离株对萘啶酸和复方磺胺甲噁唑耐药，20% ~ 30% 对氟喹诺酮类耐药，已报道对头孢曲松和阿奇霉素的耐药性水平逐渐升高。在越南部分地区传播分布的一种克隆菌株显示出对第三代头孢菌素类和氟喹诺酮类耐药。

【流 行 病 学】

志贺杆菌属感染流行病学特点是传染源广泛，传播途径复杂，人群的易感性高，菌群、菌型多样，各组、各血清型之间无交叉免疫，病后免疫力不持久，易发生反复感染，与卫生条件有关，发展中国家发病率较高。

1. 传染源

传染源主要是患者及带菌者。在急性期患者的脓血便中菌量最多，每克粪便中可有 10^5 ~ 10^8 个菌，传染性极强。恢复期患者带菌可达 2 ~ 3 周，有的可长达数月。慢性菌痢患者排菌可达数年。慢性菌痢患者及无症状带菌者临床症状常不典型，易被漏诊或误诊，因此其流行病学意义重大。

2. 传播途径

细菌性痢疾主要通过粪 – 口途径传播。志贺菌可以通过摄入受污染的食物和水传播，也可通过人际接触直接传播。

3. 人群易感性

人群普遍易感，儿童、老年人、免疫缺陷者更易感。病后免疫力短、不稳定，不同菌群与血清型之间无交叉免疫，易复发与再燃。

4. 流行特征

在发展中国家，志贺菌属感染是发病和死亡的重要病因。在世界范围内，每年发生志贺菌属感染的病例数约为 1.65 亿，其中有 100 万例死亡。终年散发，有明显的季节性，夏季、雨季高发。

【发 病 机 制】

1. 发病机制

志贺菌进入机体后是否发病取决于三个方面：细菌的数量、致病力及人体的抵抗力。

痢疾菌经口进入消化道后，在抵抗力较强的健康人可被胃酸大部分杀灭，即使有少量未被杀灭的病菌进入肠道，亦可通过正常肠道菌群的拮抗作用将其排斥。此外，在有些过去曾受感染或隐性感染的患者中，其肠黏膜表面有对抗痢疾杆菌的特异性抗体（多属分泌性IgA），能排斥痢疾杆菌，使之不能吸附于肠黏膜表面，从而防止菌痢的发生。而当人体全身及局部抵抗力降低时，如一些慢性病、过度疲劳、暴饮暴食及消化道疾患等，即使感染少量病菌也容易发病。

痢疾杆菌在侵袭蛋白作用下侵入肠黏膜上皮细胞，通过基底膜侵入黏膜固有层，并在该处进一步繁殖，在其产生的毒素作用下，迅速引起炎症反应，其强度与固有层中的细菌数量成正比，破坏黏膜，形成炎症、溃疡，出现典型的脓血黏液便。菌体内毒素吸收入血，引起全身毒血症，如发热、神志障碍甚至中毒性休克等。内毒素还作用于肠壁自主神经系统，致肠功能紊乱、肠蠕动失调和痉挛，尤其是直肠括约肌痉挛最为明显，出现腹痛、里急后重等症状。

中毒性菌痢的发病机制可能是特异性体质对细菌内毒素的超敏反应，产生儿茶酚胺等多种血管活性物质，引起急性微循环障碍、感染性休克、DIC 等，导致重要脏器功能衰竭，以脑组织受累较重。

部分志贺菌还可产生外毒素，称志贺毒素，为蛋白质，不耐热，75 ~ 80℃ 1 小时被破坏。该毒素具有三种生物活性：①神经毒性，作用于中枢神经系统，引起四肢麻痹、死亡；②细胞毒性，对肝细胞、肾细胞均有毒性；③肠毒性，具有类似大肠杆菌、霍乱弧菌肠毒素的活性，可以解释疾病早期出现的水样腹泻。

2. 病理解剖

病变可累及整个结肠，以乙状结肠与直肠等部位最显著。

急性细菌性痢疾其典型病变过程为初期的急性卡他性炎、随后的特征性假膜性炎和溃疡形成，最后愈合。早期黏液分泌亢进，黏膜充血、水肿、中性粒细胞和巨噬细胞浸润，可见点状出血、微小脓肿。病变进一步发展，黏膜浅表坏死，在渗出物中有大量纤维素，后者与坏死组织、炎症细胞和红细胞及细菌一起形成特征性的假膜，假膜首先出现于黏膜皱襞的顶部，呈糠皮状，随着病变的扩大可融合成片，假膜一般呈灰白色，如出血明显则呈暗红色，如受胆色素浸染则呈灰绿色。大约 1 周，假膜开始脱落，形成大小不等、形状不一的"地图状"溃疡，溃疡多较浅表，多限于黏膜下层，故肠穿孔和肠出血少见。经适当治疗或病变趋向愈合时，肠黏膜渗出物和坏死组织逐渐被吸收、排出，经周围健康组织再生，缺损得以修复。毒素也可引起内脏病变，表现为肝、肾小管、心肌、脑细胞变性。中毒性菌痢的结肠病变很轻，但显著的病变为全身小动脉痉挛和渗出性增加，脑干出现神经变性、浸润和点状出血。部分肾上腺皮质出血甚至萎缩。

慢性期菌痢：可有轻度充血和水肿，黏膜苍白增厚感或呈颗粒状，血管纹理不清，可见瘢痕、息肉，但肠壁因瘢痕组织收缩呈肠腔狭窄者少见。

【临床表现】

潜伏期数小时至7天，多数为1~2天。痢疾志贺菌感染的表现一般较重，宋内志贺菌引起者较轻，福氏菌感染介于两者之间，但易转变为慢性。临床上根据病程长短分为急性和慢性菌痢。

一、急性菌痢

1. 普通型（典型）

起病急骤，畏寒、寒战伴高热，继以腹痛、腹泻和里急后重，每天排便数次甚至数十次，呈黏液便或脓血便，量少，左下腹压痛伴肠鸣音亢进。一般1~2周内逐渐恢复或转为慢性。

2. 轻型（非典型）

全身毒血症状和肠道表现均较轻，腹痛、里急后重不明显，腹泻次数每日不超过10次，大便有黏液，无脓血，病程短，一般少于7天，少数发展为慢性。

3. 中毒型（暴发型）

多见于2~7岁体质较好的儿童，成人偶有发生。起病急骤，以高热惊厥、神志障碍（轻者嗜睡、重者昏迷）为最初症状，临床表现为严重的中毒症状，休克或中毒性脑病，而痢疾症状常常缺如。24小时后方可出现腹泻与痢疾样大便。按临床表现可分为以下3型：

（1）休克型（周围循环衰竭型）：主要表现为周围循环衰竭，早期面色苍白、皮肤发花、口唇、甲床发绀，四肢凉，脉细数，皮肤湿冷，血压正常或偏低，脉压差变小，少尿，晚期出现血压明显下降或测不出，伴不同程度意识障碍，弥散性血管内凝血（DIC），甚至出现心、脑、肾、肺等多个器官功能障碍甚至衰竭，危及生命。

（2）脑型（呼吸衰竭型）：以中枢神经系统症状为主要临床表现，主要表现为惊厥、昏迷和呼吸衰竭。早期表现为嗜睡、烦躁、频繁呕吐、呼吸增快、肌张力增强，后期神志不清、频繁惊厥、血压升高、瞳孔忽大忽小、大小不等、对光反射明显迟钝或消失、呼吸深浅、不均匀、节律不整，呈叹息样呼吸，最后减慢以至停顿。表现为脑水肿、颅内压增高甚至脑疝。

（3）混合型：是预后最为凶险的一种，兼有上述两型表现，病死率极高。

二、慢性菌痢

病程超过2个月即称慢性菌痢。下列因素易使菌痢转为慢性：①急性期治疗不及时或为耐药菌感染；②营养不良；③合并慢性疾患如胃肠低、胆囊炎、肠道寄生虫病及机体免疫功能障碍、sIgA缺乏者；④福氏菌感染等因素。根据临床表现可分为以下三型：

（1）慢性迁延型：急性菌痢后，病情长期迁延不愈，有不同程度的腹部症状，或有长期腹泻，或腹泻与便秘交替，大便经常或间歇带有黏液或脓血，可长期间歇排菌。

（2）急性发作型：半年内有菌痢病史，因某种因素如饮食不当、受凉、劳累等而急性发作，症状似急性菌痢，但发热、全身中毒症状不明显。

（3）慢性隐匿型：一年内有菌痢史，较长期无临床症状，但大便培养阳性，乙状结肠镜检查有黏膜炎甚至溃疡等表现，是重要传染源。

【实验室检查】

一、一般检查

（1）血常规：白细胞轻中度增多，可达 $10 \times 10^9/L \sim 20 \times 10^9/L$，以中性粒细胞增多为主。

（2）便常规：外观呈黏液脓血便。镜检可见大量白细胞（＞15/HP）、脓细胞及少量红细胞，如有巨噬细胞更有助于诊断。

二、病原学检查

（1）细菌培养：粪便培养出志贺菌可以确诊。抗菌药物使用前，注意标本采集需新鲜，取脓血部位，及时、早期、多次送检有助于提高细菌培养的阳性率。

（2）特异性核酸检测：灵敏度高、特异性强、快速、简便，特别适用于细菌培养阴性的患者，但临床较少开展。

（3）免疫学检查：检测抗原具有早期、快速的优点，对菌痢早期诊断有一定的帮助，但粪便中抗原成分复杂，容易出现假阳性。

三、结肠镜、影像学检查

（1）乙状结肠镜检查：急性期可见肠黏膜弥漫性充血、水肿、点片状出血、浅表溃疡等，一般宜在急性症状缓解后进行。慢性期肠黏膜肥厚，可见溃疡或息肉形成。在病变部位取渗出物做细菌培养，阳性率高于大便培养。

（2）钡剂灌肠 X 线检查：适用于慢性患者，慢性期可见肠道痉挛、动力改变、结肠袋消失、肠腔狭窄、肠黏膜增厚等。

【诊断及鉴别诊断】

一、诊断

（1）流行病学史：夏秋季发病，1 周内有菌痢患者接触史或不洁饮食史。

（2）临床表现：①有腹痛、腹泻、里急后重、黏液脓血便、左下腹压痛，考虑普通型菌痢；②儿童有高热、惊厥、意识障碍、呼吸、循环衰竭，胃肠道症状轻微，考虑中毒型菌痢；③菌痢病程超过 2 个月考虑慢性菌痢。

（3）辅助检查：白细胞、中性粒细胞数增多，大便常规可见大量白细胞、脓细胞、少量红细胞，可临床诊断，确诊依靠粪便细菌培养阳性。慢性患者可做乙状结肠镜检查帮助诊断。

二、鉴别诊断

（1）急性普通型菌痢应与阿米巴痢疾、沙门菌肠炎、副溶血性弧菌炎、霍乱与副霍乱、弯曲菌肠炎、病毒性肠炎等感染性腹泻鉴别，还需与肠套叠及坏死性小肠炎相鉴别。

（2）中毒性菌痢应与高热惊厥、中毒性肺炎、流行性乙型脑炎、脑型疟疾脱水性休克、重度中暑等相鉴别。

（3）慢性菌痢应与慢性阿米巴痢疾、慢性非特异性溃疡性结肠炎、肠结核、直肠癌、结肠癌、肠道菌群失调等相鉴别。

【治　　疗】

一、急性菌痢的治疗

（一）一般治疗

休息，消化道隔离（隔离至临床症状消失，大便培养连续两次阴性），给予流质或半流质饮食，忌食生冷、油腻和刺激性食物；补充水分，维持水、电解质、酸碱平衡，轻度脱水可给予口服补液，脱水明显的患者需静脉补液，酸中毒时可适当补碱。高热可物理降温，必要时给退热药物。痉挛性腹痛可予以阿托品等对症处理。腹泻是机体启动的一种保护机制，可以排出一定数量的细菌及毒素，因此应尽量避免反复使用解痉剂及止泻剂，否则可能会延长病程、加重病情。

（二）抗菌治疗

（1）氟喹诺酮类药物抗菌谱广，口服吸收好，不良反应小，可作为首选药物。诺氟沙星 400mg，口服，每日 2 次；环丙沙星 500mg，口服，每日 2 次，或 400mg 静脉滴注，每 12 小时 1 次；氧氟沙星 200 ~ 300mg，口服，每日 2 次，或 200mg 静脉滴注，每 12 小时 1 次；左氧氟沙星 200mg，口服，每日 2 次；疗程 5 ~ 7 天。近年来，该类药物的耐药菌株明显增多。孕妇、哺乳期妇女、儿童不宜使用，该类人群推荐使用第三代头孢菌素。

（2）复方磺胺甲噁唑（SMZ-TMP）每次 2 片，每日 2 次；儿童 50mg/（kg·d），疗程 5 ~ 7

天。有肝病、肾病、磺胺过敏及白细胞减少症者忌用。

（3）氨基糖苷类庆大霉素成人每天 160～240mg（16 万～24 万 U）；儿童 3～5mg/（kg·d），分 2 次肌内注射。阿米卡星：成人 200～400mg，口服，每日 2 次；儿童 10mg/（kg·d），分 2 次肌内注射。婴幼儿不宜使用，使用时应密切随访肾功能。

（4）其他抗菌药物阿莫西林、磷霉素、第一代头孢菌素、第二代头孢菌素等均可选用，但因志贺菌对抗生素的耐药性逐年增长，甚至呈多重耐药，因此根据当地流行菌株的药敏试验或患者大便培养的药敏结果选择敏感抗生素尤为重要。

（5）盐酸小檗碱（黄连素）0.3～0.4g，每日 4 次，疗程均为 7 天。可与抗生素同时使用。

二、中毒性菌痢的治疗

本型来势迅猛，应及时针对病情采取综合性措施抢救。治疗原则为迅速降温，控制惊厥，解除微循环障碍，积极防止休克、脑水肿及呼吸衰竭，及时应用有效的抗菌药物治疗。

（一）抗菌治疗

药物选择、剂量、用法同急性期，首选静脉用药，必要时可多种抗菌药物联合应用，待病情稳定后减少药物种类和剂量或改为口服用药。

（二）高热和惊厥的治疗

高热易引起惊厥而加重脑缺氧和脑水肿，可予以冷生理盐水 1000ml 灌肠，应用安乃近及物理降温，无效或伴躁动不安、反复惊厥者，可给予亚冬眠疗法，以氯丙嗪与异丙嗪各 1～2mg/kg 肌内注射，必要时静脉滴注，病情稳定后延长至 2～6 小时注射一次，一般 5～7 次即可撤除，尽快使体温保持在 37℃左右。盐酸氯丙嗪（冬眠灵）具有安定中枢神经系统和降温的作用，可降低组织耗氧量，抑制血管运动中枢，可使小动脉和小静脉扩张，从而改善微循环和增进脏器的血流灌注。还可给予地西泮 0.3mg/kg 肌内注射或静脉注射，水合氯醛 30～60mg/kg 保留灌肠，或巴比妥钠 5～8mg/kg 肌内注射。

（三）循环衰竭的处理

（1）扩充血容量，纠正酸中毒，维持水、电解质平衡。因有效循环血量减少，应予补充血容量，可快速静脉输入低分子右旋糖酐或葡萄糖氯化钠溶液，首剂 10～20ml/kg，全日总液量 50～100ml/kg，具体视患者病情及尿量而定。若有明显酸中毒或循环衰竭，成人可给予 5% 碳酸氢钠 250ml，儿童 5ml/kg 静脉滴注，但补碱不宜过多、过快。注意补液过程中监测电解质情况，若出现低钾血症等情况应及时纠正。

（2）血管活性药物的应用。针对微血管痉挛应用血管扩张剂，采用山莨菪碱，成人剂量为每次 10 ~ 20mg，儿童每次 0.3 ~ 0.5mg/kg，或阿托品成人 1 ~ 2mg/ 次，儿童每次 0.03 ~ 0.05mg/kg，注射间隔和次数视病情轻重和症状缓急而定，轻症每隔 30 ~ 60 分钟肌内注射或静脉注射一次；重症每隔 10 ~ 20 分钟静脉注射一次，待面色红润、循环呼吸好转、四肢温暖、血压回升即可停药，一般用 3 ~ 6 次即可奏效。如上述方法治疗后周围循环不见好转，可考虑以多巴胺与阿拉明联合应用。

（3）肾上腺皮质激素的应用。氢化可的松每日 5 ~ 10mg/kg 静脉滴注，可减轻中毒症状、降低周围血管阻力、加强心肌收缩、减轻脑水肿、保护细胞和改善代谢，成人 200 ~ 500mg/d，一般用药 3 ~ 5 天。

（四）防治脑水肿

脑型患者要限制液体总量，维持于轻度脱水的状态 24 小时，脑水肿时给予 20% 甘露醇或 25% 山梨醇，每次 1.0 ~ 2.0/kg，6 ~ 8 小时一次，在甘露醇使用的间歇期内，可用 50% 葡萄糖静脉注射，直到脑水肿症状消失，必要时可联合使用利尿剂。

（五）其他治疗

有 DIC 早期者可用肝素抗凝。有左心衰和肺水肿者，可给予毛花苷丙等治疗。对呼吸衰竭者可吸氧、吸痰、保持呼吸道通畅，可用洛贝林、尼可刹米肌内注射或静推兴奋呼吸中枢，重症患者必要时行气管插管或切开，呼吸机辅助通气。注意防治急性肾衰竭。

三、慢性菌痢的治疗

慢性菌痢需提高机体免疫力、调节肠道功能紊乱、积极治疗并发症，进行综合治疗，是长期系统的治疗。

（一）一般对症治疗

避免过度劳累，勿使腹部受凉，勿食生冷饮食。体质虚弱者可适当使用免疫增强剂。有肠道功能紊乱者可酌情给予镇静、解痉药物。当出现肠道菌群失衡时，切忌滥用抗菌药物，立即停止耐药抗菌药物使用，必要时加用乳酸杆菌等益生菌，以利于肠道正常菌群恢复。急性发作、大便培养阳性者应隔离治疗。

（二）抗菌治疗

根据大便培养药敏试验结果选择敏感的抗菌药物，通常需联用两种不同类型的抗菌药物，足剂量、长疗程，需注意肠道菌群失调的问题。

（三）灌肠治疗

对于肠道黏膜病变经久未愈者，同时采用保留灌肠疗法，可用 5% ~ 10% 大蒜溶液或 0.3% 黄连素溶液或 0.5% ~ 1% 新霉素溶液或 0.5% 卡拉霉素溶液 100 ~ 200ml，保留灌肠，每晚一次，10 ~ 14 天为一疗程。

【预　　后】

志贺菌属感染通常呈自限性，未经治疗的细菌性痢疾的平均病程为 7 天，对于未使用抗菌药物的无症状患者，排菌可长达 6 周，研究已证实抗生素治疗可使发热和腹泻的持续时间减少约 2 天，故对于诊断为志贺菌所致的腹泻性疾病患者，建议给予抗生素治疗，缩短细菌排出的时间，降低人与人之间传播的风险。免疫力正常的成人感染志贺菌通常预后良好，免疫力低下者、营养不良者、老人、儿童、危重症患者感染志贺杆菌且出现全身并发症（休克、脑病、呼吸衰竭、循环衰竭等）时，多提示预后不良，除早期抗感染治疗外，应积极给予相应的对症支持治疗。

（朱卫民）

第十四节　未明致病菌感染抗菌药物的经验性治疗

上文均是介绍在明确致病菌感染情况下的诊断与治疗，在临床工作中更多见的是患者临床表现倾向于细菌感染，而无感染致病菌相关资料即培养和药敏结果。此时是否应用抗菌药物、应用何种药物、如何应用便成为难题。如不该用却用了，则不仅增加了费用，而且会在药物诱导（压力）下产生细菌耐药性。相反，该用而未用，则可能贻误时机，酿成严重后果。

【经验性治疗的概念】

抗菌药物临床应用是否合理，基于两个方面：①有无抗菌药物应用指征；②选用抗菌药物的品种及给药方案是否适宜。

抗菌药物治疗应用限于临床诊断为细菌感染者，而感染的诊断很大程度上基于细菌培养为基础的技术。然而在临床工作中，不少患者根据其症状、体征、实验室检查（如 WBC、CRP、PCT）或放射、超声等影像检查结果，诊断为细菌感染，而又未获知细菌培养及药敏结果前，或无法获取培养标本时，可根据患者感染部位、基础疾病、发病情况、发病场所、既往抗菌药物用药史及其治疗反应等推测可能的致病菌，并结合当地细菌耐药性监测数据，给予抗菌药物，这便是经验性治疗。

抗菌药物的经验性治疗：一旦临床感染明确，应尽可能给予抗菌药物治疗，尤其是重症感染者。

【制定适宜的抗菌经验性治疗方案】

一、品种选择

细菌感染抗菌药物选择原则是根据病原菌种类及药敏试验结果尽可能选择针对性强、窄谱、安全、价格适当的抗菌药物。经验性治疗首先考虑可能的致病菌，其次根据当地耐药状况选用抗菌药物。

值得注意的是，经验性治疗选用的品种与而后获得的药敏结果有时相左，如临床有效，则不必根据药敏结果更换药物，因为 15% ~ 20% 患者的药敏结果与临床疗效并非一致，此时应以临床反应为主。

二、联合治疗还是单药治疗

联合治疗的有利因素是可以提高杀菌能力，如多黏菌素与糖肽素（万古霉素或替考拉宁）联合表现为对多重耐药（MDR）革兰氏阴性杆菌，特别是鲍曼不动杆菌具有协同作用；联合治疗的另一有利因素是提供了更广泛的抗菌谱。联合治疗的不利因素是增加了药物的毒性、耐药性，还可能增加费用。

目前认为下列感染情况适用于联合治疗：中性粒细胞减少的脓毒症、MDR 导致的感染、严重呼吸系统感染、脓毒性休克等。

三、升 – 降阶梯

抗菌药物的经验性治疗基于以下两种因素：①判断可能药物具有"正常的敏感性"，并且在病原学明确后可能需要使用二线药物升阶梯。②基于当地微生物学特点和临床表现判断，感染的微生物可能为 MDR，可能在病原学和药物敏感性明确后降阶梯。重症感染者为了确保可能的致病菌都在初始治疗时得到覆盖，常常是基于第二种原因。实际上通常只有 30% 的抗菌药物用于明确治疗。在许多 ICU，50% 以上的分离菌对至少一种抗菌药物耐药，经验性治疗在这些地方会广谱联合使用来确保覆盖可能的病原。一旦敏感性明确，应根据抗菌谱降阶梯，总体而言，对临床严重感染者，应当鼓励降阶梯治疗。

四、给药剂量

一般按各种抗菌药物的治疗剂量范围给药。治疗重症感染（如血行感染、感染性心内膜炎等）和抗菌药物不易达到的部位的感染（如中枢神经系统感染等），抗菌药物剂量宜较大（治疗剂量范围高限）；而治疗单纯性下尿路感染时，由于多数药物尿药浓度远高于血药浓度，则可应用较小剂量（治疗剂量范围极限）。

抗菌药物对于细菌的杀菌特点分为时间依赖性和浓度依赖性。时间依赖性药物，如β-内酰胺和糖肽类，杀菌效力在药物浓度维持在 MIC 以上时最高；相应地，浓度依赖性药物，如氨基糖苷类、氟喹诺酮类，杀菌效力在峰浓度超过 MIC 数倍（8～10）时最高。

因此，在治疗重症患者时，应改变传统的（一个剂量适合所有人）策略，应根据患者个体化的生理情况采用个体化剂量。当然能够测定药物浓度是调整用药剂量的最佳依据。

总之，临床上应用β-内酰胺类抗菌药物应提高剂量，增加给药频次，持续输注；而应用氨基糖苷类或喹诺酮类，单次剂量宜大，每日一次即可。

五、给药途径

（一）全身给药

对于轻中度感染的大多数患者，应予口服治疗，选取口服吸收良好的抗菌药物，不必采用静脉或肌内注射给药。仅在下列情况下可先予以注射给药：

（1）不能口服或不能耐受口服给药的患者（如吞咽困难者）。

（2）患者存在明显可能影响口服药物吸收的情况（如呕吐、严重腹泻、胃肠道病变或肠道吸收功能障碍等）。

（3）所选药物有合适的抗菌谱，但无口服剂型。

（4）需在感染组织或体液中迅速达到高药物浓度以达杀菌作用者（如感染性心内膜炎、化脓性脑膜炎等）。

（5）感染严重、病情进展迅速，需给予紧急治疗的情况（如血行感染、重症肺炎患者等）。

（6）患者对口服治疗的依从性差。肌内注射给药时难以使用较大剂量，其吸收也受药动学等众多因素影响，因此只适用于不能口服给药的轻中度感染者，不宜用于重症感染者。接受注射用药的患者初始注射治疗病情好转并能口服时，应及早转为口服给药。

（二）局部给药

抗菌药物的局部应用宜尽量避免，因皮肤黏膜局部应用抗菌药物后，很少被吸收，在感染部位不能达到有效浓度，反而易导致耐药菌产生，因此治疗全身性感染或脏器感染时应避免局部应用抗菌药物。抗菌药物的局部应用只限于少数情况：

（1）全身给药后在感染部位难以达到有效治疗浓度时加用局部给药作为辅助治疗（如治疗中枢神经系统感染时某些药物可同时鞘内给药，包裹性厚壁脓肿内注入抗菌药物等）。

（2）眼部及耳部感染的局部用药等。

（3）某些皮肤表层及口腔、阴道等黏膜表面的感染可采用抗菌药物局部应用或外用，但应避免将主要供全身应用的品种作局部用药。

局部用药宜采用刺激性小、不易吸收、不易导致耐药性和过敏反应的抗菌药物。青霉素类、头孢菌素类等较易产生过敏反应的药物不可局部应用。氨基糖苷类等耳毒性药不可局部滴耳。

六、给药次数

为保证药物在体内能发挥最大药效，杀灭感染灶病原菌，应根据药动学和药效学相结合的原则给药。青霉素类、头孢菌素和其他 β- 内酰胺类、红霉素、克林霉素等时间依赖性抗菌药，应一日多次给药。氟喹诺酮类和氨基糖苷类等浓度依赖性抗菌药可每日给药一次。

七、停药时机

延长抗菌药物的疗程与 MDR 病原的筛选和扩散、毒性风险增加、更高的花费相关，但是疗程过短可导致细菌根除失败和复发。目前的指南建议 7 ～ 10 天的疗程，除非有预后的不良因素（例如，初始治疗失败、感染灶未引流）。金黄色葡萄球菌或铜绿假单胞菌的感染应长疗程以避免治疗失败、早期复发或转移性并发症。除军团菌外的社区获得性肺炎（CAP）对于有效果的患者治疗不应超过 8 天，侵袭性腹腔感染的患者若处理得当则不应超过 7 天，甚至当感染灶控制后可采用 4 天的疗程。判断抗菌药物的疗程可根据患者个体化（比如疾病的严重程度、临床应答）、感染类型（如原发灶的控制、骨感染等深度感染、MDR 病原）和诊断工具的使用（如临床 / 实验室评分、生物标志物）。当感染源头得到控制时，大部分患者 8 天疗程是足够的。

生物标志物有助于确定何时停用抗菌药物。降钙素原（PCT）是一个 116 个氨基酸的多肽，与炎症反应和疾病严重程度相关，在感染和脓毒症期间会升高。然后，在一些非脓毒症条件下或者已经有微生物证实的细菌感染发生时，PCT 仍为较低水平，特别在感染过程是局限性的时候。然而，PCT 在感染控制后下降很快，因此在疾病过程中 PCT 代谢情况可用于决定停药时机。目前仍没有判断停药时机的 PCT 折点。在病情稳定的患者中，< 0.5ng/ml 或对比初始值降低 > 80% 可作为停药的阈值。不过在临床工作中，多以病情稳定、体温正常后再用 3 ～ 4 天结束疗程。

（吴　彪　贾　杰）

参考文献

陈灏珠，林果为．2009.实用内科学．第 13 版．北京：人民卫生出版社，571-573

陈灏珠．2013.实用内科学．第 14 版．北京：人民卫生出版社，485-492，509-512

陈霄霄，张芳，赵恬，等．2015.淋球菌耐药性的研究进展．中国中西医结合皮肤性病学杂志，14（1）：
62-65

戈德曼 .2003. 西氏内科学（第 9 分册传染病学）. 第 21 版 . 西安：世界图书出版公司，176-181

耿建利，高若辉，宋宇，等 .2016. 超广谱 β - 内酰胺酶的临床研究进展 . 医学检验与临床，27（2）：71-74

龚德凡 .2016. 肺炎链球菌感染的人群分布及耐药性分析 . 临床医药文献杂志，3（19）：3766-3767

胡熙庚 .1996. 常用淋病治疗的 6 种抗生素的药敏测定 . 中国性病艾滋病防治，2（1）：23-24

黄文祥，伍群 .2007.esp 和 Hyl 基因在不同来源屎肠球菌菌株中的分布及与万古霉素耐药性的相关性研究 . 中华微生物学和免疫学杂志，27（4）：384-388

贾辅忠 .2010. 感染病学 . 南京：江苏科学技术出版社，507-513

孔云婷，王和，杨怀 .2015. 产超广谱 β - 内酰胺酶大肠埃希菌医院感染的现状及研究进展 . 中国病毒学杂志，32（2）：158-161

李光辉，朱德妹，汪复，等 .2013.2011 年中国 CHINT 血培养临床分离菌的分布及耐药性 . 中国感染与化疗杂志，13（4）：241-247

李兰娟 .2013. 传染病 . 第 8 版 . 北京：人民卫生出版社，178-183

刘敏，史莉，孙光成 .2006. 耐甲氧西林凝固酶阴性葡萄球菌抗菌药物及消毒剂耐药基因研究 . 中华医院感染学杂志，16（7）：721-724

刘文忠 .2017. "第五次全国幽门螺杆菌感染处理共识报告"解读 . 胃肠病学，22（6）：321-324

刘又宁 .2013. 呼吸内科学高级教程 . 人民军医出版社，170-171.

任红 .2013. 伤寒与副伤寒 // 杨绍基主编 . 传染病学 . 北京：人民卫生出版社，149-156

宋诗铎 .2004. 临床感染病学 . 天津：天津科学技术出版社，709-716

孙军玲，张静，阚飙，等 .2014.2012 年全国伤寒和副伤寒重点监测数据分析 . 疾病监测，29（11）：875-879

孙燕，孔菁，张泓，等 .2016.2005 ～ 2014 年 CHINET 流感嗜血杆菌和卡他莫拉菌耐药性监测 . 中国感染与化疗杂志，16（2）：153-159

吴利先，黄文祥，罗涛，等 .2007. 屎肠球菌透明质酸酶基因突变株的构建及功能研究 . 中华医学杂志，87（40）：2852-2855

吴利先，黄文祥，罗涛，等 .2007. 屎肠球菌透明质酸酶全长基因的克隆表达和免疫原性，中华传染病杂志，25（10）：584-588

肖永红，沈萍，魏泽，等 .2011.Mohnarin 2010 年全国细菌耐药监测，中国医院感染杂志，21（23）：4896-4901

许云敏，杜艳，单斌，等 .2016.2005 ～ 2014 年 CHINET 沙门菌属细菌耐药性监测 . 中国感染与化疗杂志，16（3）：294-301

杨青，俞云松，林洁，等 .2016.2005 ～ 2014 年 CHINET 肠球菌属细菌耐药性监测，中国抗感染与化疗杂志，16（2）：146-152

杨永洁，彭丹心，刘建明 .2007. 耐甲氧西林金黄色葡萄球菌和表皮葡萄球菌医院感染调查分析 . 中华医院感染学杂志，17（4）：465-467

张磊，许建明 .2016. 幽门螺杆菌感染处理共识解读及实施意见 . 安徽医学，37（11）：1319-1323

中华医学会 .2006. 临床诊疗指南·传染病学分册 . 北京：人民卫生出版社，90-94

周凯，谢国锦，王晓卫，等 .2015. 侵袭性肺炎链球菌病临床特征与血清型分布 . 中华医院感染学杂志，25（15）：3392-3394

Abbot EL，Smith WD，Siou GP，et al.2007.Pili mediate specific adhesion of Streptococcus pyogenes to human tonsil and skin. Cell Microbiol，9（7）：1822-1833

Abu EA，Su S，Sallans L，et al. 2013. Cyclic voltammetric，fluorescence and biological analysis of purified aeruginosin A，a secreted red pigment of Pseudomonas aeruginosa PAO1. Microbiology，159（Pt 8）：1736-1747

Arias CA，Panesso D，Singh KV，et al.2009. Cotransfer of antibiotic resistance genes and a hylEfm-containing virulence plasmid in Enterococcus faecium. Antimicrob Agents Chemother，53（10）：4240-4246

Belmonte O，Pailhoriès H，Kempf M，et al.2014.High prevalence of closely-related Acinetobacter baumannii in pets according to a multicentre study in veterinary clinics. Reunion Island. Veterinary Microbiology，170（3-4）：446-450

Bouchei HW，Corcy GR.2008. Epidemiology of methicillin-resisitantstaphylococcus aureus．Clin Infect Dis，46：s344-349

Brown DF，Edwards DI，Hawkey PM，et al. 2005.Guidelines for the laboratory diagnosis and susceptibility testing of methicillin-resistant Staphylococcus aureus（MRSA）.J Antimicrob Chemother，56（6）：1000-1018

Buckle GC. 2012.Typhoid fever and paratyphoid fever：systematic review to estimate global morbidity and mortality for 2010. J Glob Health，2（1）：10401

Carvalheira A，Casquete R，Silva J，et al.2017. Prevalence and antimicrobial susceptibility of Acinetobacter spp. isolated from meat.International Journal of Food Microbiology，243：58-63

Carvalheira A，Silva J，Teixeira P.2017.Lettuce and fruits as a source of multidrug resistant Acinetobacter spp. Food Microbiology，64：119-125

Chaari A，Pham T，Mnif B，et al.2015.Colistin-tigecyline versus colistin-imipenem-cilastatin combnations for the treatent of Acinetobacter baumannii ventilator-acquired pneumonia：a prognsis study. Intensive Care Medcine，41（11）：2018-2019

Chambers HF.2005.Community-associated MRSA-resistance and virulence converge. N Engl J Med，352（14）：1485-1487

Chey WD，Leontiadis GI，Howden CW，et al.2017.ACGClinical guideline：treatmentof Helicobacter pylori infection.Am J Gastroenterol，112（2）：212-239

De Francesco V，Bellesia A，Ridola L，et al.2017.First-line therapies forHelicobacter pylorieradication：a critical reappraisal of updated guidelines.Ann Gastroenterol，30（4）：373-379

Driscoll LJ，Brown HE，Harris RB，et al.2017.Population knowledge，attitude，and practice regardingHelicobacter pylori transmission and outcomes：a literature review.Front Public Health，5：144

Fernández H.2011.Campylobacter and campylobacteriosis：a view from South America.Rev Peru Med Exp Salud Publica，28（1）：121-127

Freitas AR，Tedim AP，Novais C，et al.2010.Global spread of the hyl（Efm）colonization-virulence gene in megaplasmids of the Enterococcus faecium CC17 polyclonal subcluster. Antimicrob Agents Chemother，54（6）：2660-2665

Gilsdorf JR.2017. What the pediatrician should know about non-typeable Haemophilus influenza . J Infect，71（Suppl 1）：S10-14

Gould FK，Brindle R，Chadwick PR，et al.2009.Guidelines（2008）for the prophylaxis and treatment of methicillin-resistant Staphylococcus aureus（MRSA）infections in the United Kingdom. J Antimicrob Chemother，63（5）：849-861

Griffin，Ashleigh S，West，Stuart A.2004.Buckling，Angus. Cooperation and competition in pathogenic bacteria. Nature，430（7003）：1024-1027

Harimurti K，Saldi SRF，Dewiasty E，et al.2016.Nasopharyngeal carriage of Streptococcus pneumoniae in adults infected with human immunodeficiency virus in Jakarta，Indonesia .J Infect Public Health，9：633-838

Harten RM，Willems RJ，Martin MI，et al.2017.Multidrug-resistant Enterococcal infections：new compounds，novel antim bial therapies? Trends in Microbiology，25（6）：467-472

Heikens E. Singh KV，Karen D，et al.2011.Contribution of the enterococcal surface protein Esp to pathogenesis of Enterococcus faecium endocarditis. Microbes and Infection，13（14-15）：1185-1190

Hendrickx APA，Schapendonk CME，Luitasbroek MV. 2010. Differential PilA pilus assembly by a hospital-acquired and a community-derived Enterococcus faecium isolate. Microbiology，156（Pt9）：2649-2659

Hessulf F, Ljungberg J, Johansson PA, et al.2016.Campylobacter jejuni-associated perimyocarditis: two case reports and review of the literature.BMC Infect Dis, 16: 289

Hidron, AI, Edwards, JR, Patel, J, et al.2008.NHSN annual update: antimicrobial-resistant pathogens associated with healthcare-associated infections : annual summary of data reported to the National Healthcare Safety Network at the Centers for Disease Control and Prevention, 2006–2007. Infect Control Hosp Epidemiol, 29 (11), 996-1011

Ho Sui SJ, Lo R, Fernandes AR. et al.2012.Raloxifene attenuates Pseudomonas aeruginosa pyocyanin production and virulence. International Journal of Antimicrobial Agents, 40 (3): 246-251

Huang CC, Tsai KW, Tsai TJ, et al.2017.Update on the first-linetreatmentforHelicobacter pyloriinfection—a continuing challenge from an old enemy.Biomark Res, 5 (1): 23.

Hung IF-N, Tantawichien T, Tsai YH, et al. 2013.Regional epidemiology of invasive pneumococcal disease in Asian adults.Int J Dis, 17: e364-373

Hérivaux A, Pailhoriès H, Quinqueneau C, et al.2016.First report of carbapenemase-producing Acinetobacter baumannii carriage in pets from the community in France. International Journal of Antimicrobial Agents, 48 (2): 220-221

Imöhl M, Reinert R, van der Linden R, et al.2015. Antibiotic susceptibility rates of invasive pneumococci before and after the introduction of pneumococcal conjugate vaccination in Germany. International Journal of Medical Microbiology Ijmm, 305 (7): 776-783

Inayat F, Ali NS, Riaz I, et al.2017.From the gut to the heart: campylobacter jejuni enteritis leading to myopericarditis. Cureus, 9 (6): e1326

Jalalvand F, Riesbeck K.2014. Haemophilus influenzae: recent advances in the understanding of molecular pathogenesis and polymicrobial infections. Cur Opin Infect Dis, 27 (3): 268-274

Jones NL, Koletzko S, Goodman K, et al.2017.Joint ESPGHAN/NASPGHAN Guidelines for the management of Helicobacter pylori in children and adolescents (Update 2016).JPGN, 64 (4): 991-1003

Kaakoush NO, Castaño-Rodríguez N, Mitchel HM, et al.2015.Global Epidemiology of Campylobacter Infection. Clin Microbiol Rev, 28 (3): 687-720

Kaye KS, Gales AC, Dubourg G. 2017.Old antibiotics for multidrug- resistant pathogens: from in vitro activity to clinical outcomes. International Journal of Antimicrobial Agents, 49 (5): 542-548

Kim DS, Singh KV, Nallaparddy SR, et al.2010.The fms21 (pilA)-fms20 locus encoding one of four distinct pili of Enterococcus faecium is harboured on a large transferable plasmid associated with gut colonization and virulence. Journal of Medical Microbiology, 59 (Pt4): 505-507

Kirienko NV, Ausubel FM, Ruvkun G.2015.Mitophagy confers resistance to siderophore-mediated killing by Pseudomonas aeruginosa. Proceedings of the National Academy of Sciences of the United States of America, 112 (6): 1821-1826

Klevens RM, Edwards JR, Tenover FC, et al.2006.Changes in the epidemiology of methicillin-resisitant staphylococcus aureus in intensive care units in US hospital, 1992-2003. Clin Infect Dis, 42 (3) : 389-391

Klevens RM, Morrison MA, Nadle J, et al.2007.Invasive methicillin-resistant Staphylococcus aureus infections in the United States.JAMA, 298 (15): 1763-1771

Li B, Zhao Y, Liu C, et al.2014.Molecularpathogenesis of Klebsiella pneumoniae. Future Microbiol, 9 (9): 1071-1081

Luna CM, Boyeras Navarro ID. 2010.Management of methicillinresistant Staphylococcus aureus pneumonia. Curr Opin Infect Dis, 23 (2): 178-184

Man SM.2011.The clinical importance of emerging Campylobacter species.Nat Rev Gastroenterol Hepatol, 8 (12): 669-685

Maree CL, Daum RS, Boyle-Vavra S, et al. 2007, Community-associated methicilin resistant Staphylococcus aureus isolates causing health-care associated infections. Emerg Infect Dis, 13 (2): 236-242

Panesso D，Maria C Montealegre MC，Sandra R，et al.2011. The hyl$_{Efm}$ gene in pHyl$_{Efm}$ of Enterococcus faecium is not required in pathogenesis of murine peritonitis. BMC Microbiology，11：20

Patel SR，Bharti S，Pratap CB，et al.2017.Drug resistance pattern in the recent isolates of salmonella typhi with special reference to cephalosporins and azithromycin in the gangetic plain. J Clin Diagn Res，11（6）：DM01-DM03

Pope JE，Krizova A，Garg AX，et al.2007.Campylobacter reactive arthritis：a systematic review.Semin Arthritis Rheum，37（1）：48-55

Ramirez P，Fernández-Barat L，Torres A.2012.New therapy optionsfor MRSA with respiratory infection/pneumonia. Curr OpinInfect Dis，25（2）：159-165

Rice LB，Carias L，Rudin S，et al.2003.A potential virulence gene，hyl$_{Efm}$，predominates in Enterococcus faecium of clinical origin. J Infections Diseases，187（3）：508-512

Rice LB，Lakticova V，Carias LL，et al.2009.Transferable capacity for gastrointestinal colonization in Enterococcus faecium in a mouse model. J Infect Dis，199（3）：342-349

Sava IG E，Heikens E，Kropec A，et al.2010.Enterococcal surface protein contributes to persistence in the host but is not a target of opsonic and protective antibodies in Enterococcus faecium infection. Journal of Medical Microbiology，59（Pt9）：1001-1004

Sava IG，Heikens E，Huebner J.2010.Pathogenesis and immunity in enterococcal infections. Clin Microbiol Infect，16：533-540

Shiro H，Sato Y，Toyonaga Y，et al. 2015.Nationwide survey of the development of drug resistance in the pediatric field in 2000-2001，2004，2007，2010，and 2012：evaluation of the changes in drug sensitivity of Haemophilus influenzae and patients' background factors. J Infect Chemother，21（4）：247-256

Shon AS，Bajwa RP，Russo TA.2013.Hypervirulent（hypermucoviscous）Klebsiella pneumonia：a new and dangerous breed. Virulence，4（2），107-118

Shorr AF.2007.Epidemiology of staphylococcal resistance.Clin Infect Dis，45（Suppl 3）：S171-176

Sibbald MJ，Ziebandt AK，Engelmann S，et al.2006.Mapping the Pathways to staphylococcal pathogenesis by comparative secretomics. Microbiol Mol Biol Rev，70（3）：755-788

Sillanpaa J，Nallapareddy SR，Prakash VP，et al.2008.Identification and phenotypic characterization of a second collagen adhesin，Scm，and genome-based identification and analysis of 13 other predicted MSCRAMMs，including four distinct pilus loci，in Enterococcus faecium. Microbiology，154（Pt10），3199-3223

Sillanpaa J，Nallapareddy SR，Singh KV，et al.2010. Characterization of the ebp pilus-encoding operon of Enterococcus faecium and its role in biofilm formation and virulence in a murine model of urinary tract infection.Virulence，1（4）：236-246

Skarp CP，Hänninen ML，Rautelin HI.2016.Campylobacteriosis：the role of poultry meat. Clin Microbiol Infect.22（2）：103-109

Somily AM，Habib HA，AbsarMM.et al.2014.ESBL-producing Escherichina coli and Klebsiella pneumoniae at a tertiary care hospital in Saudi Arabia. J Infect Dtries，8（9）：1129-1136

Steffen R，Hill DR，DuPont HL.T 2015.raveler's diarrhea：a clinical review.JAMA，313（1）：71-80

Taboada EN，van Belkum A，Yuki N，et al.2007.Comparative genomicanalysis of Campylobacter jejuni associated with Guillain-Barré and Miller Fisher syndromes：neuropathogenic and enteritis-associated isolates can share high levels of genomic similarity.BMC Genomics，8：359

Takeuchi N，Ohkusu M，Hoshino T，et al.2017.Emergence of quinolone-resistant strains in Streptococcus pneumoniae isolated from paediatric patients since the approval of oral fluoroquinolones in Japan.J Infect Chemother，23（4）：218-223

Torres A，Ewig S，Lode H，et al.2009. Defining，treating and preventing hospital acquired pneumonia：European perspective. Inten Care Med，35（1）：9-29

Treitman，AN，Yarnold，PR，Warren，J，et al.2005. Emerging incidence of Enterococcus faecium among hospital isolates（1993 to 2002）. J Clin Microbiol，43（1）：462-463

Van TD，Gilmore MS. 2014. Friend turned foe：evolution of Enterococcal virulence and antibiotic resistance. Annu Rev Microbiol，68：337-356

Viehman JA，MH Nguyen，Y Doi，et al.2014.Treatment Options for Carbapenem-Resistant and Extensively Drug-Resistant Acinetobacter baumannii Infections. Drugs，74（12）：1315-1333

Van Wamel WJ，Hendrickx AP，et al.2007.Growth condition-dependent Esp expression of Entero- coccus faecium affects initial adherence and biofilm formation. Infect Immun，75（3）：924-931

Wong D，Nielsen TB，Bonomo RA，et al.2017.Clinical and pathophysiological overview of Acinetobacter infections：A century of challenges.Clinical Microbiology Reviews，30（1）：409-447

Yan M，Li X，Liao Q，et al.2016.The emergence and outbreak of multidrug-resistant typhoid fever in China. Emerg Microbes Infect，5：e62

第三章 特殊人群抗菌药物的应用

第一节 儿童抗菌药物的应用

儿童期感染性疾病的特点与其生长发育规律密切相关。首先，儿童免疫状况与成人明显不同。新生儿期单核 / 巨噬细胞发育虽已经完善，但缺乏辅助因子，其趋化、黏附、吞噬、氧化杀菌能力均较成人差；中性粒细胞在出生后 2 周岁才达到成人水平；T 淋巴细胞及细胞因子在出生后数月至 1 岁才达到成人水平；B 淋巴细胞及免疫球蛋白发育更迟，IgG 在 8 ~ 10 岁、IgM 在 3 ~ 6 岁、IgA 在青春期才能达到成人水平；补体在 6 个月时达到成人水平。其次，儿童各器官发育不成熟，抗菌药物在体内代谢过程与成人不同，更易受到药物不良反应的伤害。再次，某些药物可能对儿童的生长发育存在潜在的不良反应，在临床使用上受到限制。因此，儿童抗菌药物的合理应用成为临床上颇具挑战性的问题。

一、儿童期抗菌药物使用需考虑的问题

儿童对各种病原菌抵抗能力普遍较成人差，归纳起来原因主要有：①固有的非特异性屏障作用差，皮肤黏膜角质层薄，黏膜娇嫩，对感染和创伤的保护和防御能力差；②小儿的免疫功能发育需要时间，导致其免疫功能较成人差；③儿童感染途径多，如妊娠期、分娩期、托儿机构与学校等，比成人感染机会多。因此，儿童期感染性疾病发生率和死亡率都较成人高。根据 WHO 发布的统计数据，肺炎、肠道感染性疾病、脑膜炎、结核病、被忽视的热带病等是全球 5 岁以下儿童感染性疾病死亡的主要原因。临床医师提高对儿童感染性疾病的诊治能力，对降低我国 5 岁以下儿童感染性疾病的发病率和病死率有重要的现实意义。综观当前我国儿童感染性疾病的诊治情况，儿科抗生素使用存在诸多问题，对儿童、家庭和社会造成了一定的影响，为了肩负起守卫儿童健康重任，必须规范抗生素应用，广大儿科医生在使用抗生素时要考虑以下问题。

1. 抗生素适应证

WHO 推荐医院抗生素使用率为 30%，而我国目前为 50% 左右，儿科在住院患者中使用的中位数是 79%；要求 50% 使用抗生素的患者在使用前进行合规标本检测，而我国仅不足 30%。说明当今我国儿科领域抗菌药物使用不够规范，为此，为降低抗生素使用率，必须严格掌握适应证。

（1）病毒性疾病或估计是病毒性疾病不用。儿科上呼吸道感染 80% 是由病毒感染所致，

抗生素使用要慎重。

（2）不明原因发热要积极寻找病因，尽早确诊，对因治疗。

（3）细菌感染有感染指征时才用抗生素。

（4）由于细菌感染难以有个明确的指标，临床初次抗生素治疗正确、准确、合理使用有难度，大部分靠经验性治疗。

（5）危重症患儿先给予抗生素经验性治疗，如重症肺炎，即便没有明确的细菌学诊断，也需给予抗生素治疗；应对患儿的自身因素、当地病原的流行病学特点及各种危险因素进行评估，得到细菌学资料后及时调整治疗方案。

2. 抗生素使用原则

（1）有抗生素使用指征：需综合考虑病情、病原菌种类和抗生素特点来制定给药途径，轻症感染可选择口服给药，重症感染先静脉，后改为口服；尽量避免局部用药。

（2）根据抗生素抗菌谱和药代动力学特点选择用药：根据病原菌种类、药敏结果选择抗生素种类；根据各种抗生素剂量范围选择剂量；根据药代动力学和药效学原则选择给药次数。

（3）使用抗生素要有足够剂量：保证体内有效浓度，且要维持一定时间，才能有效控制感染，且不会造成细菌耐药，不可随意停用或减少用药次数；一般感染 72 小时，重症 48 小时后从新评估，决定是否需要更换抗生素。

（4）抗生素疗程：因感染不同而异，一般用至体温正常、症状消失 72 ~ 96 小时，但败血症、感染性心内膜炎、化脓性脑膜炎、伤寒、深部真菌感染、结核等需要更长疗程，如一旦见效即停药易造成病原菌死灰复燃，病情迁延不愈，从而导致治疗更困难。

（5）联合用药指征：病原菌未查明的严重感染；单一用药不能控制的混合感染。

（6）联合用药的协调作用：联合用药应将毒性大的药物剂量减少，应权衡利弊后谨慎联合用药。

3. 抗生素合理使用评价

（1）疗效、安全、经济。

（2）防止菌群失调，减少耐药性。

（3）根据感染情况、生理状态、病理状态合理选择品种、剂量、给药时间、给药途径。

4. 临床抗生素使用策略

（1）初始经验性治疗策略：经验性治疗不等于个人经验，经验治疗要根据病原菌分布和耐药特点，结合抗生素基础理论，评估宿主因素，根据指南和耐药情况，能使用窄谱的不用广谱，能口服的不用注射。

（2）短疗程策略：短疗程是减少抗生素的暴露时间，减少耐药菌出现。

（3）序贯策略：可在抗菌谱相仿的抗生素间转换，也可在病情控制后给药途径间转换，目的是减少医疗费用和提高患儿的依从性。

（4）降阶梯策略：重感染是先广谱，待药敏结果后改为窄谱，但并非所有情况下都先使用广谱后再降阶梯。

（5）循环策略：抗生素的耐药与使用频率呈正相关，对耐药性较强的品种可限用、停用、轮用，恢复其敏感性。

（6）联合应用：联合应用不同机制、不同靶位的抗生素，尽量覆盖所有可能的病原菌。

二、新生儿败血症

新生儿是人一生当中变化最大的时期，从结扎脐带到脱离母体生活，要面临很多挑战，在这个时期生理、病理及疾病特点都与其他时期的儿童有非常大的区别，掌握好新生儿期细菌感染性疾病，尤其是严重感染时抗菌药物的应用对儿科感染性疾病意义重大。临床资料提示，在足月新生儿中，细菌感染发生率高于成年人，而在胎膜早剥、早产儿中，其发生率又远高于足月顺产情况。近年来，国内外的新生儿脓毒症诊疗指南中对新生儿期细菌感染的流行病学特点、临床和实验室诊断、治疗等各方面均给出证据和推荐建议，这对规范临床诊断和治疗有指导意义。

（一）病原学

新生儿败血症病原学分布各国不一致。在发达国家如英国，住院新生儿感染的病原菌依次为 B 组链球菌、凝固酶阴性葡萄球菌、大肠杆菌、金黄色葡萄球菌、真菌；美国住院新生儿感染依次为 B 组链球菌、大肠杆菌、凝固酶阴性葡萄球菌；我国新生儿败血症的病原菌与发达国家有很大区别，多年来一直以葡萄球菌多见，其次为大肠埃希菌等革兰氏阴性杆菌。近年来随着我国围生医学的发展及 NICU 的建立、极低出生体重儿和超低出生体重儿出生率显著提高，长期的住院时间及静脉置管、气管插管和广谱抗生素的广泛应用，使凝固酶阴性葡萄球菌成为新生儿血培养的首位菌，依次是大肠埃希菌、克雷伯菌属等，而 B 族溶血性链球菌在我国较少见。

（二）流行病学

近十年来发表的研究资料显示，新生儿败血症发生率各国差异也较大，英国新生儿感染监测网统计，早发型败血症发生率约为 0.9/1000 活产儿，住院新生儿中发生率约为 2.9%；澳大利亚和新西兰新生儿监测网报告住院新生儿败血症发生率约为 7.7%；加拿大新生儿网络提示住院新生儿败血症发生率为 5.9%；美国新生儿早发型败血症发生率为 0.76/1000 活产儿；我国多中心大规模流行病学调查报告显示新生儿败血症住院发生率约为 5%。

（三）发病机制

新生儿败血症发病机制的宿主因素包括非特异性免疫功能和特异性免疫功能两个方面。

1. 非特异性免疫功能
（1）屏障功能差：皮质角质层薄、黏膜柔嫩，易发生损伤；脐残端未完全闭合，离血管近，细菌容易进入血液；呼吸道纤毛运动差，胃液酸度低、胆酸少，杀菌力弱，肠道黏膜通透性高，而分泌型 IgA 缺乏，易发生呼吸道和消化道感染，促进细菌进入血液循环；血脑屏障功能不全，易患细菌性脑膜炎。

（2）淋巴结发育不全：缺乏吞噬细菌的过滤作用，不能将感染局限于局部淋巴结。

（3）经典及替代补体途径的部分成分如 C3、C5、调理素等含量低，机体对某些细菌抗原的调理作用差。

（4）中性粒细胞产生及储备较少，趋化性及黏附性低下，备解素、纤维结合蛋白、溶菌酶含量低，吞噬和杀菌能力不足。

（5）单核细胞产生粒细胞 – 集落刺激因子、白介素 -8 等细胞因子能力低下。

2. 特异性免疫功能

（1）新生儿体内 IgG 主要来自母体，且与胎龄相关，胎龄越小，IgG 含量越低，故早产婴更易感染。

（2）IgM 和 IgA 分子量较大，不能通过胎盘，新生儿体内含量很低，故对革兰氏杆菌易感。

（3）由于未接触特异性抗原，T 细胞为初始 T 细胞，产生细胞因子的能力低下，不能有效辅助 B 细胞、巨噬细胞、自然杀伤细胞和其他细胞参与免疫反应。

（四）临床表现

1. 新生儿败血症表现不具有特异性和敏感性

早期症状和体征不典型，一般表现为反应差、嗜睡、发热或体温不升、少吃、少哭、体重不增或增长缓慢等症状。严重病例有顽固性休克、凝血功能障碍、短期内发生全身炎症反应综合征、多器官衰竭，甚至死亡。

2. 新生儿败血症的早期识别

大多数新生儿败血症发病隐匿，进展迅速，临床上新生儿败血症的早期识别显得尤其重要。出现下列表现时儿科医生应高度怀疑败血症：

（1）黄疸：表现为生理性黄疸迅速加重，或消退后又复现。

（2）肝脾大：出血倾向，皮肤黏膜瘀点、瘀斑，注射部位渗血难止，消化道出血、肺出血，严重时发生 DIC 等。

（3）休克：表现为面色苍白发灰，皮肤呈大理石花纹，血压下降，尿少或无尿，如出现硬肿则提示预后不良。

（4）其他表现：呕吐、腹胀、中毒性肠麻痹、呼吸窘迫或暂停、青紫。

（五）实验室检查

1. 细菌学检查

（1）细菌培养：当前微生物培养对于诊断新生儿败血症有较大的局限性，表现为灵敏度低、培养时间长、存在假阴性等，但我国和其他大多数国家指南一样，将血液或无菌体腔液培养出细菌和（或）真菌作为新生儿败血症的金标准。最新循证医学研究将检验方法、胎龄、败血症类型和患病率等进行分组比较，得出的结论认为，病原学的分子诊断具有快速诊断的优点，由于证据强度不足的原因，未能取代传统的微生物培养方法，仅推荐作为传统细菌培养的补充手段。

（2）病原菌抗原及 DNA 检测：目前常用的方法是用已知抗体检测血、脑脊液和尿中未知致病菌抗原，病原菌分子诊断方法是检测病原菌的 DNA。

2. 非特异性检查

（1）血常规检查：血常规检查可快速得到检测结果，但特异性较低，主要关注白细胞计数、分类及血小板计数，如果 WBC 增高或下降，说明存在异常，如果未成熟的白细胞比例增高，则提示存在感染。

（2）C- 反应蛋白（CRP）：血清 CRP 水平增高提示有炎症存在，但缺乏鉴别诊断特异性。

（3）血清降钙素原（PCT）：由降钙蛋白、降钙素和 N 残基片段组成，细菌感染后 PCT 出现较 CRP 早，其水平与感染严重程度相关，治疗后 PCT 水平迅速降低，在判断新生儿感染中应用较多。

（4）白细胞介素 6（IL-6）：是多种类型的细胞反应产生的细胞因子，炎症发生后反应较 CRP 早，而当炎症控制后 24 小时内恢复正常。

（5）ToLL 样受体 4（TLR4）：在介导革兰氏阴性杆菌引起的炎症反应中起重要作用。

（6）中性粒细胞 CD64：在诊断新生儿败血症中有较高的敏感度。

（7）血清可溶性细胞间黏附分子 1（sICAM-1）：据报道在新生儿败血症诊断中也有较高敏感度。

（8）可溶性髓样细胞触发受体 1（sTREM-1）：表达在中性粒细胞及单核 / 巨噬细胞表面，在抗原提呈细胞介导下，对外源性病原体感染产生级联反应。

由于单独应用某项非特异性检查方法诊断新生儿败血症均存在敏感度受限的问题，临床上往往联合应用数种检查方法提高诊断的正确率，但同时要考虑诊断的成本与效益。

（六）诊断

（1）确诊败血症有临床表现并符合下列任意一条：

1）血培养或无菌体腔内培养出致病菌；

2）如果血培养培养出机会致病菌，则必须于另次（份）血，或无菌体腔内，或导管头培养出同种细菌。

（2）临床诊断败血症具有临床表现且具备下列任意一条：

1）非特异性检查 ≥ 2 条；

2）血标本病原抗原或 DNA 检查阳性。

（七）治疗

对新生儿使用抗生素是治疗保证的基础，同时选择有效的抗生素是治疗新生儿败血症的关键，临床上需综合考虑患儿的感染部位、发病日龄、感染获取部位、病原菌的种类来合理使用抗生素。

1. 抗生素治疗用药原则

（1）早用药：临床怀疑败血症的新生儿，不必等待血培养结果即应使用抗生素。

（2）静脉、联合给药：病原菌未明前，可结合当地菌种流行病学特点和耐药菌株情况选择针对革兰氏阳性和阴性的两种抗生素联合使用；病原菌明确后可根据药物敏感试验结果选择用药；药物敏感试验不敏感但临床有效者暂时不更换药物。

（3）足够疗程：血培养阴性，但经抗生素治疗后病情好转时应维持治疗 5～7 天；血培养阳性，临床至少 10～14 天；有并发症者疗程 3 周以上。

（4）考虑药物的毒副作用：应充分考虑新生儿抗生素暴露风险，1 周以内的新生儿，尤其是早产儿，肝肾功能不成熟，给药次数应相应减少；氨基糖苷类抗生素可能有潜在的耳毒性和肾毒性，虽在国外指南中能使用，但目前我国已经禁止在新生儿期使用。

2. 新生儿抗菌药物选择和使用方法

（1）早发型败血症：发达国家推荐青霉素＋庆大霉素，由于感染特点不同及氨基糖苷类抗生素耳毒性和肾毒性，在极低出生体重儿中半衰期长、不易进入脑脊液、血药浓度监测不普遍等原因，我国多以第三代头孢菌素替代。

（2）凝固酶阴性葡萄球菌感染：可首选氯唑西林，万古霉素应在病原学依据前提下应用。

（3）超广谱 β- 内酰胺酶阳性（ESBL）细菌：革兰氏阴性杆菌感染使用第三代头孢菌素如头孢噻肟、头孢他啶、头孢曲松或碳青霉烯类抗生素如亚胺培南、美罗培南，但此类药物不作为一线用药。

（八）预后

多数新生儿败血症预后较好，但死亡因素与胎龄、体重、凝血功能、是否合并休克、白细胞总数等有关系。

三、儿童脓毒症

2016 年美国医学会杂志（*JAMA*）发表的《第三版脓毒症与脓毒性休克定义国际共识》将脓毒症定义修改为由宿主对感染反应失调所致的危及生命的脏器不全，而脏器功能不全采用 SOFA（sepsis-related organ failure assessment）评分判定，删除了旧版的"严重脓毒症"概念，本节讨论采用新版儿童脓毒症定义，也涵盖了旧版严重脓毒症的内容。

（一）病原学

世界各地报道不完全相同，美国儿童脓毒症最常见的致病菌是革兰氏阳性球菌如葡萄球菌、肺炎链球菌，而革兰氏阴性杆菌较少见，我国大多数也是革兰氏阳性菌，如血浆凝固酶阴性葡萄球菌、口腔链球菌、金黄色葡萄球菌，而革兰氏阴性菌相对少些，主要有大肠埃希菌、克雷伯肺炎杆菌、铜绿假单胞杆菌和沙门菌。而在肠杆菌和克雷伯肺炎杆菌、铜绿假单胞菌中可能存在多重耐药现象。在感染部位中，呼吸道感染比例最高，其次是血流感染，而伤口和软组织感染比例较以往有显著升高趋势，大多数的中枢神经系统感染见于 1 岁以下患儿。

（二）流行病学

由于各国的诊断统计口径等原因，脓毒症的发病率存在较大的分歧。美国大规模的流行病学调查显示，儿童脓毒症发病率在各家医院为 4.5% ~ 13.1%，而在儿科重症监护病房（PICU）内发病率为 7.4% 左右，死亡率 14.4%。我国由于缺乏良好设计的多中心研究，各地三级甲等医院报道差别较大，如北京资料显示脓毒症 PICU 患病率 33.3%，死亡率 8.5%；上海资料显示 PICU 患病率 14.48%，死亡率 30.51%；武汉资料显示 PICU 患病率 18.08%，死亡率 22.2%；西安资料显示 PICU 患病率 5.7%，死亡率 31.4%；重庆资料显示 PICU 患病率 4.84%，死亡率 36%。目前仍缺乏关于儿童严重脓毒症长期预后、微生物学演变及易感人群的大规模流行病学研究，且亦无统一的病例筛选方案，我们无法确定脓毒症患儿发病率上升和病死率下降的具体原因。

（三）发病机制

脓毒症发生的机制复杂，至今未完全阐明，目前认为下列机制在其发生、发展中起重要作用。

（1）促炎 / 抗炎因子：促炎 / 抗炎因子的释放失衡是脓毒症发病机制的中心环节。

（2）肠道细菌易位：肠道细菌易位成为脓毒症时机体多脏器功能障碍的重要促成因素。

（3）免疫抑制：淋巴细胞大量凋亡是免疫抑制机制的重要因素，凋亡细胞造成免疫细胞无反应或抗炎因子分泌等抑制机体免疫防御机能。

（4）TLR-4/ 核因子 κB（NF-κB）信号通路：脂多糖激活 TLR-4/NF-κB 信号转导通路，启动相应靶基因的表达，导致多种细胞因子的产生。

（5）JAK/STAT 信号通路：炎症刺激因子与细胞表面受体结合，增强目的基因的表达，促进系列促炎和抗炎因子释放，产生不同的效应。

（四）临床表现

1. 原发感染灶

多数脓毒症患儿有轻重不等的原发感染灶，原发感染灶特点是所在部位炎症反应的表现。

2. 感染中毒症状

多数起病急，突发发热或伴畏寒或寒战，随之高热，热型不定，有弛张热或稽留热，体弱、重度营养不良和小婴儿可不发热，甚至体温低于正常。精神委靡或烦躁不安、面色苍白或清灰、头痛，肌肉、关节酸痛，食欲差，气促、脉速，甚至呼吸困难。少数有恶心、呕吐、腹痛、腹泻等胃肠道症状。重症可出现脓毒性脑病、中毒性心肌炎、肝炎、肠麻痹、感染性休克、DIC 等。

3. 皮疹

可有出血点、斑疹、丘疹或荨麻疹等。金黄色葡萄球菌感染脓毒症可见猩红热样皮疹、荨麻疹；脑膜炎双球菌败血症常有大小不等的瘀点、瘀斑；坏死性皮疹可见于铜绿假单胞菌败血症。

4. 肝脾大

一般仅轻度增大，发生中毒性肝炎或肝脓肿时则肝增大明显，伴有压痛，并出现黄疸。

5. 迁徙性病灶

常见的迁徙性病灶有皮下及深部肌肉脓肿、肺炎、渗出性胸膜炎、肺脓肿、脓胸、感染性心内膜炎、化脓性心包炎、脑脓肿、骨髓炎等。

（五）实验室检查

（1）外周血象：白细胞总数及中性粒细胞增加，核左移，细胞质中出现中毒颗粒。重症或衰弱者白细胞总数减少，红细胞及血红蛋白降低，重症患儿血小板减少。

（2）病原学检查：可送血及骨髓培养、原发病灶及迁徙病灶的脓液培养及涂片和瘀点涂片寻找病原菌。培养送检应尽量早期，抗菌药物治疗前多次于发热或发作期间采血，连续两次或同时从不同部位取双份标本，必要时应同时做厌氧菌、L 型细菌和真菌培养。

（3）病原菌 DNA 检测：快速、敏感性强，但易出现假阳性。

（4）病原菌抗原检测：如对流免疫电泳、乳胶凝集试验等。

（5）感染标志物的检测：参见新生儿严重感染的实验室检查项目。

（六）诊断与鉴别诊断

1. 儿童脓毒症的诊断

急性起病发热、外周血细胞及中性粒细胞明显增高，而无局限于某一系统的急性感染时，均应考虑儿童脓毒症的可能。新近有感染病灶史者，虽经过有效抗菌药物治疗但体温仍未控制且感染中毒症状明显，应高度怀疑败血症的可能。血培养和（或）骨髓培养阳性为败血症确诊依据，但一次血培养阴性不能否定败血症诊断。在临床工作中，早期诊断败血症极为困难，如刻意满足败血症诊断后方进行处理，往往会延误对病情的控制。为了及时抢救脓毒症患者，危重病和病理学家在 1992 年发表了第 1 版脓毒症诊疗指南，引入了全身反应综合征（SIRS）概念，并定义了脓毒症。

在诊断 SIRS 时患儿临床表现至少出现下列 4 项标准的 2 项：

（1）中心温度＞38.5℃或＜36℃。

（2）心动过速，平均心率＞同年龄组正常值2个标准差以上（排除外界刺激、慢性药物或疼痛刺激），或不可解释的持续性增快超过0.5～4小时，或＜1岁出现心动过缓，平均心率＜同年龄组正常值第10百分位以下（无外部迷走神经刺激及先天性心脏病，亦未使用β受体阻滞剂药物），或不可解释的持续性减慢超过0.5小时。

（3）平均呼吸频率＞各年龄组正常值2个标准差以上，或因急性病程需机械通气（排除神经肌肉疾病及全身麻醉）。

（4）白细胞计数升高或下降（排除继发于化疗的白细胞减少症），或未成熟的中性粒细胞＞10%。

第1版脓毒症概念：指在感染基础上符合SIRS两条及以上标准（即脓毒症＝感染+SIRS≥2）；为提高对严重脓毒症的认识，专家组在2001年又发表了第2版指南，在该版脓毒症定义中提出在满足第1版脓毒症的基础上再加上21条诊断标准，目的在于提高临床抢救的成功率，然而，这个定义并没有指定需要满足多少条标准方能诊断脓毒症。同时，临床医生需要记忆太多条目，限制了新定义在临床和研究中的使用。这个脓毒症定义并不明确，而仅仅是帮助临床医生去识别可能的脓毒症患者，临床上可操作性差。最近，临床实践中基于脓毒症器官功能不全有利于识别需要强化治疗的患者，由此修订了新的关于严重脓毒症和脓毒症休克的定义，并在2016年发表了第3版脓毒症及脓毒性休克共识。专家组将第2版脓毒症中的21条诊断标准进行数据模型分析，从中筛选出预测脓毒症患者不良预后最有效的指标SOFA，即序贯性器官功能衰竭评分，并建议当SOFA评分≥2时，可以认为患者出现器官衰竭，即第3版脓毒症的定义（也就是脓毒症＝感染+SOFA≥2）。从中可以看出第3版脓毒症是过去重症脓毒症的定义，即机体对于感染的失控反应所导致可以威胁生命的器官衰竭。由此可见，对于符合2条及以上SIRS标准但未出现器官衰竭的感染患者将不被诊断为脓毒症。专家组认为，相对于治疗感染患者，治疗具有器官衰竭等死亡风险的感染患者才是重点。无论器官衰竭和感染孰先孰后，只要两者并存即可诊断为脓毒症。第3版脓毒症诊断标准去除了"严重脓毒症"这一术语，因为脓毒症本身即为严重威胁生命的疾病。新版脓毒症诊断标准明确使用SOFA评分去识别有脓毒症高风险和高病死率的感染患者。

由于第3版定义中SOFA评分没有年龄调整值，综合考虑标准的信度和效度，把心功能、肾功能和肺功能按照年龄调整值来验证儿童SOFA就显得非常重要。在美国大样本多中心的临床验证经过调整后的儿童SOFA切实可行。

2. 鉴别诊断

主要与伤寒、粟粒型肺结核、恶性组织细胞病、结缔组织病，如幼年特发性关节炎全身型等相鉴别。

（七）治疗

1. 一般治疗

卧床休息，供给营养丰富的食品及足够液体，注意电解质平衡及维生素补充，防止压疮等。感染中毒症状严重者可在使用足量有效抗生素的同时给予小剂量糖皮质激素治疗5～7天，以减少过高的炎症反应。

2. 抗菌治疗原则

应尽早使用抗生素，在未获得病原学结果前应根据病情给予抗菌药物经验性治疗，以后再根据病原菌种类和药物敏感度试验结果调整给药方案。常用二联杀菌性抗生素联合静脉给药，2～3周病情稳定后将阶梯用药。疗程需要持续到症状改善，退热后2～3周，或血培养转阴后1～2周或连续2～3次血培养阴性后才可停药。

3. 抗菌药物选择

针对革兰氏阳性球菌，理论上可选择青霉素加氨基糖苷类，但耐药菌株如表皮葡萄球菌对多数抗菌药物耐药率高，可选用万古霉素、利奈唑胺、替考拉宁。肺炎链球菌可首选青霉素类如青霉素G、苯唑西林，也可选择头孢曲松、头孢吡肟、头孢噻肟、头孢哌酮/舒巴坦钠，如效果不佳，可以选用万古霉素、利奈唑胺、替考拉宁。金黄色葡菌球菌可选哌拉西林/他唑巴坦、头孢哌酮/舒巴坦，如耐甲氧西林金黄色葡萄球（MRSA）感染可选万古霉素、利奈唑胺、替考拉宁。大肠埃希对头孢菌素类抗菌药物具有较高的敏感性。克雷伯肺炎杆菌对氨苄西林耐药率较高，对头孢菌素类抗菌药物有很高的耐药性，可选择加酶抑制剂的第三代头孢菌素，如头孢哌酮/舒巴坦。碳青霉烯类对大肠埃希菌和克雷伯肺炎杆菌大部分敏感，可作为备选药物。此外，无尿或少尿患儿不宜使用对肾脏有毒副作用的药物。

4. 并发症的防治

（1）脓毒性休克：按照脓毒性休克治疗指南进行治疗。

（2）原发炎症及迁徙性化脓性炎症或脓肿：应及时进行处理，有效引流。

（3）基础疾病的治疗：由于败血症易发生在有基础疾病的患者，如恶性肿瘤、结缔组织病、营养不良、糖尿病等。针对这些基础疾病仍应继续治疗。

（冯小伟）

第二节　老年人抗菌药物的应用

感染性疾病是老年人常见的住院和死亡原因，约占老年人住院或死亡原因的1/3，选用抗菌药物是控制老年人感染的主要措施。抗菌药物是一把双刃剑，应用不当会造成药物的不良反应、抗生素耐药性增加等难以预料的后果。

因老年人组织器官功能退化、基础疾病多，新陈代谢缓慢、对药物的代谢清除能力降低，药物相互作用机会多，故老年人是药物不良反应的高危高发人群。因此，掌握老年人抗菌药物的合理应用需要了解老年人生理和药动学特点，对合理选用抗菌药物、减少药物不良反应的发生具有重要指导意义。

一、老年人生理特点

老年人（年龄≥65岁）生理变化主要是机体老化，器官结构、功能障碍。结构与机能的变化主要表现在：①机体结构成分及比例发生变化，构成机体结构的基本单位细胞其合成与代谢能力下降，细胞内液量减少，部分细胞凋亡，出现器官萎缩。②机体功能减退，胃肠的消化和吸收功能、中枢及周围神经组织功能、内分泌器官功能、肝肾代谢排泄功能及肝脏解毒功能、循环系统功能等减退，以上这些因素使某些药物半衰期延长，代谢减慢，药物浓度升高，药物的副作用和不良反应增加。

二、老年人感染的临床特点

与年轻人相比，许多因素会增加老年人感染的风险，易感因素包括：①防御病原体的能力降低，尤其涉及细胞介导的免疫力下降；②器官功能储备能力降低；③共发多种疾病；④生活状态较差，如残障和长期入住养老院等。因此，与其他年龄组相比，老年人群肺炎、流行性感冒、结核、尿路感染、胃肠道感染、肠道感染、带状疱疹等疾病的发病率和死亡率更高，是医院内感染（nosocomial infection）和保健相关感染（health care-associated infection）的高发人群。且老年人合并感染又是促使预后更差的重要预测因子，因此了解老年人感染的临床特点，有助于临床医生早期识别重症感染并及时进行有效抗感染治疗。老年人感染有如下临床特点：

1. 临床表现不典型

老年人感染常缺乏局部症状，而常表现为疲乏不适、胃肠功能差及感知淡漠等非特异表现。如肺炎无明显发热、咳嗽、咳痰，尿路感染无典型的尿路刺激征症状。发热是感染最常见的症状，是促使临床医生寻找感染的最常见体征。但因为老年人对病原体的体温应答能力较差，无发热或发热不明显占20%～30%，有的年老体弱者平均基础体温较大家公认的正常体温37℃（98.6°F）稍低。基础体温的下降及对炎症刺激的反应较迟钝，都会使年老体弱者因感染出现的发热不易达到大家公认的发热标准。有学者建议，老年人发热应定义为：①体温在基础值上持续升高至少1.1℃（2°F）；②或反复测量口腔温度≥37.2℃（99°F）；③反复测量直肠温度≥37.5℃（99.5°F）。若体温≥38.3℃，可能涉及重症或危及生命的感染，应住院诊治。

2. 易感染性

老年人因组织器官退行性变和防御功能降低，易患各种感染。如菌尿症发生率增高，老年女性尤为明显。老年人胆汁中常带菌，胃液减少，胃液和胃黏膜中易滋生细菌并繁殖，诱发胆系感染和胃肠道感染。男性患者在前列腺肥大或前列腺炎的基础上常发生尿路感染，易致感染性内膜炎。

年龄本身是影响老年感染如社区获得性肺炎预后众多因素中的首位因素。免疫反应亦发生了与年龄相关的免疫老化，它不是整体的免疫力下降，而是一种多方面的免疫反应失调。

同时，社会和环境因素对老年人感染也起到重要的作用，尤其对居住在长期照护机构的住院老年人，有特别高的下呼吸道和其他部位（主要是尿路和皮肤）的感染发生率。年老体弱的人群集中在一个狭小的环境中，不严格遵守基本的感染控制策略，以及滥用抗生素等因素均导致耐药菌株的蔓延，如耐甲氧西林金黄色葡萄球菌（MRSA）、耐万古霉素肠球菌（VRE）及多重耐药的革兰氏阴性菌，这些因素均会导致疫情暴发流行而出现高死亡率。

3. 多病性

老年感染常共发多种慢性疾病，如慢性阻塞性肺疾病、糖尿病、高血压、冠心病、脑卒中等，老年人营养状态较差，或已经经历多种治疗手段（药物、介入治疗或置管等），加之认知功能减退和其他一些障碍降低了老年人对治疗方案的依从性，常使感染不易控制，恢复期更长，甚至可能加重原有的基础疾病，成为多器官功能衰竭的诱发因素。

三、老年人抗菌药物应用的一般原则

初始治疗老年患者感染时，选择抗菌药物的方案往往先于确定致病菌，有时甚至优先于确定感染灶。因此，临床医生要根据自己对可能致病菌的估计，并结合抗生素的特性来确定治疗方案，这种方法为"经验性治疗"。而根据病原体培养和药敏试验结果来确定抗生素的方法为"病原体指导下的选择"。

老年患者经验性抗生素治疗的选择可分为 3 个步骤：第一步，确定可能的致病菌，并考虑应用抗生素是否恰当。第二步，评估抗生素的抗菌谱，并结合患者的感染严重程度和实际临床情况，确定抗菌谱最佳的抗生素。最后一步，考虑药理学方面的内容，包括药动学、潜在的毒性和药物间的相互作用等，最终确定最佳的抗生素。在开始经验性抗菌治疗后，应密切监测患者的病情变化并根据"病原体指导下的选择"，及时调整抗生素治疗方案。表 3-2-1 归纳总结了经验性治疗的选择应用过程。

表 3-2-1 老年患者选择抗生素的合理步骤

1. 估计最可能的致病菌

　（1）回顾临床和流行病学线索

　（2）确定最可能的感染部位

2. 确定初始抗生素治疗的合适抗菌范围

　（1）评估抗生素的耐药性

　（2）评估患者感染和其他伴随疾病的严重程度

3. 整合药理学数据经验性选择有效的治疗

　（1）评估药动学和药效学的数据

　（2）考虑药物毒理性和相互作用的风险

4. 监测患者病情变化和实验室检查结果简化和缩窄抗生素方案

　努力确认微生物学诊断

（一）确定致病菌

（1）根据临床特征确定感染部位是影响临床医生确定致病菌、选用最合适抗菌方案的至关重要的第一步。由于老年患者生理上的改变会影响感染性疾病的临床表现，往往出现一些不常见的和难以解释的临床表现，使得这一步变得更为复杂，这就要求临床医师要特别注意，提高搜索感染证据的警觉性，即使只有很轻微的感染体征或症状，也可以放宽经验性抗生素治疗的指征。

（2）流行病学资料可以为确定最有可能的致病菌提供更多的信息。例如，对于有近期住院史或者长期疗养院居住史的患者，临床医师应更多地考虑菌株多样性的问题。在这些患者中，正常寄居在皮肤上的革兰氏阳性菌就有可能被致病性强的革兰氏阴性菌所替代，后者更容易感染手术切口、静脉导管和泌尿道。

了解临床流行病学特点，例如：①了解当地感染暴发流行的常识有助于诊断评估个别患者的新发疾病；②季节性因素不容忽视。例如，每年的10月份至次年的3月份，流感可能是呼吸道感染最常见的病因；③了解某种特定病原体和感染症候群的地理分布特征，对于临床医师也非常重要。同样是发热，从亚马孙旅行回来的患者的病原体（疟疾）与居住在西南沙漠的病原体（球孢子菌病）是不同的。

（二）确定抗生素的覆盖范围

1. 感染严重程度

明确了感染部位和最有可能的致病菌后，下一步就是评估感染的严重程度。正确的评估会帮助临床医师决定是否需要经验性抗生素治疗，同时也会影响抗生素覆盖范围的调整。

一般来讲，对于有严重感染证据的老年患者，临床医师应采取的最恰当措施是即刻给予患者一种或多种有效的针对最有可能致病菌的抗生素。有证据表明，首剂治疗的快速起效对治疗老年患者的严重感染至关重要，如败血症、脑膜炎和肺炎等。治疗初始，致病菌尚不明确，早期最宜选用广谱抗生素，能确保有效地针对病原体。一旦确定致病菌之后，就可以使用专门针对致病菌的窄谱抗生素，进而避免使用广谱抗生素所带来的不良反应，如正常菌菌群失调和耐药菌株的产生等。

因为老年人肾脏储备功能减退，加之老年人多病共存，常同时服用多种药物，医生担心发生不良反应会采取"起始剂量低，缓慢增加剂量"的治疗策略，然而，对于抗生素的使用这并非良策。老年人胃肠动力异常、吸收降低、脂肪组织增加及多种药物联合将降低抗生素的血药浓度。

感染的严重程度不仅影响抗生素种类的选择，还会影响抗生素剂量和给药方式的选择。对于严重感染，临床医师会选择肠外给药方式。这种给药方式至少需要用到治疗有效之后，如发热消退或者升高的白细胞恢复到正常水平。

2. 细菌的耐药性

除了要考虑感染性疾病严重程度之外，还要综合考虑致病菌可能的耐药性。对于长期在疗养院或急性就诊医院的老年患者来说，抗生素使用率高，抗生素的不合理应用及患者间病原体相互传播，使得病原体容易产生抗生素耐药性。对于耐药致病菌所引起的感染患者疑似感染，掌握常见病原体的地区易感性资料，可以帮助临床医师选择抗生素。当考虑有耐药致病菌引起感染时，比较明智的选择是联合使用2种或2种以上不同种类的抗生素。联合用药之前，要权衡一下可能增加的毒副作用、额外的医疗费用及更长远的耐药性的产生等问题。总的来说，对于严重的老年感染患者，经验性的联合用药是比较适当的，随后可以根据细菌培养及药敏结果换用敏感的、窄谱的单一药物进行针对性治疗。

（三）药理学

临床医师治疗老年感染患者选药时，为了最终确定最佳的治疗方案，需要了解并掌握最新的药理学知识及某些特殊的药理学特点（图 3-2-1）。

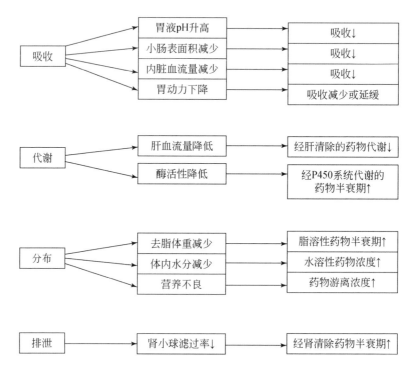

图 3-2-1　老年患者应用抗生素要考虑的药动学问题

1. 吸收

老年人胃肠运动功能减退，胃肠黏膜萎缩，胃壁细胞数量减少或分泌功能减弱，胃酸分泌减少，偏碱性药物解离降低而减少药物吸收；胃排空时间延长，肠蠕动减弱，内脏血流量减少，会减少口服药物的吸收，同时药物在胃肠内滞留时间延长，对胃肠道刺激增加，同样剂量的药物，老年人血药浓度比青年人低，而胃肠道反应却增加。因此，使用新的抗生素前应考虑其他药物（如抗酸药）的给药时机。静脉给药可以避免口服吸收的问题，但也增加静脉置管的风险，应在静脉给药前权衡利弊。

2. 分布

在许多老年患者体内，药物分布容积会有所改变，影响药物在体内分布的因素较多，老年人精瘦组织、体内水分的减少及体内脂肪量随年龄增长而增加是影响药物在体内分布的主要因素，一些脂溶性药物再分布现象增多，易由脑组织转入脂肪组织；同时营养不良所致血浆蛋白含量降低，使一些药物与血浆蛋白结合率也相应降低，血液中的游离型药物浓度明显增加，使得老年患者体内药物浓度不可预计，尤其在使用负荷剂量的抗生素时，更应全面考虑老年人药物分布问题，注意防止药物浓度过高而出现的药物不良反应。

3. 代谢

药物吸收后，老年人生理特点也会影响药物代谢。药物在体内有多种代谢途径，其中最主要的是涉及肝脏氧化酶系的氧化代谢，随着年龄的增长，老年人肝血流量减少，功能性肝细胞减少，肝脏的微粒体酶活性降低，使药物代谢作用随年龄增长而降低。这些因素使某些药物代谢减慢，半衰期延长，药物浓度升高（如四环素），提示老年人在应用经肝脏代谢的药物时应注意调整剂量。

4. 排泄

大多数药物及其代谢产物都经肾脏排泄，老年人随着年龄增长，肾单位的数量和大小减少，肾血流量以每年 1.5% ~ 1.9% 的速率递减，肾小球滤过率下降，肾小管的主动分泌功能和重吸收功能减退，使药物血药浓度增高或延缓药物的消除，所以以原型排出的药物容易积蓄中毒。如静脉滴注头孢唑林时，老年人血药浓度比青年人高出 2.6 倍，而药物消除半衰期（$T_{1/2}$）延长 2.5 倍。对老年人 $T_{1/2}$ 短的抗生素，血药浓度升高明显。$T_{1/2}$ 长者，其排泄时间延长更为突出。如林可霉素类、利福霉素类、氯霉素、多西环素、异烟肼、乙胺丁醇、环丙沙星、酮康唑，青霉素类中的阿莫西林、哌拉西林、美洛西林，头孢菌素类中的头孢哌酮、头孢噻肟，可选用原治疗量或略减剂量。而氨基糖苷类、万古霉素、氟尿嘧啶等应避免使用，确有指征应用时可参考老年人肌酐清除率调整剂量或给药间隔时间，在治疗药物监测（therapeutic drug monitoring，TDM）下显著减量应用。

（四）最后一步：缩窄抗菌谱及限制抗生素的使用

当怀疑老年患者感染时应立即进行病原体培养，经验性治疗 2 ~ 3 天后，就能明确致病菌。确定致病菌后，临床医师根据抗生素的敏感性选用窄谱的抗生素，可更好地到达感染部位，有效杀灭致病菌，使药物对感染的治疗作用最佳，同时毒副作用和病原体产生的耐药性降到最低。

但下面这些情况下需要限制使用抗生素：上呼吸道感染、腹泻，若明显是由病毒引起的不建议使用抗生素；有些细菌培养阳性而无临床表现，单纯的血培养显示皮肤菌群阳性，常常是由于采样过程中受到了污染，不需要抗菌治疗。阳性培养结果所提示的细菌有可能是寄居在人体的正常菌群而非侵入性细菌。很多疾病（如无症状性菌尿）非感染所致，如果应用抗生素治疗，并不能获益。

（五）抗菌药物的使用方法

（1）抗菌药物联合应用指征为：①病因未明的严重感染；②单一抗菌药物难以控制的混合感染；③单一抗菌药物不能控制的严重感染；④联合用药可显著增加抗菌作用（顽固感染）；⑤感染部位抗菌药物不易渗入（化脓性脑膜炎）；⑥较长期用药细菌易产生耐药（TB），联合用药应选择不同作用机制且协同作用的药物。

（2）抗菌药物疗程依据感染的性质、病原菌种类和宿主的特点确定。对于老年群体，由于器官功能储备低，有些症状恢复需要较长时间（如咳嗽），但不是延迟抗菌疗程的理由。疗程：对于轻中症 5 ~ 7 天，或热退后 3 ~ 5 天，伴随精神好转，周围血象恢复；对治疗急性肾盂肾炎和血液感染（表皮葡萄球菌）需要 10 ~ 14 天，金黄色葡萄球菌心内膜炎或导管相关血流感染需 4 ~ 6 周，骨髓炎至少 2 ~ 3 个月，新型隐球菌颅内感染数月至 1 年以上。

（六）老年人抗菌治疗注意事项

1. 关注毒副作用

老年人的器官老化，使其更容易受某些药物毒副作用的影响，应了解各种抗生素的不良反应，避免使用毒性大的抗菌药物，如氨基糖苷类、万古霉素、两性霉素 B 等，以及四环素类、红霉素类、利福平等有明显肝毒性的抗菌药物。如确有指征使用时，应依据肝、肾功能等情况调整给药方案。表 3-2-2 详细列出了一些特殊抗生素的常见不良反应。

表 3-2-2　老年患者使用抗生素的常见不良反应

抗生素种类	常见不良反应
阿昔洛韦	肾毒性，中枢神经系统毒性
金刚烷胺 / 金刚乙胺	中枢神经系统毒性
氨基糖苷类	肾毒性，耳毒性，前庭毒性
阿奇霉素	胃肠毒性（腹泻、恶心、呕吐、腹痛），念珠菌病 / 阴道炎
β- 内酰胺类	皮疹，过敏反应，骨髓毒性，中枢神经系统毒性（癫痫），间质性肾炎，抗生素相关性腹泻，艰难梭菌相关性腹泻
克拉霉素	胃肠毒性（腹泻、恶心、呕吐、腹痛），中枢神经系统毒性
克林霉素	胃肠毒性（食管炎、胃炎、恶心、呕吐、腹痛），抗生素相关性腹泻，艰难梭菌相关性腹泻
红霉素	胃肠毒性（腹泻），肝毒性，QT 间期延长，尖端扭转型室速，耳毒性
氟康唑	肝毒性
氟喹诺酮类	QT 间期延长，尖端扭转型室速，中枢神经系统毒性，周围神经病变，肌腱断裂，艰难梭菌相关性腹泻
异烟肼	肝毒性，周围神经病变
利奈唑胺	骨髓抑制（血小板减少），胃肠毒性（腹泻、恶心、呕吐），头痛，周围神经病变
甲硝唑	味觉障碍，食欲缺乏，胃肠毒性（恶心、呕吐），中枢神经系统毒性（头晕、头昏、头痛），周围神经病变，饮酒时出现双硫仑样反应
呋喃妥因	浸润型肺炎，周围神经病变
利福平	红疹，过敏反应，肾毒性，尿液、泪液、汗液、唾液红橙色，肝毒性

续表

抗生素种类	常见不良反应
磺胺类	红疹，过敏反应，Stevens-Johnson 综合征，胃肠毒性，前庭毒性（恶心、呕吐），高钾血症，骨髓抑制
四环素类	光过敏，胃肠不适（腹泻、恶心、呕吐），肝毒性，中枢神经系统毒性（共济失调、头晕、眩晕）
万古霉类	输液相关组胺释放（红颈综合征），耳毒性，前庭毒性，肾毒性（尤其是与其他肾毒性的药物联用时），骨髓抑制（中性粒细胞减少）

2. 老年人感染优先使用杀菌剂

由于老年人免疫功能降低和组织器官功能退化，病灶内细菌的清除更有赖于抗菌药物的杀菌作用，可选用青霉素类和头孢菌素类药物，必要时氨基糖苷类亦可选用，但仍应按患者肾功能情况进行选择。

3. 重视药物之间的相互作用，避免由此带来的不利后果

老年共病现象普遍，用药种类多，对已经有长期用药史的患者，加用新的抗生素时，首先要考虑药物之间的相互作用，应详细了解其用药情况，仔细选择抗菌药物，避免严重的药物间相互作用和药物与疾病间的相互影响。表 3-2-3 列出了一些可能的药物间的相互作用。

表 3-2-3　老年患者常用药物和抗生素间的相互作用

抗生素名称	作用药物	不良反应
阿昔洛韦	氨基糖苷类	增加肾毒性、神经毒性
	麻醉药品	增加哌替啶药效
氨基糖苷类	阿昔洛韦	增加肾毒性、神经毒性
	口服抗凝药	增强抗凝作用
	布美他尼	增加耳毒性
	头孢类	增加肾毒性
	环孢素	增加肾毒性
	地高辛	降低地高辛疗效（仅限于口服氨基糖苷类）
	呋塞米	增加肾毒性、耳毒性
氨基糖苷类	硫酸镁	增加神经肌肉阻滞发生
	万古霉素	可能增加肾毒性、耳毒性
阿奇霉素	铝或镁抗酸药	降低峰浓度
	地高辛	增加地高辛浓度

抗生素名称	作用药物	不良反应
头孢菌素	氨基糖苷类	增加肾毒性
	呋塞米	增加肾毒性
克拉霉素	口服抗凝血药	低血凝血酶原作用增强
	苯二氮䓬类	增加中枢神经系统毒性
	卡马西平	增加卡马西平毒性
	皮质类固醇	增加甲泼尼松药效与毒性
	环孢菌类	增加环孢菌类毒性
	地高辛	增加地高辛浓度
	利福平	降低克拉霉素浓度
红霉素	口服抗凝血药	低血凝血酶原作用增强
	苯二氮䓬类	增加中枢神经系统毒性
	卡马西平	增加卡马西平毒性
	皮质类固醇	增加甲泼尼松药效与毒性
	环孢菌类	增加环孢菌类毒性
	地高辛	增加地高辛浓度
	3-羟基-3-甲基戊二酸单酰辅酶A还原酶抑制药	增加横纹肌溶解风险
氯康唑	氯雷他定	增加氯雷他定毒性
	苯妥英钠	可能增加或减弱其效益
	丙戊酸	增加丙戊酸毒性
	苯二氮䓬类	中枢神经系统毒性增加
	香豆素抗凝药	凝血酶原时间增加
	环孢素	环孢素浓度增加
	3-羟基-3-甲基戊二酸单酰辅酶A还原酶抑制药	增加横纹肌溶解风险
	苯妥英钠	苯妥英钠浓度增加
氯康唑	利福平	氟康唑浓度增加
	磺脲类	磺脲类血浆浓度增加，代谢降低
	噻嗪类	氟康唑浓度增加

续表

抗生素名称	作用药物	不良反应
喹诺酮类	抗酸药	降低喹诺酮类药效
	口服抗凝血药	延长凝血酶原时间
	环孢素	增加肾毒性和环孢素浓度
	铁制剂	降低喹诺酮类血清浓度
	非甾体类抗炎药	可能增加中枢神经系统毒性
	硫糖铝	降低喹诺酮类血清浓度
利奈唑胺	选择性 5- 羟色胺再吸收 抑制药	增加血清素综合征的危险
甲硝唑	口服抗凝血药	增加抗凝药效果
呋喃妥因	抗酸药	可能降低呋喃妥因效果
	氟喹诺酮类	体外拮抗喹诺酮的活性
利福平（其他利福 霉素类）	镇痛药	可能降低药物浓度和活性
	口服抗凝血药	可能降低药物浓度和活性
	抗惊厥药	可能降低药物浓度和活性
	β- 受体阻滞药	可能降低药物浓度和活性
	克拉霉素	降低克拉霉素浓度或增加利福平毒性
	皮质类固醇	可能降低药物浓度和活性
	地西泮	可能降低药物浓度和活性
	地高辛	降低地高辛浓度
	氟康唑	降低氟康唑浓度
	HMG-CoA 还原酶抑制剂	降低他汀效果
	异烟肼	增加肝毒性
	麻醉品	可能降低浓度和活性
	维拉帕米	可能降低浓度和活性
磺胺类	口服抗凝血药	增加抗凝药效应
	降糖药	增强降糖药效应
四环素类	抗酸药	降低口服四环素类药物的药效
	口服抗凝血药	增强抗凝药效应

续表

抗生素名称	作用药物	不良反应
四环素类	次水杨酸铋	降低口服四环素类药物的药效
	卡马西平	降低多西环素效果
	地高辛	增加地高辛效果
	锂制剂	增加锂制剂毒性
	苯妥英钠	降低多西环素效果
	利福平	可能降低多西环素效果
万古霉素	氨基糖苷类	可能会增加肾毒性、耳毒性

4. 剂量降低、疗程延长

高龄患者要根据患者的病理生理状态调整用药，几乎所有的抗菌药物都经肝脏代谢、肾脏排泄，老年人肝肾储备功能减退，高龄老人的肝肾储备功能仅为中青年人的30% ~ 40%，因此老年人应用抗菌药物应减量，起始剂量以常规剂量的50% ~ 75% 为宜，否则可能导致肝肾功能损害和药物超量中毒：①肝功能严重受损者需将经肝代谢的抗菌药物减量50%，或换用经肾脏排泄为主的药物。②肾功能受损时，根据内生肌酐清除率（CCr）来调整肾排泄药物剂量，当 CCr 为 40 ~ 69ml/min 时，减量50%，用药时间间隔不变；当 CCr 为 10 ~ 40ml/min 时，减量50%，双倍间隔或换用经肝代谢为主的药物。③肝肾功能同时受损，则应权衡两者病变的程度。当必须应用某种肝肾毒性较大的抗菌药物时，应从低剂量开始并密切监测肝肾功能和血药浓度，例如老年人耐甲氧西林金黄色葡萄球菌、耐甲氧西林表皮葡萄球菌和肠球菌感染越来越多，多肽类抗生素如万古霉素等非常敏感，但肾毒性显著，必须应用时应从半量开始，并密切监测肝肾功能和万古霉素血药浓度，依监测结果调整剂量。④为彻底治愈感染，避免感染反复或转为慢性，可延长疗程，根据患者临床状况和明确的感染病原体来制定抗菌药物降阶梯治疗计划。

5. 治疗中应严密观察不良反应

老年人易发生肠道菌群失调及二重感染，应及时防治。

四、老年人常见感染性疾病抗菌药物的使用

（一）肺炎

老年人呼吸系统生理功能退化，基础储备能力下降，内环境稳定性差，免疫调节功能减弱，加之合并多种基础疾病，多系统多脏器损伤，营养状态不良，易受到各种致病因素的影响，使得细菌侵入或体内细菌繁殖，导致或加重肺炎发生、发展。因此，不论是发达国家还是发展中国家，老年人肺部感染是一类日渐寻常且严重的疾病，易发生呼吸衰竭、

多脏器功能衰竭，是导致老年多器官功能不全综合征的主要原因，更是导致老年人死亡的主要原因之一。CAP 的病死率随患者年龄增加而升高，日本报道 15 ~ 44 岁、45 ~ 64 岁、65 ~ 74 岁和 ≥ 75 岁住院 CAP 患者的病死率分别为 1.4%、3.3%、6.9% 和 9.3%。CAP 的病死率亦与患者病情严重程度相关。据 2013 年中国卫生统计年鉴记载：2008 年我国肺炎 2 周的患病率为 1.1‰，较 2003 年（0.9‰）有所上升。2012 年我国肺炎的死亡率平均为 17.46/10 万，1 岁以下人群的死亡率为 32.07/10 万，25 ~ 39 岁人群的死亡率 < 1/10 万，65 ~ 69 岁人群的死亡率为 23.55/10 万，> 85 岁人群的死亡率高达 864.17/10 万。

老年人（年龄 > 65 岁）容易发生肺炎的因素有：①合并有基础疾病；②咽喉部病原菌定植率增加；③误吸；④纤毛黏液系统功能降低；⑤宿主的抵抗力降低；⑥营养不良；⑦集体居住；⑧近期住院；⑨气管插管和鼻胃插管；⑩全身健康状况恶化。

肺炎包括社区获得性肺炎（community-acquired pneumonia，CAP）和医院内获得性肺炎（hospital-acquired pneumonia，HAP）。据调查，每 1000 位需要长期护理的老年人中就有 0.3 ~ 2.5 位会发生肺炎，医院内获得性肺炎的危险性较社区获得性肺炎更为突出。

1. 社区获得性肺炎

（1）病原学特点：与青年人相比，老年性肺炎的病原菌有其自身的特点。CAP 主要致病菌有肺炎链球菌、流感嗜血杆菌、需氧革兰氏阴性杆菌、金黄色葡萄球菌、卡他莫拉菌等。肺炎链球菌和流感嗜血杆菌是老年 CAP 最常见的致病菌（占 50% ~ 70%）；而革兰氏阴性杆菌（如克雷伯肺炎杆菌、铜绿假单胞菌、阴沟肠杆菌、大肠杆菌等）和金黄色葡萄球菌在老年 CAP 中所占比例较少，但比青年人多见。也有学者认为，目前老年 CAP 感染已改变为以革兰氏阴性杆菌感染为主，肺炎链球菌已不再是老年 CAP 的主要致病菌。另外，近些年来非典型病原体，如肺炎支原体、肺炎衣原体、嗜肺军团菌、病毒、卡氏肺孢菌等引起的 CAP 逐年增加，引起了人们的重视。对非典型病原体在老年 CAP 中的地位，各种报道说法不一。一般认为，肺炎支原体和肺炎衣原体在老年人和年轻人之间没有明显区别，但嗜肺军团菌更易发生于老年人和免疫力低下者，且多为重症 CAP，病死率较高。

（2）社区获得性肺炎的抗感染治疗：最初选择的抗菌药物是否恰当对患者的预后会产生很大影响。如何在保证疗效的同时避免抗生素的滥用一直是备受关注的问题。在 2016 年中国成人社区获得性肺炎诊断和治疗指南中，根据我国调查的 CAP 常见致病菌的耐药特点，对各组患者做出了相应的治疗方案。指南强调在确立 CAP 临床诊断并安排合理病原学检查及标本采样后，需要根据患者年龄、基础疾病、临床特点、实验室及影像学检查、疾病严重程度、肝肾功能、既往用药和药物敏感性情况分析最有可能的病原并评估耐药风险，选择恰当的抗感染药物和给药方案，及时实施初始经验性抗感染治疗（表 3-2-4）。值得注意的是，我国不同地区病原流行病学分布和抗菌药物耐药率可能不一致，表 3-2-5 中所列的序号为可供选择的初始经验性抗感染药物选择方案，治疗建议仅是原则性的，需结合患者所在地区具体情况进行选择。

表 3-2-4　初始经验性抗感染药物的选择

不同人群	常见病原体	抗感染药物选择	备注
门诊治疗（推荐口服给药）			
无基础疾病青壮年	肺炎链球菌、肺炎支原体、流感嗜血杆菌、肺炎衣原体、流感病毒、腺病毒、卡他莫拉菌	①氨基青霉素、青霉素类/酶抑制剂复合物；②第一代、第二代头孢菌素；③多西环素或米诺环素；④呼吸喹诺酮类；⑤大环内酯类	①根据临床特征鉴别细菌性肺炎、支原体或衣原体肺炎和病毒性肺炎；②门诊轻症支原体、衣原体和病毒性肺炎多有自限性
有基础疾病或老年人（年龄≥65岁）	肺炎链球菌、流感嗜血杆菌、克雷伯肺炎杆菌等肠杆菌科菌、肺炎衣原体、流感病毒、RSV病毒、卡他莫拉菌	①青霉素类/酶抑制剂复合物；②第二代、第三代头孢菌素（口服）；③呼吸喹诺酮类；④青霉素类/酶抑制剂复合物，第二代、第三代头孢菌素联合多西环素，米诺环素或大环内酯类	年龄>65岁、存在基础疾病（慢性心脏、肺、肝、肾疾病及糖尿病、免疫抑制）、酗酒、3个月内接受β-内酰胺类药物治疗是耐药肺炎链球菌感染的危险因素，不宜单用多西环素、米诺环素或大环内酯类药物
需入院治疗、但不必收住 ICU（可选择静脉或口服给药）			
无基础疾病青壮年	肺炎链球菌、流感嗜血杆菌、卡他莫拉菌、金黄色葡萄球菌、肺炎支原体、肺炎衣原体、流感病毒、腺病毒、其他呼吸道病毒	①青霉素G、氨基青霉素、青霉素类/酶抑制剂复合物；②第二代、第三代头孢菌素，头霉素类，氧头孢烯类；③上述药物联合多西环素、米诺环素或大环内酯类；④呼吸喹诺酮类；⑤大环内酯类	①我国成人CAP致病菌中肺炎链球菌对静脉青霉素耐药率1.9%，中介率仅9%左右。青霉素中介肺炎链球菌感染的住院CAP患者仍可以通过提高静脉青霉素剂量达到疗效。②疑似非典型病原体感染首选多西环素、米诺环素或呼吸喹诺酮，在支原体耐药率较低地区可选择大环内酯类
有基础疾病或老年人（≥65岁）	炎链球菌、流感嗜血杆菌、克雷伯肺炎杆菌等肠杆菌科菌、流感病毒、RSV病毒、卡他莫拉菌、厌氧菌、军团菌	①青霉素类/酶抑制剂复合物；②第三代头孢菌素或其酶抑制剂复合物，头霉素类，氧头孢烯类，厄他培南等碳青霉烯类；③上述药物单用或联合大环内酯类；④呼吸喹诺酮类	①有基础病患者及老年人要考虑肠杆菌科菌感染的可能，并需要进一步评估产ESBL肠杆菌科菌感染的风险；②老年人需关注吸入风险因素
需入住 ICU（推荐静脉给药）			
无基础疾病青壮年	肺炎链球菌、金黄色葡萄球菌、流感病毒、腺病毒、军团菌	①青霉素类/酶抑制剂复合物、第三代头孢菌素、头霉素类、氧头孢烯类、厄他培南联合大环内酯类；②呼吸喹诺酮类	①肺炎链球菌感染最常见，其他要考虑的病原体包括金黄色葡萄球菌、军团菌属、流感病毒等；②流感流行季节注意流感病毒感染，考虑联合神经氨酸酶抑制剂，并注意流感继发金黄色葡萄球菌感染，必要时联合治疗MRSA肺炎的药物
有基础疾病或老年人（年龄≥65岁）	肺炎链球菌、军团菌、克雷伯肺炎杆菌等肠杆菌科菌、金黄色葡萄球菌、厌氧菌、流感病毒、RSV病毒	①青霉素类/酶抑制剂复合物、第三代头孢菌素或其酶抑制剂的复合物、厄他培南等碳青霉烯类联合大环内酯类；②青霉素类/酶抑制剂复合物、第三代头孢菌素或其酶抑制剂复合物、厄他培南等碳青霉烯类联合呼吸喹诺酮类	①评估产ESBL肠杆菌科细菌感染风险；②关注吸入风险因素及相关病原菌的药物覆盖

不同人群	常见病原体	抗感染药物选择	备注
有铜绿假单胞菌感染危险因素的 CAP，需住院或入 ICU（推荐静脉给药）	铜绿假单胞菌，肺炎链球菌、军团菌、克雷伯肺炎杆菌等肠杆菌科菌、金黄色葡萄球菌、厌氧菌、流感病毒、RSV 病毒	①具有抗假单胞菌活性的 β 内酰胺类；②有抗假单胞菌活性的喹诺酮类；③具有抗假单胞菌活性的 β- 内酰胺类联合有抗假单胞菌活性的喹诺酮类或氨基糖苷类；④具有抗假单胞菌活性的 β- 内酰胺类、氨基糖苷类、喹诺酮类三药联合	危险因素包括：①气道铜绿假单胞菌定植；②因慢性气道疾病反复使用抗菌药物或糖皮质激素。重症患者或明确耐药患者推荐联合用药

注：第一代头孢菌素，如头孢唑林、头孢拉啶、头孢氨苄、头孢硫脒等；第二代头孢菌素，如头孢呋辛、头孢孟多、头孢替安、头孢克洛、头孢丙烯等；第三代头孢菌素：①静脉，如头孢曲松、头孢噻肟、头孢唑肟等；②口服，如头孢地尼、头孢克肟、头孢泊肟酯、头孢妥仑匹酯；呼吸喹诺酮类：左氧氟沙星、莫西沙星、吉米沙星；氨基青霉素：阿莫西林、氨苄西林；青霉素类 / 酶抑制剂复合物（不包括有抗假单胞菌活性的青霉素类如哌拉西林、替卡西林）：阿莫西林 / 克拉维酸、阿莫西林 / 舒巴坦、氨苄西林 / 舒巴坦等；大环内酯类：阿奇霉素、克拉霉素、红霉素；有抗假单胞菌活性的喹诺酮类：环丙沙星、左氧氟沙星；有抗假单胞菌活性的 β- 内酰胺类：头孢他啶、头孢吡肟、氨曲南、哌拉西林、哌拉西林 / 他唑巴坦、替卡西林、替卡西林 / 克拉维酸、头孢哌酮、头孢哌酮 / 舒巴坦、亚胺培南 / 西司他丁、美罗培南、帕尼培南 / 倍他米隆、比阿培南；头霉素类：头孢西丁、头孢美唑、头孢替坦、头孢米诺；氧头孢烯类：拉氧头孢、氟氧头孢；氨基糖苷类：阿米卡星、庆大霉素、依替米星、奈替米星、妥布霉素等；神经氨酸酶抑制剂：奥司他韦、扎那米韦、帕拉米韦；治疗 MRSA 肺炎的药物：万古霉素、利奈唑胺、替考拉宁、去甲万古霉素、头孢洛林；MRSA. 甲氧西林耐药金黄色葡萄球菌；ESBL. 产超广谱 β- 内酰胺酶。

2. 医院内获得性肺炎（HAP）

HAP 在我国医院感染中占首位，病死率高达 33% ~ 71%。HAP 的发病率和病死率随年龄增加而上升，老年 HAP 的发病率大约是成年人的 10 倍，50% 以上的肺炎患者年龄 ≥ 65 岁。院内感染的常见诱因包括侵入性操作、器官移植、危重患者抢救成功率增加、肿瘤化学治疗药物、糖皮质激素和免疫抑制剂及广谱、超广谱抗菌药物的大量应用。高龄也是 HAP 的重要诱因，目前已知老年人 HAP 的危险因素包括多种基础疾病共存、咽喉部寄植菌增加、误吸、呼吸道清除功能下降、防御功能减退和免疫功能下降、气管插管或留置胃管等。

（1）老年人 HAP 常见的病原体：①革兰氏阴性菌，如铜绿假单胞菌属、大肠杆菌、克雷伯肺炎杆菌和不动杆菌属；②革兰氏阳性菌，如不断增加的耐甲氧西林金黄色葡萄球菌（MRSA）、凝固酶阴性的葡萄球菌、链球菌等，这些细菌常见于免疫抑制者；③病毒和真菌；④厌氧菌，常见于误吸。革兰氏阴性菌是老年人 HAP 最主要的致病菌，占 60% ~ 80%，其中以铜绿假单胞菌和克雷伯肺炎杆菌最常见，金黄色葡萄球菌、肺炎链球菌和厌氧菌也较多见，口咽部革兰氏阴性菌的寄植是 HAP 重要的危险因素。有抗生素应用史、长期住院、在护理院或医院特殊病房中存在耐药病原体、并存免疫制性疾病、多重耐药（MDR）病原体的存在等情况为老年人 HAP 的治疗带来了困难。

（2）HAP 的抗感染治疗：HAP 与 CAP 略有不同，其发病机制复杂、病原谱广、耐药菌多、病原学诊断困难，抗菌治疗效果多不尽人意。近年来，随着人们对 HAP 认识的不断深入，对其临床诊治也积累了一些经验，2016 年美国胸科学会（ATS）/ 美国感染病协会（IDSA）对 HAP 临床诊治的基本原则提出了指导性建议，对于 HAP 的初始经验治疗：①建议所有医院定期生成并发布当地具有专门针对重症监护或 HAP 人群的抗菌谱。②根据当地 HAP 相关致病菌的分布和药敏数据指导治疗。HAP 初始经验性抗菌治疗建议见表 3-2-5。感染特殊病原菌的 HAP 治疗见表 3-2-6。

表 3-2-5　HAP 初始经验性抗菌治疗建议

无致死高风险因素 [a] 且无升高 MRSA 可能的因素 [b, c]	无致死高风险因素 [a] 且有升高 MRSA 可能的因素 [b, c]	无致死高风险因素 或在前面 90 天内接受过静脉抗菌药物 [a, c]
选下列一种：	选下列一种：	选下列两种，避免使用两种 β - 内酰胺类：
哌拉西林 / 他唑巴坦 [d] 4.5g iv q6h	哌拉西林 / 他唑巴坦 [d] 4.5g iv q6h	哌拉西林 / 他唑巴坦 [d] 4.5g iv q6h
或者	或者	或者
头孢吡肟 [d] 2g iv q8h	头孢吡肟 [d] / 头孢他啶 2g iv q8h	头孢吡肟 [d] / 头孢他啶 2g iv q8h
或者	或者	或者
左氧氟沙星 750mg iv qd	左氧氟沙星 750mg iv qd 环丙沙星 400mg iv qd	左氧氟沙星 750mg iv qd 环丙沙星 400mg iv qd
或者	或者	或者
亚胺培南 [d] 500mg iv q6h 美罗培南 [d] 1g iv q8h	亚胺培南 [d] 500mg iv q6h 美罗培南 [d] 1g iv q8h	亚胺培南 [d] 500mg iv q6h 美罗培南 [d] 1g iv q8h
	或者	或者
	氨曲南 2g iv q8h	阿米卡星 15 ~ 20mg/kg iv qd 庆大霉素 5 ~ 7mg/kg iv qd 妥布霉素 5 ~ 7mg/kg iv qd
		或者
		氨曲南 2g iv q8h
	联合： 万古霉素 15mg/kg iv q8 ~ 12h，目标浓度 15 ~ 25mg/ml（重症病例可考虑给一次负荷剂量 25 ~ 30 mg/kg）	联合： 万古霉素 15mg/kg iv q8 ~ 12h，目标浓度 15 ~ 25mg/ml（重症病例可考虑给一次负荷剂量 25 ~ 30 mg/kg）
	或者	或者
	利奈唑胺 600mg iv q12h	利奈唑胺 600mg iv q12h

续表

无致死高风险因素 [a] 且无升高 MRSA 可能的因素 [b, c]	无致死高风险因素 [a] 且有升高 MRSA 可能的因素 [b, c]	无致死高风险因素 或在前面 90 天内接受过静脉抗菌药物 [b, e]
		如使用中的方案并未覆盖 MRSA，则应覆盖 MSSA； 意见：哌拉西林/他唑巴坦、头孢吡肟、左氧氟沙星、亚胺培南、美罗培南、苯唑西林、奈夫西林、头孢唑啉用于治疗已明确的 MSSA 更恰当，但是一般在经验性治疗 HAP 的方案中都不使用这些药物

如果患者既往有青霉素过敏史，可以选用氨曲南替代 β- 内酰胺类抗生素，覆盖 MSSA

注：HAP. 医院获得性肺炎；MRSA. 耐甲氧西林金黄色葡萄球菌；MSSA. 甲氧西林敏感金黄色葡萄球菌。

a. 致死危险因素包括肺炎需呼吸机支持和脓毒症休克。

b. 需要覆盖 MRSA 的指征包括：90 天内给予静脉抗菌治疗，入住病区 MRSA 在金黄色葡萄球菌分离株中的流行趋势未知或＞20%；先前的培养或非培养筛查 MRSA，也可能增加 MRSA 的风险；选择抗生素初始治疗的阈值为 20%，可以避免过度用药；因此，单个病区可以根据当地的情况和习惯调整阈值；如果治疗方案没有覆盖 MRSA，则应覆盖 MSSA。

c. 如果患者有革兰氏阴性菌感染的因素，建议使用 2 种抗假单胞菌药物；如果患者有结构性肺病（如支气管扩张或囊性纤维化）可增加革兰氏阴性菌感染风险，建议使用 2 种抗假单胞菌药物；高质量呼吸道标本革兰氏染色发现革兰氏阴性菌数量多、占优势，进一步提供了革兰氏阴性菌肺炎诊断支持证据，包括发酵菌和非发酵菌。

d. 延长用药时间可能更合适。

e. 在没有其他选择的情况下，由于氨曲南作用于细菌细胞壁的不同位点，其作为另一种 β- 内酰胺辅助治疗是可以接受的。

表 3-2-6　感染特殊病原菌的 HAP 治疗

特殊病原菌	抗菌药物选择
MRSA	万古霉素或利奈唑胺
铜绿假单胞菌	依据抗菌药物敏感性选择一种抗菌药物（非经验性治疗），不建议单用氨基糖苷类
	无脓毒血症休克或无高致死风险，且药物结果已知时，建议使用分离株敏感的药物单药治疗，而不是联合治疗
	有脓毒症休克或无高致死风险，且药物结果已知时，建议使用分离株敏感的 2 种药物联合治疗，而不是单药治疗
产超广谱 β- 内酰胺酶（ESBL）革兰氏阴性杆菌	依据药敏结果和患者个人因素选择一种药物明确治疗（非经验性治疗）
不动杆菌	分离株对碳青霉烯或氨苄西林/舒巴坦敏感，任选其一
	对多黏菌素类敏感，建议静脉予多黏菌素类（黏菌素或多黏菌素 B）（强推荐，证据质量低），同时建议辅助吸入黏菌素（弱推荐，证据质量低）
	若仅对多黏菌素类敏感，建议不辅助使用利福平（弱推荐，证据质量中等）
	不建议使用替加环素（强推荐，证据质量低）
碳青霉烯类耐药菌	如仅对多黏菌素类敏感，建议静脉给予多黏菌素类（黏菌素或多黏菌素 B）（强推荐，证据质量中等），同时建议辅助吸入黏菌素（弱推荐，证据质量低）

（3）老年人 HAP 抗菌药物的治疗原则

1）要及时治疗，任何延误都可能是致命的。重症感染的起始治疗原则：及时、足量、广谱联合；最初经验性治疗选用的抗菌药物应尽量覆盖可能的病原体；如果延迟使用足量、广谱抗菌药物治疗，容易诱导细菌耐药，增加治疗难度及病死率。

2）对于 HAP 患者，建议抗菌治疗是降阶梯，而不是固定治疗。降阶梯指将经验性广谱抗菌药物策略改为窄谱抗菌药物，可以是更换药物，也可以是将联合治疗改为单药治疗。固定抗菌药物治疗是指维持广谱抗菌药物策略直到治疗结束。

3）用药应足量、足疗程。治疗剂量不足不但不能杀灭细菌，而且还会诱导耐药菌的产生；尤其应注意厌氧菌的感染，这在老年人中是常见和独特的。

4）对中重症患者应采用静脉给药，好转后改口服；用药时间应长，防止反复，一般体温下降、症状消失后 7 ~ 14 天停用，特殊情况如军团菌肺炎用药时间可达 3 ~ 4 周，急性期用药 48 ~ 72 小时，无效者应考虑换药。

总之，老年肺炎抗生素使用的原则为早期、足量，针对致病菌联合、个体化用药，适当延长疗程。由于老年肺炎患者多伴基础病，再加上营养不良，免疫功能及各种器官功能衰退明显削弱了抗生素的治疗效果，应注意全身状况和各器官功能调整，同时纠正水、电解质及酸碱平衡失调，减少并发症，降低病死率。

（二）泌尿系统感染

泌尿系统感染（urinary tract infection，UTI）在住院及社区老年人群中均是最常见的感染性疾病之一，占医院感染的第 2 位，仅次于呼吸道感染。UTI 是指尿路受到病原微生物侵袭而导致的炎症反应。广义的老年人 UTI 包括有症状性 UTI 和无症状性菌尿（asymptomaticbacteriuria，ASB）两部分。无症状性菌尿是指无任何 UTI 的临床症状或体征，女性连续 2 次或男性 1 次清洁中段尿培养，培养出同一细菌，菌落计数 ≥ 10^5CFU/ml。症状性菌尿是指患者有 UTI 的症状和体征，以及实验室检测结果阳性（菌尿 ≥ 10^5CFU/ml，脓尿 ≥ 10 个白细胞 / 高倍镜视野）。根据部位不同，可分为上尿路感染（upper urinary tract infection，UUTI）和下尿路感染（lower urinary tract infection，LUTI）。按感染发生时的尿路状态分类，可分为单纯性 UTI、复杂性 UTI、尿脓毒血症及男性生殖系统感染。单纯性 UTI 是指发生于泌尿系统解剖结构功能正常而又无糖尿病或免疫功能低下等合并症患者的尿路感染，短期抗感染药物治疗可治愈，通常不对肾脏功能造成影响。复杂性 UTI 是指尿路感染伴有增加获得性感染或者治疗失败风险的疾病。

老年人因机体免疫功能降低、基础疾病多（主要包括心脑血管病、糖尿病、慢性阻塞性肺疾病、尿路梗阻性疾病等）、患病卧床、长期留置导尿管及介入诊治措施增多等原因，加之老年男性患者多患有前列腺增生或前列腺炎等基础病症，老年女性患者体内雌性激素水平降低，致使老年患者的泌尿系统菌群失调，尿道、膀胱黏膜等防御细菌的能力大大降低，抑菌能力也降低，在外来细菌的侵袭下极易发生尿路感染。再加上抗菌药物长期过度无序的使用，耐药病原菌快速发展，尿路感染常表现为疾病难治、病程迁延、容易复发等特点，严重者还会导致败血症甚至肾衰竭。

1. 病原学特点

无论是社区或住院老年人，大肠埃希菌都是 UTI 最常见的病原菌。2015 年《抗菌药物临床应用指导原则》指出，急性单纯性上、下尿路感染病原菌 > 80% 为大肠埃希菌；而复杂性 UTI 的病原菌除仍以大肠埃希菌多见（30% ~ 50%）外，也可为肠球菌、变形杆菌属、克雷伯菌属、铜绿假单胞菌等；获得性 UTI 的病原菌尚有葡萄球菌属、念珠菌属等。亦有队列研究表明，大肠埃希菌的尿培养阳性率在长期住院患者中为 53.6%，占主导地位。其他的肠杆菌也较为常见，尿培养阳性率达 34.8%，其中奇异变形杆菌为 14.6%，克雷伯肺炎杆菌为 13.9%。革兰氏阳性菌如肠球菌的尿培养阳性率为 4.5%，葡萄球菌为4.1%。另一个 32 家长期住院医疗机构的大型研究同样表明大肠埃希菌是最常见的病原菌，其尿液培养阳性率为 69%，紧随其后的是克雷伯肺炎杆菌（12%）和粪肠球菌（8%）。社区老年男性常由于泌尿系统异常如良性前列腺增生症等因素呈现反复发作性的 UTI，需要经常就诊甚至使用抗生素治疗，因此容易分离出具有耐药性的革兰氏阴性菌。对住院老年男性而言，分离出的病原菌谱更广，奇异变形杆菌是最多见的病原菌之一。几项基于人群的研究表明，对于住院 UTI 的绝经后女性，其尿液中分离出大肠埃希菌的比例高达75% ~ 82%。其他常见的病原菌包括克雷伯肺炎杆菌、奇异变形杆菌和肠球菌。对于留置尿管的患者，一项前瞻性研究结果显示，培养分离病原菌依次为大肠埃希菌、真菌、铜绿假单胞菌、金黄色葡萄球菌、克雷伯杆菌，其中大肠埃希菌明显多于其他菌种。国内一项对老年女性 UTI 病原体分布及药敏结果的研究显示，主要病原菌为革兰氏阴性菌，占67.9%，前 3 位的是大肠埃希菌（构成比为 48.6%）、克雷伯肺炎杆菌和铜绿假单胞菌。革兰氏阳性菌占 22.1%，真菌占 10%。其中革兰氏阴性菌对亚胺培南、美罗培南敏感性为100%，对磺胺类药物有较严重的耐药性，为 65% ~ 68%，对环丙沙星、左氧氟沙星、头孢呋辛、氨曲南耐药性偏高，为 40% ~ 63%，肠球菌及凝固酶阴性葡萄球菌对万古霉素、替考拉宁敏感性为 100%，对其他抗菌药物耐药性普遍较高。

2. UTI 治疗原则

我国 2015 年《抗菌药物临床应用指导原则》指出：①给予抗菌药物前留取清洁中段尿，做病原菌培养及药敏试验；②经验性治疗时按常见病原菌给药；获知病原菌及药敏试验结果后，根据经验治疗效果及药敏试验结果酌情调整；③急性单纯性下尿路感染初发患者，首选口服药，宜用毒性小、口服吸收好的抗菌药物，疗程通常为 3 ~ 5 天；④急性肾盂肾炎伴发热等明显全身症状的患者应静脉注射给药，热退后可改为口服用药，疗程一般为 2 周；⑤反复发作患者疗程需更长，并应特别关注预防措施；⑥对抗菌药物治疗无效的患者应进行全面的尿路系统检查，若发现存在复杂因素，应给予矫正或相应处理；⑦尿管相关性 UTI，宜尽早拔除或更换导尿管；⑧绝经后妇女反复尿路感染，应注意是否与妇科疾病相关，酌情请妇科协助治疗。

3. UTI 抗菌治疗

（1）下尿路感染（LUTI）：下尿路感染主要是指膀胱和尿道的感染。对有泌尿系感染的患者尽早选择有效抗生素，根据患者入院前抗生素使用情况、入院时病情的严重程度和本院内细菌耐药资料，经验性选择抗生素，待尿培养有结果后再选择敏感抗生素。无病原学结果前，一般首选对革兰氏阴性杆菌有效的抗生素，尤其是首发下尿路感染：

①推荐 3 天复方新诺明作为下尿路感染的标准治疗。在社区，因甲氧苄啶－磺胺甲基异噁唑的耐药率为 10%～20%，氟喹诺酮类药物被推荐作为一线经验性治疗，虽然增加了环丙沙星的使用率，但是 2011 年美国及欧洲感染病协会的膀胱炎治疗指南中仍然推荐复方新诺明作为社区耐药率＜20% 患者的一线经验性治疗。② 2014 年在老年妇女尿路感染的回顾性研究中把呋喃妥因作为治疗 UTI 的一线药物之一。虽然之前的研究表明呋喃妥因的应用对肌酐清除率有一定要求，但最近的证据表明，呋喃妥因可以安全地用于肌酐清除率＜40ml/min 的患者，因为呋喃妥因可以达到非常低的血浆浓度，其 40%从尿中排出，使用仍维持很低的耐药率，并且它成本较低，所以考虑将呋喃妥因用于治疗老年人膀胱炎。值得注意的是，呋喃妥因有肺毒性作用，所以在治疗过程中患者有新的肺部症状时，应及时评估。③磷霉素对于老年人高度耐药菌株可能有效，但它比其他口服药价格更高。④单一药物治疗失败、严重感染、混合感染、耐药菌株出现时应联合用药，如氨基糖苷类＋氟喹诺酮类等。⑤怀疑真菌感染或尿培养有真菌感染，立即开始积极的抗真菌治疗，醋酸卡泊芬净能抑制许多丝状真菌细胞壁的基本成分，肝肾毒性相对较轻，适合老年患者应用。⑥老年人 UTI 的治疗疗程尚未完全明确。最近一篇汇总了 15 项研究的综述（包含 1644 例患 LUTI 的老年女性）表明，老年女性 LUTI 3～6 天的短期口服抗生素治疗疗程与 7～14 天的中期疗程相比，临床失败率之间无显著差异。⑦留置导尿管所致的 UTI，如患者有尿路感染症状，应立即予以强有力的抗生素治疗，并及时更换导尿管，必要时可考虑改变引流方式，如永久性膀胱造瘘并定期更换造瘘管等。⑧反复 LUTI 应积极去除诱因，并给予长期抗生素治疗，6～12 个月的治疗可有效减少 LUTI 的反复发作。⑨老年患者常合并其他感染性疾病，长期应用抗生素不仅可导致正常菌群失调，还可导致体内菌株产生耐药性，易造成 LUTI 治疗困难，迁延不愈。因此临床医生应严格掌握抗生素使用原则及疗程，应根据细菌耐药性检测合理使用抗生素，减少耐药菌株的产生。⑩对潜在或明确伴有衣原体或支原体感染的 LUTI 患者可选用盐酸多西环素（强力霉素）、盐酸米诺环素等针对性药物进行足疗程治疗。辅助的中医中药应用对老年 LUTI 的治疗及预防复发可能有一定的效果。

（2）肾盂肾炎：首次发生的急性肾盂肾炎的致病菌 80% 为大肠埃希菌，在留取尿细菌检查标本后应立即开始治疗，首选对革兰氏阴性杆菌有效的药物。72 小时显效者无需换药，否则应按药敏结果更改抗生素：①病情较轻者，可在门诊口服药物治疗，疗程 10～14 天。常用药物有喹诺酮类（如氧氟沙星 0.2g，每日 2 次；环丙沙星 0.25g，每日 2 次）、半合成青霉素类（如阿莫西林 0.5g，每日 3 次）、头孢菌素类（如头孢呋辛 0.25 g，每日 2 次）等。治疗 14 天后，通常 90% 可治愈。如尿菌仍阳性，应参考药敏试验选用有效抗生素继续治疗 4～6 周。②严重感染伴全身中毒症状明显者，需住院治疗，应静脉给药。常用药物如氨苄西林 1.0～2.0g q4h；头孢噻肟 2.0g q8h；头孢曲松钠 1.0～2.0g q12h；左氧氟沙星 0.2g q12h。必要时联合用药。氨基糖苷类抗生素肾毒性大，应慎用。经过上述治疗若好转，可于热退后继续用药 3 天再改为口服抗生素，完成 2 周疗程。治疗 72 小时无好转，应按药敏结果更换抗生素，疗程不少于 2 周。经此治疗，仍有持续发热者，应注意肾盂肾炎并发症，如肾盂积脓、肾周脓肿、感染中毒症等。慢性肾盂肾炎治疗的关键是积极寻找并去除易感因素。急性发作时治疗同急性肾盂肾炎。

（3）复杂性尿路感染：推荐根据尿培养和药敏试验结果选择敏感抗菌药物。对于有症状复杂尿路感染的经验性治疗，需要了解可能的病原菌谱和当地抗菌药物的耐药情况，还要对基础泌尿系统疾病的严重程度进行评估（包括对肾功能的评估）。2014版《中国泌尿外科疾病诊断治疗指南》推荐抗菌药物的经验性治疗需根据临床反应和尿培养结果随时进行修正（表3-2-7）。

复杂性尿路感染的经验性治疗推荐应用主要经肾脏排泄的氟喹诺酮类，也可选择β-内酰胺酶抑制剂复合制剂、第二代或第三代头孢菌素或者氨基糖苷类，磷霉素氨丁三醇对复杂性尿路感染的大肠埃希菌、粪肠球菌、克雷伯肺炎杆菌、表皮球菌等均具有很好的抗菌活性，可用于尿路感染的经验性治疗。

表 3-2-7　经验性治疗的抗菌药物的选择

推荐用于初始经验性治疗的抗菌药物
氟喹诺酮
氨基青霉素加 BLI
头孢菌素（2 代或 3a 代）
氨基糖苷类
推荐用于初始治疗失败后或严重病例经验性治疗的抗菌药物
氟喹诺酮（如果未被用于初始治疗）
脲基青霉素（3b 代）
碳青霉烯类抗菌药物
联合治疗：
氨基糖苷类 +BLI
氨基糖苷类 + 氟喹诺酮
不推荐用于经验治疗的抗菌药物：
氨基青霉素，如阿莫西林、氨苄西林
甲氧苄啶 - 磺胺甲基异噁唑（仅用于病原体的药敏已知时）
磷霉素氨丁三醇

注：BLI.β- 内酰胺酶抑制剂。

一般推荐治疗 7 ~ 14 天，疗程与潜在疾病的治疗密切相关。伴有下尿路症状的患者治疗时间通常为 7 天，有上尿路症状或脓毒症的患者通常为 14 天。根据临床情况，疗程有时需延长至 21 天。对于长期留置导尿管或尿路支架管的患者，应尽量缩短治疗时间，以避免细菌耐药。对于复杂性 UTI 患者不推荐预防性应用抗菌药物防止尿路感染复发。

如果初始治疗失败，微生物学检查结果尚未报告，或者作为临床严重感染的初始治疗，则须改用亦能有效针对假单胞菌的抗菌药物，如氟喹诺酮（如果未被用于初始治疗）、酰氨基青霉素（哌拉西林）加 β- 内酰胺酶抑制剂复合制剂、第三代头孢菌素或碳青霉烯类抗菌药物，最后联用氨基糖苷类。

（4）无症状性菌尿：是否治疗目前有争议，一般认为有下述情况者应予治疗：曾出现有症状感染者及肾移植、尿路梗阻及其他尿路有复杂情况者。根据药敏结果选择有效抗生素，主张短疗程用药，如治疗后复发，可选长疗程低剂量抑菌疗法。

（三）胆道感染

老年人腹腔内感染以胆道感染最常见。70 岁以上老年人中超过一半患有胆道结石，由于老年人对疼痛及应激性刺激反应迟钝，大多数患者无明显临床症状，腹痛、发热和白细胞增多不如青壮年明显，加之腹壁肌肉萎缩，腹部体征不典型，故临床表现与病理变化的严重程度不相吻合，并发急性胆道感染时，也仅 55% ～ 70% 的老年患者会出现黄疸、腹痛、畏寒和发热，因此确诊时约 20% 的患者已合并有严重并发症，如感染性休克、化脓性胆管炎、胆道出血和神经系统症状等，容易延误诊断，影响治疗效果，因此，80 岁以上老年患者的病死率几乎是普通人群的 4 倍。对老年患者怀疑胆道感染时应提高警惕，进一步做 B 超或腹腔穿刺以早期明确诊断，及时治疗。

1. 病原学特点

正常情况下胆汁是无菌的，但在机体抵抗力减弱及某些致病因素的作用下，由于胆道与肠道在解剖结构和病理生理方面的特点，肠道内的条件致病菌群可发生易位。因此，胆道感染的病原菌种类与肠道细菌种类基本一致。20 世纪 70 年代胆道感染的致病菌主要为革兰氏阴性（G⁻）菌，以大肠埃希菌、克雷伯肺炎杆菌和铜绿假单胞菌为主。20 世纪 80 年代以来，由于抗菌药物的广泛使用，引起胆道感染的病原菌群有了较大的变化，以屎肠球菌和粪肠球菌为主的革兰氏阳性（G⁺）菌越来越多，合并白色念珠菌为主的厌氧菌感染亦有所增多，临床常用抗菌药物的耐药性明显增加。因而获取样本检测明确胆道感染的常见致病菌在临床上非常重要，有助于合理选择有针对性的抗菌药物治疗，避免耐药菌株的进一步产生。

2. 胆道感染抗生素的合理使用

（1）胆道感染的抗生素治疗既要考虑病原菌对抗菌药物的敏感性，亦要注意不同抗生素的胆汁浓度分布。理想的抗生素联合给药应能有效地覆盖抗菌谱，并可维持较长时间的有效血药浓度和胆汁内高浓度，以胆汁中抗生素浓度超过最低抑菌浓度（MIC）作为条件，根据其感染类型、病原菌、病原菌耐药特性等条件，结合患者生理和病理特性，如肝肾功能情况及病程、严重程度等，最终以药物毒副作用小、费用较低等条件确定胆道系统抗生素的治疗方案。同时应注意增强患者的抵抗力，积极对原发感染灶做有效引流，以利于达到最佳的治疗效果。

（2）患者临床经验性给药时，由于胆道感染致病菌的多为 G⁻ 菌，故一般首先考虑应用 G⁻ 菌敏感的抗生素，如 3 ～ 5 天后临床症状改善不明显，应考虑合并有 G⁺ 菌感染，可改用或加用对 G⁺ 菌较敏感的抗生素。头孢菌素类药物是临床最为常见的抗菌药，其中，头孢唑林是第一代头孢菌素中对 G⁻ 杆菌作用最强的，常作为胆道手术预防用药。第一代头孢菌素对 G⁺ 球菌作用强，但易被 G⁻ 杆菌所产生的 β- 内酰胺酶破坏，对铜绿假单胞菌和厌氧菌无效。第二代头孢菌素对 G⁺ 菌抗菌活性稍低于第一代，对 G⁻ 菌作用强，但对铜绿假单胞菌无效，如头孢呋辛，虽胆汁浓度与血清浓度相同，但比最小抑菌浓度高 10 倍。第三代头孢菌素对 G⁺ 菌的抗菌活性低于第一代，对 G⁻ 菌的抗菌活性强于第二代，对铜绿假单胞菌、沙雷杆菌、不动杆菌、厌氧菌均有效，可选用头孢噻肟、头孢曲松、头孢哌酮、头孢他啶等。

（3）目前临床上 G⁻ 杆菌对氨苄西林、β- 内酰胺类抗生素及喹诺酮类抗菌药物耐药性较高，可考虑选用含 β- 内酰胺酶抑制剂的复方制剂，如哌拉西林 / 他唑巴坦、氨苄西林 / 舒巴坦、头孢哌酮 / 他唑巴坦、碳青霉烯类药物及阿米卡星作为胆道感染 G⁻ 杆菌的经验用药。

（4）氟喹诺酮类抗生素药物组织分布较广，在胆汁中保持较高的药物浓度，其抗菌药物后效应可达 4 小时左右，因此，对胆道感染具有良好的临床疗效，常用于多种需氧菌引起的混合胆道感染。该类药物如莫西沙星、加替沙星等对厌氧菌具有较强的抗菌活性，故临床上可作为单一药物治疗胆道系统感染。

（5）大环内酯类和林可霉素类抗生素均为窄谱快速抑菌药物，主要对 G⁺ 球菌（除外肠球菌）作用强，因其经胆汁排泄，胆汁浓度高于血清浓度，故适用于 G⁺ 球菌引起的胆道感染。大环内酯类抗生素如红霉素，经肝脏细胞色素 P450 酶代谢，同时其又是 CYP3A4 酶抑制剂，使用红霉素时除要考虑患者肝功能条件外，还应注意是否会造成联合用药条件下产生代谢性药物相互作用的可能。肠球菌属细菌对利奈唑胺无耐药株，对常见抗菌药物有较高的耐药性。

（6）虽然厌氧菌一般不单独引起胆道感染，但胆道感染中却有较高的厌氧菌感染率，故在胆道感染患者的抗菌治疗时可常规加用抗厌氧菌药物如甲硝唑、替硝唑等。

总之，胆道感染的治疗包括解除胆道梗阻和充分引流胆汁，根据抗菌药物的药代动力学特点选择有效抗生素进行抗感染治疗。同时必须重视病原学检测及药敏试验，以指导用药；定期获得可靠的细菌耐药性动态监测数据，对临床经验性治疗和制定针对分离菌的治疗方案都有帮助。

（郑　茵）

第三节　孕妇抗菌药物的应用

（1）孕妇在接受抗菌药物治疗时，不仅要考虑妊娠的生理变化对药物代谢的影响，更要重视药物对胎儿的致畸性和毒副反应。

美国食品和药品管理局根据动物实验和临床用药经验总结，将药物对胎儿的危险度分为 A、B、C、D、X 五类，为妊娠期安全用药提供了参考，其分级标准如下：

A 类：在足够多的有恰当对照组的研究中，孕妇未见到有胎儿畸形增加的风险。

B 类：在动物实验中未见到对胎儿的影响，但缺乏恰当的孕妇对照研究；或动物实验显示对胎儿有副反应，但这些副反应并未在恰当的孕妇对照研究中得到证实。

C 类：动物实验中证明对胎儿有副反应，但缺乏恰当的孕妇对照研究；或没有进行动物实验，也缺乏恰当的孕妇对照研究。

D 类：有恰当的孕妇对照研究或临床观察证实对胎儿有危险，但当用药的益处远远超过对胎儿潜在的危害时，应充分权衡利弊后慎重使用。

X 类：动物或孕妇的对照研究或临床观察证明对胎儿有致畸作用，该类药物禁用于已妊娠或将妊娠的妇女。

（2）抗菌药物是指对细菌有抑制或杀灭作用的药物，包括抗生素和人工合成抗菌药物如磺胺类和喹诺酮类等（包括口服、肌内注射、静脉注射等，部分也可用于局部）。

抗生素是由各种微生物（包括细菌、真菌、放线菌属）产生的，能杀灭或抑制其他微生物的物质。

（一）常见抗生素 FDA 分级

（1）β- 内酰胺类的作用机制主要是作用于细菌菌体内的青霉素结合蛋白，抑制细菌细胞壁的合成。

1）青霉素类：除青霉素 G 为天然青霉素外，其余均为半合成青霉素。常用的有青霉素 G、苄星青霉素、普鲁卡因青霉素、青霉素 V 钾、氨苄西林、哌拉西林、美洛西林、羧苄西林、苯唑西林、阿洛西林、阿莫西林、萘夫西林、甲氧西林、替卡西林、巴氨西林、氯唑西林、双氯西林等。FDA 分类中均属 B 类，在妊娠期使用较为安全，鉴于妊娠期间该药的肾清除率随肾小球滤过率的增加而增大，孕妇的血药浓度往往较低，可考虑适当增加剂量。除少数发生变态反应外（孕妇可能发生过敏反应及偶可导致婴儿过敏），在妊娠期应用是安全的。

2）头孢菌素类：亦为孕产妇常用的抗生素：①常用的第一代头孢菌素有头孢噻吩、头孢拉定、头孢氨苄、头孢羟氨苄、头孢乙氰、头孢匹林、头孢硫脒、头孢西酮、头孢唑啉；②常用的第二代头孢菌素有头孢呋辛、头孢孟多、头孢替安、头孢尼西、头孢雷特、头孢呋辛酯、头孢克洛；③常用的第三代头孢菌素有头孢噻肟、头孢唑肟、头孢曲松、头孢地嗪、头孢他啶、头孢匹胺、头孢甲肟、头孢三嗪、头孢哌酮、头孢地尼、头孢克肟；④常用的第四代头孢菌素有头孢匹罗、头孢吡肟、头孢利定等。除拉氧头孢被列入 FDA 分类中均属 C 类外，大部分头孢菌素属于 B 类，在妊娠期使用较为安全，但头孢哌酮、头孢美唑及拉氧头孢在结构上含有甲基硫四唑侧链，可降低凝血酶原，在动物实验中还有睾丸毒性作用，应慎用。除发生变态反应外，妊娠期应用是比较安全的。头孢菌素一般能通过胎盘，但在胎儿体内的浓度较低，仅为母体浓度的几十分之一到三分之一，但头孢唑肟例外，使用该药的孕妇其胎儿的血药浓度可达到母体浓度的 2 倍。与青霉素类一样，由于妊娠期间该类药物的肾清除率随肾小球滤过率的增加而增大，孕妇的血药浓度往往较低，可考虑适当增加剂量。

3）其他：①β- 内酰胺类抗生素：β- 内酰胺酶抑制剂中的碳青霉烯类如亚胺培南（亚胺硫霉素）、单环类如氨曲南（噻肟单酰胺菌素）等属于 FDA 分类的 B 类，但无特殊情况不宜首选使用。②其他 β- 内酰胺酶抑制剂：包括氧青霉烷类的克拉维酸（棒酸）、氧青霉砜类的舒巴坦（青霉烷砜）和三唑巴坦（他唑巴坦）等，也属于 FDA 分类的 B 类，这些药物极少单独使用，多与青霉素类或头孢菌素类组成复方制剂，无特殊情况也不宜首选使用。

（2）大环内酯类抗菌谱与青霉素相似。通过阻碍细菌蛋白质的合成而抑制细菌生长，并对支原体、衣原体、螺旋体、放线菌等均有抑制作用，无致畸作用，对胎儿和新生儿影响很小。红霉素、阿奇霉素在 FDA 分类中属 B 类，在孕期可以使用。克拉霉素、螺旋霉素属 C 类，需慎用。螺旋霉素在欧洲应用较广，未见对胎儿有不良影响，弓形体感染的孕妇首选螺旋霉素。要注意，红霉素的酯化物无味红霉素（依托红霉素）可导致孕妇肝内胆汁淤积和肝受损，孕期禁用。

（3）氨基糖苷类无致畸形作用，主要是对胎儿听神经的损害和肾毒性。大观霉素FDA分类中属B类，链霉素、卡那霉素、新霉素、庆大霉素、阿米卡星、妥布霉素在FDA分类中属D类，慎用或禁用。

（4）四环素类属快速抑菌药。孕早期使用可引起胎儿手指畸形、先天性白内障、长骨发育不良，后期使用可引起乳齿黄染、珐琅质形成不全，尚可引起胎儿生长受限、孕妇急性脂肪肝并伴肾功能不全等。包括四环素、土霉素、甲烯土霉素、强力霉素（多西环素）、金霉素、去甲金霉素、米诺环素（美满霉素）。在FDA分类中均属D类，故孕期及哺乳期禁用此类药物。

（5）酰胺醇类主要有氯霉素及甲砜霉素。氯霉素对母体有粒细胞减少及肝脏损害的危险，可通过胎盘和乳汁进入胎儿和新生儿，引起"灰婴综合征"，还可损害造血系统。甲砜霉素也能影响新生儿造血系统。在FDA分类中虽属C类，但在孕期及哺乳期不宜使用。

（6）其他抗生素如克林霉素（氯林可霉素）、磷霉素均属FDA分类B类，在孕期可以使用。林可霉素属FDA分类C类，因此孕期慎用。哺乳期由于用药后出现便血，故不建议哺乳期使用。万古霉素通过抑制细菌细胞壁的合成来杀菌，属FDA分类C类，过去认为有潜在的耳毒性和肾毒性，但现在有争议，孕期慎用。

（7）磺胺类属广谱抑菌药。磺胺嘧啶在FDA分类中属C类，孕晚期因与胆红素和血浆蛋白发生竞争性结合，容易导致出生后的新生儿黄疸、溶血性贫血，故孕期慎用，孕晚期避免使用。磺胺甲基异噁唑（SMZ、百炎净或复方新诺明）在FDA分类中属D类。磺胺增效剂甲氧苄啶为C类药，甲氧苄啶与磺胺甲基异噁唑组成复方磺胺甲基异噁唑，临床研究表明可能有致畸作用，孕期不应使用。

（8）喹诺酮类属广谱杀菌药。有诺氟沙星、氧氟沙星、环丙沙星、左氧氟沙星、加替沙星、依诺沙星、吉米沙星、西诺沙星、莫西沙星等。多种幼龄动物实验结果证实，药物可损伤负重关节的软骨，但在临床使用中未发现对胎儿有明显的骨损害。目前在FDA分类中属C类，孕期及哺乳期不推荐使用。

（9）硝基咪唑类对啮齿类动物有致癌作用，对某些细菌有致畸作用，人类尚无报道。甲硝唑在FDA分类中属B类，孕早期不推荐使用，并应以局部用药为主。用药时暂停哺乳，以让药物排泄。替硝唑和奥硝唑在FDA分类中属C类，孕期不应使用。

（10）呋喃类呋喃妥因在FDA分类中属B类。因可通过胎盘，理论上对葡萄糖-6-磷酸脱氢酶（G-6-PD）缺乏的胎儿可引起溶血性贫血，但临床未见报道。呋喃唑酮属C类，未见对胎儿致畸作用的报道，G-6-PD缺乏者应用本品可能产生溶血性贫血，妊娠晚期慎用。

（11）抗真菌药在妇产科用于治疗念珠菌，其中克霉唑在FDA分类中均属B类，在妊娠早期局部应用也是安全的；制霉菌素、硝酸咪康唑（达克宁）、益康唑、酮康唑、特康唑、灰黄霉素、伊曲康唑属C类，经阴道和皮肤吸收到全身的量是很小的，适合局部使用，但不推荐早孕期使用。口服的氟康唑在FDA分类中均属D类，在妊娠和哺乳期一般不推荐使用。

（二）妊娠期如何安全合理使用抗菌药物

妊娠期用药的最低要求是所用药物不仅对孕妇本人无明显的不良反应，还要保证所用药物对胚胎、胎儿也无直接或间接的明显不利影响。合理、安全地使用抗菌药物的总原则是应该根据科学证据选择用药，具体应注意以下几点：

（1）用药须有明确的指征，同时对治疗孕产妇疾病有益，不可滥用，可用可不用时宜不用。当妊娠和哺乳期需要应用抗菌药物时，医生应全面考虑到病原体、感染部位、抗菌药物的药代动力学，权衡抗菌药物对母体的治疗作用及对胎婴儿的可能危害，应做到治疗母体而不影响胎儿。并应严格掌握用药剂量和持续时间，合理用药，及时停药。有些药虽然可能对胎儿有不良影响，但当孕妇有生命危险时，权衡利弊后仍需使用。

（2）根据抗菌药物的 FDA 分类选择用药至今尚无 A 类抗菌药物，尽量选用 B 类药及已证实对胚胎无害的药物；少用 C 类药和对孕妇安全性不确切的新药；不宜选用 D 类和 X 类。当两种以上的药物有同样疗效时，应选择对胎儿危害性较小的一种。β- 内酰胺类药物在临床应用时间长，大量资料证明是妊娠期最安全的药物，但随着耐药菌的增加，有时不得不应用一些资料尚有限的药物。

根据药物对胎儿的影响，将抗菌药物在妊娠期的应用分为三类：①妊娠期推荐应用的抗菌药物是青霉素类、头孢菌素类、大环内酯类（酯化物除外）抗生素；②妊娠期慎用或尽量避免使用的抗菌药物是喹诺酮类、硝基咪唑类和万古霉素；③妊娠期禁用的抗菌药物是氯霉素类、四环素类、磺胺类。

（3）根据用药时的胎龄选择用药，抗菌药物对胎儿的影响与胎龄密切相关，用药时应明确孕周。受精前用药是没有影响的，受精后的 2 周内，如果药物导致大量胚囊细胞受损，会导致胚胎死亡，会自然淘汰、流产。如果只有少量细胞受损，不会影响其他胚囊细胞最终分化发育为正常个体。受精前到妊娠第 2 周内——药物的影响是全或无的效应。妊娠 2 周以上到第 7 周末——最敏感。胎儿的中枢神经在这个时期形成，心脏、眼睛、四肢等重要器官也开始分化形成，极易受药物等外界因素影响而导致胎儿畸形，属"致畸高度敏感期"，细胞分裂加速，因此受到药物的影响也最大。妊娠 8 周到第 11 周末——不可大意。这同样也是胎儿器官形成的重要时期，但主要是手指、脚趾等小部位的形成期，因此对药物产生的影响不会像前三周那么大，但是用药时还是要慎重对待。妊娠 12 周到第 15 周末——小心激素。由于药物引起异常的可能性已经很小，但依然存在。而且这个时候外生殖器还未形成，因此对于激素的使用要特别注意。妊娠 16 周到分娩——影响功能发育。这个时期药物使胎儿产生畸形的可能性几乎不存在了，但还是有可能会影响到胎儿功能的发育，依然要在医生的指导下，权衡利弊之后再服用。

（4）用药时要注意妊娠期母体变化对抗菌药物药代动力学的影响，妊娠期母体发生了一系列生理变化，抗菌药物在母体的吸收、分布、代谢、排泄也发生相应的改变。妊娠期胃肠道平滑肌张力降低，胃排空时间延长，肠蠕动减弱，使抗菌药物口服给药时，吸收较慢，药物达峰时间延长，峰值降低，孕妇循环血量增加，使抗菌药物分布容积增加。同时因血液稀释，血浆蛋白相对减少，血药浓度降低，妊娠期肾血流量和肾小球滤过率增加，使主要经过肾脏清除的抗菌药物（如青霉素类、头孢菌素类、氨基糖苷类）排泄加快，药物半衰期缩短，药物峰浓度降低。以上特点说明在妊娠期应用抗菌药物的剂量应略高于非孕期的剂量，但由于妊娠期药物代谢动力学数据有限，故孕期仍倾向于按照非孕期的剂量应用抗菌药物。

总之，妊娠期对抗菌药物的选择应首先考虑药物对胎儿的影响，其次考虑抗菌活性，做到治疗母体而不影响胎儿。

（龚护民）

第四节　哺乳期抗菌药物的应用

哺乳期是女性特殊的生理时期，在此期间女性各系统变化大、抵抗力降低。同时分娩后子宫腔内有较大创面，易发生感染，常常需使用药物治疗。因此哺乳期产妇应用抗菌药物的情况是很常见的，特别是不可避免的剖宫产术围手术期预防感染用药。几乎所有的抗菌药物都能通过血浆乳汁屏障转移至乳汁，婴儿吸食乳汁可间接受药物影响。新生儿及婴儿的肝肾功能发育不健全，胃肠道功能发育也尚未稳定，无法良好处置吸收的药物。为确保母婴健康，哺乳期安全用药不容忽视。

哺乳期母亲使用的许多药物还需要作进一步的研究以评估其在哺乳期的安全性。若目前尚无证据表明用药的利益大于风险，则应尽量避免用药；在症状可耐受时采用对因治疗，避免对症用药；能局部给药时，则应避免全身给药。如果必须全身用药，则应选择相对分子量大、脂溶性低、半衰期短、乳药 / 血药比低、pK_a 值低的药物。如对哺乳期妇女感染的治疗，可选择半衰期短的 β- 内酰胺类抗菌药物，避免使用半衰期长的大环内酯类。对于循证医学证据结论较少的药物，临床应尽量避免选择。

一、哺乳期常用抗菌药物的安全性

1. β- 内酰胺类

（1）青霉素类其作用机制是干扰细菌细胞壁的合成。由于人体细胞没有细胞壁，因此对人体毒性很小。此类药物不经肝脏代谢而以原型由泌尿系统排出，在乳汁中含量中等，对乳儿基本无影响。常用的有青霉素 V 钾、氨苄西林、阿莫西林等。虽然此类药物在乳汁中含量不高，但由于乳儿的敏感性，个别乳儿可能会发生过敏反应。

（2）头孢菌素类是目前临床上广泛使用的抗生素，特别是在剖宫产术围手术期预防性应用非常广泛。其化学结构、理化特性、作用机制及临床应用方面均与青霉素类相似，对乳儿的影响较小。更因其过敏反应少于青霉素类，对乳儿的安全性更高。常用的第一代头孢菌素有头孢氨苄、头孢拉定、头孢唑啉等。常用的第二代头孢菌素有头孢克洛、头孢呋辛等。常用的第三代头孢菌素有头孢哌酮、头孢噻肟、头孢曲松、头孢克肟、头孢他啶等。除第四代头孢菌素（头孢匹罗、头孢吡肟）外，哺乳期使用安全性较高。

（3）其他β-内酰胺类头孢哌酮钠/舒巴坦钠，虽然只有少量排入母乳中，但哺乳期使用仍应特别小心。亚胺培南西司他丁可在人乳汁中测出，其浓度不及母体血药浓度的1%。氨曲南可经乳汁分泌，浓度不及母体血药浓度的1%，但资料提示哺乳期妇女使用本品时应暂停哺乳。

2. 大环内酯类

其作用机制为结合50S核糖体，阻碍细菌蛋白质的合成，抑制细菌生长，常用于对β-内酰胺类过敏的患者。此类药均为弱碱性，易向母乳中转运，乳汁中浓度与血浆中药物浓度相同，甚至稍高。红霉素对乳母有可逆性毒性，乳儿可能出现腹泻及兴奋不安，且红霉素类易致肝损伤。其他大环内酯类药物如罗红霉素、阿奇霉素等，也存在肝肾毒性，可引起乳儿恶心、呕吐、腹泻等，哺乳期宜按需要选用。

3. 氨基糖苷类

其作用机制是抑制细菌蛋白质的合成，导致细菌死亡。此类药物在乳汁中的浓度较低，且乳儿胃肠黏膜不易吸收此类药物，对乳儿无不良影响。但其有肾毒性，发病率为3%～11%，而且链霉素、庆大霉素、卡那霉素和丁胺卡那霉素还可造成婴儿第八对脑神经损害，导致前庭功能损害，引起眩晕、耳鸣甚至耳聋。因此，此类药物仍需慎用，如病情需要，确有使用指征时，也可在血药浓度监测条件下使用。

4. 喹诺酮类

为合成抗菌剂，其作用机制是阻碍DNA的复制，导致蛋白质合成障碍而起杀菌作用。但动物实验证明，此类药物能影响幼龄动物的软骨生长发育，并有中枢神经毒性作用，因此哺乳期不宜使用。目前临床常用的有诺氟沙星、氧氟沙星、环丙沙星等。

5. 林可霉素类

此类药物有林可霉素、克林霉素，该类药物与菌体核蛋白体50S亚基结合抑制肽酰基转移酶，从而阻止肽链延伸。克林霉素作为剖宫产术围手术期预防性使用头孢类抗菌药物过敏时的首选，并广泛用于产妇盆腔及生殖器感染。克林霉素在乳汁中浓度较青霉素和头孢菌素类略高，但由于其胃肠道反应、过敏性皮疹、黄疸及少数情况下出现假膜性结肠炎等不良反应，哺乳期妇女服用时应注意利弊。

6. 硝基咪唑类

乳汁中的浓度与血浆浓度相似。有实验观察哺乳期产妇应用甲硝唑与新生儿呕吐发生率及体重增长的关系。乳母应用甲硝唑、替硝唑时对新生儿有一定的影响，并且长期应用可使新生儿造血障碍、恶心、呕吐、可致癌。如需使用，应在使用甲硝唑期间及其后12～24小时内暂停哺乳，使用替硝唑期间及停药3天内暂停哺乳。

7. 其他抗菌药物

磺胺类如复方新诺明、磺胺嘧啶、丙磺舒等。这类药物属弱酸性，虽然不易进入乳汁，但鉴于婴儿药物代谢酶系统发育不完善，肝脏解毒功能差，即使少量药物被吸收入体内，也能导致乳儿出现溶血和黄疸。所以，磺胺类药物不宜长期、大量使用，尤其是长效磺胺类制剂，更应该限制使用。

四环素类如四环素、多西环素霉素等脂溶性高，易进入乳汁。特别是四环素可沉积于乳儿牙齿和骨骼中,使牙齿永久性着色、牙釉质发育不良并抑制其骨髓生长,哺乳期应禁用。

氯霉素易通过血乳屏障,乳汁中含量高,乳汁中的氯霉素易在婴儿体内蓄积,引起灰婴综合征,还可造成骨髓抑制,哺乳期应禁用。

二、哺乳期抗菌药物的服用时间及疗程

如果母亲需要服用可能对婴儿有潜在影响的药物,就应该考虑停止哺乳。但是否哺乳需要根据特定的疾病和治疗的方式做出个体化的选择。

服药时间的选择对哺乳期安全用药非常重要。乳汁中药物浓度随血药浓度波动较大,选择哺乳后立即给药可保证下次哺乳时血药浓度已降至最低。口服药物还应考虑食物对药物吸收的影响,一般药物应于空腹时服药,而脂溶性高的药物则于进食时服药。

用药疗程对哺乳期安全用药也至关重要。如果哺乳期妇女需长期用药,而药物对婴儿有较高风险,则应考虑暂停哺乳。如果仅为短期用药,应考虑缩短用药疗程,一旦病因消除,应立即停药。

如果哺乳期妇女用药期间停止哺乳,则可在停药5个半衰期后恢复哺乳。因为根据药物代谢动力学的理论,药物在最后一次给药达峰值的5个半衰期后,血药浓度可降至峰值的3%左右,此时血浆中仅有微量药物残留,乳药浓度也极其微量。

(王洪伟)

第五节　肝病患者抗菌药物的应用

肝病患者常伴发各种感染,并可能成为影响其预后的关键因素,在肝硬化、肝衰竭和肝移植患者中尤为突出。肝功能减退患者免疫力常低下,易受各种细菌、真菌或其他病原体侵袭而发生自发性腹膜炎及呼吸道、胆道等多脏器感染,甚或经血行播散引发全身感染,这无疑会加重患者肝功能损害甚至成为致死的重要原因;肝移植手术成功挽救了许多终末期肝病患者的生命,但其可能并发的侵袭性真菌感染、结核分枝杆菌等感染又让这类患者的转归平添变数甚至病情急转直下。肝病患者抗菌药物的合理使用可以大大改善其预后,需要综合考虑感染的类型、细菌感染的病原菌分布及耐药变迁、肝功能不全对抗菌药物药代动力学的影响,以及部分抗菌药物可能加重肝损伤的风险等诸多因素。

一、肝病患者细菌感染的常见类型

自发性细菌性腹膜炎是失代偿性肝硬化和肝衰竭患者常见而严重的并发症。失代偿性肝硬化住院患者自发性细菌性腹膜炎发生率为10% ~ 30%,病死率约为30%。随着细菌

性自发性腹膜炎预防性用药的增多,近年与自发性细菌性腹膜炎相关的病死率呈下降趋势,而氟喹诺酮耐药菌株、革兰氏阳性球菌及真菌感染的比例逐渐增加。除自发性细菌性腹膜炎外,肝病患者呼吸道、泌尿道、胆道、肠道和皮肤软组织及脓毒症等感染同样严重影响了肝病患者的预后;而侵袭性真菌感染、结核分枝杆菌等感染在肝移植以外的患者中的筛查和对其转归的影响也越来越受到重视。

二、严重肝病患者细菌感染的病原菌分布及耐药性变迁

1. 感染病原菌分布

以革兰氏阴性细菌为主(60% ~ 70%),自发性细菌性腹膜炎常见致病菌是大肠埃希菌、克雷伯肺炎杆菌、链球菌、葡萄球菌,目前已有革兰氏阴性细菌感染逐渐减少而革兰氏阳性细菌和真菌感染逐渐增加的趋势。

2. 耐药性

革兰氏阴性菌如大肠埃希菌、铜绿假单胞菌、克雷伯肺炎杆菌等对头孢曲松和氨苄西林耐药率较高,不同革兰氏阴性菌对各种抗菌药物的耐药率有较大差异。自发性细菌性腹膜炎耐药致病菌逐渐增加,革兰氏阴性细菌对亚胺培南、美罗培南、阿米卡星和哌拉西林他唑巴坦敏感,但大肠埃希菌对亚胺培南、美罗培南和头孢噻肟的耐药性逐年增高;革兰氏阳性细菌对利奈唑胺、替考拉林和万古霉素敏感;肠球菌属对磺胺甲噁唑 / 甲氧苄啶敏感。

三、肝功能不全对抗菌药物药代动力学的影响

肝病影响抗菌药物药代动力学的机制:①肝脏对药物的清除率降低;② 蛋白结合率降低;③药物的分布容积增大;④ 口服药物的吸收改变;⑤某些药物对肝药酶有诱导作用。

（1）药物主要经肝脏或有相当量经肝脏清除或代谢,肝功能减退时药物清除或代谢产物形成减少,导致毒性反应的发生,此类药物在肝病时宜避免使用。属此类的有氯霉素、利福平、红霉素酯化物、氨苄西林酯化物、异烟肼、两性霉素 B、四环素类、磺胺药、酮康唑和咪康唑等。

（2）药物主要由肝脏清除,肝功能减退时清除减少,但并无明显毒性反应发生,故肝病患者仍可应用,但须谨慎,必要时减量给药。属此类者有红霉素等大环内酯类（不包括红霉素酯化物）、林可霉素和克林霉素等。

（3）药物经由肝、肾两种途径清除,严重肝病时需减量应用。

1）脲基青霉素中的美洛西林、阿洛西林和哌拉西林,肝功能减退时清除减少,需减量应用,严重肝病时美洛西林需减量 50%。

2）头孢哌酮、头孢曲松、卡泊芬净、头孢噻肟、头孢噻吩和氨曲南等亦为经肝、肾排泄的药物,尤以前三者自肝胆系统排出为多,可排出给药量的 40% 以上,在严重肝病时,

尤其肝肾功能均减退时需减量应用。

3）去羟肌苷、齐多夫定在肝病时清除亦减少，肝病时需减量应用，金刚乙胺严重肝病时需半量应用。

4）氟喹诺酮类中的诺氟沙星和环丙沙星仅在重度肝功能减退时药物清除减少，通常可正常剂量使用；莫西沙星在轻中度肝功能减退时可正常剂量使用，在重度肝功能损害时的应用尚无足够资料；氧氟沙星主要经肾排泄，但严重肝功能不全者仍需减量使用。

（4）主要由肾排泄，肝功能减退时一般不需调整剂量，如碳青霉烯类、氨基糖苷类、青霉素、头孢唑林、头孢他啶、万古霉素、多黏菌素、利奈唑胺等均属于此类情况。

（5）极少数药物有特殊的代谢途径或药代动力学，无需减量应用，如阿尼芬净在胆汁中进行化学降解，不经任何药物代谢酶的作用，在严重肝功能不全时无需调整剂量。米卡芬净在肝硬化时药物曲线下面积反而减少，因此肝硬化患者可能无需减量。

四、避免选择肝损伤风险较高的抗菌药物

1. β- 内酰胺类中的青霉素类抗生素

氨苄西林肝损伤发生率极低，单用阿莫西林、苯氧甲基青霉素和青霉素 G 也罕见肝功能异常。有报道苯唑西林、替卡西林、羧苄青霉素偶见一过性肝酶升高。阿莫西林联用 β- 内酰胺酶抑制剂克拉维酸后肝功能异常发生率显著升高。头孢类抗生素中除头孢曲松有肝酶升高稍多外，其余均极少发生肝功能异常。

2. 大环内酯类

15% 服用红霉素酯化物的患者出现肝酶升高，连续服用超过 2 周，约 2% 的患者出现有症状的药物性肝炎。现今临床很少应用红霉素酯化物，意义有限。克拉霉素和阿奇霉素也有少量药物性肝炎的报道，罕见肝衰竭。

3. 氟喹诺酮类

环丙沙星有着较好的安全性；左氧氟沙星在临床试验中肝功能异常发生率 < 1%，上市后每 500 万剂处方中仅有 1 例严重肝损伤；莫西沙星安全性类似左氧氟沙星，与经典一线抗结核药物合用时并未增加肝损伤的风险。

4. 磺胺和四环素类

除柳氮磺胺吡啶，其他磺胺药物肝损伤发生率较低，通常为轻度肝功能异常；四环素肝损伤与用药剂量有明显相关性，低剂量口服时发生率约为 3.7/10 万；多西环素的肝损伤发生率较四环素低；米诺环素和替加环素罕见严重肝功能损伤报道。

5. 噁唑烷酮类

长期应用利奈唑胺可导致肝衰竭和乳酸酸中毒。在有严重基础性肝病的条件下应用利奈唑胺，血小板减少症发生率增加，是否进一步导致肝功能恶化尚不清楚。

6. 抗结核药物

由于经常联用，难以区分每一种药物对肝损伤的作用。有基础肝病（病毒性肝炎、酒精性肝病）的患者，肝损伤和重症肝炎的发生率明显升高。一线药物中，除乙胺丁醇

和链霉素外，均有较高的肝损伤发生率。

7. 抗真菌药物

三唑类、两性霉素 B 均有一定的肝损伤发生率，但罕见发生肝衰竭。棘白菌素类中，卡泊芬净致肝酶异常率较高（＞ 10%），米卡芬净和阿尼芬净则相对少见。

五、肝病并发自发性细菌性腹膜炎的治疗

（一）自发性细菌性腹膜炎的预防性治疗

（1）自发性细菌性腹膜炎的一级预防是针对尚未发生细菌性腹膜炎的患者应用抗菌药物以预防自发性细菌性腹膜炎的首次发生，二级预防是指既往发生过自发性细菌性腹膜炎的患者需继续应用预防性抗菌药物，以降低自发性细菌性腹膜炎复发率及病死率。对低腹水蛋白浓度的严重失代偿肝病患者和既往自发性腹膜炎的患者，目前预防自发性细菌性腹膜炎的抗菌药物包括第二代喹诺酮类药物（诺氟沙星 400mg，1 次 / 日）、第三代喹诺酮类药物（环丙沙星 500 mg，1 次 / 日）或非氨基糖苷类肠道抗菌药物（利福昔明 1200mg/d），疗程因人而异，一般 6 ～ 12 个月。

（2）急性消化道出血患者则根据病情选用第三代氟喹诺酮、第三代头孢菌素、含 β- 内酰胺酶抑制剂的抗菌药物、碳青霉烯类抗生素，疗程 1 周。抗菌药物的使用可明显降低肝硬化合并上消化道出血患者的细菌感染率和病死率。

（二）自发性细菌性腹膜炎的抗菌治疗

一旦确诊自发性细菌性腹膜炎就必须立即使用有效的抗菌药物。在未能获得细菌培养结果之前应经验性地使用抗生素。中性粒细胞性腹水和细菌性腹水均需给予积极抗感染治疗。如果有感染的体征或症状，无论腹水中 PMN 计数多少，均应接受经验性抗感染治疗，抗感染疗程一般不超过 2 周。

1. 抗菌药物选择

自发性细菌性腹膜炎的致病菌以革兰氏阴性杆菌为主，最常见的为大肠埃希菌等需氧菌。国际腹水俱乐部提出自发性细菌性腹膜炎的治疗首选第三代头孢菌素类和喹诺酮类抗生素，诺氟沙星一级和二级预防可显著降低自发性细菌性腹膜炎的发生率并改善生存率；欧洲肝病学会和美国肝病学会指南推荐一线抗生素治疗首选第三代头孢菌素，替代方案包括阿莫西林 / 克拉维酸和环丙沙星或氧氟沙星等喹诺酮类药物。

然而，最近的研究表明，自发性细菌性腹膜炎多重耐药菌引起的感染率正在增加，自发性细菌性腹膜炎患者长期服用诺氟沙星药物预防与出现喹诺酮耐药相关。目前，自发性细菌性腹膜炎患者经验性抗生素治疗失败率为 26% ～ 41%，院内感染者给予碳青霉烯类抗生素或替加环素是最有效的选择，经验性治疗不建议应用喹诺酮类，宜选用具有抗超广谱 β- 内酰胺类活性的抗生素。

2. 疗效评价

经验性抗生素治疗 48 ~ 72 小时后，须根据患者临床反应、腹水细菌学进行评估。根据评估结果，确定继续维持原抗生素方案或改换针对性抗生素治疗，或停药观察。第二次腹穿有助于指导抗生素的调整。

（秦 波）

第六节 肾功能不全患者抗菌药物的应用

随着社会经济水平、医疗水平和人们健康意识的提高，加上人口老龄化趋势，肾功能不全的发生率也随之升高。肾功能不全伴全身或局部感染也显著增加，这不可避免地增加了抗菌药物的使用。抗菌药物多由肝脏、肾脏代谢并排出体外，尤其以肾脏为主。肾功能不全的患者，特别是尿毒症患者，自身免疫力极差，易发生以肺部为主的各类感染。因为无尿、肾衰竭，需每周规律透析，抗菌药物种类选择有限，且极易造成抗菌药物代谢、排泄障碍，导致抗菌药物在体内蓄积出现肾毒性及全身毒性，从而引起一系列严重后果。因此对于肾功能不全患者而言，如何正确选择抗菌药物具有非常重要的意义。

一、慢性肾脏疾病

慢性肾脏疾病指因各种病因引起的慢性肾脏结构或功能障碍 > 3 个月，或不明原因 GFR 下降 > 3 个月。依据患者 GFR 值，可将慢性肾脏疾病分为 5 期：1 期，GFR ~ 90ml/（min·1.73m²）；2 期，GFR 60 ~ 89ml/（min·1.73m²）；3 期，GFR 30 ~ 59ml/（min·1.73m²）；4 期，GFR 15 ~ 29ml/（min·1.73m²）；5 期，GFR < 15ml/（min·1.73m²）（或已经透析者）。慢性肾脏疾病是绝大多数肾脏疾病慢性化转归的统称，如肾小球肾炎、肾病综合征、隐匿性肾炎、肾盂肾炎、过敏性紫癜肾炎、红斑狼疮肾炎等，除急性肾炎和急性尿路感染等肾脏急性炎症性疾病外，都可以归属慢性肾脏疾病的范畴；慢性肾脏疾病是一个进展缓慢的疾病，若缺乏及时有效的治疗，将逐渐进展为慢性肾衰竭，甚至尿毒症。

本文为简化讨论，将慢性肾脏疾病 5 期分为 3 个等级：1 ~ 2 期慢性肾脏疾病为轻度肾损伤、3 ~ 4 期慢性肾脏疾病为中度肾损伤、5 期慢性肾脏疾病为重度肾损伤。轻度肾损伤患者肾脏功能改变不明显，一般难以发现，对抗菌药物代谢功能与健康人群差别不大，本文重点讨论中重度肾脏损伤患者抗菌药物的使用。

二、感染部位及细菌性质

慢性肾脏疾病患者免疫功能低下或需要皮质激素治疗，极易合并感染，致病菌多为条件致病菌。临床上最常见的感染多发生于肺部，其次为植入导管感染、血流感染、四肢皮肤感染、腹腔及消化道感染。肺部感染病原菌多为革兰氏阳性球菌，也可能合并革兰氏阴性杆菌、真菌感染。植入导管感染、皮肤感染最常见病原菌为金黄色葡萄球菌、表皮葡萄球菌、腐生葡萄球菌、B 组链球菌和铜绿假单胞菌。腹腔脏器、消化道感染病原菌则多为革兰氏阴性杆菌或厌氧菌。重症监护室、长期卧床者和慢性病者感染的病原菌多为不动杆菌属等多重耐药细菌。

三、抗菌药物的选择及副作用

肾功能不全患者需慎重选用抗菌药物。其一，肾功能不全患者，部分抗菌药物的肾毒性会进一步加重肾脏损害，如四环素、两性霉素 B、伊曲康唑，除四环素外，另两种药物需要适当减量，或在监测血药浓度时亦可使用。其二，部分抗菌药物虽无肾毒性，但经肾脏排泄，对慢性肾脏疾病患者而言，按说明书标准剂量使用，则很可能引起药物在体内蓄积，导致严重后果，甚至引起抗菌药物脑病等。但是，对于尿毒症期能够规律、充分透析的患者，使用抗菌药物时可适当放宽标准。

根据常见感染发生部位及致病菌性质，患者入院后，需首先明确是否存在感染，并确定感染部位，在不损害肾脏功能或造成其他严重不良反应的情况下，临床医生常常首先经验性使用抗菌药物，同时完善病原学检查，待病原学检查结果回示后再依据结果调整抗菌药物。因抗菌药物性脑病的频频报道，合并慢性肾功能不全的患者，一般不主张选用头孢类抗菌药物，尤其是第一、三代头孢菌素。

青霉素类、头孢菌素类、头霉素类、β- 内酰胺类 /β- 内酰胺酶抑制剂类、碳青霉烯类抗菌药物，对于中度及以上肾功能不全者，需依据肾功能减退程度调整剂量。若抗菌药物剂量不足，可能达不到抗菌作用。故可通过监测血药浓度及时调整药物使用剂量。由于要多次抽血监测血药浓度，患者依从性下降，该方式一般适用于试验研究，并不适合于临床常规应用。为了便于临床应用，可按以下步骤调整剂量：采集病史、体检、评价肾功能，明确药物的通常起始量和维持量，确定起始剂量，计算维持剂量，减少每次用量或延长用药间隔，监测、调整药物剂量。抗菌药物在一定的 GFR 范围内剂量调整可通过公式计算得出：$Q=1 - [fe \times （1 -患者 GFR/ 正常 GFR）]$，其中 Q 为药物剂量调整因子，fe 为药物经肾脏排泄的百分数，此时：用药剂量 =（肾功能正常时的剂量 $\times Q \times$ 选定的用药间隔）/ 正常用药间隔。但这种计算方式也受很多条件限制，而且也不能完全反映患者的特殊情况。故必要时仍需通过监测血药浓度调整药物剂量。氨基糖苷类抗菌药物，大部分品种具有明显耳毒性、肾毒性，使用过程中需严密监测血药浓度及肾功能、听力情况，调整药物剂量，实现个体化给药。新型氨基糖苷类抗菌药物耳毒性、肾毒性明显降低，如奈替米星、依替米星等，它们对氨基糖苷类钝化酶保持稳定，对部分庆大霉素耐药菌仍有效。

第一代四环素类如金霉素、四环素和土霉素耐药率高、肝肾毒性大，已逐渐被淘汰。以多西环素及米诺环素为代表的第二代半合成四环素类抗生素亲脂性更强，有利于细胞吸收，肝肾毒性明显降低，但近年来也不断出现其耐药菌株而限制了临床应用。第三代新型四环素类抗菌药物，即甘氨酰四环素类（glycylcycline，GCs）的代表药物替加环素，对广泛耐药的金黄色葡萄球菌和万古霉素耐药菌具有明显抑制作用。替加环素通过肝脏代谢，多用于复杂性皮肤软组织、腹腔严重感染及脓毒血症患者。替加环素给药后，有 22% 以原型物经尿液排出，平均半衰期为 27 小时。对于规律透析患者可不调整药物使用剂量。Omadacycline、Amadacycline 仍处于 Ⅲ 期临床试验阶段，现临床试验结果发现 Omadacycline 有使肝酶升高的副作用，暂未发现肾功能损伤。Amadacycline 的肾脏药物浓度为血液浓度的 6 倍，肺部药物浓度为同时期血浆中药物浓度的 10～20 倍，尤其适用于肺组织和肾脏组织感染，临床试验中仅提示胃肠道不良反应，对肾组织安全性高。林可酰胺类抗菌药物中，克林霉素较林可霉素更为安全。换言之，对于慢性肾功能不全患者，林可霉素需减量，而克林霉素则可使用常规剂量。糖肽类及碳青霉烯类均属于限制级抗菌药物，因青霉素类、头孢类药物耐药率逐渐升高，糖肽类及碳青霉烯类药物使用率升高。相对而言，糖肽类肾毒性稍强，使用时需及时调整剂量并监测血药浓度、肾功能。喹诺酮类多用于泌尿生殖系统感染，合并肾功能不全时需要调整剂量，否则有引起中枢神经系统和肝脏损害的风险。硝基咪唑类用于厌氧菌感染，经肝脏代谢、肾脏排泄，肾功能不全者要慎用。

革兰氏阳性球菌对临床常用的抗菌药物耐药率较高，如对青霉素、苯唑西林、克林霉素、头孢西丁等耐药率高，但通常对替考拉宁、万古霉素等敏感。革兰氏阴性杆菌对碳青霉烯类抗菌药物敏感，但近年来耐药率有上升的趋势。虽然上述抗菌药物种类中均提及肾脏损害，但目前普遍认为青霉素类、大环内酯类、碳青霉烯类抗菌药物相对安全。肾功能不全患者发生感染时，多不考虑联用抗菌药物，若感染严重必须联合抗感染治疗者，需保证患者可得到充分、规律的血液透析。

抗真菌类药物两性霉素 B 全身毒性尤其是肾毒性较强，若考虑肾功能的影响因素，可选用脂质制剂。肌酐清除率＜ 50ml/min 时不建议使用伏立康唑，＜ 30ml/min 时不建议使用伊曲康唑。

与肾功能正常患者相同，肾功能不全患者使用抗菌药物时，可能发生过敏、恶心、呕吐等一般症状，疗程长时还可能合并消化道菌群失调，发生二重感染。而抗菌药物脑病发生率相对于肾功能正常者明显升高。

肾功能不全患者头孢菌素类（第三、四代多见）、喹诺酮类、替考拉宁等多种抗菌药物更容易引起抗菌药物脑病，其中头孢菌素类占较大比例。抗菌药物脑病是指排除其他因素后，考虑患者因抗菌药物在体内过度蓄积而导致的神经精神异常。头孢哌酮为第三代头孢菌素，半衰期短，经肝脏代谢、肾脏排泄，相对较安全，但其复合制剂加用舒巴坦后，肾脏排泄率高达 90%，蛋白结合率高，发生脑病后不易清除，因此不建议用于肾功能不全患者。头孢曲松、头孢吡肟分别为第三、四代头孢菌素，因半衰期长、代谢缓慢等多种原因，更易发生抗菌药物脑病。喹诺酮类及替考拉宁虽有报道，但发生率低，相对安全。诊断抗菌药物脑病时，必须排除电解质紊乱或其他原因引起的精神行为异常，避免误诊误治。高龄、脑血管功能不佳、营养不良、免疫力低下、电解质紊乱、既往发生过脑神经或精神异常的肾功能不全者，更易发生抗菌药物脑病。抗菌药物脑病的发生原因被认为是抗菌药物在血液及脑脊液中浓度过高，抑制中枢递质的合成和运输，引起电解质紊乱、脑水肿、脑缺氧等，从而表现为精神行为异常。若经诊断明确为抗菌药物脑病，首先必须停用该药物，并积极行充分有效的血液透析，必要时联合血液灌流，若精神行为反应较严重，可酌情予苯二氮䓬控制病情。影响药物可透析性的因素主要包括透析影响因素及药物本身因素。对于分子量小、蛋白结合率低、高度水溶性的药物，更容易通过透析清除。

第四代头孢菌素头孢吡肟分子量为480.56Da，血清蛋白结合率为15%～19%，可被普通透析有效清除，进行3小时血液透析后约68%的药物可被清除。第三代头孢菌素头孢哌酮分子量为645.68Da，血液透析可清除少量，透析清除效果不明显。而喹诺酮类以左氧氟沙星为例，分子量为361Da，血液透析药物清除率高。替考拉宁白蛋白结合率高达90%～95%，一旦发生抗生素脑病，血液透析不易清除，需联合血液灌流等方式清除。

肾功能不全腹膜透析的患者可能出现严重的腹膜硬化。腹膜硬化通常分为腹膜单纯性硬化和硬化性腹膜炎或硬化性包裹性腹膜炎。使用万古霉素、妥布霉素、两性霉素B时发生腹膜硬化的可能性更大，更易发生硬化性腹膜炎，当然细菌感染发生腹膜炎亦会表现为腹膜硬化。故临床发现时需及时鉴别，鉴别主要通过分析腹膜硬化出现的时间与抗菌药物使用时间的先后关系。腹膜硬化临床表现为恶心、腹痛、腹部包块、出血性胸腹水等，严重者可能发生急性肠梗阻。治疗首先要停止腹膜透析，改为全肠道营养，应用糖皮质激素，必要时行手术治疗。

四、总结

肾功能不全患者因各种原因常易并发感染，而绝大多数抗菌药物的代谢、排泄要经过肾脏，抗菌药物种类及剂量选择受到严格限制。标准剂量的抗菌药物即可因体内蓄积而引起严重的不良反应；但剂量过小又不能达到满意的治疗效果。因此使用抗菌药物时，临床医生需权衡利弊，与患者及家属充分沟通，依据病原学检查结果，根据患者肾功能不全的状态，谨慎选择抗菌药物种类及剂量，使其充分达到治疗效果的同时亦不会发生严重不良反应。

（曾爱中　许小蕾）

参 考 文 献

蔡秀军，刘金钢，张学文 .2011. 胆道感染及其处理原则 . 中国实用外科学杂志，9（31）：877-879

陈灏珠 .2013. 实用内科学 . 第 14 版 . 北京：人民卫生出版社，304-305

陈晶晶，赵宗珉 .2016. 老年患者泌尿系感染的诊治进展 . 实用老年医学，30（12）：979-982

傅祝英杰，徐晓刚 .2014. 一种新型氨甲基环素类药物——Omadacycline 的体内外药效学 . 中国感染及化疗杂志，14（4）：333

高金明 .2012. 老年患者医院获得性肺炎的诊治和预防策略 . 中华老年医学杂志，31（2）：91-93

韩丹，祁兴顺，郭晓钟，等 .2017. 抗菌药物在肝硬化患者中的应用 . 临床肝胆病杂志，33（3）：567-571

韩郸，郑松柏 .2014. 老年人感染研究进展 . 中华老年病研究电子杂，1（1）：39-42

《抗菌药物临床应用指导原则》修订组 . 2015. 2015 抗菌药物临床应用指导原则（2015 年版）. 北京：
人民卫生出版社，55

李海皓，丁明霞 . 2016. 老年人泌尿系感染的病原学特点 . 实用老年医学，30（7）：539-541

李兰娟 . 2015. 感染病学 . 北京：人民卫生出版社，07

李小鹰 . 2015. 老年医学 . 北京：人民卫生出版社，211-214

李雨 . 2013. 尿路感染的诊断与治疗 . 社区医学杂志，11（11）：81-84

刘军，谢敬东 . 2011. 抗菌新药 Amadacycline 的药理学研究进展 . 中国医药导报，8（27）：10-11

罗瑞香，李少增，朱静，等 . 2016. 胆道感染患者的胆汁病原菌分布及耐药性分析 . 检验医学与临床，8（13）：
2170-2172

马云伶 . 2013. 尿毒症患者抗生素脑病 17 例临床分析 . 中国药物与临床，13（9）：1231-1232

彭建华，杨波，潘建涛 . 2007. 尿毒症血液透析患者肺部感染病原菌特点及药敏分析 . 医学临床研究，24（4）：
647-648

施光峰，黄羽中 . 2012. 肝病患者抗生素的合理使用、中华肝脏病杂志，20（3）：182-184

孙远荣 . 2015. 老年女性尿路感染病原菌构成比及耐药性分析 . 泰山医学院学报，36（2）：168-170

王质刚 . 2016. 血液净化学 . 第 3 版 . 北京：北京科学技术出版社，1450-1452

徐剑春 . 2012. 胆道系统抗感染治疗抗生素的合理应用 . 中国实用医药，7（8）：168-169

徐科，黄云鹏，石博文，等 . 2016. 老年人下尿路感染的易感因素分析及治疗策略 . 实用老年医学，30（7）：
541-544

徐伟红，徐斌 . 2014. 胆道感染患者胆汁标本分离的病原体及其耐药性 . 中国感染控制杂志，13（1）：32-
35

杨慧霞，段涛 . 2008. 妊娠和哺乳期用药 . 北京：人民卫生出版社，856.

詹尧平，王维 . 2015. 头孢菌素类抗生素致肾脏不良反应的研究 . 中国基层医药，22（22）：3398-3399

张建华 . 2014. 老年人临床抗生素的使用 . 中国现代药物应用，8（2）：126-127

张力，刘兴会 . 2008. 抗菌药物在妊娠及哺乳期的合理应用 . 中国实用妇科与产科杂志，6（24）：408

赵志青 . 2014. 儿童感染性疾病的诊断与治疗 . 北京：人民军医出版社，10-15

郑俊福，党燕，于艳华，等 . 2017. 自发性细菌性腹膜炎患者腹水分离病原菌的菌种分布及对抗菌药物敏
感性的变化 . 药物不良反应杂志，19（2）：89-95

中华医学会呼吸病分会 . 2016. 中国成人社区获得性肺炎诊断和诊疗指南（2016 年版）. 中国结核和呼吸
杂志，39：253-279

朱艳玲，秦波，潘万龙 . 2015. 重症肝病患者医院感染病原菌分布与耐药性分析 . 中华医院感染学杂志，
25（7），1512-1514

Jeffrey BH，Joseph GO，Mary ET，et al.2015. 哈兹德老年医学 . 北京：人民军医出版社，1679-1682，
1687-1692

Kalil AC，Metersky ML，Klompas M，et al.2016.Executive summary：management of adults with hospital-
acquired and ventilator-associated pneumonia：2016 Clinical Practice Guidelines by the Infectious Diseases
Society of America and the American Thoracic Society.Clin Infect Dis，63（5）：575-582

Michael Cotton C. 2015. Antibiotic stewardship：reassessment of guidelines for management of neonatal sepsis.
Clin Perinatol，42（1）：195-212

Pammi M，Flores A，Versalovic J，et al.2017.Abstract，molecular assays for the diagnosis of sepsis in
neonate.Cochrane Database Syst Rev，2（1）：CD011926

Ruth A，Mccracken CE，Fortenberry JD，et al. 2014. Pediatric severe sepsis：current trends and outcomes
from the pediatric health information system database.Pediatr Crit Care Med，15（9）：828-838

Singer M，Deutschman CS，Seymour CW，et al.2016. The third international consensus definitions for sepsis
and septic shock（sepsis-3）.JAMA，315（8）：801-810

Smith PW，Bennett G，Bradley S，et al. 2008.Control in the long-term care facility. Infect Control Hosp
Epidemiol，29（9）：785-814

第四章　抗菌药物的不良反应

抗菌药物在临床广泛应用了 50 多年，大幅度降低了以往认为无法救治的感染性疾病，如溶血性链球菌产褥热、隐球菌脑膜炎、结核性脑膜炎和感染性心内膜炎的病死率。但任何药物在取得疗效的同时常不可避免地伴随着不良反应的发生。抗菌药物可发生毒性反应、变态反应，严重者可致残或致死，除此之外，尚可有由于菌群失调而发生二重感染，或诱导细菌产生耐药性等。医务工作者往往只重视抗菌药物的治疗作用，而对不良反应重视不够，造成患者受损害或治疗失败。由于抗菌药物应用普遍，因而所引起的不良反应并不少见。据上海市对抗菌药物的不良反应调查表明，由抗菌药物所引起的不良反应约占所有药物不良反应的 1/3，其中老年人多于年轻人；联合应用多种药物者高于用药种类少者；有原发疾病或肝肾功能障碍者发生率亦较高。

下文主要讨论毒性反应、变态反应及二重感染，前两种不良反应常互相掺杂，不易区分。

各类抗菌药物所致的不良反应列于表 4-0-1 中。

表 4-0-1　抗菌药物的毒性和过敏性反应

抗菌药物	胃肠道反应	神经精神症状	肾脏损害	肝脏损害（如血清转氨酶升高等）	局部反应	造血系统抑制（如白细胞、血小板减少及贫血等）	皮疹	药物热	过敏性休克
青霉素	±	+	±	—	++	—	++	++	++
氟唑西林	+	—	—	±	+	±	+	+	+
苯唑西林	+	—	—	±	+	±	+	+	+
哌拉西林	±	—	±	±	+	—	+	+	+
羧苄西林	±	—	—	±	+	—	+	±	+
氨苄西林	+	—	—	±	+	±	++	+	+
头孢噻吩	±	—	+	—	++	—	+	+	±
头孢氨苄	+	—	—	—	+	—	+	±	±
头孢唑林	±	—	+	±	++	+	+	±	±
头孢孟多	±	—	±	±	+	—	+	±	±
头孢噻肟	±	—	—	±	+	±	+	±	±
头孢他啶	+	—	±	+	±	—	+	±	±

续表

抗菌药物	胃肠道反应	神经精神症状	肾脏损害	肝脏损害（如血清转氨酶升高等）	局部反应	造血系统抑制（如白细胞、血小板减少及贫血等）	皮疹	药物热	过敏性休克
链霉素	±	第Ⅷ脑神经损害++	±	—	±	±	++	++	+
庆大霉素	±	第Ⅷ脑神经损害+	±	—	±	—	±	±	±
卡那霉素	+	听力减退+	++	—	±	—	+	+	±
阿米卡星	+	听力减退+	++	—	±	—	+	+	±
四环素类	++	颅压增高±	±	+	++	±	±	—	±
多西环素	++	—	—	+	+	—	±	—	±
氯霉素	+	精神症状+	—	±	++	++	+	±	±
红霉素	+	—	—	酯化剂+	++	—	±	±	±
林可霉素	+	—	±	±	+	±	±	—	±
克林霉素	+	—	—	±	+	±	±	—	±
万古霉素	±	听力减退+	±	—	++	±	±	+	±
多黏菌素类	+	+	++	—	++	—	±	±	±
利福平	±	—	—	±	—	±	—	—	—
两性霉素 B	++	++	++	+	++	±	±	++	—
灰黄霉素	±	—	—	±	—	±	±	++	±
氟胞嘧啶	+	—	—	+	—	±	±	—	—
磷霉素	±	—	—	±	±	—	±	—	—
磺胺药	+	±	+	—	+	±	++	++	±
甲氧苄啶	+	—	—	±	—	±	+	+	±
氟喹诺酮类	+	+	—	±	—	±	±	—	±

注：++ 较多见，+ 少见，± 偶见，— 阴性。

第一节　毒性反应

　　药物包括抗菌药物的毒性反应，是指药物引起的生理、生化等功能异常和（或）组织器官等的病理变化。其严重程度随剂量增大和疗程延长而增加，其机制可为药物浓度过高对受体的直接化学刺激，人体蛋白合成或酶系功能受阻等，也可因宿主原有的遗传缺陷或病理状态而诱发。毒性反应是抗菌药物所有不良反应中最常见的一种，一般可以预测，常与剂量有关，主要表现在肾、肝、神经系统、血液及胃肠道等方面。

一、神经精神系统

1. 中枢神经系统

青霉素的静脉内大剂量、快速注入时，药物对脑皮质产生直接刺激而发生毒性反应，出现幻觉、反射亢进、肌肉阵挛、癫痫、昏迷等严重反应，称为"青霉素脑病"（penicillin encephalopathy）。一般出现在用药后 24 ~ 72 小时，可早在仅 8 小时或迟至 9 天发生。尿毒症时肾排泄青霉素的功能下降，加之血浆蛋白对该类药物的结合力降低，游离血药浓度增高，而有较多青霉素通过血脑屏障，脑脊液中浓度超过 8 ~ 10U/ml 时即有可能诱发癫痫。肾衰竭患者大剂量应用头孢唑林、头孢噻啶亦可出现惊厥、癫痫发作。

异烟肼、环丝氨酸可降低脑内谷氨酸脱羧酶活性，维生素 B_6 缺乏使氨基丁酸（GABA）降低而诱发惊厥、癫痫。

磺胺类药物如磺胺吡啶可引起倦怠、疲劳、共济失调、抑郁，偶可并发视听觉幻觉等精神症状，而磺胺噻唑和磺胺嘧啶都无这些反应。

甲硝唑可引起共济失调、癫痫和脑病。

鞘内注射常用量的青霉素、氨基糖苷类或两性霉素 B 也可引起脑膜刺激征如头痛、感觉过敏，背、下肢疼痛，尿频及发热等。反应发生在操作后即刻或数小时内，注入较大剂量时可发生高热、惊厥、昏迷，甚至死亡。

一些药物尚可引起颅内高压，小儿服用四环素后 12 小时至 4 天可发生恶心、呕吐、前囟隆起、视乳头水肿及视力减退。该类药物在 8 岁以下小儿禁用后已罕见。亦发现小儿服用米诺环素、吡哌酸、头孢唑林、诺氟沙星、环丙沙星后引起良性颅内压增高，此外，如氨基糖苷类、青霉素、呋喃妥因、两性霉素 B 等亦有发生这种反应的报道。停药后数小时或数天症状消失，偶有长达数周消退者。其机制可能为：①药物影响脑脊液的分泌和（或）吸收，导致脑脊液动态失平衡而引起颅内高压，如四环素；②药物对中枢神经的毒性作用或变态反应，改变脑血管的舒缩功能，使脑血液循环失去动态平衡，如头孢唑林；③机制未全阐明的，如喹诺酮类。

2. 脑神经

第Ⅷ脑神经损害或称耳毒性是氨基糖苷类的重要毒性之一，影响耳蜗或前庭功能或两者兼而有之。耳毒性反应的发生除与剂量、疗程有关外，其他诱发的因素还包括：与其他耳毒性药物（万古霉素、强利尿剂、奎宁等）合用、失水、缺氧、肾功能减退，老年人和婴幼儿更易发生，对高敏易感患者及有家族史者，使用这种药物时更应注意。其发生机制为药液在内耳淋巴液中浓度较高，而药液在内耳淋巴液中的半衰期远较血中为长，高浓度药物引起生化和组织变化，使柯蒂器受损。一旦毛细胞消失，则不能复生，使听力障碍进行性加重并呈不可逆性。前庭损害的主要病变在迷路感觉上皮。

耳蜗损害的先兆为内耳发胀感、头晕、耳鸣。先有高频听力减退，继而耳聋。孕妇应用氨基糖苷类抗生素时，药物可通过胎盘而影响胎儿耳蜗，出生后有可能成为先天性聋哑儿。

前庭损害表现为眩晕、头痛，急剧动作时可发生恶心、呕吐，严重者可引起平衡失调、步态不稳。这种损害大多为暂时性，可以通过其他平衡器得到代偿。对操作精细工作者及高空作业者，应特别慎重。

在氨基糖苷类抗生素中，新霉素和卡那霉素因耳蜗毒性较强，现前者仅供局部使用，后者已渐趋淘汰。目前氨基糖苷类各品种中以奈替米星的耳毒性略低。

万古霉素、多黏菌素类、米诺环素、紫霉素、卷曲霉素都有一定的耳毒性，红霉素亦偶有引起一过性听力障碍。米诺环素主要引起前庭损害，患者眩晕、共济失调，停药后可于48小时内消失。

长期服用氯霉素（或应用氯霉素滴眼液）、乙胺丁醇或异烟肼可引起视神经炎，表现为视物模糊、视野缩小、出现中心盲点，眼底可见视乳头充血、水肿，停药后需相当时日才能恢复。如视神经萎缩则有失明可能，因而在用药期间需定期检查视力、视野和辨色力。

3. 神经肌肉接头

氨基糖苷类、林可霉素类和四环素类应用后可产生神经肌肉接头阻滞作用。乙酰胆碱为神经冲动的传递介质，由神经末梢释放时需有钙离子参与，氨基糖苷类可与钙离子竞争结合部位使乙酰胆碱释放受阻。肾功能不全、重症肌无力、低血钙同时应用麻醉剂者尤易发生。四环素类则为抑制肌肉对乙酰胆碱的敏感性；多黏菌素E与多黏菌素B不同，非阻滞作用而是减少了可利用的乙酰胆碱池。临床表现为肌张力减弱和呼吸抑制，腱反射减弱或消失。葡萄糖酸钙和新斯的明（每次0.125～1mg，静脉注射或肌内注射）可缓解氨基糖苷类和多黏菌素B的这种反应，但对四环素及多黏菌素E所致者应辅以吸氧及人工呼吸。

4. 周围神经

链霉素、庆大霉素、多黏菌素类、氯霉素、甲硝唑、异烟肼、呋喃类、乙胺丁醇、乙硫异烟胺及氨苯砜等均可引起周围神经炎，表现为口唇麻木、四肢无力、远侧感觉异常、麻醉感或麻木感、腱反射减弱或消失。这可能与钙离子被螯合、维生素B_6缺乏、药物直接刺激末梢神经等因素有关，可给予大剂量维生素B_6治疗。

5. 精神症状

氯霉素、普鲁卡因青霉素、环丝氨酸等有时引起精神症状，表现为幻视、幻听、丧失定向力、狂躁、失眠或忧郁。氯霉素可能使中枢神经系统的抑制过程受到损害，导致兴奋性增高。普鲁卡因青霉素所引起的精神症状，可能为药物微粒短暂阻塞肺、脑血管所致，也可能系普鲁卡因的过敏反应。氧氟沙星及环丙沙星在老年患者中要谨慎使用，已有报道服药后出现烦躁、多动、多言自语、幻视及幻听，停药后可迅速恢复，机制未明。

二、肾脏

肾脏是人体的主要排泄器官，大多数抗菌药物主要经肾排泄。肾脏血供丰富，容易受到高浓度药物的影响。特别是肾小管中药物浓度远较血中为高，因而肾小管病变最为常见，严重者发生坏死。其他可有免疫反应性间质性肾炎，或因药物结晶阻塞肾小管或尿路等。引起肾毒性的药物主要有氨基糖苷类、两性霉素 B、头孢噻啶、多黏菌素类、磺胺药、喹诺酮类、四环素及青霉素类。

氨基糖苷类抗生素在治疗剂量时对肾脏有明显毒性，较常引起肾损害。该类药物与肾皮质有特殊亲和力，皮质中浓度较血清中高 5 ~ 20 倍，半衰期可长达 106 小时，排泄缓慢。病理检查及实验证明氨基糖苷类与肾小管刷边缘膜上阴离子部分结合。电镜观察可见近曲小管上皮细胞空泡样变，溶酶体内出现髓样体，严重时肾小管坏死，发生急性肾衰竭。老年人、脱水者、原有肾功能不全、联用两种以上肾毒药物者更易发生。氨基糖苷类抗生素的肾毒性按其强度递减的顺序是庆大霉素、妥布霉素、阿米卡星、奈替米星。

两性霉素 B 引起肾毒性的发生率高，全身应用后，80% 以上患者出现不同程度的多种肾损害，主要表现为蛋白尿、管型尿、血肌酐及尿素氮升高。两性霉素 B 可引起肾血管收缩，导致皮质缺血、缺氧。远曲小管和集合管的上皮细胞发生通透性改变，使排氢障碍，排钾增加，出现代谢性酸中毒和低血钾症，尚可影响浓缩功能而出现肾性尿崩症。

头孢菌素类中的头孢噻啶由于肾毒性强，现已不用。第一代头孢菌素中的头孢噻吩、头孢唑啉剂量较大时也有一定的肾毒性，如与利尿剂或氨基糖苷类合用应注意。第二、三代头孢菌素的肾毒性一般并不明显。

多黏菌素类抗生素对肾脏有较严重的毒性，常用剂量即可引起，主要损伤近曲小管，临床表现与氨基糖苷类相似。

磺胺药由于原药及代谢后的乙酰磺胺在酸性尿中溶解度低，在肾小管和肾实质内易发生结晶沉淀，血尿、结晶可引起梗阻性肾病，严重者出现少尿或肾衰竭。现用的一些磺胺药因有较高的溶解度，这种反应已属少见。磺胺药偶尔还可因免疫反应而引起间质性肾炎，甚至肾病综合征。

四环素类一般不常引起肾毒性，但这类药物中的四环素及土霉素在肾功能中重度减退时，可因其抗合成代谢作用而加剧氮质血症，发生类似范科尼综合征（恶心、呕吐、蛋白尿、酸中毒、糖尿和氨基酸尿等）及远端肾小管变性。故肾病患者可服用多西环素或米诺环素，因其主要由消化道排泄，抗合成代谢作用不明显。

利福平可引起间质性肾炎，多见于抗结核治疗过程中，间歇用药或不规则治疗时常伴有流感样综合征，及时停药则轻症者可逐渐恢复。

万古霉素的肾毒性与多黏菌素相似，主要损伤近曲小管，发生率约为 5%。目前国内应用的去甲万古霉素，其肾毒性明显低于万古霉素。

肾毒性的最早症状为蛋白尿、管型尿，继而则出现血尿，并有尿量改变（增多或减少），pH 由酸性转为碱性，血肌酐、尿素氮增高，肾功能减退，尿钾排出增多等。其损害程度与用药剂量、疗程成正比。肾毒性一般在给药后 1 周内发生，停药后渐恢复，极少数患者发展为急性肾衰竭、尿毒症。

三、肝脏

肝脏是药物进行代谢的主要器官，许多抗菌药物的代谢产物对肝脏可造成直接毒性刺激或过敏反应，并对肝脏内的代谢酶产生影响。

能引起肝脏损害的药物有四环素类、红霉素酯化物、磺胺药、抗结核药、呋喃妥因、氯霉素、林可霉素类、青霉素类、头孢菌素类、两性霉素 B 及喹诺酮类等。

四环素的静脉滴注或长期口服可引起肝脏脂肪变性，在孕妇、肝功能减退、血浆蛋白低下者中更易发生。肝脏损害程度与剂量大小有关，临床表现酷似急性病毒性肝炎。病情进展迅速，有黄疸、转氨酶升高，出现肝衰竭进入肝性脑病者预后不佳，病死率可达80%以上。病理显示肝脏呈广泛脂肪浸润，主要为三酰甘油在肝内沉积。免疫荧光检查显示四环素定位在肝细胞线粒体中，干扰肝细胞内蛋白质合成，进而使脂蛋白合成减少，加以三酰甘油排泄受阻，而导致脂类在肝脏中沉积。

红霉素酯化物可引起胆汁淤积性黄疸，患者多为成年人，常在用药后10～20天出现症状，如发热、皮疹、黄疸、上腹痛、嗜酸性粒细胞增多及转氨酶上升，病理可见肝细胞轻度坏死、胆汁淤积及嗜酸性粒细胞浸润。以上表现在停药后可迅速恢复。结合临床表现及病理所见，除毒性因素外，亦有变态反应参与。红霉素酯化物中最易引起该病者为红霉素月桂酸盐（即无味红霉素），其他如红霉素乳糖酸盐也偶有发生。

磺胺药也可引起肝脏损害，临床症状类似急性肝炎，如发热、黄疸、皮疹及嗜酸性粒细胞增高，严重者可发展为肝坏死。组织学检查显示肝细胞坏死，偶见肉芽肿。有复方磺胺甲噁唑可引起胆汁淤积性黄疸的报道，其发病机制为毒性和变态反应两者兼而有之。

异烟肼、利福平、对氨基氨水杨酸、吡嗪酰胺和乙硫异烟胺等抗结核药均可引起一定的肝脏损害。异烟肼在肝内分解为异烟酸和乙酰肼，乙酰肼活化后与肝细胞大分子物质以共价键结合而引起肝脏损害，可表现为两种类型：一为无症状肝脏损害，仅有谷丙转氨酶升高，一般在用药10周内发生，发生率约10%。继续治疗，多数患者肝功能恢复正常。另一类型则为肝炎样表现，肝脏损害较为严重，发生率为1%。用药后发病时间差异较大，半数患者出现在用药2个月后，少数甚至发生在服药1年后。利福平对肝脏的毒性以一过性转氨酶升高最为多见，与异烟肼合用尤易发生。利福平尚可与胆红素竞争蛋白结合位点，使游离胆红素增多而导致高胆红素血症。

呋喃妥因对肝脏损害可能是免疫反应或其代谢产物的直接毒性，主要变现为胆汁淤积，偶尔伴有肝细胞坏死，常在服药数周后出现。慢性尿路感染长期服用者可能造成白蛋白、球蛋白比例倒置，转氨酶升高等严重肝脏损害。

β-内酰胺类抗生素如青霉素类、头孢菌素类、氟喹诺酮类、林可霉素、大环内酯类及灰黄霉素等均可引起肝脏损害，表现为一过性转氨酶升高。

四、血液系统

1. 红细胞毒性

很多抗菌药物可引起红细胞毒性而造成贫血，其中以氯霉素较为突出，其机制为：①氯霉素的硝基苯基团损害红细胞线粒体使红细胞生成受阻导致贫血；②再生障碍性贫血，是氯霉素分子中硝基苯基团抑制骨髓干细胞，阻止 DNA 的合成；③G-6-PD 缺乏所致的溶血性贫血。

在红细胞缺乏 G-6-PD 或红细胞谷胱甘肽还原酶缺乏的情况下，口服磺胺药、硝基呋喃类、两性霉素 B 及喹诺酮类药物可引起变性血红蛋白血症伴大量溶血。常可于服药后 2 ~ 3 天出现剧烈头痛、腹痛、腰痛，皮肤呈橄榄黄色则表明变形血红蛋白血症和高胆红素血症加重。

除以上机制外，β- 内酰胺类、亚胺培南及喹诺酮类药物等，可因吸附于红细胞膜上的抗原（药物）与血浆中 IgG 型抗体或免疫复合物所诱发的免疫性溶血性贫血，使直接 Coombs 试验呈阳性。两性霉素 B 可与红细胞膜上的固醇结合，使细胞膜通透性改变而发生溶血。

其他如磺胺药、抗结核药（异烟肼、吡嗪酰胺、环丝氨酸等）、红霉素均可影响红细胞生成导致贫血，甚至发生再生障碍性贫血。

2. 白细胞及血小板毒性

许多抗菌药物均可引起白细胞减少或（和）血小板减少，如氯霉素、青霉素类（阿莫西林、氨苄西林等）、妥布霉素、链霉素、异烟肼、利福平、喹诺酮类、万古霉素、两性霉素 B、磺胺药、红霉素等。其机制可能为药物对骨髓幼稚细胞的抑制或是一种免疫反应。

3. 凝血功能异常

β- 内酰胺类可抑制肠道内产生维生素 K 的菌群，而维生素 K 是肝细胞羧化酶必需的辅助因子，参与凝血酶原前体中谷氨酸的 γ- 羧化反应。维生素 K 缺乏使依赖维生素 K 的凝血因子 Ⅱ、Ⅶ、Ⅸ、Ⅹ 的水平降低，而引起低凝血酶原血症，导致凝血功能异常。因而一些青霉素类如青霉素、羧苄西林、替卡西林、氨苄西林、阿洛西林等应用后可发生鼻出血、消化道出血，虽属轻中度，但值得引起重视。头孢菌素类中的头孢哌酮、头孢孟多、拉氧头孢、头孢替坦及头孢美唑等均可引起不同程度的凝血功能及血小板凝聚功能异常，其发生率较其他 β- 内酰胺类抗生素为高。因其结构式中有甲基四氮唑侧链，与谷氨酸的化学结构相似，因而可能干扰维生素 K 所参与的羧化反应，从而抑制依赖维生素 K 的凝血因子的合成。用维生素 K 可预防出血，但对因血小板功能障碍所致的出血，则维生素 K 并无预防作用，须及时停药，方可恢复。

五、消化道

抗菌药物无论口服或肠道外给药，由于药物对胃肠的直接刺激或引起胃肠的正常菌群失调，都有可能引起恶心、呕吐、上腹不适、饱胀及腹泻等胃肠道不良反应。以四环素类的发生率最高，大环内酯类中的红霉素碱、口服氨基糖苷类、氯霉素和磺胺药等均可引起胃肠道不适。

一些药物在胆汁中有较高浓度，则可引起肠道内菌群紊乱，轻者便稀、腹泻，严重者偶可引起假膜性肠炎（见二重感染）。

六、其他

（一）局部反应

许多药物肌内注射后可发生局部疼痛、硬结。静脉滴注红霉素、两性霉素 B 可引起血管栓塞性脉管炎。气溶吸入氨基糖苷类、两性霉素 B 浓度过高时，可引起呼吸道刺激症状。

四环素类药物引起的"四环素牙"已为大众所熟知，药物沉积在牙釉质及钙化区，引起幼齿染色成暗灰色，失去光泽，易患龋齿。药物沉积在骨质可发生骨生长抑制现象。

早产儿、新生儿应用大剂量氯霉素可引起幼儿循环衰竭，发生"灰婴综合征"。因早产儿或新生儿肝酶系发育不全及肾清除能力差，使氯霉素不能在肝脏内进行葡萄糖醛酸化后解毒，血中游离浓度异常升高而导致严重反应。

两性霉素 B 静脉滴注速度过快，可发生心室颤动，甚至心搏骤停。

氯霉素较大剂量治疗伤寒、布鲁菌病及四环素治疗布鲁菌病时可因细菌大量死亡，释放内毒素而导致"治疗休克"（赫氏反应）。

（二）毒性反应的防治原则

（1）熟悉所用药物的药理性能及可能发生的各种不良反应。按患者生理、病理情况掌握剂量、疗程。治疗过程中严密观察反应先兆，及时发现，及时处理。

（2）对老人、幼儿、孕妇感染患者慎用毒性作用较大的药物，尤其是氨基糖苷类、万古霉素、两性霉素 B 等。肾功能减退患者应用上述药物时应进行血药浓度检测，随时调整剂量及给药间隔。

（3）注意药物相互作用及协同毒性，如第一代头孢菌素与氨基糖苷类合用即有可能发生肾毒性；氨基糖苷类与肌肉松弛剂合用有发生神经肌肉接头阻滞的可能。

（4）发生轻中度毒性反应一般可对症处理，严重毒性反应应立即停药，如感染尚可控制则改用毒性低的其他药物，大多数毒性反应在停药后可迅速消失。

第二节 变态反应

变态反应是抗菌药物常见的不良反应之一，与用药剂量、疗程无关。各种变态反应中以皮疹最为常见，严重者为过敏性休克，其他有血清病样反应、药物热及血管神经性水肿等。

一、变态反应的发生机制

抗原和相应抗体相互作用发生变态反应。抗菌药物作为半抗原，不能形成抗原抗体复合物，须与体内蛋白质结合成为全抗原而产生特异抗体，再次接触同种抗菌药物时即可发生各种变态反应。

Ⅰ型变态反应：人类过敏性休克的主要发病机制为 IgE 介导的 Ⅰ 型变态反应。抗原进入机体后，诱发 B 细胞产生 IgE，与靶细胞表面的 IgE Fc 受体结合，使机体处于致敏状态，再次进入时便激活靶细胞脱颗粒，并释放大量生物活性物质，引发一系列临床表现，其主要表现为皮肤黏膜潮红、发痒、荨麻疹、血管神经性水肿、声嘶、窒息、胸闷、憋气、呼吸停止、心悸、肢冷、血压下降、恶心等多系统表现；窒息和呼吸衰竭是大多数患者死亡的主要原因，早期过敏反应消散后 4～8 小时内症状可再次出现，告诫临床医务人员要高度警惕此现象的发生。

在各种抗菌药物中，青霉素引起过敏性休克最为多见。青霉素本身为半抗原，在水溶液中经分子重排形成青霉烯酸，可与体内蛋白质结合而成为青霉噻唑蛋白。该蛋白基团具有抗原性，因含量多称为大抗原决定簇。除青霉噻唑基团外，尚有青霉噻唑酸盐、青霉胺等量较小的小抗原决定簇。量虽少，但与 IgE 的亲和力较大，是引起休克等即刻过敏反应的主要原因。大抗原决定簇与 IgE 的亲和力较低，而且在产生 IgE 的同时，可产生较多量的 IgG，它能阻滞 IgE 与抗原的结合，因而减少了发生过敏性休克的机会。

Ⅱ型变态反应：Ⅱ型变态反应中的抗体多属 IgG，其次为 IgM。抗原（抗菌药物）与之结合吸附在靶细胞（红细胞、白细胞及血小板）表面引起细胞破坏和溶解。如青霉素、头孢菌素等所引起的溶血性贫血、白细胞减少、血小板减少等。

Ⅲ型变态反应：其致敏原多为 IgG，也有 IgM 和 IgA，形成可溶性免疫复合物，沉积于血管壁，激活补体，局部中性粒细胞释放溶酶体，损伤血管及组织。青霉素所引起的血清病样反应即属此型。

Ⅳ型变态反应：是一种迟发型变态反应，某些经常接触青霉素、链霉素者，药物可与皮肤组织结合成复合抗原。以单核细胞浸润和细胞坏死为特征的局部变态反应性炎症，表现为接触性皮炎。

二、变态反应的临床表现及防治

1. 过敏性休克（Ⅰ型速发型变态反应）

以青霉素为多见，发生率为 0.004%～0.015%，病死率为 5%～10%。过敏性休克的发生极为迅速，甚至在注射针尚未拔出即可发生，也可发生在皮肤实验时。半数患者的症状发生在注射后 5 分钟内，注射后 20～30 分钟内发生者约占 90%，也有个别例子在连续注射过程中发生。过敏性休克的发生，女性多于男性，虽多发在青壮年，也偶见于老年人和新生儿。部分患者原有变态反应性疾病如支气管哮喘、湿疹等，也有特异高敏体质。各种给药途径如皮肤试验、注射、滴眼、滴耳、气溶吸入等均可引起过敏性休克。

过敏性休克有 4 组临床症状：①呼吸道阻塞症状，由喉头水肿、支气管痉挛、肺水肿等引起，表现为胸闷、心悸、喉头堵塞感、呼吸困难、濒死感；②微循环障碍症状，如苍白、冷汗、烦躁、脉搏微弱、血压下降；③中枢神经系统症状，由于脑缺氧引起神志改变，昏迷，抽搐，大、小便失禁等；④皮肤过敏反应，如瘙痒、荨麻疹或其他类型皮疹等。多见为第1、2组症状，出现第3组症状则提示病情严重，预后较差。第4组症状往往出现在抗休克过程中。除过敏性休克外，Ⅰ型变态反应尚可表现为即刻型荨麻疹。

发生过敏性休克后，必须分秒必争，就地抢救，切忌远道转送。根据患者情况，应立即肌内注射或静脉给予0.1%肾上腺素0.5～1.0ml，可反复应用，同时选用血管活性药物、扩容剂、肾上腺皮质激素、吸氧等。严重喉头水肿，有窒息可能者，应进行气管切开，必须指出，早期使用肾上腺素者预后良好。

除青霉素较为多发外，其他如氨基糖苷类、头孢菌素、磺胺药、林可霉素、大环内酯类、氯霉素、利福平、喹诺酮类均有发生过敏性休克的报道。

青霉素与头孢菌素有5%～10%的交叉变态过敏反应，故对青霉素有高敏体质者，应用头孢类药物时须慎重。

因此，正确实施药物过敏试验极为重要，包括皮内注射药物剂量及试验结果的判断。正确结果判断：①阴性，皮丘无反应，注射周围无红晕或红晕直径小于1cm，并无自觉症状，可以注射青霉素。②阳性，局部皮丘隆起，并出现红晕硬块，直径超过1cm或红晕周围有伪足、痒感，严重时即刻可发生过敏性休克。对使用青霉素的患者，如停用3天，再用时仍需做皮试。如青霉素批号更换时也应另做皮试。

2. 皮疹

在抗菌药物应用过程中可发生各种类型的皮疹如荨麻疹、麻疹样皮疹、猩红热样皮疹、斑丘疹、固定红斑、结节样皮疹、多形红斑，严重者为大疱表皮松解萎缩性皮炎、剥脱性皮炎等。以荨麻疹及麻疹样皮疹较为常见。常发生在用药后7～10天，再次接触同种药物，则皮疹即可在数小时后发生。轻者多数可自行消退，少数患者可发展为剥脱性皮炎，故仍宜及时停药。对轻型皮疹而需继续用药者应严密观察，如皮疹继续发展并有发热者，应立即停药，并作相应处理。

每种抗菌药物均可引起皮疹，以氨苄西林、青霉素、链霉素及磺胺药较为多见，为1%～5%，其中氨苄西林则为20%以上。

3. 药物热

潜伏期为7～12天，短则仅1天，长者达数周。大多为弛张热或稽留热，或伴有皮疹，外周血象中嗜酸性粒细胞增多。药物热的诊断依据为：①应用抗菌药物后感染得到控制，体温有所下降，旋又上升；②原来感染未被控制，应用抗菌药物后体温较用药前升高；③患者虽高热，但一般情况较为良好，不能以原发感染解释，亦无新感染证据；④停用抗菌药物后体温迅速下降或消退。药物热以β-内酰胺类药物引起者较多见。

4. 血清病样反应

属Ⅲ型变态反应，表现为发热、荨麻疹、淋巴结肿大、关节痛和血管神经性水肿，多见于应用青霉素的患者。如免疫复合物沉积在肾小管基底膜时，即引起间质性肾炎，除发热、皮疹、嗜酸性粒细胞增多，可有蛋白尿、血尿和嗜酸性粒细胞尿，甚至肾衰竭，这种反应多见于甲氧西林。

5. 血管神经性水肿

也以青霉素引起者为多见，一般并不严重，但如波及呼吸道、脑组织时可引起严重后果。个别患者应用青霉素后，冠状动脉也可因过敏而造成水肿，心电图出现心肌缺血表现。该类反应也属Ⅲ型变态反应。

6. 其他

经常接触青霉素、链霉素的工作人员、医务人员可发生接触性皮炎、皮肤瘙痒、发红、丘疹，眼睑发痒、水肿等，停止接触后皮炎渐消退。应用β-内酰胺类抗生素、氨基糖苷类、氯霉素的过程中偶可发生感光反应（光敏感），表现为不同程度的日光灼伤，暴露于日光下皮肤出现红、肿、热、痛、渗液水疱，多发生在南方热带地区。

为防止过敏反应的发生，用药前应详细询问药物过敏史及个人变态反应性疾病史，如哮喘、过敏性鼻炎、湿疹等；家族中有无类似药物过敏及变态反应性疾病史。在应用各类青霉素（包括口服药）前先做皮肤过敏试验，对预测青霉素变态反应的发生有一定的价值。但对皮肤实验阴性者仍须提高警惕，由于90%的过敏性休克发生在注射后30分钟内，故注射后应留院观察30分钟。

第三节　二重感染

在抗菌药物治疗感染性疾病过程中，造成体内菌群失调而发生的新感染称为二重感染。人体不同部位定植有大量寄生菌群，如皮肤、口腔、鼻腔、肠道、前段尿道、阴道等处，这些菌群可为致病菌、条件致病菌，少数为寄生菌，在宿主特定部位生长繁殖，处于互相拮抗、制约状态，对保持人体生态平衡和内环境的稳定有着重要作用。一旦因种种原因打破菌群间的平衡，特别是长期应用广谱抗菌药物后，敏感菌受到抑制，未被抑制者失去制约而大量繁殖。此外，由各种原发病所引起的机体的消耗、营养不良、大手术、合用肾上腺皮质激素及应用抗代谢药物后更抑制了机体的免疫功能，为细菌的入侵、条件致病菌的继发感染创造了条件而引起二重感染。

二重感染多发生在用药后2～3周，发生率为2%～3%。可发生在呼吸道、消化道、泌尿道，严重者为败血症，其致病菌可为葡萄球菌属、肠杆菌科细菌、假单胞菌及真菌等，大多为耐药菌。

一、消化道感染

（一）念珠菌感染

（1）口腔念珠菌感染最为常见，也最易发现，表现为鹅口疮，口腔黏膜可遍布白色斑块，严重者可蔓延至气管、食管，表现为舌面厚苔，也可为舌质鲜红、光剥无苔。患者口干、咽痛、食欲减退。

（2）念珠菌肠炎，患者腹痛可不明显，有水样便或黏液便，肛门波及时刺激局部灼热，疼痛发痒。在长期应用广谱抗生素过程中发生以上症状、体征时，应收集有关标本做真菌涂片、镜检及培养。鹅口疮可用制霉菌素甘油悬液涂抹口腔；念珠菌肠炎可口服酮康唑 200mg，每天 2 次；或咪康唑 0.5 ～ 1g，每天 3 次，必要时停用抗菌药物。

（二）结肠炎

除万古霉素外的所有抗菌药物，包括口服制剂及由胆汁排出的注射剂均能引起结肠炎，其表现有以下两种类型。

（1）抗生素相关性腹泻（antibiotic-associated diarrhea，AAD）又名菌群交替性肠炎。AAD 是指在抗菌药物使用后 2 小时至 2 个月期间发生的无法用其他原因解释的腹泻。此处腹泻定义为每日不成形粪便次数超过 2 次，连续 2 天以上。几乎所有的抗菌药物均有可能诱发 AAD，其发生率为 5% ～ 39%。不同时期、不同地区、不同病区报道的诱发 AAD 频率较高的抗菌药物品种并不一致，相对频率较高的依次为第三代头孢菌素、碳青霉烯类和克林霉素，也有克林霉素、青霉素类和头孢菌素等相关报道。难辨梭状芽孢杆菌（CD）是引起 AAD 的常见致病菌，25% ～ 33% 的 AAD 由 CD 引起，故也称为难辨梭状芽孢杆菌相关性腹泻（CDAD）。CD 致病主要是通过毒素介导，其至少产生两种毒素：毒素 A 和毒素 B。

AAD 的治疗：①停用相关的抗生素；②可改用万古霉素每次 125mg，每日 4 次，疗程 7 ～ 14 天。亦可增用益生菌，如双歧杆菌乳杆菌三联活菌片，恢复肠道微生态平衡。亦有人提出粪便移植，对于肠道正常菌群的重建起到一定的作用，其是将健康供者粪便经鼻管、保留灌肠或结肠镜移植到患者体内，其优点在于简单、便宜和高效。为减少 AAD 的发生率，可在使用抗菌药物的同时服用益生菌。

（2）急性假膜性肠炎，由艰难梭菌的外毒素所引起。患者有发热、腹泻、白细胞增多等，少数患者表现为腹泻而无全身症状。腹泻常发生在应用抗菌药物后 4 ～ 10 天，值得注意的是有 1/3 患者腹泻发生在停药后 2 ～ 3 周。突出症状为每天有无数次的水泻，大便中含黏液，部分有血便和膜样组织。重症者有失水及毒血症状，腹胀、腹痛、中毒性巨结肠、电解质紊乱甚至休克，病变主要在下段结肠。乙状结肠镜检查见肠黏膜充血、水肿、出血、溃疡及斑块状假膜。粪便滤液加入组织培养中可检出细菌外毒素，该毒素可被双酶梭菌的抗毒素所中和，阳性率高达 96%。

该病多发生在胃肠道肿瘤手术后，以及尿毒症、糖尿病、血液病等免疫功能低下的患者应用抗菌药物过程中，尤以老年人易发，病死率达 10% ～ 40%。死因主要为腹泻引起水与电解质、酸碱平衡等代谢紊乱及原发病恶化。

假膜性肠炎的治疗措施：①及时停用原有抗菌药物，如感染尚未控制则改用主要由肾脏排泄的药物；②纠正水与电解质紊乱；③口服去甲万古霉素每次 0.4g，每天 4 次，疗程 7 ～ 10 天；④或口服甲硝唑，每次 0.3 ～ 0.4g，每天 3 次。多数患者服药后 1 ～ 2 天内症状改善，3 ～ 10 天腹泻渐止。停药后可能复发，复发率为 10% ～ 20%，再治仍有效。不宜加用抗肠蠕动药及收敛剂，但可服用乳酸杆菌制剂以辅助调整肠道菌群。

二、肺炎

肺炎在二重感染中相当多见。成人以革兰氏阴性菌如肺炎杆菌、大肠杆菌、铜绿假单胞菌及硝酸盐阴性菌等为多见，其次为真菌、葡萄球菌、肠球菌属等，儿童则以葡萄球菌肺炎为多见，尤易继发在麻疹等病毒感染后。近年来革兰氏阴性菌亦是儿童继发肺炎的重要致病菌。

常见真菌性肺炎的病原为白色念珠菌或曲霉菌，临床症状状态常不明显，体温不高或不发热，痰黏稠不易咳出，肺部可闻及湿啰音，胸部 X 线检查可见形态不一的阴影。

儿童金黄色葡萄球菌肺炎常伴有明显中毒症状及呼吸困难，病情变化快，需及早诊断及治疗。

应用抗菌药物治疗原发感染过程中出现咳嗽、咯痰等症状时，必须进行痰涂片染色、镜检及痰培养，作出病原诊断，根据药物敏感试验结果选用抗菌药物。

三、尿路感染

主要由革兰氏阴性菌如耐药大肠杆菌、铜绿假单胞菌、阴沟杆菌及变形杆菌等引起，一般少见尿频、尿急等膀胱刺激征。尿中可发现较多脓细胞，尿培养菌落计数 > 10^5cfu/ml。致病菌常可转换。

四、败血症

在二重感染中，败血症的发生率低于肠炎、肺炎及尿路感染。致病菌以金黄色葡萄球菌和表皮葡萄球菌多见，其次是革兰氏阴性菌及真菌，有时可为两种菌或多种菌的混合感染。临床表现无特殊，亦常有脑、脑膜、肺、肾、肝、脾及骨等处迁徙病灶，需多次进行血和骨髓培养寻找病原菌。

二重感染的病原菌多为耐药菌，加之患者有原发病，机体抵抗力下降，因而常不易治愈。其预后与感染部位、患者情况及原发病有关，口腔和消化道感染、尿路感染的预后良好，而败血症的预后不佳，病死率可高达 80% 以上。

（吴　彪　贾　杰）

参　考　文　献

韩志英，强巴单增，李侠，等 .2009. 青霉素过敏性休克的临床分析 . 西藏大学学报，24（1）：88-90
蒲芳芳，王亚娟，石磊，等 .2015. 重症监护室抗生素相关性腹泻流行现状与治疗 . 现代预防医学，42（9）：
　　1719-1721

第五章　几种抗菌药物临床应用进展

第一节　头孢曲松钠 – 他唑巴坦钠复合剂

头孢曲松钠 – 他唑巴坦钠（3∶1）复合剂（以下简称复合剂）是国内研制的一类新药，现已在临床广泛应用，并取得很好的疗效。

一、复合剂产生的背景

随着头孢菌素在临床的广泛应用，特别是第三代头孢菌素如头孢曲松钠、头孢噻肟、头孢他啶、头孢哌酮等，由于抗菌作用强、抗菌谱广、毒性低，临床一度滥用，细菌在其压力下选择性发生基因变异，从而产生耐药性。

自 1983 年欧洲首次发现耐药菌株后，十几年来，耐药菌株日益增多。近年来许多国家的医疗机构都报道了致病菌对常规抗生素耐药性猛烈上升的趋势。目前文献报道部分细菌对头孢曲松耐药率达 50% 以上，致使医院中重型感染和难治型感染病例增加，尤其是呼吸道感染。临床上正面临严峻的细菌耐药性挑战，由耐药性革兰氏阴性杆菌发展到革兰氏阳性球菌，由院内感染发展到院外感染菌。研究显示，细菌对第三代头孢菌素耐药主要是因为细菌产生了能水解抗生素的 β- 内酰胺酶和（或）超广谱 β- 内酰胺酶（extended-spectrum β-lactamase，ESBL）。

由于头孢曲松抗菌谱广，疗效确切，副作用少，国内外广泛应用，不应在临床滥用中过早地被淘汰。国内外报道 β- 内酰胺抗生素与 β- 内酰胺酶抑制剂组成复合制剂，既可保证头孢曲松临床疗效优势，又克服了细菌的耐药性。

目前常用的 β- 内酰胺酶抑制剂有他唑巴坦、舒巴坦和克拉维酸。有研究显示，他唑巴坦的抑菌作用强于舒巴坦和克拉维酸，抑酶作用为不可逆抑制酶活性，对各种类型的 β- 内酰胺酶，甚至对舒巴坦和克拉维酸不甚有效的 I 型 β- 内酰胺酶显效，且具有毒性低、稳定性好、抑酶活性强的优点。

二、复合剂组方的特色

1. 他唑巴坦的作用机制
他唑巴坦是一种新的 β- 内酰胺酶抑制剂，由舒巴坦的一个甲基侧链替换成三氮唑构

成了 β- 内酰胺磺基（bata-lactamsulfone），对许多耐药菌产生的非染色体介导的抗生素失活酶——β- 内酰胺酶具有很高的亲和力，成为强有力的 β- 内酰胺酶抑制剂。由于他唑巴坦极易与 β- 内酰胺酶发生不可逆的酰基化反应，因此抑制作用是稳定的。

他唑巴坦的作用机制是与细菌产生的 β- 内酰胺酶结合，使之灭活。他唑巴坦钠与不耐酶的 β- 内酰胺酶类抗生素联合应用，通过 β- 内酰胺酶抑制剂灭活 β- 内酰胺酶，从而使 β- 内酰胺类抗生素发挥原有的抗菌作用。

有关 β- 内酰胺酶被他唑巴坦抑制剂所抑制的机制，目前还没有充分的揭示。有人应用 EMI/MS 测试和紫外光谱分析，提出了他唑巴坦与 β- 内酰胺酶形成复合物的最直接解释。另外，2000 年美国学者报道了 β- 内酰胺酶被他唑巴坦失活后，出现了三种高丰度产物，分子量分别为 52、70、88Da，同时伴随出现的分子量为 248、264、280Da 的物质，证实了前者与 Ser-70 和 Ser-130 残基有关；后者是他唑巴坦的代谢产物。

2. 复合剂药代动力学特点

他唑巴坦进入体内后，很快进入组织再分布，其中半衰期仅为 0.6 ~ 0.9 小时，即血浆中浓度迅速下降而组织浓度达到稳定状态。试验证明，他唑巴坦迅速进入组织，数据表明，肌肉、皮肤、黏膜、肠道、胆囊、胆汁都有较高浓度。

头孢曲松钠虽然半衰期长达 7 ~ 8 小时，但血浆浓度可迅速达高峰，之后很快下降。

显然，两者药代动力学，特别是半衰期有显著差别，即在血浆中两药浓度并不平行。

研究证明，他唑巴坦进入组织后，接触靶位的细菌优先与 β- 内酰胺酶结合，使其降解灭活，为 β- 内酰胺酶抗生素提供了空间和时间，使头孢曲松的抑菌活性得以发挥。即他唑巴坦与 β- 内酰胺酶类抗生素同是 β- 内酰胺酶共同配体，他唑巴坦优先与 β- 内酰胺酶结合，降低了 β- 内酰胺酶与 β- 酰胺酶类抗生素的结合率，同样发挥二者的协同作用。

3. 复合剂 3 ∶ 1 配比抗菌活力更佳

有研究曾将头孢曲松他唑巴坦以 1 ∶ 1、3 ∶ 1、5 ∶ 1 和 8 ∶ 1 的配比对临床分离的广泛致病菌进行抗菌活力测定，结果表明 1 ∶ 1、3 ∶ 1、5 ∶ 1 样品协同增效作用明显，3 ∶ 1 抗菌活性更强。

4. 他唑巴坦抑酶后效应

他唑巴坦的半衰期很短，在血浆中消除较快，但实验证明头孢曲松钠加入他唑巴坦后，虽然头孢曲松与他唑巴坦半衰期差异较大（后者较短，在血浆中消除较快），但由于他唑巴坦对 β- 内酰胺酶的后效应，延长了他唑巴坦在体内对该产酶菌的灭活时间，增强了灭活作用。也就是说本品组合中他唑巴坦钠在体内起效在先，且作用于全过程，保护头孢曲松钠不受 β- 内酰胺酶水解和破坏，从而明显提高了头孢曲松钠的抗菌活性和作用时间，表现出本品的抗生素后效应和亚抑菌浓度后效应。前者是因，后者是果。说明本品组方具有明显的协同增效作用。近来国外也报告了 β- 内酰胺酶抑制剂的后效应。

三、复合剂的疗效

1. 复合剂体外抗菌活性

复合剂体外抗菌活性通过 MIC_{50}、MIC_{90} 测定发现明显高于单药头孢曲松（表 5-1-1）。

表 5-1-1 复合剂体外抗菌活性

产酶菌株	MIC$_{50}$（mg/L）	MIC$_{90}$（mg/L）	本品结果与头孢曲松的比值	
			MIC$_{50}$	MIC$_{90}$
产酶金黄色葡萄球菌	8	64	1/8	1/4
产酶凝固酶阴性葡萄球菌	4	64	1/8	1/2
产酶大肠杆菌	4	8	1/8 ~ 1/32	1/8 ~ 1/16
产酶克雷伯肺炎杆菌	4	8	1/8 ~ 1/16	1/8 ~ 1/16
产酶肠杆菌属细菌	4	8	1/4 ~ 1/16	1/8 ~ 1/16
产酶不动杆菌	4	16	1/8 ~ 1/32	1/8 ~ 1/16
产酶沙雷菌属细菌	1	8	1/16 ~ 1/32	1/16 ~ 1/16

结果表明本复合剂对产酶菌的抗菌活性明显增强，其 MIC$_{50}$ 和 MIC$_{90}$ 与单用头孢曲松钠相比，降低至 1/（2 ~ 8）。

2. 复合剂与相应抗生素的药物敏感试验

综合 Ⅱ、Ⅲ 期药物临床试验研究，感染者中共分离细菌 235 株。复合剂与相应抗生素的药敏试验结果如表 5-1-2。

表 5-1-2 复合剂与相应抗生素的细菌药敏试验

菌名	株数（n）	头孢曲松钠			头孢哌酮钠			头孢曲松钠 - 他唑巴坦钠（复合剂）			头孢哌酮钠 - 他唑巴坦钠		
		S	I	R	S	I	R	S	I	R	S	I	R
金黄色葡萄球菌	10	8	1	1	8	1	1	10	0	0	10	0	0
其他葡萄球菌	5	3	0	2	3	1	1	5	0	0	4	0	1
其他链球菌	2	1	1	0	1	1	0	2	0	0	1	0	1
肠球菌属	6	4	1	1	2	0	4	5	1	0	4	2	0
克雷伯肺炎杆菌	45	26	2	17	25	5	15	44	1	0	36	9	0
其他克雷伯菌	7	2	2	3	1	0	6	6	1	0	4	2	1
肠杆菌属	9	3	1	5	2	2	5	8	1	0	5	4	0
枸橼酸杆菌属	7	4	2	1	3	3	1	7	0	0	6	1	0
大肠杆菌	104	57	11	37	50	14	40	102	2	0	80	13	11
变形杆菌属	9	9	0	0	9	0	0	9	0	0	9	0	0
摩根摩根菌	3	3	0	0	3	0	0	3	0	0	3	0	0
铜绿假单胞菌	5	5	0	0	5	0	0	5	0	0	5	0	0

菌名	株数（n）	头孢曲松钠				头孢哌酮钠				头孢曲松钠 - 他唑巴坦钠（复合剂）				头孢哌酮钠 - 他唑巴坦钠			
		S	I		R	S	I		R	S	I		R	S	I		R
其他假单胞菌	5	3	1		1	4	0		1	5	0		0	5	0		0
不动杆菌属	6	4	2		0	3	2		1	6	0		0	4	2		0
流感嗜血杆菌	4	4	0		0	4	0		0	4	0		0	4	0		0
其他嗜血杆菌	8	7	0		1	7	0		1	8	0		0	7	1		0
合计	235	143	24		68	130	29		77	229	6		0	16	34		14

几乎各种细菌对复合剂都敏感，敏感率达 97.44%（229/335）。

3. 临床疗效

研究中重度感染包括呼吸、泌尿、肝胆感染及菌血症 208 例，经复合剂治疗痊愈率达 64.9%，有效率 93.75%。可见本品两组分（3：1）配伍后，即 1g 复合剂（头孢曲松钠 0.75g、他唑巴坦钠 0.25g）具有明显的协同增效作用，在抗菌活性、细菌清除率、临床疗效，特别是对产 β- 内酰胺酶致病菌引起的感染等方面明显优于单组分头孢曲松钠，不良反应轻微，临床用药安全，应予推广。

（贾 杰 吴 彪）

第二节　利奈唑胺

利奈唑胺（linezolid，PNU-100766）系第一个应用于临床的新型噁唑烷酮类（oxazolidinone）抗菌药。是 20 世纪 70 年代后期问世的噁唑烷酮类化合物，最初为植物杀菌剂。20 世纪 80 年代，美国杜邦公司发现其母本的 2 个衍生物具有广谱抗阳性细菌活性，但因动物实验肝毒性大，研究一度停顿。20 世纪 90 年代，法玛西亚普强公司对药物化学结构加以改造，取得了 2 个衍生物——伊皮唑胺（eperezolid）和利奈唑胺，动物实验和临床 I 期研究显示无明显毒性。其中的利奈唑胺由于具有明显的药理学优势，2004 年 FDA 批准上市并应用于临床。

【研制的背景】

20 世纪 80 年代以来，国内外大量研究资料表明，革兰氏阳性球菌如肠球菌、链球菌和肺炎球菌，已成为医院中重度感染的最常见病原菌，其耐药性产生的频率和严重程度也逐年增加，其中主要表现为葡萄球菌中的耐甲氧西林金黄色葡萄球菌（MRSA）、耐青霉素肺炎球菌及耐万古霉素肠球菌属发生率增多。1998 年，Verhoef Jan 曾报告了世界各国甲氧西林耐药株发生率的情况（表 5-2-1）。当前我国抗生素耐药性的形势也不容乐观。汪复等在 1994 年发表了上海地区综合医院的调查报告，MRSA 约占金黄色葡萄球菌的 60%，在 ICU、烧伤科、神经科等比例高达 70% 以上。张凤凯等报道，1997 年北京地区金黄色葡萄球菌属对环丙沙星的耐药率已达 89%。鉴于以上情况，研制开发耐药革兰氏阳性球菌感染的有效治疗药物已成为世界制药行业的共同目标。

表 5-2-1　各国金黄色葡萄球菌中甲氧西林耐药株发生率

国家 / 地区	发生率（%）
荷兰	＜ 1
法国	50
英国	15
德国	12
西班牙	60
葡萄牙	70
美国	25 ~ 50
远东地区	＞ 50

【化 学 结 构】

1987 年在国际化疗会议（ICC）上，普强制药公司首次报告了一类新的全合成抗菌药物噁唑环酮类，以利奈唑胺（linezolid，代号：PNU-100766）为代表，其化学结构式见图 5-2-1。

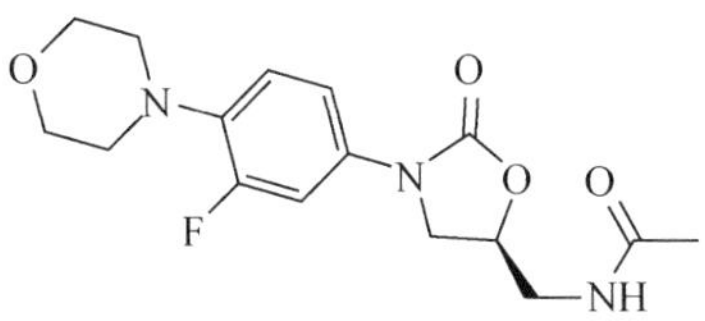

图 5-2-1　利奈唑胺化学结构式

【药 代 动 力 学】

1. 吸收、分布和排泄

人体药代动力学研究结果显示，健康人口服利奈唑胺后吸收快速且完全，绝对生物利用度 100%。其谷 – 峰浓度和曲线下面积（AUC）等参数与胃肠外给药相似，每 12 小时口服 600mg，峰浓度和谷浓度分别为 16 ~ 18μg/ml 和 3.5 ~ 3.8μg/ml，即浓度 – 时间曲线始终大于几乎所有革兰氏阳性菌的 MIC。胃肠外给药的半衰期较口服稍短，分别为 4.5 小时和 5.5 小时。服药后进食可令谷浓度稍降低。利奈唑胺的蛋白结合率为 30%，分布容积大约为 50L，超过细胞外液容积，在炎症组织中的浓度大于血清。在成年人中，年龄对药物吸收没有影响，女性的药物分布率较低，并不具有重要意义。通常 600mg，每 12 小时口服 1 次，可适用于绝大多数感染的治疗。利奈唑胺主要在血浆和组织内通过吗啉环氧化（morpholine ring oxidation），即非酶途径代谢，与细胞色素 P450 系统无关。静脉滴注利奈唑胺，24 小时血药浓度可高达 86.7%，可确保其抗菌效果。该药主要代谢产物为 2 种羟酸，即氨基乙酯酸代谢物（A）和羟酰甘氨酸代谢物（B），均无抗菌活性，通过尿、粪途径排泄。轻中度肝肾功能异常时无需调整剂量。透析可加快药物清除，因此透析后应追加一剂药物。

2. 药物相互作用

利奈唑胺为一种单胺氧化酶轻度抑制剂，作用可逆，虽然临床试验表明其影响不具有重要意义，但仍然注意避免同时应用肾上腺皮质激素类和血清素类药物，以及食用富含酪胺的饮料和食物，以免发生或加剧不良反应。

3. 其他

利奈唑胺对金黄色葡萄球菌、表皮葡萄球菌、粪肠球菌、尿肠球菌和肺炎链球菌的抗菌后效应（PAE）时间分别为 2.2、1.8、2.8、2.0、3.0 小时，进一步证明每日给药 2 次足够能适应临床治疗。经利奈唑胺、环丙沙星和奎奴普丁 / 达福普汀等抗菌药物处理后，细菌被膜冲洗的细胞数量减少以利奈唑胺最显著，因此，利奈唑胺可望用于菌膜病的临床治疗。Lode 等的研究显示，利奈唑胺口服后对肠道生态菌群的影响比羟氨苄西林 / 克拉维酸小，这一点对于危重病患者的治疗具有潜在意义。

【 作 用 机 制 】

噁唑烷酮类为蛋白质合成抑制剂。利奈唑胺作用于翻译的起始阶段，与核糖体 50S 亚基结合，抑制 mRNA 核糖体连接，阻止 70S 起始复合物的形成，从而抑制了细菌蛋白质的合成。利奈唑胺与其他抑制蛋白合成的抗菌药形成交叉耐药很少见，且在体外不易诱导细菌耐药性的产生。

【 抗 菌 活 性 】

欧洲多国有关利奈唑胺敏感性的分析表明，利奈唑胺对从皮肤、血液和肺中分离到的 3382 株细菌中的甲氧西林敏感或耐药性金黄色葡萄球菌、表皮葡萄球菌、酿脓链球菌、肺炎链球菌、无乳链球菌和肠球菌属等均具有良好活性，MIC_{50} 范围为 0.5 ~ 4mg/L；对卡他莫拉菌和流感嗜血杆菌具有中度活性，MIC_{50} 为 4 ~ 16mg/L，Tubau 等报道，566 株病原菌，包括金黄色葡萄球菌、表皮葡萄球菌、肠球菌、酿脓葡萄球菌、肺炎链球菌和卡它莫拉菌，利奈唑胺的 MIC 均 ≤ 4mg/L，其中也包括 MRSA、耐万古霉素肠球菌（VRE）及青霉素不敏感肺炎链球菌（NPSSP）。

体外研究显示，利奈唑胺对一些较少见的革兰性阳性菌也有活性，包括杆菌属、大部分奴卡菌、军团菌属、淋球菌及部分厌氧菌（如艰难梭菌、拟杆菌属，具核梭杆菌等），但目前尚缺乏可证明其疗效的临床资料。利奈唑胺对常见病原菌的体外抗菌作用见表 5-2-2。

表 5-2-2　利奈唑胺对常见病原菌的体外抗菌作用　　　　　　　　（单位：mg/L）

病原菌（菌株数）	MIC_{50}	MIC_{90}	MIC 范围
金黄色葡萄球菌（685）			
甲氧西林敏感	1 ~ 4	1 ~ 4	0.5 ~ 8
甲氧西林耐药	1 ~ 4	1 ~ 4	0.5 ~ 8
凝固酶阴性葡萄球菌（430）			
甲氧西林敏感	0.5 ~ 2	1 ~ 2	0.25 ~ 4
甲氧西林耐药	0.5 ~ 2	1 ~ 2	0.25 ~ 4
β- 溶血链球菌（47）	1 ~ 2	1 ~ 4	1 ~ 4
肺炎链球菌（454）			
青霉素敏感	0.5	1	≤ 0.016
青霉素耐药	0.5 ~ 1	1	0.06 ~ 4
肠球菌属			
万古霉素敏感	1 ~ 4	1 ~ 4	0.5 ~ 4
万古霉素耐药	2 ~ 4	2 ~ 4	1 ~ 4
棒状杆菌（21）	0.5 ~ 2		0.25 ~ 2
芽孢杆菌属（10）	1	1	0.5 ~ 1
脆弱拟杆菌（17）	4	8	0.5 ~ 8
艰难梭菌（27）	2	> 16	2 ~ > 16
消化链球菌（17）	1	2	0.5 ~ 2

注：MIC，最低抑菌浓度。

【临床应用】

1. 皮肤软组织感染

口服利奈唑胺 600mg 或克拉霉素 250mg q12h，治疗主要由金黄色葡萄球菌引起的非复杂性皮肤软组织感染，两组的有效率分别为 88% 和 85%。一项多国进行的复治疗复杂皮肤软组织感染的双盲随机试验中，治疗组 245 例给予利奈唑胺 600mg q12h；对照组 242 例给予甲氧西林 2g q6h，开始均采用静脉给药，后转为口服，怀疑合并阴性细菌感染时给予氨曲南，治愈率分别为 86% 和 82%。

2. 社区获得性肺炎

多中心临床试验比较了采用利奈唑胺（600mg iv q12h）和头孢曲松（1g iv q12h）治疗社区获得性肺炎的疗效，病情改善后静脉给药改为口服，疗程 7～14 天。结果显示，临床有效率分别为 90.8%（247 例 /272 例）和 88.6%（225 例 /254 例），包括肺炎链球菌、金黄色葡萄球菌和流感嗜血杆菌等在内的病原菌清除率分别为 89.9%（80 例 /89 例）和 87.1%（81 例 /93 例）。

3. 医院获得性肺炎

在 Rubinstein 等关于医院获得性肺炎的一项研究中，治疗组给予利奈唑胺 600mg iv q12h；对照组给予万古霉素 1g iv q12h，两组均联用氨曲南 1～2g iv q8h，若分离到氨曲南耐药阴性菌，改用氨基糖苷类药物治疗，疗程 7～21 天。两组的年龄、性别、疾病严重度（APACHE Ⅱ 积分）和耐氨曲南阴性菌检出率具有可比性。结果显示治愈率分别为 57.4%（70 例 / 122 例）和 60.2%（62 例 /103 例）；病原清除率肺炎链球菌分别为 100% 和 90%（81 例 /93 例），金黄色葡萄球菌均为 61%，而 MRSA 则分别为 59.1%（13 例 /22 例）和 70%（7 例 /10 例）。

4. 耐万古霉素肠球菌（VRE）感染

采用大剂量利奈唑胺（600mg iv q12h）或小剂量利奈唑胺（200mg iv q12h），治疗病原学确诊的 VRE 严重感染，并联合应用氨曲南或氨基糖苷类药物治疗可疑或明确的阴性菌感染。最主要的原发感染部位为皮肤软组织、泌尿道、血液和腹腔，粪肠球菌是最主要的感染细菌。临床治愈率两组分别为 67%（39 例 /58 例）和 52%（24 例 /46 例），无显著性差异。在最近的一项报告中，经奎奴普丁 / 达福普汀治疗无效的 VRE 菌血症，改用利奈唑胺后病原得到清除。

5. 耐甲氧西林葡萄球菌感染

在一项院内获得性耐甲氧西林葡萄球菌感染的随机研究中，治疗组给予利奈唑胺 600mg iv q12h，对照组给予万古霉素 1g iv q12h。主要感染部位为肺和皮肤软组织。结果显示 MRSA 的治疗有效率分别为 78.5%（51 例 / 65 例）和 72.2%（57 例 /79 例）。两组的胃肠外给药时间（5.4 天和 14.8 天，P =0.0001）和住院时间（8 天和 16 天，P = 0.002）差异显著。

6. 结核病

笔者所在科室曾应用口服 600mg/d 治疗难治性肺结核，3 个月后临床症状及胸片均显示明显好转。后静脉滴注 600mg q12h，治疗结核性脑膜炎，疗效亦非常明显，临床症状改善后改为口服，经 3 个月治疗后，经济压力较大者，则可改服异烟肼、利福平等，其中 1 例结核性脑膜炎病情反复，再用利奈唑胺，依然有效。

【安 全 性】

5 项随机对照临床试验表明，药物不良反应发生率利奈唑胺组为 58.6%，对照组为 52.4%。不良反应主要是腹泻（8.3%）、恶心（4.3%），其次为头痛、味觉改变、阴道念珠菌病和其他真菌感染、舌质变化、腹痛、黑便、血尿或便血、寒战、咳嗽、发热、声嘶、阴道瘙痒、腰痛、尿痛或排尿困难、气急、口舌酸痛、出血或溃疡及倦怠乏力。不良反应多为轻至中度，不影响治疗，因不良反应而停药者仅 4%，症状一般在机体适应药物后自行消失，故不必处理。但腹泻、味觉异常、头晕、呕吐等症状持续存在时应予对症治疗。

实验室检查异常包括丙氨酸氨基转移酶、门冬氨酸氨基转移酶、碱性磷酸酶、总胆红素、尿素氮、肌酐等水平升高，通常不伴有临床表现，而且可逆。利奈唑胺可引起可逆性骨髓抑制（包括贫血、白细胞减少、全血细胞减少和血小板减少），多发生于长期治疗者。疗程 > 10 天者血小板减少症发生率高达 32%，因此疗程 > 10 ~ 14 天时，对应用利奈唑胺的患者应每周进行全血细胞计数的检查，尤其是那些用药前已有骨髓抑制，或合并应用能导致骨髓抑制的其他药物，或慢性感染既往或目前合并接受其他抗生素治疗的患者。对于发生骨髓抑制或骨髓抑制发生恶化的患者应考虑停用利奈唑胺治疗。

应用利奈唑胺过程中，有乳酸性酸中毒的报道。有报道主要出现在应用利奈唑胺超过 28 天的患者中，但在用药时间较短的患者中也有报道。在报道的病例中，患者反复出现恶心和呕吐。患者在接受利奈唑胺时，如发生反复恶心或呕吐、有原因不明的酸中毒或低碳酸血症，需要立即进行临床检查。

在利奈唑胺治疗的患者中有周围神经病和视神经病变的报道，主要为治疗时间超过 28 天的患者。在视神经病变进展至视力丧失的病例中，患者治疗时间多超过 28 天。在利奈唑胺治疗小于 28 天的患者中，有视物模糊的报道。

如患者出现视力损害的症状，如视敏度改变、色觉改变、视物模糊或视野缺损，应及时进行眼科检查。对于所有长期（大于等于 3 个月）应用利奈唑胺的患者及报告有新的视觉症状的患者，不论其接受利奈唑胺治疗时间的长短，均应当进行视觉功能监测。如发生周围神经病和视神经病变，应进行用药利益与潜在风险的评价，以判断是否继续用药。

【耐 药 机 制】

2000 年 4 月 ~ 2001 年 5 月，利奈唑胺在美国芝加哥医院网络体系出现了最早的 5 例临床耐药，均为耐万古霉素肠球菌（VRE）感染，2001 年上半年利奈唑胺在英国上市，2001 年发现肠球菌耐药，包括 1 例粪肠球菌和 2 例屎肠球菌，3 株 MIC 均为 6.4μg/ml。2001 年 9 月，Tsiodras 等最早报道了耐利奈唑胺的金黄色葡萄球菌，初用时 MIC 为 2μg/ml，经静脉滴注及口服 21 天后，MIC 上升至 8 ~ 33μg/ml。可见，存在耐利奈唑胺的细菌，特别是 VRE 和 MRSA。

细菌 RNA 不同的变异都可以引起对不同药物的耐药。Sander 等曾经通过耻垢分枝杆菌的衍生物分离耐利奈唑胺的细菌核糖体，得到两种耐利奈唑胺机制：一种是与核糖体无关的耐药机制，表现为这类细菌的核糖体在体外对利奈唑胺有强敏感性；一种是核糖体有关的耐药机制。这类细菌核糖体的 23S RNA 的 2447 位由 G 代替 T 的变化，将带有正常基因序列的片段导入此类细菌，可以消除其耐药性。研究证实，细菌通过修饰抗菌药所要进攻的核糖体靶位而产生耐药性。早在 1999 年，Patricia Kloss 等通过含利奈唑胺的琼脂培养 H.halobivm，得到 100 个菌落，随机筛选 21 个进行研究，发现核糖体在 23S RNA 的 V 区域都有变异，12 个克隆发生 C2452U 变异，1 个克隆发生 U2504C 变异，3 个克隆发生 A2453G 变异，5 个克隆发生 U2500C 变异。Long 等发现葡萄球菌中的由 rRNA 甲基转移酶介导多重耐药表型，除对噁唑烷酮类耐药外，还对苯丙醇、林可酰胺类、短截北风菌素、链阳菌素 A 耐药，而 Cfr 基因就是编码位于 A2503 的 23S rRNA 的甲基转移酶的基因。Liqun Xiong 等也发现噁唑烷酮类抗菌药耐药变异发生在核糖体的 23S RNA 的 V 区域，进而得出这一区域是药物的作用位点。许多已知的耐噁唑烷酮类抗菌药的变异包括大肠埃希菌、流感嗜血杆菌及金黄色葡萄球菌都在 A 和 P 环的肽基转移酶靠催化核苷酸 A2451。许多临床上发现的细菌分离株变异发生在 G2576，包括英国最早发现的 3 例临床利奈唑胺耐药，这 3 株均有 G2676U 的变异，而这点正位于 23S RNA 的肽基转移酶区域。这个区域靠近 P 位点，而如前所述，P 位点与噁唑烷酮类抗菌药发生作用密切相关。而靠近 A 位点的 G2447U 变异也可以在体外诱导，在实验室中大肠埃希菌 G2032A、G2447U 的变异，靠近 A 位点和靠近 P 位点的变异都降低了噁唑烷酮类抗菌药与细菌核糖体的结合，使药物对核糖体的亲和力降低而出现耐药性。临床中获得的耐药肺炎链球菌在 2160 位点发生鸟嘌呤替代腺嘌呤，这一位点接近 E 位点，是导致其耐药的原因。Xu 等发现大肠埃希菌 G2607、G2608 核苷酸位于新生多肽链出口通道的入口端并且延伸到 G2655、A2660 和 G2661，共同构成 FEG 的结合位点。这一区域埋藏于 50S 亚基中，因此噁唑烷酮类抗菌药结合 G2608 会干扰新生肽从核糖体释放，而不影响肽基转移酶。

【　结　　论　】

利奈唑胺作为一种新型的噁唑烷酮类抗菌药，药物结构和作用独特，应用安全、方便。但必须强调合理应用，以延缓细菌耐药性产生。有人认为，应用利奈唑胺应从医院内开始，用于易发生 MRSA 和 VRE 流行的皮肤软组织和血流感染以及医院获得性肺炎，至于社区获得性肺炎，除非流行 NPSSP，否则不宜选用。总之，只有在发生耐常规药物的细菌感染时，才可考虑选用。目前人们正对噁唑烷酮类进行改造研究，第 2 代噁唑烷酮类药物将具有更强大的抗菌活性，抗菌谱也将更广阔，并且对阴性细菌也将具有高度活性。

（吴　彪　贾　杰）

第三节 替加环素

替加环素（tigecycline）是 9- 叔丁基甘氨酰胺米诺环素衍生物，为第一个甘氨环素类抗菌药物，于 1995 年 6 月得到美国 FDA 批准上市。

【化学结构与药理学】

替加环素分子量 585.65u，分子式 $C_{29}H_{39}N_5O_3$。与米诺环素相同，替加环素与细菌 30S 核糖体结合，阻断 tRNA 的进入。通过终止氨基酸进入肽链最终阻止蛋白合成。而且，在米诺环素 9 位分子上添加叔丁基甘氨酰胺（dimethylglycylamido）基团后，替加环素与核糖体靶位的亲和性比米诺环素与四环素提高 5 倍，并且由于 9 位替代基团形成的空间位阻作用，使细菌对之不易产生耐药性。其化学结构式见图 5-3-1 。

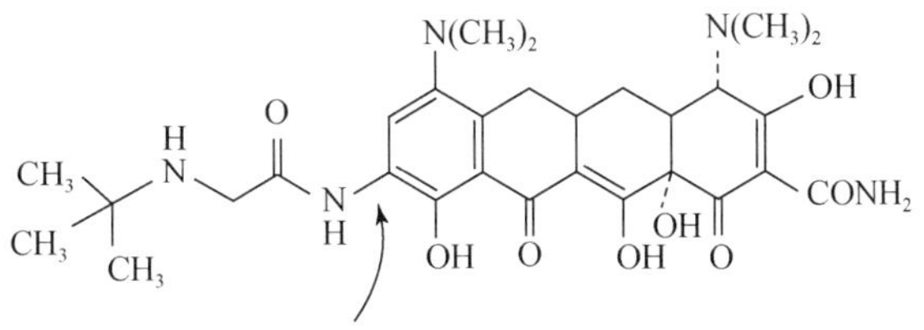

图 5-3-1 替加环素化学结构式

利用质粒含四环素特异性外排转座子基因 [tet（B），tet（C）和 tet（K）等] 的大肠埃希菌 KAM3 （acrB）衍生菌对替加环素的活性进行测定，结果表明，其对所有耐四环素菌株均具有强大抗菌活性，对变异耐药菌和非耐药菌的最低抑菌浓度（MIC）也相同。其抗菌活性的维持与替加环素在低水平下也不能为 Tet 外排转座子摄取相关。

对 acrAB、acrEF 和 bcr 等多药耐药基因的作用进行的研究证明，替加环素为 acrAB 和 acrEF 的底物，后者属于耐药结节分化家族的多成分转座子。在对此类多药耐药外排蛋白菌株进行的测试中，替加环素的 MIC 提高了 4 倍。有报道指出，奇异变形菌、克雷伯肺炎杆菌、摩氏摩根菌和肠杆菌属对替加环素的敏感性降低与 acrAB 多药外排泵有关。另一研究认为，外排泵区域间的改变可能会在将来引起对甘氨环素的耐药。实验证明，很难产生对替加环素耐药的突变菌，而且突变菌株对替加环素的敏感性改变微乎其微。因此，临床发生对替加环素显著耐药性的可能性很小，因为按照现有对耐药性的理解，细菌发生对替加环素的耐药性需要发生极其显著的突变才有可能。

【药代动力学】

1. 吸收

由于替加环素口服给药的生物利用度有限，因此采用静脉给药。在健康个体单次静脉滴注（12.5 ~ 300mg）1 小时后替加环素的血药峰浓度（C_{max}）达 0.11 ~ 2.82μg/ml，通过在空腹和进食的情况下分别给药，研究食物对替加环素药动学的影响，结果表明食用少量的早餐后给药 200mg 和 300mg 剂量组表现出对替加环素的耐受性增大，但其药动学并没有明显改变。

2. 分布

替加环素可广泛地分布于身体各个组织，其稳态分布容积（V_{ss}）为 7 ~ 10L/kg，表明其具有广泛的组织渗透性，通过超滤法和超速离心法分别测定人血浆中替加环素体外蛋白结合率，结果显示，浓度的增加导致表观结合率增高。虽然药物浓度增加导致结合率增加的机制还不为人们所知，但可以部分归因于金属离子螯合物的形成，这一点已经被四环素证明。在人血浆中，用超滤法测得在药物浓度为 0.1μg/ml 和 1.0μg/ml 时，结合率分别为 71% 和 87%，变化范围为 73% ~ 79%，大于在同样药物浓度范围下用超速离心法得出的结果。

替加环素在人体各组织中分布的研究数据还很有限。然而，一项 ^{14}C 标记的替加环素对雄性 SD 大鼠单次给药 30 分钟后，再通过组织解剖进行药物分布的研究证实，该药物能广泛地分布于各种组织。各组织的药物峰浓度均出现在滴注 30 分钟后，以骨、脾和肾中的浓度最高，其 AUC 值是血浆中的 8 倍以上，停药 1 周后，仍然可检测到这些组织中的药物。据测算，骨中替加环素的半衰期（$t_{1/2}$）可达 200 小时以上。替加环素在皮肤和肺组织中也有较高浓度，其 AUC 值比血浆中高 3 ~ 4 倍。由于组织药物浓度较高，用血药浓度来反映实际感染部位的药物浓度不合适。

Sun 等采用发炎水疱模型测定了替加环素在皮肤中的分布。首次给予替加环素 100mg，然后每 12 小时给予 50mg，结果表明该药在水疱中 3 小时内达到 C_{max}；在血浆和水疱中的平均 AUC_{12} 分别为 2.19μg/（h·ml）和 1.61μg/（h·ml）。药物在水疱中的渗透率为 74%，表明替加环素具有良好的皮肤渗透性。

3. 代谢

替加环素主要以原型参与循环，还未鉴别出具有药理学活性的代谢物。Hoffman 等在人体中进行了本品的代谢研究，即首次给药 100mg，接着每 12 小时给予 50mg（共 5 次），最后一次给予同位素标记的药物。该药的 2 条主要代谢途径已经被鉴定出来，其中一条的主要代谢物是葡萄糖苷酸化的替加环素及其差向异构体，占了人血清中放射标记物的 5% ~ 20%；另一条次要代谢途径是产生了 N-乙酰基-9-氨基二甲胺四环素。与人体研究结果比较，在动物中这些重要的代谢形式并没有被发现。

4. 排泄

替加环素在健康个体中的总体清除率（Cl_T）和消除 $t_{1/2}$ 已经测定，其 $t_{1/2}$ 约 40 小时。在单次或多次静脉内给药后，Cl_T 值的范围为 0.2 ~ 0.3L/（h·kg），但广泛的个体之间的变化也已见诸报道。肾脏的清除率占 Cl_T 的 10% ~ 15%，尿液中原型药物含量低于给药剂量的 15%。因此，经肾脏清除是替加环素排泄的次要途径。

用 ^{14}C 标记的替加环素进行研究所得出的结论是，其主要的清除途径是通过粪便，很可能经由胆汁排泄。粪便和尿液中分别含有 59% 和 32% 剂量的放射性化合物，其中以药物原型为主。人粪便和尿液中检测到的主要代谢物是葡萄糖苷酸结合物，其中 4% 和 5% 的 ^{14}C 替加环素以该方式分别由尿液和粪便排泄。

【作 用 机 制】

替加环素与细菌核糖体 30s 亚基的 A 位点结合，阻止细菌转录从而抑制蛋白质合成，Mathew W 等从功能、生物化学和结构方面对替加环素的抗菌机制做了详细的研究。结果显示，功能方面替加环素抑制细菌蛋白合成的能力是米诺环素的 3 倍，四环素的 20 倍。生化方面，替加环素与核糖体的结合能力比米诺环素、四环素强，三者的结合常数分别是 10^{-8}、10^{-7}、10^{-6}M。替加环素与核糖体的结合模型说明替加环素在核糖体 30s 亚基 A 位结合的同时与核糖体的剩余部分 H34 结合，所以与核糖体结合得更加牢固。

【体外抗菌活性】

1. 革兰氏阳性需氧菌

替加环素对金黄色葡萄球菌（MSSA 和 MRSA）、凝固酶阴性葡萄球菌（CNS）、糖肽类中介金黄色葡萄球菌（GISA）和异质性 GISA（hGISA）有很高的抗菌活性，MIC_{50} 和 MIC_{90} 分别为 0.25mg/L 和 0.5mg/L，对甲氧西林、万古霉素或其他抗菌药物耐药不影响葡萄球菌对替加环素的敏感度。

在多项研究中发现，替加环素对肠球菌属具极强的抗菌活性，对粪肠球菌和尿肠球菌的抗菌活性相当，MIC_{50} 0.12mg/L、MIC_{90} 0.25mg/L，其抗菌活性分别是万古霉素和利奈唑胺的 8 倍和 16 倍，对万古霉素耐药不影响肠球菌对替加环素的敏感度，在 Patel 等的研究中发现 ≤ 1mg/L 的替加环素可以抑制所有的 VRE（携有 vanA、vanB、vanC-1 和 van-2/3 基因）。

替加环素对肺炎链球菌和草绿色链球菌具有高度抗菌活性（MIC_{90} ≤ 0.12mg/L），其中包括对青霉素、四环素和红霉素耐药菌株。β- 溶血链球菌对替加环素高度敏感。其他革兰氏阳性菌如棒状杆菌、乳酸杆菌、明串珠菌属、单核细胞增生李斯特菌也对替加环素敏感。

替加环素对革兰氏阳性需氧菌的体外抗菌活性见表 5-3-1。

表 5-3-1　替加环素对革兰氏阳性需氧菌的体外抗菌活性 　　（单位：mg/L）

细菌种属（检测例数）	MIC_{50}	MIC_{90}	MIC 范围
金黄色葡萄球菌			
耐甲氧西林金葡菌 (492)	0.25	0.5	0.06 ~ 2.0
甲氧西林敏感金葡菌 (602)	0.12	0.25	0.06 ~ 0.5
耐糖肽类金葡菌 (32)	0.25	0.5	0.06 ~ 2.0

细菌种属（检测例数）	MIC$_{50}$	MIC$_{90}$	MIC 范围
凝固酶阴性葡萄球菌	0.25	0.5	0.015 ~ 2.0
耐甲氧西林凝固酶阴性葡萄球菌 (124)	0.5	1	0.03 ~ 2.0
甲氧西林敏感凝固酶阴性葡萄球菌 (70)	0.25	0.5	0.06 ~ 1.0
粪肠球菌 (218)	0.12	0.25	≤ 0.015 ~ 1.0
耐糖肽类抗菌药物 (85)	0.12	0.25	≤ 0.03 ~ 1.0
屎肠球菌 (272)	0.125	0.25	0.03 ~ 0.25
耐糖肽类抗菌药物 (145)	0.12	0.12	≤ 0.03 ~ 0.5
肺炎链球菌			
青霉素敏感肺炎链球菌 (5 868)	0.03	0.3	0.008 ~ 1.0
青霉素中介肺炎链球菌 (1 226)	0.03	0.06	≤ 0.015 ~ 1.0
耐青霉素敏感肺炎链球菌 (609)	0.03	0.125	≤ 0.015 ~ 1.0
化脓链球菌 (318)	0.03	0.06	≤ 0.015 ~ 0.5
无乳链球菌 (177)	0.06	0.12	0.015 ~ 0.3

2. 革兰氏阴性需氧菌

替加环素对大肠埃希菌、克雷伯肺炎杆菌、产酸克雷伯菌、阴沟肠杆菌、产气肠杆菌和弗劳地柠檬酸杆菌有良好的抗菌作用，MIC$_{50}$ 范围 0.25 ~ 1mg/L，MIC$_{90}$ 范围 0.5 ~ 2mg/L。替加环素对产或非产 ESBL 大肠埃希菌、克雷伯肺炎杆菌、产酸克雷伯菌抗菌活性相仿，MIC$_{90}$ 均 ≤ 2mg/L。对奇异变形杆菌、普通变形杆菌、摩氏摩根菌和黏质沙雷菌的抗菌活性较差，MIC$_{50}$ 为 2 ~ 4mg/L，MIC$_{90}$ 为 4 ~ 8mg/L。

对流感嗜血杆菌有良好抗菌活性，MIC$_{50}$ 为 0.5mg/L，MIC$_{90}$ 为 1mg/L，产 β- 内酰胺酶对抗菌活性无影响。对卡他莫拉菌具有较好的抗菌活性，MIC$_{50}$ ≤ 0.12mg/L，MIC$_{90}$ 为 0.25mg/L。

对奈瑟球菌属抗菌活性强大，MIC$_{90}$ 为 0.5mg/L，其中对脑膜炎奈瑟球菌 MIC$_{90}$ ≤ 0.12mg/L。

对糖不发酵革兰氏阴性菌的作用不一，对鲍曼不动杆菌属的 MIC$_{50}$ 0.25mg/L，MIC$_{90}$ 1 ~ 2mg/L，与多黏菌素 B 相仿；对嗜麦芽窄食单胞菌 MIC$_{50}$ 0.5mg/L，MIC$_{90}$ 2mg/L，但对洋葱伯克霍尔德菌活性较差，MIC$_{50}$ 和 MIC$_{90}$ 分别为 4mg/L 和 32mg/L，铜绿假单胞菌对该药呈现耐药，MIC$_{50}$ 为 8 ~ 16mg/L。替加环素对革兰氏阴性需氧菌的体外抗菌活性见表 5-3-2。

表 5-3-2　替加环素对革兰氏阴性需氧菌的体外抗菌活性　　　（单位：mg/L）

细菌种属（检测例数）	MIC$_{50}$	MIC$_{90}$	MIC 范围
不动杆菌属 (739)	0.5	2	0.03 ~ 16.0
枸橼酸杆菌属 (133)	0.5	2	0.25 ~ 16.0
产气肠杆菌 (89)	1	2	0.25 ~ 8.0

续表

细菌种属（检测例数）	MIC$_{50}$	MIC$_{90}$	MIC 范围
阴沟肠杆菌 (144)	1	2	0.25 ~ 4.0
大肠杆菌 (378)	0.25	0.5	0.06 ~ 2.0
流感嗜血杆菌 (4 011)	0.5	1	≤ 0.016 ~ 2.0
克雷伯肺炎杆菌 (261)	0.5	1	0.06 ~ 16.0
莫拉克斯菌属 (600)	≤ 0.12	0.25	≤ 0.12 ~ 0.5
莫氏摩根菌 (44)	2	4	1.0 ~ 8.0
脑膜炎奈瑟菌 (13)	0.03	0.12	0.015 ~ 0.12
奇异变形杆菌 (123)	4	8	1.0 ~ 8.0
普罗威登菌属 (30)	4	8	1.0 ~ 8.0
铜绿假单胞菌 (868)	8	16	0.5 ~ 32.0
沙门菌属 (34)	0.5	0.5	0.25 ~ 3.0
黏质沙雷菌 (141)	2	4	0.5 ~ 8.0
志贺菌属 (46)	0.25	0.25	0.12 ~ 0.5
嗜麦芽窄食单胞菌 (316)	1	4	0.25 ~ 8.0

3. 其他

831 株脆弱拟感菌的体外抗菌活性显示，替加环素 MIC 范围为 0.25 ~ 64mg/L，MIC$_{50}$ 为 2mg/L，MIC$_{90}$ 为 8mg/L，其抗菌活性优于克林霉素、米诺环素、曲伐沙星和头孢西丁，略低于亚胺培南。

替加环素对肺炎支原体和人型支原体的 MIC$_{50}$ 分别为 0.12 mg/L 和 0.25mg/L，含有 tetM 基因不影响人型支原体对替加环素的敏感度。替加环素对解脲脲原体 MIC$_{50}$ 为 4mg/L。

替加环素对快速生长分枝杆菌具有良好的抗菌活性，如对脓肿分枝杆菌 MIC$_{50}$ ≤ 0.12mg/L，MIC$_{90}$ ≤ 0.25mg/L，对龟分枝杆菌和偶发分枝杆菌的 MIC$_{50}$ 和 MIC$_{90}$ 均为 0.12mg/L。而缓慢生长的非结核分枝杆菌对替加环素不敏感。

细菌对替加环素耐药与外排机制有关。在变形菌属、铜绿假单胞菌等对替加环素不甚敏感的菌株中，皆发现外排转运机制在细菌对替加环素敏感度下降的作用。

【临床应用】

1. 复杂性皮肤软组织感染（cSSSI）

一项多中心开放性研究（Ⅱ期研究）评价了替加环素两种给药方案治疗 cSSSI 住院患者时的疗效和安全性。患者随机分组，分别给予 100mg 负荷剂量继以 50mg，每 12 小时给药一次，或给予 50mg 负荷剂量继以 25mg 每 12 小时给药一次。患者接受 7 ~ 14 天治疗。在 109 例临床可评价患者中，50mg 剂量组临床治愈率为 74%（40/54），25mg 剂量组为 67%（37/55）。细菌学治愈率分别为 70%（32/46）和 56%（25/45）。替加环素对所有病原菌 MIC$_{90}$ ≤ 0.5mg/L。研究证明替加环素在治疗 cSSSI 时疗效和耐受性均良好。

Sachidanand 等报道了一项 8 个国家参与的治疗 cSSSI 多中心随机对照研究中，替加环素 100mg 静脉滴注，继以 50mg 每 12 小时给药，对照组为万古霉素 1g 每 12 小时静脉滴注，如考虑合并革兰氏阴性杆菌感染合用氨曲南 2g，每 12 小时静脉滴注（疗程 5 ～ 14 天），两组疗效相当。cSSSI 包括伤口感染和蜂窝织炎（≥ 10cm, 需要手术、引流和合并基础疾病），大脓肿、感染性溃疡和烧伤。在疗程结束后随访阶段（test of cure，TOC），临床可评价患者的临床治愈率在两组间相仿（分别为 82.9% 和 82.3%）。微生物学清除率两者相仿。两组的不良事件反应率无统计学差异，接受替加环素者恶心、呕吐、消化不良和厌食发生率较高，而对照组以转氨酶（ALT）升高、瘙痒、皮疹多见。

cSSSI 不同感染治愈率见表 5-3-3。

表 5-3-3　微生物学可评价 cSSSI 患者不同致病菌的临床治愈率 [例数（%）]

致病菌	替加环素 [n（%）]	万古霉素 / 氨曲南 [n（%）]
大肠杆菌	27/32（84.4）	26/30(86.7)
粪肠球菌 (耐万古霉素)	13/17(76.5)	24/29(82.8)
金黄色葡萄球菌		
甲氧西林敏感金葡菌	125/139(89.9)	18/126(93.7)
耐甲氧西林金葡菌	29/37(78.4)	26/34(76.5)
无乳链球菌	8/8[a]	11/13(84.6)
星座链球菌	16/20(80.0)	9/10(90.0)
化脓链球菌	31/33(93.9)	24/27(88.9)
脆弱拟杆菌	6/8[a]	4/5[a]

a 样本量 < 10，直接给出具体例数。

2. 复杂性腹腔感染（cIAI）

Murray 等评价了替加环素治疗穿孔或坏疽性阑尾炎、复杂性胆囊炎、穿孔性憩室炎或腹膜炎的疗效，给药方案为 100mg 负荷量后继以 50mg 每 12 小时静脉滴注（疗程 5 ～ 14 天）。疗程结束后随访和治疗结束时随访的临床治愈率为 67%（44/66）和 76%（50/66）。两项随机、双盲、多中心研究中对替加环素（100mg 静脉滴注，继以 50mg 每 12 小时一次）与亚胺培南 – 西司他丁（500mg，每 6 小时一次），在治疗复杂性腹腔感染时的疗效进行了比较。主要观察终点为疗程结束后随访时（治疗后 12 ～ 42 天）微生物学可评价患者（microbiologically evaluable population，ME）和微生物学修正的意向性治疗患者（microbiological modified intent-to-treat populations，m-mITT）的疗效。ME 中接受替加环素和亚胺培南 – 西司他丁治疗的临床治愈率分别为 86.1% 和 86.2%，在 m-mITT 则分别为 80.2% 和 81.5%。恶心、呕吐和腹泻是最常见的不良反应，结果显示替加环素在治疗复杂性腹腔内感染是有效的且耐受良好。

cIAI 不同菌感染治愈率见表 5-3-4。

表 5-3-4　微生物学可评价 cIAI 不同致病菌的临床治愈率 [例数（％）]

致病菌	替加环素 [n（％）]	亚胺培南 - 西司他丁 [n（％）]
弗劳地枸橼酸杆菌	12/16(75.0)	3/4[a]
阴沟肠杆菌	14/16(87.5)	16/17(94.1)
大肠杆菌	281/329(85.4)	298/343(86.9)
产酸克雷伯菌	19/20(95.0)	18/20(90.0)
克雷伯肺炎杆菌	46/52(88.5)	53/60(88.3)
对万古霉素敏感		
甲氧西林敏感金葡菌	26/29(89.7)	22/24(91.7)
咽峡炎链球菌	102/120(85.0)	61/81(75.3)
脆弱拟杆菌	67/87(77.0)	60/74(81.1)
多形类杆菌	36/41(87.8)	31/36(86.1)
单形拟杆菌	12/17(70.6)	14/17(82.4)
平凡拟杆菌	14/16(87.5)	5/7[a]
产气荚膜梭状芽孢杆菌	19/20(95.0)	20/22(90.9)
微小消化链球菌	14/18(77.8)	9/12(75.0)

a 样本量＜ 10，直接给出具体例数。

【不良反应】

恶心和呕吐是常见的不良反应，Postier 等进行的高、低剂量替加环素治疗 cSSSI 住院患者的研究（Ⅱ期临床试验）中，恶心的发生率在低剂量（25mg）静脉应用时为 22%（17/79），高剂量（50mg）时为 35%（28/81）。呕吐在两个剂量组的发生率分别为 13% 和 19%。因恶心及呕吐停药者约占 1%。其他不良反应事件包括腹泻、头痛、肺部体检异常、疼痛、发热、失眠、头晕、高血压和贫血。饭后静脉给药可提高胃肠道的耐受性。总体来说，替加环素的不良事件与四环素类抗生素的不良事件类似。已完成的与万古霉素、氨曲南、亚胺培南 – 西司他丁和利奈唑胺对照物药物的Ⅲ期临床试验中共有 1415 例患者接受替加环素治疗，其中出现的不良反应事件仍以消化系统最为常见，如恶心和呕吐在替加环素治疗组的发生率分别为 29.5% 和 19.7%，而对照组分别为 15.8% 和 10.8%；腹泻的发生率亦较高（12.7%）。其他发生率较高，但与对照组相仿的不良事件包括血清 AST 升高（4.3% 和 4.4%）和 ALT 升高（5.6% 和 4.7%）、乳酸脱氢酶升高（4.0% 和 3.5%）、低蛋白血症（4.5% 和 3.0%）、高血压（4.9% 和 5.6%）、头痛（5.9% 和 6.5%）、发热（7.1% 和 9.8%）、贫血（4.2% 和 4.8%）、血小板增多（6.1% 和 6.2%）。肌酐升高在替加环素治疗组更为多见（2.1% 和 0.2%）。其他不良事件还有疼痛、低血压、静脉炎、消化不良、白细胞增多，

ALP 升高、胆红素升高、高血糖、低血钾、外周性水肿、失眠、咳嗽、呼吸困难、肺部体检异常、皮肤瘙痒、皮疹及多汗等。

综上所述，替加环素体外抗菌谱广，对大部分革兰氏阳性需氧菌，特别是 MRSA、MRSE、VRE 及 PRSP，革兰氏阴性需氧菌如肠杆菌科细菌、卡他莫拉菌、流感嗜血杆菌等以及厌氧菌和不典型病原体均具良好的抗菌活性。并具有较长的半衰期和广泛的组织分布，对治疗 cIAI 和 cSSSI 疗效满意。替加环素适用于治疗耐药病原菌所致的社区或医院获得的严重感染。

（贾 杰 吴 彪）

第四节　碳青霉烯类药物

【概　述】

碳青霉烯类药物是最常用于临床且最为有效的抗生素，碳青霉烯类药物不被大多数 β-内酰胺酶水解，靶向作用于青霉素结合蛋白，具有广谱抗菌作用。

与临床可用的青霉素、头孢菌素和 β- 内酰胺 /β- 内酰胺酶抑制剂复合制剂相比，碳青霉烯类药物具有更广的抗菌谱。通常，碳青霉烯类药物具有不同的抗菌活性，如亚胺培南、帕尼培南和多利培南对 G^+ 菌有效，而美罗培南、比阿培南、厄他培南和多利培南则对 G^- 菌具有一定的疗效。所有的临床研究证实碳青霉烯类药物口服生物利用度极低，且不易穿过胃肠道，因此均应通过静脉注射给药。碳青霉烯类药物可按以下方法进行分类：第 1 类为广谱碳青霉烯类，对非发酵 G^- 菌活性有限，尤其适用于社区获得性感染（如厄他培南）；第 2 类为亚胺培南、美罗培南和多利培南，广谱碳青霉烯类，对非发酵 G^- 菌有活性，对碱水解作用不敏感；第 3 类，对耐甲氧西林金黄色葡萄球菌（MRSA）有活性的碳青霉烯类药物，目前正在研发中。下面就现有碳青霉烯类药物的化学特性、抗菌活性、药代动力学特性及临床应用相关问题进行分述。

【现有碳青霉烯类的临床应用】

1. 亚胺培南

亚胺培南是碳青霉烯类药物的经典品种。可用于混合感染所致的脓毒症，包括院内获得性肺炎、脓毒症、复杂腹腔感染及中性粒细胞减少的发热患者。在病原体明确前，为覆盖可能的病原菌，常作为经验性治疗的首选药物。与此同时，他汀类药物除具有降低胆固醇血症的作用外，还具有抗炎及免疫调节作用。一项小鼠研究提示，存在急性肺损伤的脓毒症中，联合亚胺培南与阿托伐他汀可有效改善血管功能，减少细菌负荷；因此两种药物联合应用时将小鼠的生存时间从（20.00 ± 1.66）小时提高到（56.00 ± 4.62）小时。这一组合有效地减少了细菌总数、肺均质细菌、微血管渗漏和细胞因子。面对当前多重耐药甚至广泛耐药革兰氏阴性菌感染时，亚胺培南仍有一定的临床适用范围。研究表明，与单独使用多黏菌素相比，联合亚胺培南后有助于提高多黏菌素低血药浓度时的活性，降低毒性，预防发生异质性耐药的可能。另一项体外研究评估联合用药时的抗菌活性及亚胺培南对其不敏感 MDRAB 菌株耐药性的逆转，结果显示亚胺培南耐药性显著改善。由于不动杆菌可形成生物膜，使其对所有可用的抗菌药物耐药。一项评估不动杆菌对亚胺培南耐药性的研究显示，以最低抑菌浓度（MIC）作为指标进行评估，结果显示 65 株菌株中 46% 表现为亚胺培南耐药。尽管结果如此，亚胺培南仍是用于治疗不动杆菌感染的可选药物。此外，还有关于阿米卡星 / 亚胺培南联合用于治疗碳青霉烯类耐药克雷伯菌感染的报道。该研究结果提示，高剂量亚胺培南和阿米卡星联合治疗此类菌株所致肺炎和血流感染具有良好的疗效。持续静脉血液透析则有利于避免氨基糖苷类药物的肾毒性。

2. 美罗培南

美罗培南 C2 位侧链上采用了二甲基氨基甲酰吡咯硫基团替代，从而极大地降低了药物的中枢毒性和肾毒性，同时还维持着抗铜绿假单胞菌的活性。此外，还通过将 1β- 甲基引入碳青霉烯构架中从而提高了对体内 DHP-Ⅰ 的稳定性，改善了抗流感嗜血杆菌活性。因以上药理特性，美罗培南获批可用于年龄 3 个月以上的细菌性脑膜炎患者。2014 年进行的一项针对日本成人细菌性脑膜炎患者的研究，结果显示，美罗培南 2g q8h 治疗 14 ～ 28 天具有良好的疗效及耐受性。2013 年一项针对碳青霉烯类耐药鲍曼不动杆菌感染引起的重症皮肤软组织感染患者的研究中，给予氨苄西林 – 舒巴坦与美罗培南联合治疗，结果显示，联合给药可达到微生物学治疗成功和临床治疗成功，且未出现急性并发症及重要的不良反应。2013 年另一项比较美罗培南单药和美罗培南与哌拉西林 / 他唑巴坦联合治疗肺炎疗效的研究，结果显示，联合方案临床疗效略优于美罗培南单药，而两组安全性相当。因抗癫痫药丙戊酸和美罗培南具有显著的药物间相互作用，特别是由于丙戊酸的血药浓度极度降低。因此，应避免上述两种药物的联合应用。

3. 厄他培南

厄他培南是于 2001 年研发的一种非肠道使用的 1β- 甲基碳青霉烯类药物。厄他培南对多种 β- 内酰胺酶的水解作用均保持稳定，如青霉素酶、头孢菌素酶、ESBL。与亚胺培南相比，厄他培南对 DHP-Ⅰ 的灭活作用更稳定，因此厄他培南无需增加西司他丁或倍他米隆等 DHP-Ⅰ 抑制剂。尽管厄他培南保留了其他碳青霉烯类药物的多种优势结构，但厄他培南中存在的苯甲酸酸基团则与其他碳青霉烯类药物的结构不同导致临床适应证有一定的差异。首先，厄他培南清除半衰期长达约 4 小时，因此一天一次给药即可。其次，其对院内感染菌株的活性较为有限，如铜绿假单胞菌、不动杆菌属、甲氧西林耐药金黄色葡萄球菌及肠球菌，因此主要用于治疗产 ESBL 的 G⁻ 菌感染，且可广谱覆盖多种类型社区获得性感染的常见致病菌。在临床中可用于腹腔感染、复杂性急性盆腔炎及社区获得性肺炎。

4. 多利培南

多利培南是一种具有多种独特性能的新型碳青霉烯类药物，属于顶层的碳青霉烯。多利培南对 G⁺ 菌抗菌活性与亚胺培南相当，对 G⁻ 菌抗菌活性与美罗培南相当。由于多利培南含有 1β- 甲基，因此无需与西司他丁联合应用。与亚胺培南相比，多利培南具有良好的耐受性及更低的癫痫发作发生趋势；与亚胺培南和美罗培南相比，给予多利培南治疗后，具有更低的耐药趋势、更少碳青霉烯类耐药出现的趋势和降低 MIC 值的趋势。与亚胺培南和美罗培南相比，多利培南具有更高的血药浓度和半衰期。该药物未在中国上市，国外主要用于治疗 cIAI、cUTI 及医护相关感染。

5. 比阿培南

比阿培南 C1 位上的 β- 甲基能减少 DHP- Ⅰ 酶降解 β- 内酰胺基团的机会。与美罗培南相比，比阿培南对 DHP-Ⅰ 的水解作用具有更好的稳定性，从而在单独用药方面有优势。在老年患者中的数据结果显示，比阿培南治疗医疗护理相关性肺炎有优异的疗效，同时该药在治疗普通肺炎的疗效和安全性也已被证实。此外，比阿培南还被证实可有效治疗中重度尿路感染、下呼吸道感染和腹腔感染。比阿培南还可用于细菌性胆管炎和胆囊炎，同时亦可预防胆道外科术后及内镜逆行胰胆管造影相关感染。

6. 帕尼培南

帕尼培南广谱覆盖 G^+ 菌、G^- 菌、需氧菌和厌氧菌，且均具有良好的抗菌活性。与亚胺培南相比，帕尼培南对 DHP-Ⅰ 的水解作用的稳定性无显著改变。因此，帕尼培南必须与 DHP-Ⅰ 抑制剂倍他米隆按 1∶1 的比例联合应用。与其他碳青霉烯类药物相比，对于 G^+ 需氧菌，帕尼培南表现出良好的抗菌活性，与亚胺培南相当，是美罗培南的 2～4 倍或以上。另一方面，帕尼培南对 G^- 需氧菌同样具有较高活性，与克雷伯菌属、变形杆菌属、大肠杆菌及大肠埃希菌等主要肠杆菌科细菌对帕尼培南的敏感率类似。帕尼培南对铜绿假单胞菌抗菌活性与亚胺培南相当。临床研究证实，帕尼培南 / 倍他米隆治疗成人呼吸道感染和尿路感染具有良好的临床疗效（疗效与亚胺培南 / 西司他丁相当）。此外，与美罗培南一样，帕尼培南获批可用于年龄 3 个月以上的细菌性脑膜炎患者。

【新型碳青霉烯类药物】

阿祖培南是一种新的经静脉给药的碳青霉烯类药物。阿祖培南潜在可用于治疗多种厌氧菌所致感染性疾病。但很遗憾，由于 Ⅱ 期临床试验中不良事件发生率较高，从而导致阿祖培南在美国的研究被中止。泰吡培南是全球首个在研的可口服的广谱碳青霉烯类药物，体外研究证实，泰吡培南对淋病奈瑟菌和社区获得性呼吸道感染的多重耐药肺炎链球菌均具有良好的抗菌活性。托莫培南是一种具有广谱抗菌活性的新型碳青霉烯类药物。对于 G^+ 菌、G^- 菌及需氧菌和厌氧菌均具有较高的活性，尤其是 MRSA 和铜绿假单胞菌。Sanfetrinem（山费培南）是第一个三合体碳青霉烯类药物（三环 β- 内酰胺复合物）。该药可有效应对金黄色葡萄球菌，治疗葡萄球菌肺炎疗效优于头孢地尼、头孢特仑、头孢呋辛、阿莫西林和左氧氟沙星。对脆弱拟杆菌同样具有良好的抗菌活性。与亚胺培南类似，山费培南对普通变形杆菌和产酸克雷伯菌同样有效，但其对青霉素耐药肺炎链球菌活性优于亚胺培南。

【总　　结】

碳青霉烯类药物是多种耐药菌感染的有效选择。第一个临床可用的碳青霉烯类药物亚胺培南需要与 DHP-Ⅰ抑制剂西司他丁联合使用。与其他碳青霉烯类药物相比，亚胺培南对 G^+ 菌活性更高，且对铜绿假单胞菌及鲍曼不动杆菌活性非常高。随后研发的 1β-甲基基团替代的新的碳青霉烯类药物对 DHP-Ⅰ稳定，如几乎与亚胺培南活性相同的美罗培南。厄他培南半衰期较长，因此每天给药一次即可。由于厄他培南对于产 ESBL 的 G^- 菌具有较高活性，因此被广泛用于社区获得性感染；但厄他培南对非发酵 G^- 菌活性欠佳。比阿培南对 G^+ 菌活性与亚胺培南相当，而其对 G^- 菌的活性则更优。因此，比阿培南可用于治疗腹腔感染、复杂性尿路感染和下呼吸道感染。多利培南在体外显示出对铜绿假单胞菌最强的抗菌活性，因此多利培南可强效治疗院内获得性肺炎。但是，近年临床分离的革兰氏阴性杆菌对碳青霉烯类抗生素耐药率开始在全球出现并逐年上升，其中我国鲍曼不动杆菌对碳青霉烯类的耐药率已达 60% 以上，克雷伯肺炎杆菌对碳青霉烯类的耐药率已超过 10%。规范该类药物在临床中的应用，是延缓耐药的重要手段，也是目前临床应迫切解决的问题。

（卓　超）

第五节　多黏菌素 B

【引　　言】

多黏菌素（polymixin）是多黏芽孢杆菌产生的多肽类抗生素，有五种不同化学结构（多黏菌素 A、B、C、D、E），其中仅多黏菌素 B、E 被应用于临床。多黏菌素 B（polymixin B）和多黏菌素 E（colistin）均为混合物，分别由 B1、B2、B3、B1-Ⅰ和 E1、E2、E3、E1-Ⅰ、E1-7MOA 等组成。多黏菌素 B 以硫酸盐的形式经胃肠外给药，对绝大多数革兰氏阴性杆菌及少数革兰氏阳性厌氧菌有很好的抗菌活性。革兰氏阳性菌及大多数厌氧菌对本品耐药。近年来，多黏菌素 B 成为治疗多重耐药革兰氏阴性菌所致感染的最后选择而被重新应用于临床。

【抗菌谱及抗菌活性】

多黏菌素 B 对绝大多数革兰氏阴性杆菌及少数革兰氏阴性厌氧菌有很好的抗菌活性。肠杆菌属、铜绿假单胞菌、克雷伯杆菌呈高度敏感，沙门菌属、志贺菌属、流感嗜血杆菌、百日咳杆菌通常敏感，鲍曼不动杆菌、嗜肺军团菌及霍乱弧菌也呈敏感，但埃尔托型霍乱弧菌耐药。沙雷菌属通常耐药，所有变形杆菌属及脆弱拟杆菌均耐药，而其他拟杆菌属和真杆菌属非常敏感。少数革兰氏阴性厌氧菌如梭形杆菌属、普雷沃菌属等均有很好的抗菌活性；脑膜炎奈瑟球菌、淋病奈瑟球菌、弧菌属、幽门螺杆菌、卡他莫拉菌和布鲁菌属对多黏菌素类天然耐药，革兰氏阳性菌及大多数厌氧菌对本品耐药。本品与 TMP 和（或）磺胺药、利福平联合，对革兰氏阴性菌具协同作用。多黏菌素主要作用于细菌细胞膜，使胞内重要物质外漏。本品进入细胞质后，也影响核质和核糖体的功能。本品属慢效杀菌剂，细菌对本品不易产生耐药性。近年来，临床上常见革兰氏阴性杆菌对多黏菌素 B 的敏感性较好，详见表 5-5-1。使用肉汤微量稀释法（BMD）及按照美国临床实验室标准协会（CLSI）指南测定 MIC 的标准。在大肠杆菌、克雷伯肺炎杆菌、铜绿假单胞菌和鲍曼不动杆菌的革兰氏阴性杆菌组中，对多黏菌素 B 的四个组分 B1、B2、B3 和异亮氨酸（Ile）-B1 单独进行抗菌活性测定，确定 Ile-B1 对鲍曼不动杆菌是最有效的；B3 对除鲍曼不动杆菌外的其他病原体抗菌活性最高，B1 则是最低的。使用棋盘法联合药敏实验对多黏菌素 B 两个组分联用进行抗菌活性测试，发现仅 B3 与 Ile-B1 组合符合协同的标准，没有组合表示出拮抗作用。临床使用中可以通过提高多黏菌素 B 的次要组分构成以增强抗菌活性。

表 5-5-1 临床常见革兰氏阴性杆菌对多黏菌素 B 的敏感性

研究者（年份）	菌株（株数）	MIC_{50}（g/ml）	MIC_{90}（μg/ml）	敏感率（%）
Gales 等（2006 ~ 2009）	鲍曼不动杆菌（4686）	≤ 0.5	≤ 0.5	99.2
	大肠埃希菌（17035）	≤ 0.5	≤ 0.5	99.9
	克雷伯菌属（9774）	≤ 0.5	≤ 0.5	98.6
	铜绿假单胞菌（9130）	1	1	99.8
Quale 等（2009）	大肠埃希菌（3049）	1	1	99.8
	克雷伯肺炎杆菌（1155）	1	2	96.0
	肠杆菌属（199）	1	> 8	76.0
	鲍曼不动杆菌（407）	1	2	97.0
	铜绿假单胞菌（679）	1	2	99.5

【药物敏感试验评价方法】

2006 年，美国 CLSI 确立了采用肉汤稀释法测定多黏菌素 B 的最低抑菌浓度的标准。在许多国家药敏试验仍采用纸片扩散法，然而多黏菌素在琼脂中不易扩散导致该方法可靠性降低。因此，纸片琼脂扩散法对多黏菌素的敏感性检测结果不可靠。目前全世界关于多黏菌素的耐药折点问题仍无统一认识，但多黏菌素将越来越广泛地应用于临床多重耐药革兰氏阴性菌感染的治疗，因此很有必要对多黏菌素的耐药折点标准化、统一化。体外药敏实验中多黏菌素 B 硫酸盐被直接用作判断其耐药折点的标准用药。最新颁布的多黏菌素 B

对临床常见的革兰氏阴性菌的敏感折点值见表 5-5-2。

表 5-5-2　多黏菌素 B 的敏感性折点值参考范围　　　　　　　　（单位：μg/ml）

多黏菌素	铜绿假单胞菌			鲍曼不动杆菌			委员会（年份）
	S	I	R	S	I	R	
多黏菌素 B	≤ 2	4	≥ 8	≤ 2		> 2	CLSI（2012）

注：S. 敏感；I. 中介；R. 耐药；CLSI. 美国临床实验室标准委员会。

【作用机制及耐药机制】

多黏菌素的阳离子脂肽与细菌外膜脂多糖（LPs）上的脂质 A 相互作用，取代细胞膜赖以稳定的 Mg^{2+}、Ca^{2+}，导致细胞膜结构紊乱，细胞膜渗透性发生改变，使细胞内物质渗漏，然后通过"自发摄取"通路摄取，最终使细胞裂解死亡。多黏菌素 B 可以通过与这些细胞的外膜相互作用来抑制革兰氏阴性菌的生长和呼吸，通过破坏外膜结构间接影响内膜的选择性渗透性和抑制呼吸。此外，多黏菌素还能通过中和革兰氏阴性菌的 LPS 中脂质 A 成分而发挥抗内毒素活性。在铜绿假单胞菌、鼠伤寒沙门菌、大肠埃希菌中，主要通过对 pmrA/pmrB 控制的 L- Ara4N 和（或）PEtn 脂质 A 的修饰作用来减少 LPS 的负电荷，从而达到耐多黏菌素的目的。在克雷伯肺炎杆菌中，荚膜的产生是导致对多黏菌素耐药的主要原因，霍乱弧菌对多黏菌素的耐药则依赖于细胞外膜孔蛋白（OmpU）的产生，其较原有孔蛋白通透性降低，使得细胞摄取多黏菌素减少而出现耐药。对多黏菌素 B 的耐药性可以通过突变或适应来产生。前者是原发性的，通常表现为低水平耐药。后者需要抗菌活性的持续存在，常为高水平耐药。在克雷伯肺炎杆菌中，荚膜的产生是导致对多黏菌素 B 耐药的主要原因，通过形成细菌荚膜多糖（CPS）中和抗菌肽（APs）的抗菌活性从而出现耐药。mig-14 基因亦与鼠伤寒沙门菌对多黏菌素耐药有关。

【药动学和药效学】

关于多黏菌素 B 的药动学研究较少，十多年前的报道显示多黏菌素 B 静脉给药 50 mg 后，2 小时达峰浓度为 18 mg/ml，血清半衰期为 6 小时；连续给药常出现体内药物蓄积，每日给药 2.5mg/kg，1 周后的血药浓度为 15 mg/L。药物不易渗透到胸腔、关节腔和感染灶内，也难以进入脑脊液中。多黏菌素的蛋白结合率低。多黏菌素不经胆汁排泄，未经尿排出的药物可能在体内组织中缓慢灭活。肾功能不全者，药物易在体内蓄积，无肾患者的半衰期可长达 2 ～ 3 天。多黏菌素 B 主要经肾排泄，总尿排泄率约为 60%，给药剂量需根据患者肾功能调整，当肌酐清除 ≥ 80 ml/min 时，每日给药总量为 1.5 ～ 2.5 mg/kg，分两次平均给药；当肌酐清除率为 30 ～ 80 ml/min 时，第 1 日负荷剂量为 2.5 mg/kg，然后每日给药总量按 1.0 ～ 1.5 mg/kg 计算；当肌酐清除率 < 30ml/min 时，第 1 日负荷剂量为 2.5 mg/kg，然后每 2 ～ 3 天给药总量按 1.0 ～ 1.5 mg/kg 计算；对于无尿期患

者，第 1 日负荷剂量为 2.5mg/kg，然后每 5 ~ 7 天给药总量按 1.0mg/kg 计算。研究发现，多重耐药革兰氏阴性杆菌感染成人患者，多黏菌素 B1 分布体积和半衰期分别为 47.2μl 和 13.6 小时。多黏菌素 B1 和 B2 血药浓度峰值出现在输注结束时，血浆蛋白结合率范围从 78.5% 到 92.4%。近年来对多黏菌素 B 的药动学参数研究认为多黏菌素 B 的剂量在非肥胖患者中最好按总体重计算每日用药剂量，并推荐革兰氏阴性杆菌（多黏菌素 B MIC 小于 1 mg/L）感染者剂量为 1.5 ~ 2.5mg/（kg·d），在深部感染或者革兰氏阴性杆菌感染（多黏菌素 MIC=2 mg/L）患者 3mg/（kg·d），从而使感染部位暴露于最佳抑菌浓度。

【临床应用】

尽管多黏菌素 B 缺乏关于治疗效果和安全使用剂量的临床随机对照试验数据，但因其抗菌谱针对革兰氏阴性杆菌，故已用于治疗多重耐药革兰氏阴性菌或仅对多黏菌素敏感病原菌所致感染（表 5-5-3）。简而言之，多黏菌素 B 现已静脉用于治疗多种病原菌导致的严重医院内感染，比如菌血症、术后伤口感染、尿道感染和腹腔感染。针对肺部感染，既往研究表明多黏菌素 B 可能由于其大分子结构及难以穿透胸膜导致治疗效果差，而最近的研究结果，显示当静脉用药失败时，雾化吸入给药方式对感染控制可能有积极作用。例如，治疗由多重耐药铜绿假单胞菌引起的医院获得性肺炎和需要机械通气的呼吸衰竭均可采用该方法。多黏菌素 B 难以穿透胸膜腔、关节腔，在脑脊液中亦难达到有效抑菌浓度。

表 5-5-3　显示多黏菌素 B 对耐多药革兰氏阴性菌疗效的临床研究

患者数	感染部位或病变	病原菌	给药途径	每日剂量	持续时间	临床完全或部分治愈	病死率	毒性率
74	肺炎	铜绿假单胞菌	静脉	基于估计的肌酐清除率	2 ~ 38 天	47.30%	51.40%	肾毒性 9.4%
60	肺 血液 腹部 泌尿道 骨	鲍曼不动杆菌 铜绿假单胞菌	肠外	1 10 万 U	13.5 天	微生物治愈率：88%	20%	肾毒性 14%
33	血液 呼吸机相关肺炎 泌尿道 手术部位	鲍曼不动杆菌	静脉 雾化	1 30 万 U 2 00 万 U	2 ~ 15 天 1 ~ 17 天	76%	27%	肾毒性 21% 肾毒性: 6%

续表

患者数	感染部位或病变	病原菌	给药途径	每日剂量	持续时间	临床完全或部分治愈	病死率	毒性率
27	呼吸道 泌尿道 血液 伤口 脑脊液 腹腔内	鲍曼不动杆菌 铜绿假单胞菌	连续静脉输液 间歇静脉输液	（68.6 ± 31.4）mg （96.5 ± 19.6）mg	4～61 天 6～39 天	71% 69%	43% 15%	肾毒性 25% 肾毒性： 15%
25	呼吸道	鲍曼不动杆菌 铜绿假单胞菌 木糖氧化产碱杆菌属	静脉 雾化	负荷剂量2.5～3 mg/kg；然后根据估计肌酐清除率2.5mg/（kg·d）	2～57 天	76%	48%	肾毒性 10% 肾毒性：7%
19	肺炎 气管支气管炎	铜绿假单胞菌 克雷伯肺炎杆菌 木糖氧化产碱杆菌属伯克霍尔德菌	吸入	50万U，每12小时一次	4～25 天	肺炎：93% 气管支气管炎：100%	肺炎：64% 气管支气管炎：0	咳嗽和支气管痉挛：21%
2	菌血症 蜂窝织炎	铜绿假单胞菌	静脉	1 mg/kg，每12小时一次	19～21 天	100%	0	无
1	菌血症	鲍曼不动杆菌	静脉	负荷剂量2.5 mg/kg，随后在第4天和8天1mg/kg，然后每天0.8mg/kg	24 天	出院		无
1	腹膜炎	克雷伯肺炎杆菌	静脉	15万U，每12小时1次	10 天	出院		无

对于多重耐药革兰氏阴性杆菌所致的呼吸道感染，鉴于可选抗菌药物有限，可合理联合多黏菌素 B 与其他抗菌药物。体外药敏研究显示，尽管菌株对单用碳青霉烯类、利福霉素类、阿奇霉素或新霉素耐药，但与多黏菌素 B 联用时有一定的抗菌活性。通过评估多黏菌素 B 与亚胺培南、美罗培南或替加环素联合使用于具有高 MIC 的六种产生 KPC-2 肠杆菌科菌株的体外活性，发现多黏菌素与碳青霉烯类抗生素联合使用特别是美罗培南，对于克雷伯肺炎杆菌和阴沟肠杆菌的治疗效果非常明显，对于对多黏菌素天然耐药的两种黏质沙雷菌菌株也是有效的。针对生产 KPC 的克雷伯肺炎杆菌，多黏菌素 B 和米诺环素在临床相关浓度下表现出协同作用，虽然持续活动未达到 24 小时以上。多黏菌素 B- 米诺环素联合治疗的药效学活性依赖于该菌株对多黏菌素 B 敏感性。对此必须行进一步的体外和动

物研究以充分评估该药物组合的功效。

【剂量及用法】

1. 静脉滴注

成人及儿童肾功能正常者每日 1.5 ~ 2.5mg/kg（一般不超过 2.5mg/kg），分成两次，每 12 小时滴注 1 次。每 50mg 本品，以 5% 葡萄糖液 500ml 稀释后滴入。婴儿肾功能正常者可耐受每 4mg/kg 的用量。在深部感染或者革兰氏阴性杆菌感染（多黏菌素 B MIC=2mg/L）患者中剂量为 3mg/（kg·d），从而使感染部位暴露于最佳抑菌浓度。肾功能不全者使用剂量如表 5-5-4。

表 5-5-4　肾功能不全者多黏菌素 B 使用剂量

肾功肌酐清除率（CrCL）	给药建议
正常	15 000 ~ 25 000U/kg（1.5 ~ 2.5mg/kg），每日分两次平均给药
CrCL 30 ~ 80ml/min	第 1 天 2.5mg/kg 的负荷剂量，然后每天 1.0 ~ 1.5mg/kg
CrCL <30ml/min	第 1 天 2.5mg/kg 的负荷剂量，然后每隔 2 ~ 3 天给予 1.0 ~ 1.5mg/kg
无尿	第 1 天 2.5mg/kg 的负荷剂量，然后每隔 5 ~ 7 天给予 1.0mg/kg

2. 肌内注射

肌内注射会导致注射部位剧烈疼痛，不推荐，必要时成人及儿童每日 2.5 ~ 3mg/kg，分次给予，每 4 ~ 6 小时用药 1 次。婴儿每日量可用到 4mg/kg，新生儿可用到 4.5mg/kg。

3. 鞘内注射（用于铜绿假单胞菌性脑膜炎）

以氯化钠注射液制备 5mg/ml 药液。成人与 2 岁以上儿童，每日 5mg，应用 3 ~ 4 日后，改为隔日 1 次，至少 2 周，直至脑脊液培养阴性，糖含量恢复正常后才可以停药，也可以一直使用 2.5 mg/次，每 48 小时一次，直至脑脊液检查正常 2 周后才可以停药。2 岁以下儿童，用 2mg，每日 1 次，连续 3 ~ 4 日（或者 2.5mg 隔日 1 次），以后用 2.5mg，隔日 1 次，直到检验正常。

4. 眼部给药

每侧每小时 1 ~ 3 滴，药物起效后增加给药间隔，每日总量不超过 2.5mg/kg。结膜下注射用于角膜、结膜铜绿假单胞菌感染的每日总量可达 10 mg。

【不良反应】

较早的文献报道多黏菌素具有较大的毒性作用，主要是肾毒性、神经毒性和神经肌肉阻滞。然而，最近的研究证实肾毒性的发生率及严重性是更少见和轻微的。多黏菌素 B 诱导的肾毒性最常见临床表现是内生肌酐清除率的降低、尿素氮增加和少尿，这些临床表现在停药后很大程度上是可逆的。肾毒性发生机制可能与多黏菌素被摄取进入肾小管细胞有关，以浓度依赖性方式诱导起始凋亡蛋白酶的活化最终导致细胞凋亡。此外，多黏菌素 B 的神经毒性作用通常是轻度的，并且在停用该药后可解除。其神经毒性可以表现为肌无力、感觉异常、眩晕和言语模糊。主要危险因素是肾功能不全，但肾功能正常者也有可能发生；其他危险因素包括缺氧、使用肾毒性药物（特别是氨基糖苷类）或神经肌肉阻滞剂。多黏菌素 B 可导致对胆碱酯酶抑制剂无应答的非竞争性神经肌肉阻滞的发生，最后呼吸停止，肾毒性和神经毒性被认为是剂量依赖性的且在停药后是可逆的。临床用药时应避免同时使用具有肾毒性和（或）神经毒性的药物，注意给药剂量，以及对液体出入量的细致管理和电解质平衡的维持。

其他少见的不良事件包括肌内注射后的疼痛，组胺介导的超敏反应（荨麻疹、瘙痒、药物发热），气雾化给药后支气管痉挛，耳毒性，胃肠道失调等。

【禁忌证及注意事项】

（1）禁用于对多黏菌素类过敏者。
（2）严格掌握使用指证，一般不作为首选用药。
（3）剂量不宜过大，疗程不宜超过 10 ~ 14 天，疗程中定期复查常规及肾功能。
（4）肾功能不全者不宜选用。
（5）静脉滴注速度宜慢，含局麻药的制剂不可静脉给药。

【药物相互作用】

（1）避免与具肾毒性药物合用。
（2）不应与骨骼肌松弛剂、肌肉松弛作用明显的麻醉药（如恩氟烷）等合用，以防止发生神经肌肉接头阻滞。

（袁　喆）

第六节　万古霉素

【引　言】

美国礼来公司 1956 年从印度尼西亚婆罗洲土壤中发现了一种新放线菌"东方链霉菌"产生的活性成分，其杀菌活性强，几乎可杀灭所有葡萄球菌，且基本不诱导耐药。该活性成分最后定名为万古霉素（vancomycin），是一种三环糖肽类抗生素，结构复杂，含有一个七肽核心，分子式为 $C_{66}N_{75}C_{12}N_9O_{24}$，分子量为 1449Da，比青霉素、头孢菌素、四环素、氨基糖苷类或大环内酯类任何一种的分子量都大。现在临床应用的为高效液相层析技术纯化产品——盐酸万古霉素，在 pH3～5 的酸性环境中稳定，其万古霉素含量不低于95%，发酵中其他杂质 < 4%。随着 pH 的增加，可溶性会降低，在碱性溶液中万古霉素不稳定。

从 1958 年美国 FDA 批准万古霉素临床使用至今已经 60 年，人们对该药的认识也日益加深。近年来在医院感染中，革兰氏阳性菌的比例呈上升趋势，特别是耐甲氧西林葡萄球菌（MRS）的感染更加引人瞩目，治疗颇为棘手，万古霉素至今依然是治疗 MRSA 的首选药物。

【药物动力学】

万古霉素口服几乎不吸收，生物利用度可忽略不计。然而，胃肠（GI）道发炎可带来吸收的增加，在难辨梭状芽孢杆菌性结肠炎患者中，5mg/L 的血清浓度已经被测量到。口服时，万古霉素在粪便中的排泄浓度远远超过难辨梭状芽孢杆菌的最小抑菌浓度（MIC）。腹腔内给药生物利用度为 38%。以 1g 万古霉素滴注 1 小时经多次给药后，平均峰浓度滴注结束时为 63mg/L，结束后 2 小时为 23mg/L，11 小时后为 8mg/L。万古霉素以 0.5g 滴注 30 分钟经多次给药后，平均峰浓度滴注结束后为 49mg/L，结束后 2 小时为 19mg/L，6 小时后为 10mg/L。

万古霉素蛋白结合率范围为 30%～55%，终末期肾衰患者平均降低 18%。除脑脊液外在各种体液中均广泛分布，包括胸腔液、心包液、腹水、滑膜液、尿液等。据报道，脑膜没有炎症时，脑脊液中万古霉素的浓度为 0～4mg/L，而有炎症的时候浓度可达6.4～11.1mg/L。脑室内注射 10mg/d×9d，脑脊液中浓度可达 606 mg/L。表观分布容积可达 0.2～1.25L/kg。万古霉素体内基本不代谢，所给剂量 90% 以原型经肾消除，相当于所给剂量 90% 在给药后 24 小时内从尿中排出。肾清除率为 1.09～1.37ml/（kg·min）。胆汁消除微量。消除半衰期（$t_{1/2\beta}$）在正常肾功能时为 4～6 小时，儿童为 5～11 小时，早产儿为 4.3～21.6 小时。肾衰竭者 $t_{1/2\beta}$ 延长，无尿患者平均 $t_{1/2\beta}$ 为 7.5 天，但有个别报道长达 17.8～19.8 天。

普通血透不能清除万古霉素，但高通量血液透析能够清除，连续 4 小时透析可以清除10%～60%。持续血液超滤也能清除万古霉素，如连续 12 小时持续静脉－静脉血液透析（CVVHD）可以清除 55%。因此，血液透析患者使用万古霉素时，要根据谷浓度给予维持量。腹透不能清除，但也有报道连续透析 15 小时以上可清除相当所给剂量的 40%。

【作用机制】

万古霉素具有抑制细菌细胞壁合成、抑制细菌 RNA 合成和直接损伤细菌细胞膜三重作用机制，并具有后抗菌作用。

　　万古霉素作用于细胞壁合成的第二个阶段,抑制细菌细胞壁的主要结构肽聚糖的形成。胞壁肽前体的 D- 丙氨酰 -D- 丙氨酸末端是万古霉素的结合位点。万古霉素结合到肽聚糖主干肽的 D- 丙氨酰 -D- 丙氨酸末端被认为就发生在新生成的细胞壁成分通过细胞膜被转运结合到其脂质载体上时。万古霉素的结合会抑制新的主干肽交联到已存在的细胞壁多肽上(转肽作用),同时因为万古霉素是大分子,在空间上也会抑制新细胞壁(聚糖)组分中的糖部分连接到原先细胞壁的糖上(葡萄糖基转移作用),使细胞壁不能形成三维空间结构而发挥杀菌效果。万古霉素还具有一定的损伤细菌细胞膜和抑制细菌 RNA 合成的作用。万古霉素拥有多个作用位点可部分地解释在绝大多数革兰氏阳性细菌中存在万古霉素的低频率耐药。在体外,万古霉素的浓度已经降至抑制水平以下时抗菌活性仍可继续维持大约 2 小时(后抗菌作用)。

【抗 菌 活 性】

　　一般情况下,万古霉素的抗菌谱被限定在革兰氏阳性需氧菌和更小范围的厌氧菌中。细菌被 4μg/ml 或更小浓度抑制时被认为敏感,MIC ≥ 16 μg/ml 时就是耐药。对除肠球菌和耐药葡萄球菌株外的多数微生物万古霉素都是杀菌剂。万古霉素对葡萄球菌,特别是金黄色葡萄球菌和表皮葡萄球菌(包括耐甲氧西林菌株)、肺炎链球菌、化脓性链球菌、肠球菌具有抗菌作用。艰难梭状芽孢杆菌和其他梭状芽孢杆菌通常对万古霉素高度敏感。芽孢杆菌、单核细胞李斯特菌、乳杆菌、厌氧球菌和部分放线菌、棒状杆菌、乳酸杆菌和李斯特菌常对万古霉素敏感。所有革兰氏阴性菌、明串珠菌、分枝杆菌对万古霉素天然耐药。万古霉素对葡萄球菌具有杀菌作用,但对肠球菌主要为抑菌作用。万古霉素 PK/PD 分类属于非浓度依赖性抗菌药物,具有一定的抗菌药物后效应,与治疗效果有关的 PK/PD 参数为 AUC/MIC。万古霉素联合氨基糖苷类显示出协同作用,与利福平联合作用效果不确定。

　　对甲氧西林敏感和耐药的金黄色葡萄球菌菌株以及大多数凝固酶阴性的葡萄球菌菌株对万古霉素高度敏感,经常被 0.25 ~ 4.0μg/ml 的浓度所抑制。然而某些金黄色葡萄球菌菌株对万古霉素的杀菌活性是耐受的 [最小杀菌浓度 / 最小抑菌浓度(MBC/IMIC)< 32]。对于链球菌,包括草绿色链球菌、厌氧和微需氧菌株,以及对青霉素敏感和耐药的肺炎链球菌,万古霉素都是敏感的。单核细胞李斯特菌的绝大多数菌株能被临床上可达到的万古霉素水平所抑制,但 MBC 可以大于 MIC,并且已经有了治疗失败的报道。

　　非白喉棒状杆菌,包括杰氏棒状杆菌,对万古霉素是高度敏感的(MIC ≤ 1mg/L)。乳杆菌种、串珠菌和片球菌可能是机会性致病菌,经常发生万古霉素耐药,MIC 可超过256mg/L。

　　万古霉素的厌氧谱包括厌氧和微需氧的链球菌,以及梭杆菌种包括产气荚膜梭菌和难辨梭状芽孢杆菌。放线菌的敏感性是可变的,而对像拟杆菌种一样的革兰氏阴性厌氧菌是耐药的。万古霉素对立克次体、衣原体、分枝杆菌和包括肠杆菌科在内的革兰氏阴性细菌几乎都没有活性。

【药敏检测】

一、药敏检测方法的选择

纸片扩散法、Etest 法和稀释法是比较常用的抗菌药物药敏检测方法。由于万古霉素分子质量较大，纸片药敏结果不能很好地反映万古霉素实际药敏情况，因此 CLSI 推荐纸片扩散法仅对检测 VRSA 可靠，但必须抑菌圈直径 ≤ 6mm。Etest 方法基于纸片扩散法，其测定的万古霉素的 MIC 值常比稀释法检测结果高 1 ~ 2 个稀释度。稀释法包括宏量稀释法、微量稀释法和琼脂稀释法，均是 CLSI 推荐的万古霉素敏感性测定的方法。因此，在判读万古霉素药敏时，需了解药敏检测方法。临床微生物实验室尽可能采用稀释法检测 MRSA 对万古霉素的敏感性。不建议临床微生物实验室由于某些原因采取不报告万古霉素药敏结果的做法。

二、折点改变及在敏感范围内的金黄色葡萄球菌的 MIC 漂移

为保证将治疗的风险降到最低，2006 年，CLSI 改变了万古霉素对金黄色葡萄球菌的药敏折点。2005 年的折点为 ≤ 4 mg/L，敏感；8 ~ 16mg/L，中介；≥ 32mg/L，耐药。2006 年的折点改为 ≤ 2mg/L，敏感；4 ~ 8 mg/L，中介；≥ 16mg/L，耐药，使万古霉素的体外药敏结果与临床治疗效果更为符合。文献报道折点 ≤ 2mg/L 的万古霉素在规定剂量下仍符合 PK/PD 血药浓度的要求，包括峰浓度在 20 ~ 40mg/L、谷浓度 10 ~ 15mg/L，最佳杀菌效应为 MIC 的 3 ~ 5 倍，单次给药间隔 $T > $ MIC 或 $T > $ 3MIC 以上时间应 > 40%，研究结果提示，当万古霉素 MIC 在 0.5 ~ 2mg/L 时，其 $T > $ MIC 和 $T > $ 3MIC 均可达 100%，对心内膜炎的疗效达 80% 以上。大规模的细菌耐药监测显示，万古霉素对 MRSA 仍保持很好的抗菌活性。不同研究机构，不同地区万古霉素对 MRSA 的敏感性（MIC 值）变化情况不同。美国已有少数研究中心报道，根据 E-test 或者肉汤稀释法药敏试验结果证实"万古霉素存在敏感折点范围内的 MIC 漂移"现象。STEINKRAUS 等报道美国一家医院血培养分离的 MRSA 菌株的万古霉素 MIC 值从 2001 年的 0.62mg/L 上升到 2005 年的 0.94mg/L。而同时，美国也有机构根据其 1999 ~ 2006 年的万古霉素 MIC 监测数据称万古霉素 MIC 值并无漂移现象。西班牙一家医院对近 3000 株 MRSA 采用 CLSI 肉汤稀释法操作规程测定其万古霉素 MIC 值后，否定存在"万古霉素 MIC 值漂移"。英国和爱尔兰的多家研究中心对其 2001 ~ 2007 年的菌株 MIC 值重新检测的结果明确证实万古霉素对 MRSA 的 MIC 值不但没有出现漂移，反而还有逐年下降的趋势，因此如果采用历史数据去检测细微的 MIC 漂移是会被误导的。另外，分析 1998 ~ 2003 年 SENTRY 耐药检测项目 35 458 株 MRSA 的数据，也提示采用标准 CLSI 方法检测所得万古霉素 MIC 值并未发生变化。国内关于 MRSA 对万古霉素耐药性漂移的研究较少，特别是缺乏基于 MIC 值变

化的系列研究。

三、对革兰氏阳性细菌的耐药变迁及对临床治疗的影响

1. MRSA

大量耐药监测数据显示万古霉素对 MRSA 仍保持很好的抗菌活性。全球仅出现 9 株 VRSA。2010 年中国 CHINFT 和卫生部耐药监测的结果提示未发现 VRSA。全球有报告 hVISA，hVISA 指金黄色葡萄球菌母代对万古霉素的 MIC 值在敏感范围以内（MIC ≤ 2mg/L），而子代却含有少量能在 ≥ 4 mg/L 的万古霉素培养基上生长的耐药亚群，发生率为 $1/10^6$。但各研究报告发生率高低不一，hVISA 大多发生在万古霉素 MIC 较高（1 ~ 2mg/L）的菌株中，目前还没有较好的常规检测方法，国内陈宏斌和王辉报道 hVISA 为 9.5%。hVISA 和 VISA 的出现究竟有多少临床意义仍然存在争议，其原因除了此类概念的定义和实验室检测仍未达成统一标准外，更主要是缺乏好的回顾性研究。并且不同研究机构研究结果不一。

万古霉素 MIC 值与临床疗效的关系有不同的观点，包括 MRSA 对万古霉素 MIC 值的高低分布与临床治疗的预后相关和不相关，并均有文献支持。不同的地域、不同的研究机构报道数据不同。由于缺乏菌株分子生物学分型的数据，缺乏万古霉素 MIC 值的变化与临床疗效研究，无法区别是由于新的克隆出现，还是由于万古霉素敏感克隆在总的克隆群体里的减少导致敏感性下降。所以上述异同目前还无法统一。因此，加强本地区的监测，临床用药参考本国家、本地区、本单位的数据是最有价值的。IDSA《MRSA 指南》提示，由 MRSA 引起的化脓性皮肤和软组织感染、MRSA 肺炎、菌血症和心内膜炎等首选万古霉素，如发生疗效不佳，不管 MIC 值的高低，应寻找适合的替代药。

2. 肠球菌

全球万古霉素对肠球菌的耐药性有很大的不同，中国 CHINET 2009 年耐药监测结果显示万古霉素对粪肠球菌和屎肠球菌的耐药率分别为 0.3% 和 3.5%。2009 年卫生部耐药监测耐药率分别为 1.1% 和 4.1%。2010 年卫生部耐药监测结果提示万古霉素对粪肠球菌和屎肠球菌的耐药率分别为 0.8% 和 3.8%。

3. 青霉素耐药肺炎链球菌（PRSP，青霉素 MIC ≥ 4mg/L）

2009 ~ 2010 年中国细菌耐药监测结果提示 PRSP 平均分离率为 10%。2010 年卫生部耐药监测结果提示未检出万古霉素耐药的肺炎链球菌，未出现万古霉素耐药的溶血性链球菌。

4. 其他革兰氏阳性细菌

至今全球未见报道万古霉素耐药的艰难梭菌、李斯特菌、棒状杆菌等革兰氏阳性细菌，提示可作为上述细菌感染时的选择。

【临床应用】

一、呼吸系统感染

（一）耐药革兰氏阳性球菌肺部感染

1. MRSA

呼吸系统 MRSA 感染主要有社区相关 MRSA 肺炎（CA-MRSA pneumonia）和医院相关 MRSA 肺炎（HA-MRSA pneumonia），后者包括呼吸机相关肺炎（ventilator-associated pneumonia，VAP）、医疗护理机构相关肺炎（healthcare asso-ciated pneumonia，HCAP）。CA-MRSA 与 HA-MRSA 在发病场所、易感人群、临床表现、MRSA 菌株毒力因子、基因表型和药敏谱等均有明显不同。但是近年来在一些医院中 CA-MRSA 株正成为医院 MRSA 感染的优势株，同样 HA-MRSA 株也在社区感染中出现，因此有人主张采用社区发病 MRSA（community onset-MRSA，CO-MRSA）和医院发病 MRSA（hospital onset-MRSA，HO-MRSA）的名称，不强调菌株表型的差异。有研究显示金黄色葡萄球菌在 HCAP、医院获得性肺炎（hospilal-acquired pneumonia，HAP）和 VAP 的频率都在 40% 以上，显著高于社区获得性肺炎（community-acquired pneumonia，CAP）的 25.5%（$P < 0.001$），在 HCAP 中 MRSA 占金黄色葡萄球菌比例达 58.5%，是各类肺炎中最高的。

2. 青霉素不敏感肺炎链球菌（PNSP）

PNSP 包括青霉素中介肺炎链球菌（PISP）和 PRSP，其发生率在不同国家甚至同一国家不同地区都有显著差异。2005 ~ 2006 年我国 9 家教学医院分离的 417 株肺炎链球菌耐药性分析显示，PNSP 的发生率为 47.5%（PRSP 24.5%、PISP 23%）；其中儿童患者 PNSP 发生率（69.4%）显著高于成人（35.5%）。2009 年中国 CHINET 监测网分离到革兰氏阳性菌 12 668 株（29.0%），其中肺炎链球菌成人分离株 159 株，儿童分离株 710 株，均为非脑膜炎菌株；成人株中青霉素敏感肺炎链球菌（PSSP）、PISP 和 PRSP 分别为 95.0%、3.8% 和 1.3%，儿童株中分别为 68.9%、17.5% 和 13.7%。所有肺炎链球菌均对红霉素和克拉霉素耐药性极高，均出现少数喹诺酮类抗菌药物耐药株，未发现万古霉素耐药株。

3. 耐药肠球菌

屎肠球菌较粪肠球菌易于耐药，多种药物均可耐药，具有临床重要意义的是获得性高水平氨基糖苷类耐药（固有氨基糖苷类耐药均为低水平）和万古霉素耐药，尤其是后者。目前我国肠球菌临床分离株对万古霉素耐药率较西方国家明显为低，大多不超过 3%。肠球菌肺炎不常见，2010 年国内有报道经肺穿刺组织培养确诊的屎肠球菌肺脓肿，并检索国内外文献，仅查到 13 例肠球菌肺炎或肺脓肿，其中屎肠球菌肺脓肿 3 例。有研究表明，在呼吸机相关肺炎中肠球菌仅占 1%，多见于接受口咽部或消化道局部抗生素预防的患者，以粪肠球菌为主。

（二）经验性抗 MRSA 治疗的指征

1. 社区获得性肺炎

一般说，CAP 经验性抗菌治疗主要针对肺炎链球菌、流感嗜血杆菌和非典型病原体。我国 CAP 中缺少 MRSA 的确切资料。借鉴国际经验，建议遇有以下情况时应考虑覆盖 MRSA：

（1）重症肺炎，且影像学呈现坏死性肺炎。

（2）流感并发细菌性肺炎。

（3）免疫功能低下或罹患多种严重基础疾病。

（4）群聚或不健康的生活方式，如军营中的士兵、监狱中的犯人等。

（5）从事身体密切接触的某些体育运动（如橄榄球）的运动员（主要为皮肤感染，重症患者可能累及肺部）。

（6）静脉毒瘾。

（7）其他参考因素，如当地检出率高、有 MRSA 感染或定植病史、与感染患者有密切接触史等。

2. 医院获得性肺炎

晚发性 HAP（包括 VAP）病原菌中 MRSA 占 20% ~ 30%。凡有下列危险因素时需要加用抗 MRSA 治疗：

（1）长期住院特别是长期住 ICU，或来自护理院的患者，或近 90 天内曾住院 ≥ 2 次，以及在门诊接受化疗、透析和伤口处理者。

（2）年龄 ≥ 65 岁。

（3）机械通气治疗 ≥ 5 天。

（4）有近 3 个月内接受抗菌药物治疗史。

（5）下呼吸道分泌物涂片镜检见到革兰氏阳性球菌。

（6）严重脓毒症或脓毒症休克。

（7）其他参考因素，与 CAP 同。

具备 ≥ 2 项危险因素者经验性抗 MRSA 治疗的指征更强。

3. PRSP 肺炎

万古霉素的治疗指征为住院（包括住 ICU）的重症 CAP 患者，如果存在 PRSP 风险（如发病前 3 个月内用过抗菌药），又对 β- 内酰胺类严重过敏者，或青霉素 MIC ≥ 4mg/L 时。

4. 耐药肠球菌肺炎

万古霉素仅在 β- 内酰胺酶阳性、青霉素耐药的粪肠球菌确诊者中可以应用，但此种情形很少见。

（三）万古霉素应用要点

（1）万古霉素经验性用于 CAP 时，建议联合甲氧西林敏感金黄色葡萄球菌（MSSA）

敏感的药物（苯唑西林、双氯西林、头孢唑啉等），直至鉴定为 MRSA 时改用万古霉素单药治疗。至于 PRSP，一般只作目标治疗（肺炎链球菌青霉素 MIC ≥ mg/L），而不用作经验性治疗。

（2）万古霉素经验性治疗 HAP 适用于近 3 个月内未使用过糖肽类药物者。用作目标治疗，适用于 MRSA 对万古霉素 MIC < 2mg/L 者。

（3）万古霉素使用剂量参考前述，治疗肺炎特别是 HAP（含 VAP）要求谷浓度达到 15 ~ 20mg/L。肾功能正常者给药剂量 15 ~ 20mg/kg，每 8 ~ 12 小时一次，肾功能减退者剂量调整见药学部分。

二、中枢神经系统感染

（一）经验性治疗

医院获得性脑膜炎，尤其是颅脑手术后有脑室引流、脑部医用装置者，主要病原菌为金黄色葡萄球菌、凝固酶阴性葡萄球菌、肠杆菌科细菌、铜绿假单胞菌、不动杆菌属等，经验治疗选用第三、四代头孢菌素或美罗培南联合万古霉素。

（二）目标性治疗

1. 肺炎链球菌

如分离的菌株对青霉素高度耐药者（青霉素 MIC > 1mg/L），可选用万古霉素单用或联合利福平。

2. 葡萄球菌

MSSA 感染宜采用耐酶青霉素如苯唑西林或氯唑西林，因其血脑屏障通透性较差，可辅以庆大霉素鞘内注射。青霉素过敏者可采用万古霉素单用或联合利福平等。中枢神经系统 MRSA 感染首选万古霉素，如单用效果不佳，推荐联合利福平（600mg qd 或 300 ~ 450mg bid）治疗脑膜炎、脑脓肿、硬膜下积脓和硬脊膜下脓肿、细菌性海绵窦或静脉窦栓塞等中枢神经系统感染。在常规治疗剂量无效的情况下，可以考虑连续、大剂量静脉持续应用万古霉素。在负荷剂量为 15mg/kg，之后以 50 ~ 60mg/kg 每天持续静脉应用的情况下，万古霉素脑脊液浓度可以明显升高，达到常规情况的 2 倍。通常情况下，万古霉素的耐受性良好。凝固酶阴性葡萄球菌脑膜炎抗感染药物的选用与金黄色葡萄球菌相同。

针对分流管相关的 MRSA 感染，拔除分流管和开通脑室外引流至关重要。经多次重复脑脊液培养阴性的情况下，才考虑放置新引流管。即使经过脑室内或全身应用抗生素，保管治疗的失败率也很高。而一旦分流管拔除后，全身抗菌药治疗也通常有效。虽然目前没有临床证据指导治疗，在全身抗菌药治疗失败的情况下，可以考虑脑室内应用万古霉素或达托霉素。

3. B 组链球菌

对 β- 内酰胺类药物过敏的患者可选用万古霉素。

4. 肠球菌

氨苄西林耐药菌株或青霉素过敏者，治疗选用万古霉素。

（三）神经外科手术预防用药

MRSA 是最主要的神经外科术后感染病原菌，美国研究表明，分流术后感染率为 5% ~ 15%，其中葡萄球菌感染占 62% ~ 75%，意大利有研究表明，MRSA 感染占 39%。意大利的一项随机对照研究对比了头孢唑林和万古霉素作为分流手术围手术期抗感染治疗的效果，结果发现万古霉素能更有效地降低术后分流管感染的发生率（4% 比 140%，$P=0.03$），感染死亡率也明显降低。因此建议，创伤或者植入物手术，如为 MRSA 高发病区的高危患者可于术前 1 小时预防性应用万古霉素 1.0g，而普通清洁手术，于术前 1 小时预防性应用头孢唑林 1.0g。

三、血流感染

（一）定义

（1）自一份或多份血标本中分离出病原微生物。

（2）具有全身感染相应的临床表现，如发热、畏寒、低血压等。

（二）经验治疗

血流感染的病原菌以革兰氏阳性菌为主，约占所有致病菌的 2/3。医院获得性血流感染的病原菌主要为凝固酶阴性葡萄球菌、金黄色葡萄球菌、肠球菌属、念珠菌属、大肠埃希菌、克雷伯肺炎杆菌、假单胞菌属、肠杆菌属等。耐药葡萄球菌和肠球菌已成为医院内血流感染最常见的病原菌。

成人危及生命的血流感染，如无明显感染灶，但考虑源于皮肤或腹腔，则抗菌药物治疗需覆盖 MRSA，通常选用万古霉素，如怀疑为万古霉素耐药肠球菌（VRE），则加用利奈唑胺、达托霉素或奎奴普丁 / 达福普汀。

静脉导管相关血流感染的常见病原菌为金黄色葡萄球菌和表皮葡萄球菌及其他凝固酶阴性葡萄球菌。治疗选用万古霉素或达托霉素。如为免疫功能缺陷患者，如烧伤或粒细胞缺乏者，除上述病原外，尚有假单胞菌属、肠杆菌属、杰氏棒状杆菌、曲霉属和根霉属；治疗选用万古霉素联合抗假单胞菌第三代头孢菌素或抗假单胞菌青霉素、碳青霉烯类、第三代头孢菌素联合抗假单胞菌氨基糖苷类。

新生儿血流感染晚期发病（1 ~ 4 周）的常见病原菌为 B 组溶血性链球菌、大肠埃希菌、克雷伯菌属、肠杆菌属，此外尚有流感嗜血杆菌及医院获得性感染的病原菌如金黄色葡萄球菌、凝固酶葡萄球菌和假单胞菌属。如新生儿入住 ICU 且有中央静脉留置导管者加用万古霉素，如气管内插管考虑应用替卡西林 / 克拉维酸，如怀疑有坏死性小肠结肠炎加用甲硝唑或克林霉素。

儿童血流感染的主要病原菌为肺炎链球菌、脑膜炎奈瑟菌、流感嗜血杆菌和金黄色葡萄球菌，原发病灶多为脑膜炎或肺炎。中枢神经系统感染宜联合万古霉素，并需监测血药浓度，应尽量避免应用于新生儿。

（三）目标治疗

（1）葡萄球菌：MRSA 非复杂性血流感染成年患者应给予至少 2 周万古霉素或达托霉素静脉滴注。对于复杂性血流感染患者（细菌血培养阳性，不符合上述非复杂性血流感染的标准），依据感染的严重程度，建议疗程 4 ~ 6 周。一些专家建议应用达托霉素。对于 MRSA 血流感染，不推荐在万古霉素治疗基础上加用庆大霉素或利福平。对于 MSSA 血流感染不推荐首选万古霉素，但可用于青霉素过敏患者，必要时可联合利福平等。凝固酶阴性葡萄球菌血流感染的处理同金黄色葡萄球菌。

（2）PRSP：可选择万古霉素单用或联合利福平。

（3）肠球菌血流感染：万古霉素用于氨苄西林耐药菌株感染或青霉素过敏患者。

（4）注意事项：应进行临床评估明确感染源和感染程度，并对其他部位感染进行清除和（或）清创。推荐起始血培养阳性 2 ~ 4 天后再行血培养，而后根据需要进行，以明确血流感染是否清除。推荐对所有血流感染成人患者行超声心动图检查以明确有否合并心内膜炎。

四、肿瘤患者中性粒细胞缺乏伴发热

（一）定义

（1）发热指单次口温测定 $\geqslant 38.3℃$，或体温 $\geqslant 38.0℃$ 持续超过 1 小时。

（2）中性粒细胞（ANC）缺乏指 $ANC < 0.5 \times 10^9/L$，或预期以后 48 小时 ANC 减少至 $< 0.5 \times 10^9/L$。

（二）经验性治疗

（1）对于预期缺乏的时间较长（> 7 天）或严重缺乏（$ANC \leqslant 0.1 \times 10^9/L$）和（或）存在明显的内科合并病，如低血压、肺炎、新发腹痛或神经系统变化的高危患者，应尽早住院进行经验性抗感染治疗。

（2）ANC 缺乏伴发热患者的经验性抗感染治疗首先考虑使用抗革兰氏阴性杆菌的广谱抗生素，是否需要加用万古霉素应当考虑其特定的指征：

1）血流动力学不稳定或有其他严重脓毒症证据。

2）在最终鉴定和敏感性检测结果出来前，血培养革兰氏阳性菌阳性。

3）MRSA 或 PRSP 定植。

4）严重黏膜炎，尤其是应用氟喹诺酮类药物预防。

5）X 线摄片检查确认的肺炎。

6）临床疑有严重导管相关感染（例如经导管输液时发冷或寒战和导管出入部位周围蜂窝织炎）。

7）任一部位的皮肤或软组织感染。

（三）发热和中性粒细胞缺乏期间调整抗菌药物时万古霉素选择

（1）临床已证实革兰氏阳性菌感染部位和（或）分离出 MRSA 时应当加用万古霉素。

（2）ANC 缺乏伴发热患者初始应用标准剂量的抗革兰氏阴性菌广谱抗生素治疗后血流动力学仍不稳定者，应扩大抗菌谱，包括覆盖耐药革兰氏阴性、革兰氏阳性和厌氧细菌及真菌在内的抗菌药物，此时可以选用万古霉素。

（四）使用疗程

（1）对于有临床或微生物学感染证据的患者，疗程取决于特定的微生物和感染部位。适当的万古霉素治疗应持续用于整个 ANC 缺乏期间，直至 $ANC \geqslant 0.5 \times 10^9/L$，如临床需要，用药时间可延长。

（2）如果未发现临床或革兰氏阳性菌感染证据，应予给药 2 天后停用。

五、骨关节感染

化脓性骨髓炎最常见的病原菌为金黄色葡萄球菌，占 80% 以上。引起血源性骨髓炎的原发病灶大多位于体表，部分患者无明显原发病灶。

在开始抗菌治疗前，先留取相应标本送细菌培养，以尽早明确病原菌和药敏结果。尽早开始抗菌药物经验性治疗，最佳的抗菌药物给药方式尚未确立，可根据患者个体情况选择胃肠外、口服或先胃肠外继以口服。应同时进行外科清创去除死骨或异物，但血源性骨髓炎通常不需外科处理。抗菌药物治疗初始选用万古霉素 1.0g q12h 或达托霉素 6mg/kg qd 静脉滴注，继以复方磺胺甲硝唑 2 片 bid，首剂加倍联合利福平 600mg qd、利奈唑胺 600mg bid 或克林霉素 600mg tid 口服。亦可在上述抗生素的基础上加用利福平口服。对于同时伴发血流感染的患者，血中病原菌清除后应加用利福平。治疗 MRSA 骨髓炎的疗程至少 8 周。部分专家建议再以口服利福平为基础（慢性感染或未行清创者可能时间更长），并联合复方新诺明、多西环素 / 米诺环素、克林霉素或氟喹诺酮类继续治疗 1 ~ 3 个月。使用钆的磁共振成像是优选的成像模式，特别是发现早期骨髓炎和相关的软组织疾病。红细胞沉降率（ESR）和 C 反应蛋白（CRP）水平有助于评估治疗反应。

1. 化脓性关节炎

金黄色葡萄球菌为成人细菌性关节炎最常见的病原菌。治疗需全身应用抗菌药物，并予以关节引流。化脓性关节炎应尽早予以经验性治疗，否则关节软骨可被脓液消化溶解，影响关节功能。应用抗菌药物前，需抽取关节腔渗出液或脓液进行涂片革兰氏染色及细菌培养。经验性治疗应依据革兰氏染色结果、年龄及危险因素选用抗菌药物。如为革兰氏染色阳性，经验性治疗选用的抗菌药物应覆盖金黄色葡萄球菌和链球菌属。建议疗程3~4周。

2. 人工装置相关骨关节感染

术后早期发生的感染常为围手术期伤口污染，最常见的病原菌为凝固酶阴性葡萄球菌。关节置换术3个月后发病者常系血源性感染，金黄色葡萄球菌、链球菌属、革兰氏阴性需氧菌及厌氧菌为最常见的病原菌。

对于早发（<术后2个月）或急性血源性人工关节感染，如植入物稳定、症状持续时间≤3周和清创术后（但保留人工装置），推荐初始胃肠外治疗加利福平口服2周，继以利福平联合氟喹诺酮类、磺胺甲噁唑、四环素或克林霉素3~6个月，分别用于髋关节或膝关节。对于植入物不稳定、迟发感染或症状持续>3周者，如可能应及时清创并移除装置。

对于早发的脊柱植入物感染（<术后30天）或植入物位于活动性感染部位，推荐初始胃肠外治疗加利福平，而后长期口服治疗，胃肠外和口服治疗的最佳疗程尚不明确。口服治疗应持续至脊柱融合。对于迟发感染（放置植入物后>30天），如可能应移除人工装置。

长期口服抑制性抗菌药物，如复方磺胺甲噁唑、四环素类、氟喹诺酮类（由于氟喹诺酮类存在潜在耐药性，所以应该与利福平合用，尤其是不能实施充分外科清创时）或克林霉素，在部分病例可联合或不联合利福平，特别是不能移除装置时。

六、感染性心内膜炎

感染性心内膜炎（IE）是指心脏内膜的感染。尽管有内科、外科等积极干预治疗，IE的罹患率和病死率仍然较高。引起IE的常见病原体呈现多元化，以及抗微生物药物耐药性的增加，更是产生了诸多治疗上的问题。参考国际上重要文献，下面就万古霉素在IE经验性和目标性治疗中的地位简述如下。

（一）经验治疗

1. 自体瓣膜感染性心内膜炎

（1）瓣膜病或先天性心脏病（非静脉吸毒者）：病原体通常为草绿色链球菌（30%~40%）、其他链球菌（15%~25%）、肠球菌（5%~18%）、葡萄球菌（包括凝固酶阴性葡萄球菌，20%~35%）。药物治疗：首选方案为青霉素、氨苄西林、萘夫西林或苯唑西林+庆大霉素。推荐备选治疗方案可选用万古霉素+庆大霉素。

（2）自体瓣膜感染性心内膜炎（静脉吸毒者）：同时有或无右心心内膜炎的证据，常见病原体为金黄色葡萄球菌（包括MRSA和MSSA），其他菌少见。药物治疗首选方案为万古霉素。

2. 人工瓣膜感染性心内膜炎

早期（术后<2个月），常见感染病原体为表皮葡萄球菌或金黄色葡萄球菌，罕见的

有肠杆菌属、类白喉杆菌、真菌等。后期（术后＞2个月）常见感染病原体为表皮葡萄球菌或草绿色链球菌、肠球菌、金黄色葡萄球菌等。治疗方案均可选择万古霉素＋庆大霉素＋利福平。

3. 起搏器或除颤器感染

感染病原体通常为金黄色葡萄球菌（40%）、表皮葡萄球菌（40%）、革兰氏阴性杆菌（5%）、真菌（5%）。治疗方案首选去除装置＋万古霉素＋利福平，备选方案为去除装置＋达托霉素 ± 利福平。

4. 化脓性心包炎

感染病原体通常为金黄色葡萄球菌、肺炎球菌、A族链球菌、肠杆菌科等。经验性治疗首选万古霉素＋环丙沙星，其次可选用万古霉素＋头孢吡肟。

5. 心室辅助装置相关性感染

感染病原体通常为金黄色葡萄球菌、表皮葡萄球菌、需氧革兰氏阴性杆菌及念珠菌属。治疗原则：首先对血、伤口、导线、埋藏部位及泵尽可能做培养，然后选用万古霉素＋环内沙星或左氧氟沙星＋氟康唑 800mg iv qd。

（二）目标治疗

1. 天然瓣膜感染性心内膜炎

（1）血培养结果病原体为链球菌：①血培养结果病原体为草绿色链球菌或牛链球菌，药敏试验结果为青霉素 G MIC ≤ 0.1mg/L。首选方案为青霉素 G＋庆大霉素或头孢曲松。若青霉素 G 和头孢曲松过敏，用万古霉素，最大剂量 2g/d，除非有 TDM。②血培养结果病原体为草绿色链球菌或牛链球菌、营养变异株链球菌、耐药链球菌等，药敏试验结果为青霉素 G MIC 0.1 ~ 0.5mg/L。治疗首选方案为青霉素 G＋庆大霉素。备选方案可用万古霉素（最大剂量 2 g/d，除非有 TDM）。③血培养结果病原体为"敏感"肠球菌或草绿色链球菌、牛链球菌、营养变异株链球菌 C，药敏试验结果为青霉素 G MIC ≥ 0.5mg/L，肠球菌对氨苄西林/青霉素 G、万古霉素、庆大霉素敏感。治疗首选方案：青霉素 G＋庆大霉素或氨苄西林＋庆大霉素。备选方案：万古霉素＋庆大霉素。

（2）血培养结果病原体为肠球菌：①对青霉素 G/氨苄曲林耐药，药敏试验结果为青霉素 G MIC ＞ 16 mg/L，对庆大霉素敏感。治疗方案仅可选用万古霉素＋庆大霉素。②对万古霉素耐药，通常为屎肠球菌，药敏试验结果为对青霉素 G/氨苄西林耐药＋庆大霉素/链霉素高度耐药＋万古霉素耐药。药物治疗上尚无可靠的有效治疗，替考拉宁对耐万古霉素肠球菌的一个亚群有效，达托霉素是一种选择，也可试用利奈唑胺或奎奴普丁/达福普汀。

（3）血培养结果病原体为金黄色葡萄球菌：① MSSA 首选方案为萘夫西林（苯唑西林）＋庆大霉素，备选方案可用头孢唑啉＋庆大霉素、万古霉素。② MRSA 首选方案为万古霉素。FDA 未批准达托霉素用于左室心内膜炎。

IDSA《MRSA 指南》对于感染性心内膜炎成年患者，推荐 6 周万古霉素或达托霉素静脉注射治疗。对于菌血症及自体瓣膜感染性心内膜炎，不推荐在万古霉素治疗基础上加用庆大霉素。对于菌血症及自体瓣膜感染性心内膜炎，不推荐在万古霉素治疗基础上加用利福平。

（4）三尖瓣感染（常见于静脉毒瘾者）者：① MSSA 首选方案为萘夫西林（苯唑西林）＋庆大霉素，若青霉素过敏可选用万古霉素＋庆大霉素，疗程为 2 周；或选用达托霉素。② MRSA 首选方案为万古霉素，备选方案中达托霉素治疗右侧心内膜炎与万古霉素疗效相当，对左侧心内膜炎疗效均差。

2. 人工瓣膜感染性心内膜炎

对血培养结果为表皮葡萄球菌阳性者，可选用万古霉素＋利福平＋庆大霉素，14 天；对于血培养结果为 MSSA，可选用萘夫西林＋利福平或庆大霉素；若为 MRSA，则选择万古霉素＋利福平＋庆大霉素，14 天。

IDSA《MRSA 指南》推荐人工瓣膜感染性心内膜炎选用万古霉素静脉给药，联用利福平 300mg，口服或静脉给药，q8h，至少治疗 6 周；加用庆大霉素静脉给药，每剂 1mg/kg，q8h，治疗 2 周。

七、皮肤和软组织感染

皮肤和软组织感染（skin and soft-tissue infection，SSTI）十分普遍，包括脓疱疮、丹毒、蜂窝织炎、坏死性筋膜炎和气性坏疽、动物咬伤后的感染、外科手术切口的感染等，而尤以社区获得的 SSTI 为多见。社区获得的 SSTI 一般为轻到中等严重程度。单纯的脓肿或疖仅行切开引流术多可治愈，抗菌药物治疗可推荐用于伴有下列情况的复杂性 SSTI：严重或广泛性感染；较深的软组织感染、手术或外伤伤口感染、大脓肿、蜂窝织炎，有并发症或免疫抑制状态时；高龄或年幼患者；脓肿部位难以引流；有相关的脓毒性静脉炎；行单纯切开后引流无效等。

链球菌与金黄色葡萄球菌是皮肤和软组织感染的常见细菌，一般情况下轻度的皮肤及软组织感染可予以半合成青霉素、第一代或第二代头孢菌素、大环内酯类或克林霉素，这些抗菌药物均具有良好疗效。当前 MRSA 及耐红霉素的化脓性链球菌感染给治疗带来了挑战，经验性治疗应该覆盖这些耐药株。但是目前有 50% 的 MRSA 同时对克林霉素耐药。尽管报道多西环素及米诺环素有 21% 的治疗失败率，大多数社区获得性 MRSA 仍对复方磺胺甲噁唑和四环素类敏感。因此，门诊患者仍可接受以上药物治疗，但需在 24 ～ 48 小时后时重新评估以判断疗效，如对以上药物过敏或者无临床应答，可考虑换用万古霉素等具有显著抗 MRSA 疗效的药物。

因为社区相关 MRSA 有一定的发生率，在金黄色葡萄球菌感染的病例中，临床需同时检测药敏以选择敏感药物。在使用万古霉素等药物的患者中，可根据药敏检测结果及初治疗效评估，选择降阶梯治疗。万古霉素用于成人病例时的剂量为 1.5 ～ 2.0g/d，分 2 ～ 3 次给药，儿童病例中的给药剂量为 40mg/（kg·d），分 3 ～ 4 次静脉给药。推荐疗程为 7 ～ 14 天，但应根据患者临床应答情况进行个体化处理。

八、艰难梭菌感染

艰难梭菌是人类肠道中的正常菌群，使用抗菌药物后可导致该菌过度生长。艰难梭菌感染（CDI）的定义为患者每日解不成型粪便 3 次或以上，并且粪便检测艰难梭菌毒素阳性或培养产毒素艰难梭菌阳性；或结肠镜检查或组织病理学证实为假膜性肠炎。处理需立即停用可能诱发 CDI 的抗菌药物，因其可能会增加 CDI 复发的风险。当疑似严重或复杂 CDI 感染时，应立即开始经验性治疗。若粪便毒素检测阴性，开始、停止或继续治疗必须个体化。如有可能应避免使用抗肠动力药物，因为这有可能使症状模糊不清，并可突然发生中毒性巨结肠。治疗初次发作的轻中度 CDI 首选甲硝唑，每次 500mg，tid，疗程10 ~ 14 天。治疗初次发作的重症 CDI 首选万古霉素，每次 125mg，qid，疗程 10 ~ 14 天。治疗严重复杂的 CDI 推荐万古霉素口服给药（若有肠梗阻也可直肠给药），单用或联合甲硝唑静脉滴注。万古霉素剂量为每次 500mg，qid，po，或 500mg 溶于 100ml 0.9% 氯化钠溶液，每 6 小时 1 次保留灌肠；甲硝唑剂量为每次 500mg，q8h，iv。特别严重的患者可考虑切除结肠。CDI 首次复发治疗方案通常与初次发作相同，但应与初次发作一样，根据病情严重程度分层（轻至中度、重度、复杂重度）治疗。治疗第 2 次或以后的 CDI 复发可选用万古霉素，下一步治疗方案优先选择剂量递减疗法和（或）冲击疗法。队列研究结果提示甲硝唑对于缓解症状作用与万古霉素相仿，但近期有报道甲硝唑疗效有所下降。

九、儿科感染

万古霉素是儿科针对革兰氏阳性菌感染的常用抗生素，适用于革兰氏阳性菌严重感染，尤其适用于 MRSA、甲氧西林耐药凝固酶阴性葡萄球菌（MRCNS）、肠球菌属、PRSP 和多重耐药肺炎链球菌（MDRSP）等所致的感染。万古霉素也可用于对青霉素类过敏的革兰氏阳性菌感染，尤其病情严重者。本部分重点论述万古霉素在儿童 MRSA 中的治疗地位。

（一）应用指征

1. MRSA 肺炎

对于 CA-MRSA 或 HA-MRSA 肺炎患儿，推荐万古霉素静脉给药。虽然对万古霉素在肺上皮衬液中浓度的有效性及其在痰液中的穿透性存在争议，但万古霉素在肺泡巨噬细胞内和气管、支气管黏膜中浓度足可杀灭 MRSA。我国 MRSA 菌株对克林霉素的耐药率较高，故不宜经验首选克林霉素。

2. MRSA 中枢神经系统感染

推荐万古霉素静脉给药，儿童患者有推荐联合美洛培南静脉给药，也有建议加用利福平。脑积水引流管感染者，应先取出引流管直至脑脊液重复培养阴性后再置入。如果存在有脑脓肿、脑膜下积脓、脑膜外积脓、海绵窦和（或）硬脑膜静脉窦脓毒性栓塞等并发症，静脉万古霉素应用的同时，神经外科的及时干预和切开引流十分重要。

3. MRSA 菌血症和（或）感染性心内膜炎

MRSA 菌血症推荐万古霉素静脉给药，剂量为每次 15mg/kg，q6h。对无并发症的 MRSA 菌血症，疗程至少 2 周；对于存在高危因素、合并感染性心内膜炎者，按上述剂量给药但疗程必须延长至 4 ~ 6 周。有心内膜炎临床迹象的患儿，超声心动图的跟踪评估是重要的，必要时可行经食管超声心动图。对于 MRSA 菌血症和（或）感染性心内膜炎患儿，万古霉素应常规联合利福平治疗。

4. MRSA 骨关节感染

MRSA 骨关节感染治疗的首要原则是手术清创及软组织脓肿引流。对于急性出血性 MRSA 骨髓炎和化脓性关节炎患儿，推荐静脉给予万古霉素，疗程应有个体化调整。

5. SSTI

儿科 SSTI 多由 CA-MRSA 引起。重症复杂性皮肤软组织感染（cSSTI）或 SSTI 患儿存在有并发菌血症高度危险者，初始治疗推荐使用万古霉素静脉给药。初始临床治疗效果不佳但体外药敏试验提示万古霉素敏感者，仍可继续使用，但需联合利福平或夫西地酸治疗。

6. 新生儿 MRSA 感染

轻症足月新生儿脓疱病，局部使用莫匹罗星即可。对于早产儿或低出生体重儿脓疱病或者感染病灶广泛的足月新生儿，起始治疗即推荐万古霉素静脉给药。对于新生儿 MRSA 脓毒症，优先推荐万古霉素静脉给药。

（二）使用剂量、用法和疗程

作为时间依赖性抗菌药物的万古霉素是一种杀菌剂。肾功能正常患儿消除半衰期 6 ~ 8 小时，因此万古霉素每日使用剂量必须分次使用，推荐万古霉素的治疗剂量是每次 15mg/kg（据实际体重），q6h，静脉滴注。决定万古霉素杀菌活性和药效的指标是 $AUC_{0~24h}/MIC$。TDM 最佳监测参数是其谷浓度，在分次用药至第 4 次给药前测定万古霉素血清谷浓度，最佳值应达到 15 ~ 20mg/L，届时 $AUC_{0~24h}/MIC$ 达到 400mg/（h·L），药物组织穿透力和临床预后均可能明显改善。

万古霉素疗程因不同感染部位而异：cSSTI 患儿建议 5 ~ 10 天；MRSA 菌血症及感染性心内膜炎 2 ~ 6 周，MRSA 化脓性关节炎至少 3 ~ 4 周，化脓性骨髓炎患儿至少 4 ~ 6 周，与此同时的手术清创及软组织脓肿引流是十分重要的治疗手段；MRSA 脑膜炎至少 2 周，儿科患者宜联合使用利福平，对并发脑脓肿、硬膜下积脓、硬膜外脓肿者需延长至 4 ~ 6 周。

（三）儿科万古霉素使用的若干问题

（1）根据我国《抗菌药物临床应用指导原则》，万古霉素的合理使用应该是具有上述适应证的患儿，不推荐万古霉素作为一般革兰氏阳性菌感染患儿经验性治疗的首选药物，也不推荐其广泛地作为预防性用药。对 ANC 缺乏伴发热的患儿，下列情况下有经验性选用万古霉素的指征：血流动力学不稳定或有严重脓毒症证据者；胸部 X 线片证实为肺炎者；血培养已初步证实为革兰氏阳性菌，尽管尚未最后确认和进行药敏试验者；临床怀疑为严重导管相关性感染者；身体任何部位皮肤软组织感染者；有 MRSA、VRE 或 PRSP 定植者；严重黏膜炎症者。

（2）万古霉素有一定的肾、耳毒性，尤其是联合应用氨基糖苷类抗菌药物时，这在儿科患者中应尤其注意。

（3）万古霉素 MIC 值与临床治疗结局有一定的关系，MIC ≤ 1mg/L 者治疗成功率高；MIC 为 1 ~ 2mg/L 者虽然仍处于敏感范围，但治疗成功率明显下降；MIC ≥ 2mg/L 者不推荐使用万古霉素。可以通过增加万古霉素单次剂量或增加每日用药次数的方法克服这种不敏感性，但同时应注意万古霉素的肾、耳毒性，建议监测血清肌酐浓度和万古霉素血清谷浓度，以保证安全性和有效性。

【使用方法】

一、治疗药物浓度

1. 谷浓度

万古霉素血药谷浓度临床上应控制在 10 ~ 20mg/L，至少要保持在 10mg/L 以上，以避免发生耐药。对于复杂性感染，包括由 MRS 引起的心内膜炎、骨髓炎、脑膜炎、医院获得性肺炎等，万古霉素血药谷浓度应达到 15 ~ 20mg/L，以保证达到治疗目标和提高临床有效率。

2. 峰浓度

万古霉素以 1g 滴注 1 小时经多次给药后，平均峰浓度滴注结束时为 63mg/L，结束后 2 小时为 23mg/L，11 小时为 8mg/L。万古霉素以 0.5g 滴注 30 分钟经多次给药后，平均峰浓度滴注结束后为 49mg/L，结束后 2 小时为 19mg/L，6 小时为 10mg/L。

二、给药途径

1. 静脉给药

间歇静脉滴注是万古霉素说明书推荐的唯一给药方式。通常剂量为每天 2g，可分为每 6 小时 500mg 或每 12 小时 1g。每次给药剂量为 0.5 ~ 1g 用 10 ~ 20ml 灭菌注射用水溶解后，可用 5% 葡萄糖溶液、0.9% 氯化钠溶液、乳酸林格液载体稀释成最终浓度为 5 g/L 的溶液供静脉滴注，至少滴注 1 小时，或最大输注速率应 < 10mg/min。室温（1 ~ 30℃）下保存，配制后的溶液应尽早使用。若必须保存，则可保存于室温、冰箱内，在 24 小时内使用。美国传染病学会（IDSA）的指导原则不推荐持续滴注万古霉素，认为持续滴注较间歇滴注对改善患者病情并无帮助。

2. 口服给药

由于万古霉素口服后的吸收量极少，故口服给药常用于治疗艰难梭菌引起的结肠炎，每日 0.5 ~ 2g，分 3 ~ 4 次给药，疗程 7 ~ 10 天。

3. 鞘注给药或脑室内给药

万古霉素治疗中枢神经系统感染时，全身静脉给药对大多数患者可达到治疗效果。当脑室内置脑脊液分流器或梗阻性脑水肿患者全身给药，感染部位不能达到有效药物浓度时，少数情况下可采用鞘内注射或脑室内给药。但是关于万古霉素的局部应用，普遍认为脑室系统容积小，易引发神经根刺激症状，甚至抽搐、昏迷或死亡。鞘内注射或脑室内给药不是万古霉素说明书推荐的给药方式。美国药监局至今未批准任何专供脑室内给药的抗菌药物。

4. 腹腔内给药

万古霉素易于从腹膜腔吸收，当腹膜炎性反应时其吸收量可能增加。有学者认为，存在腹膜炎性反应时，万古霉素腹膜内给药剂量的74%在6小时后吸收，而不存在腹膜炎性反应时，在相同的时间段内仅吸收51%。国际腹膜透析协会（ISPD）推荐抗生素腹腔内给药。进行腹膜透析的患者，如果患腹膜炎或全身性细菌感染，可以使用万古霉素腹腔内给药治疗。如果正确使用，能够在血液和腹腔液中达到有效治疗浓度。根据药动学数据，用于持续性非卧床腹膜透析的备选方案是在第1次随腹膜透析液灌入时，以30mg/kg负荷剂量的万古霉素腹腔内给药，在后续的交换中以1.0mg/kg的剂量给药，每6小时一次或7mg/kg每天一次。以30mg/kg的剂量腹腔内给药后，平均血浆万古霉素浓度第4小时达到26.5mg/L，第6小时可达到37mg/L。然而与全身给药相比，腹腔内给药的安全性值得进一步探讨。美国FDA 1992年收到51例患者接受腹腔内注射万古霉素后发生化学性腹膜炎的报道，临床表现包括轻度透析液混浊、严重腹痛和发热。治疗腹膜炎最有效的给药方式一直存在争议。腹腔内给药可提高感染部位的抗生素浓度，但十分费时，并增加腹膜出现新的细菌感染的风险。万古霉素全身给药和腹腔内给药均有效，由于两种给药方式的药动学特征近似，一项大型多中心的9年临床试验表明，万古霉素全身用药安全、有效，治疗腹膜炎的疗效（77.2%）与局部腹腔内给药相近。今后需要更多大型临床试验比较全身和腹腔内给药的疗效和安全性。

5. 其他给药方式

万古霉素可通过玻璃体内注射治疗眼内炎。推荐剂量为每次1～2mg，按需可在3～4天后重复。动物实验显示，连续3个月肌内注射可引起注射部位肌肉坏死，因此万古霉素不可肌内注射给药。

三、肾功能正常患者的推荐剂量与疗程

（一）一般原则

万古霉素常规推荐剂量是每天2g，每12小时1g，可按年龄、体重、病情严重程度适量增减。根据2011年美国感染病协会MRSA指南推荐，万古霉素给药剂量为每次15～20mg/kg（依据实际体重计算），每8～12小时给药一次。单次剂量不超过2g，日剂量一般不超过4g。高剂量给药时应监测肾功能和血药浓度。为降低相关不良反应（如红人综合征、低血压等），万古霉素的输注速率应维持在10～15mg/min（1000mg输注时间应＜1小时）。如因输注过快或剂量过大出现红人综合征，或发生过敏反应时的风险较高，可延长输注时间至2小时，或采用负荷剂量前给予抗组胺药。肥胖患者因需要的剂量更大，输注时间应维持在2～3小时。建议万古霉素血药谷浓度应保持在10mg/L以上；对于MRSA引起的复杂感染及重症感染患者，建议将万古霉素血药谷浓度维持在 15 ~ 20mg/L。

（二）负荷剂量

对于重症感染患者，首剂负荷剂量有助于万古霉素迅速达到理想的血药谷浓度，并有效治疗疾病。

适用人群：重症感染（如血流感染、脑膜炎、重症肺炎及感染性心内膜炎等）患者。

负荷剂量：25 ~ 30mg/kg（依据实际体质量计算）。

（三）万古霉素在各系统感染中的使用及疗程

1. 呼吸系统感染

万古霉素在呼吸系统感染中主要用于 MRSA、青霉素不敏感肺炎链球菌（PNSP）等耐药革兰氏阳性球菌的治疗。美国相关研究表明，金黄色葡萄球菌在医院（呼吸机）获得性肺炎及医疗护理机构相关肺炎中检出率均 < 40%，社区获得性肺炎为 25.5%。美国医疗护理机构相关肺炎中 MRSA 占金黄色葡萄球菌的 56.8%，中国台湾地区医院（呼吸机）获得性肺炎中 MRSA 占金黄色葡萄球菌的 73%。美国社区获得性肺炎中 MRSA 检出率较低，为所有病原菌的 2.4%，但 MRSA 占金黄色葡萄球菌的比例为 60%。我国 PNSP 发生率儿童高于成人，2010 年中国细菌耐药性监测（CHINET）数据显示，在儿童及成人中检出率分别为 29.7% 和 7.7%，较 2009 年有所上升。凝固酶阴性葡萄球菌和肠球菌在呼吸道感染中所占比例存在争议，一般认为极少引起呼吸道感染。

疗程：对于医院获得性或社区获得性 MRSA 肺炎，推荐疗程为 7 ~ 21 天，具体疗程依据感染程度和治疗反应决定。

2. 血流感染

CHINET 和卫生主管部门全国细菌耐药监测网监测数据显示，血流感染的病原菌以革兰氏阳性菌为主，占所有致病菌的 54% ~ 64%。医院获得性血流感染的革兰氏阳性菌主要为凝固酶阴性葡萄球菌、金黄色葡萄球菌、肠球菌属等。耐药葡萄球菌和肠球菌已成为医院内血流感染最常见的病原菌。

疗程：非复杂性血流感染成年患者推荐疗程至少为 2 周；复杂性血流感染患者依据感染的严重程度建议疗程 4 ~ 6 周。非复杂性血流感染的定义为患者细菌血培养结果阳性，但无心内膜炎，无植入假体，治疗 2 ~ 4 天后血培养转阴，经有效治疗后 72 小时内热退，无迁移性感染灶。复杂性血流感染则定义为血培养阳性，且不符合上述非复杂性血流感染的标准。

治疗评估时机：由于 MRSA 的中位清除时间为 7 ~ 9 天，对于持续存在血流感染的患者，多数专家建议治疗 7 天时依据患者临床治疗反应、万古霉素血药谷浓度、微生物学结果如药物敏感等评估药效，并决定是否更换治疗方案。

3. 心血管系统感染

感染性心内膜炎的常见病原体因疾病不同而呈现出多元化状态。自身瓣膜感染性心内膜炎病原体通常为草绿色链球菌、葡萄球菌和肠球菌；静脉吸毒者感染性心内膜炎常见病原体为甲氧西林敏感金黄色葡萄球菌（MSSA），其他病原菌少见；人工瓣膜感染性心内膜炎、起搏器或除颤器感染、化脓性心包炎、心室辅助装置相关感染等均以金黄色葡萄球菌或表皮葡萄球菌常见。早发型（术后 2 个月以内）人工瓣膜感染性心内膜炎常见感染病原体为表皮葡萄球菌或金黄色葡萄球菌；而晚发型（术后 2 个月以后）常见病原体则为表皮葡萄球菌或草绿色链球伯菌属、其他肠杆菌科细菌、铜绿假单胞菌等。

疗程：感染性心内膜炎成年患者万古霉素的推荐疗程至少 6 周。

注意：①通常需要联合治疗；②起搏器或除颤器感染患者必须去除装置；③对于心室辅助装置相关性感染者，建议对血液、伤口、导线、埋藏部位及泵尽可能做细菌培养；④有手术指征者应及时予以手术治疗。

4. 中枢神经系统感染

社区获得性脑膜炎的主要病原菌为肺炎链球菌、脑膜炎奈瑟菌和流感嗜血杆菌，其中肺炎链球菌包括青霉素中介的肺炎链球菌（PISP）、青霉素耐药肺炎链球菌（PRSP）等。

医院获得性脑膜炎，尤其是颅脑手术后有脑室引流、脑部医用装置者，主要病原菌为凝固酶阴性葡萄球菌、金黄色葡萄球菌、不动杆菌属、克雷伯菌属、其他肠杆菌科细菌、铜绿假单胞菌等。

疗程：MRSA 脑膜炎推荐疗程至少 2 周；脑脓肿、硬膜下积脓和硬脊膜下脓肿、细菌性海绵窦或静脉窦栓塞等中枢神经系统感染推荐疗程为 4 ～ 6 周时，根据脑脊液常规、生物化学和病原学检测指标决定是否停药。

注意：中枢神经系统 MRSA 感染首选万古霉素。青霉素高度耐药的肺炎链球菌 [最低抑菌浓度（MIC）< 1mg/L]，可选用万古霉素单用或联合利福平。β- 内酰胺类药物过敏或耐药的 B 组链球菌感染患者，以及氨苄西林耐药或青霉素过敏的肠球菌感染患者，可选用万古霉素。

万古霉素常规剂量静脉给药，在血脑屏障存在炎性反应时，其脑脊液浓度为 6.4 ～ 11.1mg/L，可达到有效的治疗浓度。少数情况全身治疗效果不佳时可予万古霉素 5 ～ 20mg，每日 1 次脑室给药。如单用效果不佳，可联合治疗。在常规治疗剂量无效的情况下，可以考虑连续、大剂量静脉持续应用万古霉素，即初始剂量 15mg/kg，之后以每天 50 ～ 60mg/kg 持续静脉滴注。

5. 中性粒细胞缺乏伴发热患者的经验性治疗

ANC 缺乏是指 ANC < 0.5×10^9/L，或预期之后 48 小时 ANC < 0.5×10^9/L 的患者。

万古霉素治疗指征：①血流动力学不稳定或有其他严重脓毒症证据；②血培养检出革兰氏阳性菌，不必等待最终鉴定和敏感性检测结果；③ MRSA 或 PRSP 定植；④严重黏膜炎，尤其是应用氟喹诺酮类药物预防者；⑤胸部 X 线片确诊的肺炎；⑥临床疑有严重导管相关感染（如经导管输液时发冷或寒战和导管出入部位周围蜂窝织炎）；⑦皮肤或软组织感染。

疗程：应持续用于整个 ANC 缺乏期间，直至 ANC ≥ 0.5×10^9/L；如临床需要，用药时间可再延长。如未发现临床或革兰氏阳性菌感染证据，应于给药 2 天后停用。

6. 其他复杂感染及外科预防

（1）骨关节感染：化脓性骨髓炎最常见的病原菌为金黄色葡萄球菌，MRSA 感染首选万古霉素。MRSA 骨髓炎患者推荐疗程为至少 8 周，部分专家建议联合口服用药继续治疗 1 ~ 3 个月。成人化脓性关节炎最常见的病原菌也为金黄色葡萄球菌，治疗需全身应用抗菌药物，并行关节引流，推荐疗程为 34 周。

（2）皮肤及软组织感染：链球菌与金黄色葡萄球菌是皮肤和软组织感染的常见细菌。复杂性皮肤及软组织感染患者（如深部软组织感染、手术或外伤伤口感染、大脓肿、蜂窝织炎、感染的溃痛或烧伤等）可考虑万古霉素治疗，推荐疗程为 34 周。

（3）艰难梭菌感染 （CDI）：定义为患者每日排不成型粪便 3 次或 3 次以上，且粪便检测艰难梭菌毒素阳性或培养产毒素艰难梭菌阳性；或结肠镜检查或组织病理学证实为假膜性肠炎。CDI 的初始治疗首选甲硝唑，但重症患者可首选万古霉素。

四、特殊人群的推荐剂量

（一）负荷剂量

对于接受高通量血液透析的感染患者、儿科重症感染患者等特殊人群，推荐负荷剂量为 20 ~ 25 mg/kg（依据实际体重计算），并应根据实际情况作相应调整。

（二）维持剂量

1. 肾功能减退患者

万古霉素在体内基本不代谢，给药剂量的 90% 以原型经肾脏清除。肾功能正常时万古霉素 $t_{1/2\beta}$ 为 4 ~ 6 小时；儿童万古霉素 $t_{1/2\beta}$ 为 5 ~ 11 小时，早产儿为 4.3 ~ 21.6 小时；肾功能减退者，万古霉素 $t_{1/2\beta}$ 延长，无尿患者万古霉素平均 $t_{1/2\beta}$ 7.5 天，但有个别报道长达 17.8 ~ 19.8 天。因此，肾功能减退患者在使用万古霉素前需评估肾功能，并根据肾功能调整给药剂量，见表 5-6-1。

表 5-6-1 肾功能减退时建议的万古霉素剂量及给药间隔时间

肌酐清除率（ml/min）	剂量（mg）	间隔时间（h）
< 20	500	48
20	500	24
30	750	24
40	500	12
55	750	12
75	1000	12
90 ~ 110	1250[a]	12
110	1000[a] 或 1500[a]	8 或 12

a 为最大允许剂量，应根据患者体重、感染类型、病情严重程度和临床治疗反应决定实际使用剂量。

在新生儿、儿童 ICU 患者、肥胖者、重症患者等人群中的研究均证实，对于部分患者（34% ~ 78%）而言，沿用的万古霉素剂量无法使其达到指南推荐的理想血药谷浓度（10 ~ 20mg/L），提示在这些人群中，需要调整剂量。英国抗微生物化疗学会（BSAC）进行了一项剂量调整研究，并证实按照表 5-6-1 所推荐的万古霉素剂量，可有 71% 的患者万古霉素血药浓度维持在 10 ~ 20mg/L，而沿用的万古霉素剂量仅 22% 达到该浓度，曲线下面积（AUC）/MIC 比值 ≥ 400 的患者比例也显著升至 87%。

肾功能应用以下公式进行评估，即计算肌酐清除率（Ccr）的 Cockcroft-Gault 公式：Ccr（ml/min）=（140 －年龄）× 体重（kg）/（血肌酐值 ×K）。当血清肌酐（Scr）单位为 mmol/L 时，K=0.8l；当 Scr 单位为 mg/dl 时，K=72。女性患者上述计算结果再乘以 0.85；肥胖患者需要把体重换算为理想体质量进行计算。

这个公式并不适用于高龄（80 ~ 90 岁）、低龄、过胖、过瘦及截瘫的患者。老年患者应计算 24 小时肾小球滤过率（GFR）；儿童患者则应用 Shwartz 公式评估肾功能。Shwartz 公式：GFR[ml/（ml·1.73m²）]=0.55×L/Scr[L 为身高 cm，Scr 为血清肌酐（mg/dl）]。

透析患者的万古霉素使用剂量应征求肾内科和（或）感染专科医师的会诊意见进行调整。

低通量血液透析对万古霉素清除很少，给药剂量为 15 ~ 20mg/kg，每周一次；但高通量血液透析能清除 30% 的万古霉素，给药剂量为负荷剂量 15 ~ 20mg/kg，每次透析结束后给予 500 mg 维持剂量。连续性肾脏替代治疗（如持续静脉 – 静脉血液透析 / 持续静脉 – 静脉血液透析滤过 / 持续缓慢低效血液透析）对万古霉素的清除率要远高于普通透析，如连续 12 小时持续静脉 – 静脉血液透析可以清除 55%，给药剂量为 15 ~ 20mg/kg，每 24 小时追加 500mg 或每 48 小时追加 1500mg 维持。

由于血液透析方式、透析时间、透析剂量、透析器膜的特性存在差异，药物浓度监测是指导万古霉素给药方案及调整剂量的主要方法，尽量使血药谷浓度维持在 15mg/L 以上。

腹膜透析患者因全身感染需静脉应用万古霉素治疗时，给药剂量为每天 500mg。应用万古霉素治疗由革兰氏阳性球菌导致的腹膜相关性感染时，腹腔给药剂量一般为 15 ~ 30mg/kg（间断给药方式）；负荷剂量 1000mg/L，维持剂量 25mg/L（持续给药方式）。用药频率均为每 5 ~ 7 天一次。具体剂量调整应根据万古霉素血药谷浓度和残肾功能决定。

2. 儿童

推荐万古霉素的治疗剂量是 15mg/kg，每 6 小时一次，静脉滴注。

肾功能正常患儿万古霉素每日剂量必须分次使用，最佳药代动力学监测参数是其谷浓度，在分次用药至第 4 次给药前测定万古霉素血药谷浓度，最佳值应达到 15 ~ 20mg/L，此时 AUC/MIC 常可达到 400，药物组织穿透力和临床预后均可能明显改善。

3. 老年患者

65 岁以上患者，在万古霉素用药前应评估肾功能，并根据肾功能结果给予合适的剂量。有条件者应在用药期间对患者进行血药浓度及肾功能监测，据此调整剂量。

五、维持剂量的调整

1. 基于血药谷浓度的调整

万古霉素血药谷浓度是指导剂量调整最关键和最实用的方法，应在第 5 次给药前，测定万古霉素血药浓度。既往推荐的万古霉素维持治疗血药谷浓度在 5 ~ 10mg/L，但近年来国际上所有的指南和共识均建议万古霉素血药谷浓度应保持在 10mg/L 以上；对于 MRSA 引起的复杂及重症感染（如血流感染、脑膜炎、重症肺炎及感染性心内膜炎等），建议将万古霉素血药谷浓度维持在 15 ~ 20mg/L，因剂量不足易导致侵袭性 MRSA 感染，如血流感染或重症肺炎治疗失败率升高，而更高的万古霉素血药谷浓度可显著改善预后；另外，万古霉素血药谷浓度过低（< 10mg/L）易诱导耐药。

美国感染病协会和美国医院药师学会仅对以下人群推荐进行血药谷浓度监测：①应用大剂量万古霉素来维持其血药谷浓度在 15 ~ 20mg/L，并且推荐疗程较长的患者；②肾功能减退、老年患者、新生儿等特殊群体；③联合使用其他耳、肾不良反应药物的患者。

2. 基于万古霉素 MIC 的治疗指导

美国临床实验室标准化协会公布的万古霉素药物敏感试验敏感折点为 MIC ≤ 2mg/L。对于大部分肾功能正常患者而言，当 MIC ≤ 1mg/L 时，给予万古霉素 15 ~ 20mg/kg 每 8 ~ 12 小时一次，可达到理想的血药谷浓度并获得较好治疗效果；1mg/L < MIC ≤ 2mg/L。根据患者临床治疗反应决定是否继续使用；若 MIC < 2mg/L 且临床治疗反应不佳，则采用替代治疗。

六、药物 PK/PD 及给药方案设计

万古霉素是具有一定的抗生素后效应（PAE）的时间依赖性抗菌药。万古霉素对葡萄球菌属细菌 PAE 为 1 ~ 2 小时。在一定的浓度范围内，其抗菌疗效与其给药间隔内浓度大于 MIC 的时间（T > MIC）有关，最佳杀菌浓度为 4 ~ 5 倍 MIC，超过此浓度后，其血药峰浓度高低与杀菌效力无关，杀菌模式呈非浓度依赖性特点。动物感染模型及临床 PK/PD 研究结果显示，预测万古霉素临床和细菌学疗效的 PK/PD 参数为 $AUC_{0 \sim 24h}$/MIC。并且在实验室研究中发现，$AUC_{0 \sim 24h}$/MIC 预测疗效的作用受到万古霉素对致病菌的 MIC 值、感染部位致病菌菌量的影响。临床研究揭示万古霉素治疗 MRSA 所致的下呼吸道感染患者，当 $AUC_{0 \sim 24h}$/MIC ≥ 400 时，可使细菌迅速清除和加快临床症状好转。研究发现，万古霉素血药谷浓度过低（< 10mg/L）与出现万古霉素中介金黄色葡萄球菌（VISA）和异质性万古霉素中介金黄色葡萄球菌（hVISA）有直接关系，因此认为万古霉素谷浓度应保持在 10mg/L 以上。基于万古霉素在组织、体液中穿透性不高，因此美国感染病学会制订的《成人金黄色葡萄球菌（金黄色葡萄球菌）感染万古霉素治疗与监测实践指南》（以下简称 IDSA《MRSA 指南》）建议治疗耐药金黄色葡萄球菌引起的复杂感染时，如菌血症、心内膜炎、骨髓炎、脑膜炎和医院获得性肺炎，为了使感染灶内药物浓度达到有效杀菌浓

度，建议将万古霉素血药谷浓度（总浓度）维持在 15 ~ 20mg/L。

目前万古霉素成人常用量为 1g，每 12 小时给药一次，此给药方案在治疗肾功能正常患者 MIC ≤ 1mg/L 金黄色葡萄球菌感染时可达 AU$_{0~24h}$ / MIC ≥ 400 靶值和有效谷浓度。如果患者病情严重时，可考虑给予 25 ~ 30mg/kg 负荷剂量（根据实际体重），使其尽快达到有效谷浓度。已有的研究显示万古霉素剂量 ≥ 4g/d 肾毒性明显高于万古霉素 < 4g/d。当单次剂量超过 1g（即 1.5g 或 2g）时，输液时间需延长至 1.5 ~ 2 小时，但无需采用持续静脉输注给药方式。对于 MIC ≥ 2mg/L 金黄色葡萄球菌感染者，将难以达到 AUC$_{0~24h}$/MIC ≥ 400 靶值，应考虑选用其他抗菌药物进行治疗。

七、血药浓度监测

1. 监测的必要性和适应证

20 世纪 60 年代万古霉素纯度较低，上市初期临床需要进行血药浓度监测（TDM）。但随着万古霉素纯度的提高，现在万古霉素剂量与血药浓度的线性关系已经明确，临床中不需要常规进行 TDM。IDSA《MRSA 指南》中指出严重金黄色葡萄球菌感染治疗成败与万古霉素血药谷浓度的高低有关。从万古霉素治疗有效性考虑，建议提高万古霉素剂量使其血药谷浓度达 15 ~ 20mg/L。以往的研究发现，老年人、长疗程、万古霉素谷浓度过高（30 ~ 65mg/L）是万古霉素引起肾毒性的危险因素。单用万古霉素肾毒性的发生率为 1% ~ 5%，但合用氨基糖苷类抗生素后肾毒性的发生率可达到 14% ~ 35%。因此建议需常规做 TDM 的适应证为：①目前推荐应用大剂量万古霉素来维持其血药谷浓度在 15 ~ 20mg/L，并且长疗程的患者；②肾功能不全、老年人、新生儿等特殊群体患者；③合用其他耳、肾毒性药物的患者。实现这些患者给药个体化，使血药浓度维持在安全有效的范围内。保证用药安全性和有效性的同时，减少耐药菌产生的概率。

2. 监测时机

IDSA《MRSA 指南》指出，万古霉素主要监测血药谷浓度。但笔者认为对于符合万古霉素 TDM 适应证的患者在首次检测其血药浓度时，宜同时进行血药峰、谷浓度监测，之后如需连续监测，可仅测谷浓度。万古霉素给药后 3 ~ 4 个维持剂量时监测血药浓度，万古霉素峰浓度和肾毒性之间没有相关关系，现有证据不支持通过监测万古霉素峰浓度来降低肾毒性发生率，在下一次给药前 30 分钟采集血药谷浓度血样。在透析患者中，由于存在药物浓度的反弹，TDM 宜在透析结束后 6 小时进行。

【药物相互作用】

（1）碱性药物会影响万古霉素的稳定性，不得合并输注。万古霉素在 pH 3 ~ 5 环境下稳定，故不宜与碱性药物合并输注，包括下列药物：氨茶碱、磷酸地塞米松、苯巴比妥钠及碱性溶液等。

（2）由于万古霉素的潜在肾损害危害，故一般不应与具有肾损害的其他药物合用，包括利尿药、氨基糖苷类抗菌药物等。

（3）由于万古霉素为阳离子药物，故一般不应与其他经肾小管、排泄阳离子的药物合用，例如二甲双胍、曲司氯胺等。

（4）由于万古霉素能增强神经肌肉阻断作用，故当与雷库溴铵等阻断剂合用时应调整阻断剂剂量。

（5）万古霉素与华法林合用时会影响凝血酶原时间，增加出血风险，万古霉素可使华法林作用增强45%。

【不良反应】

万古霉素问世后不久，即被看作一种有毒的药物。更早的制剂因含有杂质可频繁地引发不良反应。最近的制剂更纯了，但还是不断地有其毒性的报告，而且有关万古霉素毒性潜在性的问题仍有相当多的争论在继续。

一、肾毒性

自1958年万古霉素上市以来，其肾毒性问题一直存在。早期的万古霉素肾毒性主要与药品所含的杂质有关，随着制药工艺的进步，万古霉素的纯度提高，肾毒性的发生率与其他常用抗菌药物没有显著差别。近年来，由于葡萄球菌属对万古霉素的敏感性下降、万古霉素在肺组织中浓度偏低、严重感染治疗失败的报导增多等因素，国内外一些指南均推荐将万古霉素谷浓度由原来的5 ~ 10mg/L提高到10 ~ 20mg/L。但是这种高谷浓度给药方案的安全性颇具争议，谷浓度升高引起的万古霉素肾毒性问题再次引起了重视。

（一）万古霉素相关肾毒性的定义

国内外相关文章中对万古霉素相关肾毒性的定义比较多，也有研究通过急性肾损伤（acute kidney injury，AKI）的RIFLE分层诊断标准和急性肾损伤网络（acute kidney injury network，AKIN）诊断标准来评价万古霉素的肾毒性。目前越来越多的研究都采用由美国卫生系统药师协会、美国传染病学会、美国感染性疾病药师学会推荐的定义：在使用万古霉素治疗期间，连续2次监测的血清肌酐值较用药前基线水平增长0.5mg/L或升高值超过基线的50%，或者连续2次计算的肌酐清除率较基线下降超过50%，排除其他致肾毒性的因素，即认为发生了万古霉素相关肾毒性。

（二）万古霉素致肾毒性的发生机制

万古霉素诱发肾毒性的精确机制还不明确。动物实验表明，万古霉素引起肾损害的机制可能与万古霉素积聚引起近端肾小管细胞坏死有关，对万古霉素引起肾损伤的小鼠肾细胞的基因表达分析表明存在氧化应激反应和线粒体损伤。对猪肾细胞的研究发现万古霉素通过促进线粒体超氧化物形成，引起线粒体膜去极化，导致肾小管细胞凋亡，且这种损伤作用随万古霉素暴露时间和浓度的增加而加重，而抗氧化剂如维生素 E 可以减轻甚至逆转万古霉素引起细胞凋亡的程度，进一步说明氧化应激是万古霉素致肾损伤的主要机制。但抗氧化剂对万古霉素引起的肾损伤的保护作用尚未在人体研究中证实。人体组织学研究表明，严重的肾毒性可引起组织损伤如间质性肾炎及肉芽肿。

（三）万古霉素肾毒性的危险因素

1. 高剂量给药

由于万古霉素治疗指数窄，其疗效和毒性反应与血药浓度密切相关，剂量偏低可能达不到有效治疗浓度，不能发挥杀菌作用，剂量偏高可能会使血药浓度过高，易致肾毒性。目前万古霉素的成人标准剂量为 1g 或 15 ~ 20mg/kg，q12h，静脉滴注。高剂量是指万古霉素的剂量大于 4g/d。研究发现加大给药剂量可能会导致万古霉素相关肾毒性的发生。有人评估了高剂量组（< 4g/d）和低剂量组（< 4g/d）万古霉素治疗对患者肾功能的影响，高剂量组与低剂量组相比肾毒性的发生率有显著差异，分别是 34.6% 和 10.9%（$P=0.001$）。

2. 合用其他肾损害药物

尽管单用万古霉素时的肾毒性发生率较低，但在治疗期间合用其他易致肾损害的药物时肾毒性发生率会显著增高，严重者还容易导致肾衰竭。比较常见的有氨基糖苷类抗菌药物、袢利尿剂（呋塞米、托拉塞米）、血管造影剂、两性霉素 B、抗肿瘤药、环孢素等。在使用万古霉素期间或近期用过上述药物的患者可能对万古霉素诱发的肾毒性更敏感。因此，临床在合并使用上述药物时应更加谨慎。

3. 患者病理生理状态

病情严重的患者如感染性休克、严重外伤、烧伤等患者，更易发生万古霉素相关肾毒性。原因可能与这些患者处于应激状态、肾功能波动较大、脏器功能衰竭等加重肾损害有关。另外，高龄、伴有高血压、糖尿病、慢性肾功能不全等基础疾病的患者，血肌酐的基线水平可能已经高于正常，使用万古霉素更容易在体内蓄积，加重肾功能损害，也是发生万古霉素肾毒性的高危人群。APACHE Ⅱ 评分（Acute Physiology and Chronic Health Evaluation，急性生理与慢性健康评分）基于多项生理学参数对病情的严重程度做出量化评定，可以综合地评价患者的病理生理因素对万古霉素所致肾毒性的影响。国外一项研究观察了 726 例癌症患者使用万古霉素肾毒性的发生情况，发现 APACHE Ⅱ 评分大于 40 分时患者发生肾毒性的概率明显增加。对于危重患者，APACHE Ⅱ 评分高、入住 ICU、血管加压药的使用都是导致万古霉素肾毒性发生的危险因素。

4. 万古霉素疗程

万古霉素的治疗时间是万古霉素相关肾毒性的显著预测因子之一。万古霉素肾毒性的发生时间通常在用药后的第 5 ~ 7 天。万古霉素治疗超过 7 天时肾毒性的发生率可增加到 21%，当疗程超过 14 天时，肾毒性的风险可上升至 30%。还有研究显示，疗程超过 15 天时，肾毒性的风险比值比达到 3.36。因此，根据患者的基础疾病情况、生理状态及感染的类型和严重程度合理地制定万古霉素疗程，对减少肾毒性的风险有重要作用。

（四）血药谷浓度与肾毒性的关系

1. 万古霉素的暴露量和谷浓度

万古霉素的肾毒性与其在血中的暴露量直接相关，而万古霉素血药谷浓度水平是描述万古霉素暴露量和肾毒性相关性的最佳药动学指标。有人回顾性研究了 166 例患者肾毒性的发生与谷浓度或 AUC 的相关性发现，相对于 AUC，谷浓度可以更好地预测肾毒性的发生。起始（治疗开始 9 小时之内）万古霉素谷值 < 9.9mg/L 组患者较谷值小于 9.9mg/L 组患者的肾毒性发生率更高，并且随着暴露强度和暴露时间的增加而增高，提示万古霉素暴露量与肾毒性反应的关系的最佳预测因子是血药谷浓度。

2. 高谷浓度给药可增加肾毒性发生率

过高的万古霉素谷浓度易导致肾毒性的发生。过去的观点认为万古霉素的谷浓度范围为 5 ~ 10mg/L，超过 10mg/L 为中毒范围。近年来，由于抗生素广泛使用，细菌耐药性增强，国内外一些指南推荐将万古霉素谷浓度提高到 10 ~ 20mg/L，但此高谷浓度的万古霉素对肾功能的影响颇有争议。一篇对 15 项研究的荟萃分析发现，谷浓度大于 15mg/L 是引起肾毒性发生的独立危险因素，将文献限制在测量万古霉素起始谷浓度的研究后结果还是一致，其中有 4 项研究表明谷浓度范围和肾毒性存在某种梯度关系：谷浓度低于 10mg/L 时的肾毒性发生率一般低于 10%；谷浓度范围在 10 ~ 15mg/L 与 15 ~ 20mg/L 时的肾毒性发生率差别不大，为 10% ~ 20%；而谷浓度超过 20mg/L 时，肾毒性发生率可超过 30%。另一篇对 1046 名革兰氏阳性菌感染患者的回顾性队列分析研究发现，当万古霉素谷浓度超过 20mg/L 时，肌酐值升高（< 1mg/dl）且需要进行血液透析的危险度会显著提高（RR=5.4，95%CI 1.19 ~ 24.51）。对于严重感染患者，应将万古霉素谷浓度提高到 15 ~ 20mg/L，但此谷浓度可能会提高肾毒性的发生风险。研究发现万古霉素谷浓度大于 15mg/L 会使肾毒性的发生概率增加 3 倍，但研究者并没有设定血药谷浓度的上限值，因此，15 ~ 20mg/L 的谷浓度是否具有肾毒性还有待进一步的研究证实。

3. 肾功能水平对万古霉素血药浓度的影响

肾功能水平的变化也可影响万古霉素的血药浓度。万古霉素主要以原型从肾小球滤过，经近端肾小管重吸收和分泌而清除，肾功能不全会直接减少万古霉素的排泄，引起万古霉素在体内蓄积，半衰期延长，血药浓度升高。例如老年人，随着年龄增长肾血流量下降，肾小球滤过功能减退，体内药物清除减慢，容易引起万古霉素在体内蓄积，血药浓度升高。研究表明，老年患者的肾功能分期对万古霉素血清谷浓度有显著影响。有人分析了万古霉素治疗的 44 例老年患者，按内生肌酐清除率（Ccr）将患者分为 4 组，观察不同肾功能分期患者的万古霉素血清谷浓度，结果肾衰竭组中 60%（6/10）的患者血清谷浓度 < 20mg/L，肾功能正常组中仅有 8.3%（1/12）患者血清谷浓度 < 20mg/L。在相同给药剂量前提下，万古霉素血清谷浓度与 Ccr 成反比。由此可见肾功能的变化会影响万古霉素的药动学参数，任何导致肾功能下降的因素均可能引起万古霉素血药浓度升高。万古霉素血药浓度偏高可能

是基础肾功能不全导致万古霉素清除率下降的结果。肾功能障碍和万古霉素谷浓度过高两者出现的先后顺序常容易混淆。因此，如果在没有排除其他致肾损害危险因素的情况下，将肌酐值的升高归因于万古霉素的谷浓度过高可能是错误的。临床在判断是否发生万古霉素相关肾毒性时，应先排除其他肾损害的危险因素。在没有其他潜在的肾损害危险因素的影响时，起始谷浓度过高一般是先于血肌酐的升高。

（五）安全使用万古霉素应注意的问题

万古霉素相关肾毒性一般认为是可逆的，但肾毒性的发生往往会加大治疗难度，延长住院时间，增加医疗费用。对于一些肾功能不全的危重患者，万古霉素肾毒性的发生可能会导致预后不良，甚至危及生命。现有的研究，即使都受回顾性研究的局限，但都表明更高的万古霉素谷浓度是肾毒性发生的危险因素。进行血药浓度监测有助于将万古霉素血药浓度控制在安全范围。Meta 分析发现，在使用万古霉素治疗时，进行血药浓度监测组的临床有效率明显提高（OR=2.62，95% CI 1.34 ~ 5.11）且肾毒性发生率明显降低（OR=0.25，95%CI 0.13 ~ 0.48）。对于高谷浓度给药的患者，尤其是合并肾损害相关危险因素的患者，要安全使用万古霉素，应注意以下问题：①应依据患者肌酐清除率和治疗反应决定给药方案，实行个体化给药方案，减少肾毒性的发生。②在积极治疗患者基础疾病与并发症的同时，注意血药浓度监测，使其血药浓度能在一个相对安全的范围内，降低其潜在的肾毒性，并达到治疗浓度。③治疗期间应密切监测肾功能，并及时纠正加重肾损害的有关因素（如合并用药、疗程）等，以免加重病情。

二、耳毒性

万古霉素首次上市后不久，就出现了与万古霉素使用相关的听觉丧失的报告。有 53 例与使用万古霉素有关的耳鸣或听觉丧失的病例报告，其中仅有 14 例没有同时使用其他耳毒性药物或不伴有像脑膜炎那样能引起听力损害的疾病。这些病例中的 7 例测出了万古霉素的血清水平，变化范围为 17 ~ 62mg/L，与能接受的治疗范围部分重叠。在某些病例中，耳毒性与过高的血清水平有关，但其他病例的血清水平都处于正常范围。在绝大多数报告的病例中，随着药物治疗的停止，由万古霉素引发的耳毒性可以消失。

万古霉素导致的耳毒性在动物研究中还没有被证实。在各种动物模型中，用万古霉素和安慰剂进行治疗的个体之间，并没有组织学或者听力测验上的差别。有人研究了庆大霉素、万古霉素及这两种药物联用的耳毒性情况，在单用庆大霉素的实验动物中观察到耳蜗生发细胞听力的下降和丧失，且接受合用万古霉素的实验动物耳毒性被提高；单用万古霉素的动物并没有发现致耳毒性的听力测验和组织学的证据。这些数据表明，单独使用万古霉素时几乎没有耳毒性的可能性，但万古霉素却可以增加氨基糖苷类抗生素的耳毒性。对人类的研究也产生了相似的结果。万古霉素给药产生 40 ~ 85mg/L 血清浓度的正常志愿者，并没有产生异常的听力图。而且，在治疗中或治疗后对单独接受万古霉素治疗的患者测试听力图，也没有显示任何异常。

万古霉素已经使用了 60 多年，病例报告的数目相对来讲还很少，对动物和人类研究的结果表明，万古霉素的耳毒性极少发生。假如万古霉素是导致听力丧失的原因，停药后听力能被逆转。有些证据表明万古霉素使得其他药物的耳聋性成为可能，但这些仍需要被证明。

三、红人综合征

红人综合征是一种对万古霉素剂量依赖和输注速率依赖的非免疫性反应。80% ~ 90% 的正常志愿者给予 1g 剂量时会发生这种情况，但 500mg 万古霉素超过 1 小时缓慢给药时却只有 10% 的发生率。红人综合征在患者中的发生率还不确知，但比正常对照人群低。典型症状包括头、颈、面、躯干的瘙痒和发红，有时还伴有低血压，在停止输注后几分钟内，这些反应均可解除。症状经常在输液开始后大约 10 分钟出现，但可持续到输液停止。虽然症状一般会在输液停止 20 分钟内恢复，但也可能会持续数小时。红人综合征主要发生在第一次万古霉素用药时，随后反应的概率会降低。因为组胺的药理作用与红人综合征的症状极为相似，因此有人认为红人综合征是由组胺介导引起的。一些研究已经表明，与红人综合征严重程度密切相关的血浆组胺水平会依赖输注速率的增加而增加。万古霉素治疗前预先使用 H_1 受体阻滞剂羟嗪和苯海拉明可以降低红人综合征的发生率。然而发生红人综合征时，组胺水平并不是一成不变地增加，而且不由组胺介导的严重红人综合征已经被报告。似乎有理由推断组胺在红人综合征病因学上起了一定的作用，但可能不是唯一的介质。与输液相关的症状，如果不严重，不需要中断或禁止继续使用。先前有过红人综合征事件的患者应当使用苯海拉明等 H_1 受体阻滞剂来治疗，并且输注至少要超过 2 小时。从免疫介导的过敏反应中鉴别非变态反应性的红人综合征输液反应可能很困难。然而，对万古霉素而言，威胁生命的变态反应极少发生，在患者中如皮疹、荨麻疹和药物性发热等反应的发生率仅为 1% ~ 8%。

四、血液学毒性

使用万古霉素引发的血小板减少症很少被报告。血小板减少症的进展和对血小板输入的拮抗已经与白血病患者血中存在的万古霉素依赖型抗血小板抗体联系到了一起。

使用万古霉素的患者中性粒细胞减少症的发生率高于 2%。在治疗开始后的 9 ~ 30 天内会出现中性粒细胞的最低值，停药后的 2 ~ 3 周白细胞计数（WBC）恢复至正常水平。开始，中性粒细胞减少被认为是由于早期万古霉素制剂的纯度不够，但随着纯净制剂的使用，该发生率并没有下降。与万古霉素相关的中性粒细胞减少症的原因尚不清楚。假设是免疫学的机制，但自相矛盾的是已发现抗中性粒细胞的抗体。

【禁忌证及注意事项】

（1）对本品过敏的患者禁用。

（2）万古霉素静脉给药可穿过胎盘，引起胎儿第Ⅷ对脑神经损害。因此孕妇患有严重疾患在其他药物无效或不能应用时，应充分权衡利弊后慎用。

（3）万古霉素静脉给药后广泛分布于各种体液中，并可在乳汁中排出。哺乳期妇女必须采用本品治疗时应停止哺乳。

（4）万古霉素用于年老患者引起耳毒性（听力丧失）与肾毒性的危险性大。由于老年患者随着年龄增长其肾功能减退，因此有指征使用时必须根据肾功能调整剂量。

（5）对诊断的干扰，血尿素氮（BUN）可能增高。

（6）听力减退或耳聋、有肾功能减退史者慎用。

（7）治疗期间应定期检查听力，尿液中蛋白、管型、细胞数及测定尿比重等。

（8）万古霉素对组织有高度刺激性，肌内注射或静脉注射外漏后可引起局部剧痛和组织坏死，故本品只能用于静脉滴注或经中心静脉导管输入，静脉必须轮换使用，并应尽量避免药液外漏。

（9）为减少不良反应（如红人综合征、血栓性静脉炎、低血压）发生率，本品给药速度不宜过快，不可静脉注射，必须缓慢静脉滴注。每次剂量应至少用 200ml 5% 葡萄糖注射液或生理盐水溶解后缓慢静脉滴注，每次滴注时间至少在 1 小时以上。

（10）万古霉素口服对全身性感染无效。

（何振扬）

第七节　达托霉素

【引　　言】

达托霉素（daptomycin）属环脂肽类抗生素，是由美国礼来公司于 20 世纪 80 年代末从玫瑰孢链霉菌（*Streptomyces roseosporus*）发酵液中提取的含有十碳脂肪侧链的脂肽，具有广谱的抗革兰氏阳性菌活性，化学式为 $C_{12}H_{101}N_{17}O_{26}$，分子量为 1621Da。1997 年 11 月，礼来公司将达托霉素的全球独家开发、生产及销售权转让给 Cubist 制药公司。2003 年 9 月 12 日，FDA 首次批准达托霉素注射剂用于治疗复杂皮肤和皮肤结构感染，目前已广泛用于复杂性皮肤软组织感染、菌血症、感染性心内膜炎，以及骨、关节感染和骨髓炎的治疗。达托霉素作用机制不同于其他抗生素，它通过与钙结合后插入细菌的细胞膜内发挥作用，杀菌但不溶菌，并且对包括静止期在内不同生长期的细菌均有杀菌效应。达托霉素的这种特性使其在有生物被膜形成的感染如心内膜炎及骨髓炎等惰性感染及深部感染的治疗中疗效显著。尽管目前很多指南并未将达托霉素作为首选药物，但对 MRSE、PRSP、MRSA、VRE 和不宜使用万古霉素者，达托霉素是一个很好的替代药物。

【药物动力学】

达托霉素口服几乎不吸收，需静脉给药，由于存在抗生素后效应（PAE），因此每日只需给药 1 次。达托霉素体内通过一级动力学消除，消除半衰期约为 9 小时，在剂量为 6 ～ 12mg/kg 时总清除率约为 8.2ml/（h·kg），给药后 24 小时内药物尿排泄率约为 54%。达托霉素与人血浆蛋白呈可逆性结合，结合率为 91.7%（90% ～ 93%）。达托霉素组织亲和力低于血浆蛋白结合力，分布容积较小，健康成人受试者中达托霉素的稳态分布容积（V_{ss}）约为 0.1L/kg。达托霉素主要分布在血流丰富的脏器，但在体内不能透过血脑屏障，因此不推荐用于颅内感染。

达托霉素对人细胞色素 P450 同工酶的活性无抑制或诱导作用，且达托霉素并不被人肝脏微粒体所代谢。因此，达托霉素不影响其他经细胞色素 P450 酶系药物的代谢。少量达托霉素在体内代谢，但代谢部位不明。

达托霉素主要经肾脏以药物原型排泄，从尿液中回收约 78% 的给药剂量（根据微生物抗菌活性，大约回收 52% 的给药剂量）；从粪便中回收 5.7% 的给药剂量。在肾功能不全的患者中，达托霉素的总清除率可降至健康受试者的一半左右，即药物暴露量为肾功能正常患者的 2 倍左右。由于肾脏排泄是药物的主要消除途径，因此对于重度肾功能不全（即 CrCL < 30ml/min）及接受血液透析或腹膜透析的患者需调整剂量，推荐剂量为 4 mg/kg（皮肤软组织感染）或 6mg/kg（血流感染），每 48 小时 1 次。应在血液透析当日完成后给药。接受连续性肾脏替代治疗的血流感染者，推荐按 8mg/kg 每 48 小时给药。因此，轻度肝功能受损无需调整给药剂量。

儿童患者中达托霉素的药代动力学研究报道表明，与成年人相比，儿童血浆药物清除率增加，由此导致其血浆药物浓度 – 时间曲线下面积更小，因此儿童患者可能需要使用更高剂量的达托霉素。最近一项已经完成的在 0 ～ 17 岁患有复杂皮肤和软组织感染（cSSTI）患者中进行的有关达托霉素的研究中，给予患者每日一次按年龄调整的不同剂量的达托霉素，可获得与成人 cSSTI 治疗成功者相当的疗效，上述按年龄调整的达托霉素剂量分别为：12 ～ 17 岁，5mg/（kg·d）；7 ～ 11 岁，7mg/（kg·d）；2 ～ 6 岁，9mg/（kg·d）；1 ～ 2 岁，10mg/（kg·d）。2011 年美国感染病学会的治疗指南称，可在儿童患者中使用高剂量的达托霉素 [6 ～ 10mg/（kg·d）]，并将其作为耐甲氧西林金黄色葡萄球菌菌血症、感染性心内膜炎、急性血源性骨髓炎和化脓性关节炎的替代治疗药物。

【作用机制】

达托霉素在体外对革兰氏阳性菌显示出快速、浓度依赖性的杀菌活性，其作用机制与

靶点完全不同于 β- 内酰胺类、氨基糖苷类、糖肽类和大环内酯类药物。达托霉素结构新颖，由十肽环与氨基酸尾链组成，独特的结构使其同时具有亲水性和亲脂性。达托霉素亲脂端尾部在钙离子辅助下与革兰氏阳性菌的细胞膜上达托霉素结合蛋白（DBPs）结合，形成离子（主要为钾离子）外流通道，引起细胞膜的快速去极化，膜电位的缺失抑制了细菌 DNA、RNA 和蛋白质的合成，最终导致细菌死亡。

达托霉素杀死细菌但不引起细菌细胞裂解，能降低由于细菌崩解时释放的毒素而引起潜在并发症和炎性反应的风险。

达托霉素的杀菌机制不依赖于细胞分裂或活性代谢过程，对静止期的细菌同样具有较强的杀菌活性。

抗菌药物难以渗透入生物膜有时是抗感染治疗失败的一个原因。有研究发现达托霉素易于渗透入较厚的细菌生物膜。达托霉素通过与钙结合后插入细菌的细胞膜内发挥作用，杀菌但不溶菌，并且对包括静止期在内的不同生长期的细菌均有杀菌效应。达托霉素的这种特性使其在有生物被膜形成的感染如心内膜炎及骨髓炎等惰性感染和深部感染的治疗中疗效显著。

达托霉素具有抗生素后效应（PAE），为剂量依赖性抗生素。在浓度为 0.25 ~ 16mg/L（MIC 值的 1 ~ 8 倍）范围内，对金葡球菌和肠球菌的 PAE 持续 1 ~ 6 小时。

【抗 菌 作 用】

达托霉素对革兰氏阳性菌具有良好的抗菌活性，对革兰氏阴性菌无抗菌活性。达托霉素的抗菌谱包括：金黄色葡萄球菌（包括耐甲氧西林菌株）、表葡菌（包括耐甲氧西林菌株）、溶血性葡萄球菌等凝固酶阴性葡萄球菌、肠球菌属（包括万古霉素耐药菌株）、链球菌属（包括青霉素敏感和耐药的肺炎链球菌、化脓性链球菌、无乳链球菌和草绿色链球菌）、杰氏棒状杆菌、艰难梭状芽孢杆菌和痤疮丙酸杆菌等。最低抑菌浓度（MIC_{90}）均低于 2mg/L。达托霉素对耐药株的抗菌活性与敏感株相似。与万古霉素、替考拉宁、利奈唑胺相比，达托霉素的 MIC_{50} 和 MIC_{90} 值均较低。

大量体外敏感性研究证实，达托霉素对诸如甲氧西林的金黄色葡萄球菌（MRSA）在内的绝大多数革兰氏阳性菌具有快速的浓度依赖性杀菌活性。达托霉素体外杀菌活性试验表明，达托霉素使 90% 临床相关的革兰氏阳性菌被抑制的最低抑菌浓度 ≤ 1μg/ml（肠球菌除外），达托霉素对肠球菌的最低抑菌浓度为 2 ~ 4μg/ml。一项美国 32 所医疗中心历时 6 年（2005 ~ 2010 年）的 MRSA 和 VRE 菌株体外敏感性研究结果显示受试菌对达托霉素持续敏感。有人评估达托霉素对全球 410 所医疗机构 2005 ~ 2012 年 164 457 株非重复革兰氏阳性球菌菌株的杀菌活性，结果显示达托霉素对这些不同菌株均有杀菌活性，无年度和地区差异。近年来，虽有达托霉素不敏感或耐药菌株的报道，但并不常见，多数分离自长期使用万古霉素治疗失败的患者。在整个研究期间未监测到达托霉素耐药性增加的趋势。达托霉素的耐药机制多样且复杂，主要涉及细胞膜和细胞壁基因表型的变化。

由于达托霉素可在肺部被灭活，因此不适用于革兰氏阳性菌肺炎的治疗。

【达托霉素耐药】

革兰氏阳性病原体抗生素耐药的出现已成为全世界重大的医疗及公共卫生问题。考虑到新的抗菌药物数量有限，在医院内或其他地方使用抗生素时我们需要敏锐地认识到愈加严峻的微生物耐药问题。根据全球监测的抗生素耐药报告，抗生素耐药已日益成为影响越来越多细菌感染治疗效果的严重威胁。为了对抗生素耐药的程度及趋势进行评估和监测，已在全球建立了多个大型的监测系统。之前有文献报道，在金黄色葡萄球菌及肠球菌中发现了达托霉素耐药。而截至目前，鲜有出现达托霉素耐药的临床报告发表。缺乏前期抗生素暴露而新发的达托霉素耐药报告非常少，研究表明 10 000 株进行检测的金黄色葡萄球菌分离株中仅有 0.04% 的菌株其达托霉素的 MIC 值为 2μg/ml。全球抗生素耐药监测项目组对达托霉素与几种对比药物的耐药性数据进行了报告，这些数据是从 2005 年到 2012 年横跨 5 个大陆 164 457 株临床分离得到的革兰氏阳性菌株（金黄色葡萄球菌、凝固酶阴性葡萄球菌、肠球菌、溶血性链球菌）中得到的。结果表明达托霉素仍然是治疗上述这些病原体的有效药物。

细菌对达托霉素耐药的机制是多方面的，人们认为细菌细胞膜的破坏及过表达 dltA 是发生达托霉素耐药最常见的因素。dltA 转录调节异常可能造成细菌细胞膜的流动性发生改变，因此可导致达托霉素与其目标作用位点的亲和性下降。不同革兰氏阳性菌中达托霉素的耐药途径可能有所差异。参与磷脂合成相关基因的变异似乎与金黄色葡萄球菌及粪肠球菌发生达托霉素耐药有关。

【临床应用】

一、复杂性皮肤软组织感染

达托霉素最早批准用于治疗复杂皮肤软组织感染（cSSTI），治疗剂量为 4mg/(kg·d)），静脉滴注，输注时间 > 3 分钟，每日 1 次，疗程为 7 ~ 14 天。两项随机对照研究评价了达托霉素与万古霉素 / 抗葡萄球菌半合成青霉素对照治疗复杂性皮肤软组织感染的疗效，共有 534 名患者入选达托霉素组，对照组 558 例。一项研究的意向性治疗（ITT）人群中，达托霉素组与对照组的临床有效率分别为 62.5%（165/264）和 60.9%（162/266），临床可评价人群的临床有效率分别为 76.0%（158/208）和 76.7%（158/206）。另一项研究的意向性治疗（ITT）人群中，达托霉素组与对照组的临床有效率分别为 80.4%（217/270）和 80.5%（235/292），临床可评价人群的临床有效率分别为 89.9%（214/238）和 90.4%（226/250）。有人分析 CORE 数据库 2006 ~ 2009 年使用达托霉素治疗糖尿病足的患者，结果发现总成功率高达 89.2%，高于手术治疗的成功率。显示达托霉素与万古霉素及抗葡萄球菌半合成青霉素治疗复杂性皮肤和皮肤结构感染具有相似的疗效。

二、血流感染

一项随机、对照、多国家、多中心的开放研究评价了达托霉素对金黄色葡萄球菌菌血症的有效性。入组时，采用改良 Duke 标准（可能、确诊或非心内膜炎）对患者罹患心内膜炎的可能性进行分类。共有 246 名（124 名达托霉素治疗，122 名万古霉素或耐酶青霉素类治疗）金黄色葡萄球菌菌血症患者入组。在 ITT 人群中，120 名患者接受了达托霉素治疗，115 名接受了对照药治疗。ITT 人群中共有 182 例菌血症和 53 例感染性心内膜炎，包括 35 名右侧心内膜炎和 18 例左侧心内膜炎。182 名菌血症患者中，分别有 121 人和 61 人属于复杂性和单纯性金黄色葡萄球菌菌血症。ITT 人群的总有效率在达托霉素治疗的患者中为 44.2%（53/120），在对照药治疗的患者中为 41.7%（48/115）[差异 =2.4%，95%CI–10.2 ～ 15.1]。符合方案（PP）人群的总有效率在达托霉素治疗的患者中为 54.4%（43/79），在对照药治疗的患者中为 53.3%（32/60）（差异 =1.1%，95%CI–15.6 ～ 17.8）。总体上，达托霉素和对照药组在金黄色葡萄球菌菌血症的清除时间上没有差异。MSSA 患者的中位清除时间为 4 天，MRSA 患者为 8 天。

EU-CORE 数据库中 8 个国家 2006 ～ 2008 年使用达托霉素治疗血流感染总体治疗成功率为 77%，对金黄色葡萄球菌感染患者的治疗成功率为 82%，而使用高剂量达托霉素治疗的成功率更高，当剂量为 6mg/kg 时痊愈率为 78%，> 6mg/kg 时痊愈率增至 90%。多项研究显示，早期改用达托霉素可改善血流感染患者的预后。有人报告 170 例 MRSA 血流感染患者初始治疗选用万古霉素，当药敏结果显示其 MIC > 1mg/L 后，70 例患者继续使用万古霉素，另 100 例患者换用达托霉素，结果达托霉素组治疗成功率更高（75.0% 比 41.4%，$P < 0.001$），住院时间、抗感染疗程、发热和血流感染持续时间都更短（14 天比 16 天，$P=0.04$；9 天比 13 天；$P=0.001$；3 天比 4 天，$P=0.02$；4 天比 5 天，$P=0.004$）。一项开放式随机对照实验肯定了达托霉素对 MRSA 的疗效，亚组分析表明达托霉素 6mg/kg 与万古霉素治疗 MRSA（对万古霉素的 MIC ≤ 1μg/ml）的成功率分别为 44% 和 31.8%（$P = 0.28$）。一项 2005 ～ 2008 年的回顾性、多中心研究评估了达托霉素治疗万古霉素 MIC ≥ 2mg/L 金黄色葡萄球菌感染的疗效，547 例可获取 MIC 值的临床可评价患者被纳入分析（MIC < 2mg/L，82%；MIC ≥ 2mg/L，18%），治疗总成功率为 94%，无论万古霉素 MIC < 2mg/L 或 ≥ 2mg/L，达托霉素显示出相似的疗效。美国 FDA 已经批准达托霉素作为万古霉素的备选方案用于治疗金黄色葡萄球菌菌血症。对万古霉素中敏或耐药金黄色葡萄球菌（VISA/VRSA，MIC > 2μg/ml），当有万古霉素治疗失败的证据时，专家共识建议临床医师可以考虑使用其他治疗方案。

达托霉素对肠球菌菌血症同样有效，在美国，ICU 检出的 VRE 占肠球菌 28.5%，VRE 菌血症的致死率是万古霉素敏感肠球菌菌血症的 2.5 倍。尽管美国 FDA 只批准利奈唑胺用于 VRE 的感染，但美国感染病学会（IDSA）已经推荐利奈唑胺和达托霉素用于 VRE 导管相关性感染。针对达托霉素与利奈唑胺对 VRE 菌血症疗效进行的 Meta 分析发现使用达托霉素患者 30 天全因死亡率、感染相关致死率和复发率明显高于利奈唑胺组（全因致死率 OR 为 1.61，95%CI 1.08 ～ 2.40；感染相关致死率 OR 为 3.61，95%CI 1.42 ～ 9.20；

复发率 OR 为 2.51，95%CI 0.94 ~ 6.72），不良反应在两组间差异无统计学意义。一项 2007 ~ 2008 年的回顾性、多中心研究分析达托霉素治疗 139 例 VRE 血流感染的疗效和安全性，临床可评估患者 113 例，中位治疗剂量为 6（4.0 ~ 8.3）mg/kg，中位疗程 14（7 ~ 16）天，治疗成功率为 79%（89/113），17 例（12%）患者发生药物相关不良事件。

三、感染性心内膜炎

针对 CORE 数据库中 2004 年接受达托霉素治疗感染性心内膜炎的疗效进行分析显示，治疗成功率为 63%，中位疗程为 27 天。2006 年美国 FDA 批准达托霉素（6mg/kg，每日一次）用于治疗 MSSA 和 MRSA 引起的菌血症和右侧心内膜炎。随着耐药和标准治疗药物治疗失败例数的增加，达托霉素已经作为严重革兰氏阳性菌感染（如金黄色葡萄球菌左心感染，凝固酶阴性葡萄球菌、肠球菌、链球菌引起的感染性心内膜炎）的替代治疗药物。尽管达托霉素仅批准用于右心感染性心内膜炎，但临床也常用于治疗左心感染性心内膜炎。一项欧洲的研究中 378 例心内膜炎患者接受达托霉素治疗，其中 259 例（69%）为左心感染性心内膜炎，结果显示治疗总成功率为 80%，其中，右心感染性心内膜炎为 91%，左心感染性心内膜炎为 76%。达托霉素剂量 ≥ 8mg/kg 显示总的患者治疗成功率为 90%。心内膜炎国际协作组织（ICE）数据库中 2008 ~ 2010 年中 178 名单独使用达托霉素治疗左心感染性心内膜炎（LIE）患者的数据显示，高剂量达托霉素（平均治疗剂量为 9.2mg/kg）治疗左心感染性心内膜炎（感染的细菌包括金黄色葡萄球菌、凝固酶阴性葡萄球菌、肠球菌）是有效和安全的。针对屎肠球菌心内膜炎疗效的研究发现，尽管住院时间和死亡率与对照组间差异无统计学意义，但达托霉素治疗组比对照组有更长的菌血症持续时间，并更需要转换成联合用药的治疗方法，因此达托霉素单用不适合治疗屎肠球菌心内膜炎。达托霉素联合用药的方案还需要更进一步的研究。

四、骨关节感染

达托霉素也推荐用于 MRSA 引起的骨、关节感染及骨髓炎。文献报告分别用替考拉宁、利奈唑胺和达托霉素治疗 MRSA 骨髓炎患者，3 组患者痊愈率分别为 83%、77% 和 91%，其疗程中位值分别为 16 周、12 周和 11 周，表明达托霉素的疗程相对较短且痊愈率更高。有人测定 16 名进行膝关节或髋关节手术患者的血液和骨中达托霉素的浓度。16 名患者术前静脉给予一个剂量达托霉素（8mg/kg），在使用达托霉素 1 小时后或在移除骨时取样，测定达托霉素在血液、骨及滑液中的浓度。结果显示，达托霉素在骨中的浓度高于金黄色葡萄球菌 MIC 值，肯定了达托霉素在骨、关节金黄色葡萄球菌感染中的作用。一项针对耐喹诺酮类葡萄球菌所致的急性人工关节感染使用高剂量达托霉素 10mg/（kg·d）联合利福平（作为一线方案）治疗 6 周的多中心回顾性研究发现，治疗失败率比以糖肽类为基础的方案失败率低，没有因微生物耐药造成的治疗失败，且耐受性好，表明高剂量达托霉素联合利福平可能是耐喹诺酮类葡萄球菌所致急性人工关节感染清创术后的一线治疗方案。一项评价达托霉素治疗骨关节感染有效性、比例为 1 ：2 的巢式病例对照研究结果显示，达托霉素与万古霉素的 3 个月和 6 个月治疗的有效率（治疗时间分别为 48 天和 46 天）相当 [15（75%）比 27（68%）；$P=0.8$] 和 [14（70%）比 23（58%）；$P=0.5$]，不良反应发生率相近 [1（5%）比 7（18%）；$P=0.2$]，表明达托霉素与万古霉素有相近的治疗成功率和耐受性，达托霉素可作为 MRSA 所致骨关节感染的替代药物，特别对于那些不能耐受万古霉素治疗的患者。

五、中枢神经系统感染

尽管达托霉素很难通过血脑屏障，但在炎症情况下，特别是高剂量时，对耐青霉素和头孢菌素的肺炎球菌引起的脑膜炎可能是一个有效的替代方案。在 CORE 2005 ～ 2006 年期间，有 14 例患者为中枢神经系统感染；4 例患者脑脊液培养凝固酶阴性葡萄球菌阳性，其他病原菌有 MRSA、MSSA、VRE；6 例患者未检出病原菌；7 例患者（50%）同时有非中枢神经系统感染，包括心内膜炎（2 例）、骨髓炎（2 例）、皮肤软组织感染（2 例）及其他感染（1 例）。使用达托霉素前有 8 例（57%）患者接受了抗菌药物治疗，最常用者为万古霉素。达托霉素的平均剂量和治疗持续时间分别是 5.4（4 ～ 8）mg/kg 和 13.5（2 ～ 6）天。10 例患者（71%）获得临床成功（治愈 + 好转），平均起效时间为 3（2 ～ 28）天。1 例失败，3 例患者在治疗结束时不可评估。

六、复杂性尿路感染

有人回顾性地分析了 10 例尿中检出 VRE 的尿路感染患者，有尿路刺激症状和（或）脓尿，所有患者经达托霉素治疗达到临床治愈，且微生物学清除。对于复杂性尿路感染，达托霉素与环丙沙星疗效相当，但因实验样本过小而不具有统计学意义，需要进一步证实。

七、中性粒细胞缺乏患者的革兰氏阳性菌感染

CORE 数据库中 2006 ～ 2009 年使用达托霉素治疗的中性粒细胞缺乏革兰氏阳性菌感染患者数据分析显示治疗成功率达到 85%，表明达托霉素治疗中性粒细胞缺乏患者有效、安全，且中性粒细胞缺乏的程度不影响其疗效。

八、烧伤患者的革兰氏阳性菌感染

一项关于某创伤及烧伤医学中心 2005 ～ 2007 年严重创伤的革兰氏阳性菌感染患者使用达托霉素治疗的研究，共收集可评价患者 415 例，其中包括皮肤软组织感染（37.4%）、急性烧伤（32.3%）、慢性伤口感染（20.2%）及其他类型的感染（10.1%），13% 的皮肤

软组织感染患者合并血流感染，金黄色葡萄球菌是最常见的病原体，达托霉素治疗总成功率为98.5%。

九、儿童革兰氏阳性菌感染

达托霉素目前并未被批准用于儿童患者的治疗，不同年龄儿童合适的药物剂量尚未明确。在25名（2～17岁）儿童患者中进行了一项达托霉素的药代动力学研究，这25名患儿均被给予了4mg/（kg·d）的达托霉素，研究结果表明小于6岁患儿体内达托霉素的清除更快。后来进行的另一项研究表明，在2～6岁儿童中应用高剂量的达托霉素[8～10mg/（kg·d）]，其所能达到的全身抗生素暴露量，与被批准用于成人治疗的4～6mg/（kg·d）剂量的达托霉素相当。有几项研究对达托霉素在儿童革兰氏阳性菌感染治疗中的作用进行了评估，其安全性良好。美国感染病学会的MRSA治疗指南推荐应用达托霉素[6～10mg/（kg·d）]用于儿童MRSA菌血症、感染性心内膜炎、急性血源性骨髓炎、化脓性关节炎的治疗。

最近一项多中心Ⅲ期随机临床试验纳入了396名有复杂皮肤和软组织感染的患儿，研究表明与标准治疗组相比，根据年龄调整剂量的达托霉素安全、有效，并且一般耐受性良好。EU-CORE研究中注册在案的结果表明，当将达托霉素作为一线及二线治疗用药时，其用于治疗多种儿童及成人的革兰氏阳性菌感染的临床治疗成功率高。为了进一步探讨1～17岁儿童患者中达托霉素的安全性和有效性，研究人员最近完成了一项临床研究，对达托霉素与标准治疗用于治疗金黄色葡萄球菌菌血症进行了比较，而另一项比较达托霉素与万古霉素或萘夫西林用于治疗急性血源性骨髓炎的研究目前正在进行中。

十、在门诊患者中的应用

许多国家已经在门诊患者中应用抗生素，他们安全地在门诊患者中予以抗生素治疗，将其作为昂贵、住院治疗的一种更加经济的替代治疗方法，以降低医疗相关感染的风险及提高患者满意度。门诊静脉抗菌治疗项目中所治疗的最常见的感染是皮肤和软组织感染（蜂窝织炎、丹毒、伤口感染及滑囊炎），以及骨和关节感染（椎间盘炎、化脓性关节炎、糖尿病足、骨髓炎、人工关节及其他金属装置相关感染）。在进行门诊静脉抗菌治疗过程中仔细做好风险评估与管理可降低潜在的风险，目前已经制定了几个指南来指导该业务的开展及患者的管理。许多研究表明门诊静脉抗菌治疗实际上是非常安全和有效的治疗方法。已经有人通过正式的业务实施模型，对心内膜炎或金黄色葡萄球菌菌血症患者在门诊应用静脉抗菌治疗的临床有效性进行了评估，目前门诊静脉抗菌治疗已经被纳入了欧洲、英国和美国的心内膜炎治疗指南。

达托霉素的药代动力学使得我们可以方便地通过每日一次、2分钟静脉注射的方法给药，而这有利于在门诊和家庭中进行用药。其避免了像临床中用到的其他抗生素那样需要多次给药或者持续静脉输注。而且在门诊静脉抗菌治疗中使用达托霉素的不良反应事件明显要少，并且与万古霉素相比，其与其他抗生素之间的相互作用也更少。EU-CORE 研究中，门诊静脉输液治疗患者中有 12% 的人使用了达托霉素，这些患者总的临床治疗成功率为 89%，而在菌血症或者心内膜炎患者中应用达托霉素进行门诊静脉抗菌治疗临床治愈率最高。由于达托霉素给药方便并且总体安全性良好，门诊静脉抗菌治疗已考虑将其作为一线治疗药物。

【药物相互作用】

（1）本品与氨曲南、华法林和丙磺舒合用的生物利用度无影响。

（2）HMG-CoA 还原酶抑制剂可能引起肌病，表现为与 CPK 水平升高相关的肌痛和肌无力。体外研究表明，细胞色素 P450 酶不参与达托霉素的代谢，达托霉素也不抑制或诱导 P450 酶的活性，因此不存在可以预见的相互作用。但达托霉素与 HMG-CoA 还原酶抑制剂的相互作用应引起关注。一项关于达托霉素与他汀类药物联用的多中心回顾性分析比较了达托霉素联用他汀类药物与单用达托霉素的肌毒性，6.1% 联用者出现肌痛，2.9% 单用者出现肌痛（$P=0.38$）；10.2% 联用者的 CPK > 1000U/L，5.3% 单用者的 CPK > 1000U/L（$P=0.32$）；联用组 CPK > 1000U/L 的患者有 40% 出现了肌病综合征；6.1% 的联用者、3.5% 的单用患者因 CPK 升高伴出现肌痛而停药（$P=0.42$），两组患者停用达托霉素后 CPK 和肌痛恢复正常。联用组总体出现肌肉毒性比单用组高，但没有显著性统计学差异。因此，在使用达托霉素时停用他汀类药物可能没有必要，但需要密切监测 CPK。

【使用方法】

达托霉素口服几乎不吸收，需静脉给药，由于存在抗生素后效应（PAE），因此每日只需给药一次。达托霉素可通过 2 分钟静脉推注给药，这便于其在门诊的应用，使得我们有机会减少医疗保健相关感染、提高患者满意度及降低医疗费用。

1. 血流感染

每次 6mg/kg，每 24 小时一次，疗程 2 周，对伴发心内膜炎患者应延长至 6 周左右。

2. 皮肤软组织感染

每次 4mg/kg，每 24 小时一次，疗程 7 ~ 14 天。

3. 肾功能受损患者

应对肌酐清除率 < 30ml/min 的患者，包括接受血液透析或连续不卧床腹膜透析（CAPD）的患者进行剂量调整。CLCR ≥ 30ml/min 的患者，按相同剂量，每 24 小时给药一次；对于 CLCR < 30ml/min 的患者，包括接受血液透析或 CAPD 的患者，按相同剂量，每 48 小时给药一次。对肾功能不全的患者，应增加对肾功能和 CPK 进行监测的频率。对血液透析患者，可在完成血液透析后，再给予达托霉素。

4. 高剂量达托霉素在难治性感染中的应用

根据达托霉素的药代动力学特征及其浓度依赖的杀菌活性，临床中可考虑使用高剂量的达托霉素 [> 6mg/（kg·d）]，因其可更加快速地清除细菌及减少耐药的发生。美国感染病学会耐甲氧西林金黄色葡萄球菌治疗指南推荐对万古霉素治疗失败的持续 MRSA 菌血症患者可考虑使用高剂量的达托霉素 [10mg/（kg·d）]。几项其他国家的及国际治疗指南将高剂量的达托霉素 [8 ~ 10mg/（kg·d）] 纳入难治性感染的治疗选择之一，这些感染包括心内膜炎、菌血症及骨和关节感染。而对于脓毒症及药物表观分布容积较高的患者，或者抗生素难以在感染部位达到足够的局部抗生素浓度时，应用高剂量的达托霉素可能具有一定的优势。有几项研究表明，更高剂量的达托霉素 [> 6mg/（kg·d）] 治疗菌血症、骨髓炎、异物 / 假体感染（主要是骨科植入物、心内及血管内装置）和感染性心内膜炎是安全有效的。

5. 达托霉素在抗生素联合治疗中的应用

临床实践中，对于某些感染（骨髓炎、异物 / 假体感染及肠球菌感染）的治疗，有学者推荐使用比目前批准的治疗剂量 [（4 ~ 6mg/（kg·d）] 更高剂量的达托霉素。然而，新近出现的在治疗过程中发生的达托霉素耐药的报告引起了人们关注，对于发生达托霉素耐药风险较高的患者，可能需要考虑进行抗生素联合治疗。人们在体外对达托霉素与其他抗生素之间的相互作用进行了研究，研究结果表明当与达托霉素同时给药时，庆大霉素和利福平的抗菌活性未受影响。其他的离体模型研究表明，联合应用达托霉素和利奈唑胺对耐甲氧西林金黄色葡萄球菌和肠球菌可起到协同杀菌作用。在一项离体模拟心内膜炎药代动力学 / 药效学模型的研究中，对达托霉素不敏感的 MRSA 分离株，联合应用达托霉素和复方新诺明 8 小时可杀灭细菌，并且其联合用药后 8 ~ 72 小时其杀菌效果优于达托霉素单独用药（$P < 0.001$）。一项临床研究表明，达托霉素联合 β- 内酰胺类抗生素可轻度改善患者总的临床预后，并且这一趋势在心内膜炎及骨和关节相关菌血症患者中更加明显。

尽管有适合的抗生素进行治疗，由 MRSA 导致菌血症的治疗仍然面临着挑战。为了增加达托霉素的抗菌活性及预防耐药的发生，美国感染病学会的指南推荐可考虑使用高剂量的达托霉素联合其他抗菌药物治疗严重的感染。临床中达托霉素联合 β- 内酰胺类抗生素可防止达托霉素耐药 MRSA 分离株和肠球菌的出现。其机制为 β- 内酰胺类抗生素能够增加细菌细胞表面的负电荷，从而有利于达托霉素与细菌结合，增加了达托霉素的杀菌活性。达托霉素与 β- 内酰胺类抗生素之间的协同效应的另一种解释是，当细菌与 β- 内酰胺类抗生素发生接触之后，其体内的青霉素结合蛋白 -1 失活。为了治疗 MRSA 所致的感染，临床也会将利福平、复方新诺明、磷霉素、替加环素及利奈唑胺与达托霉素联合用药。高剂量的达托霉素与磷霉素联合用药，对由甲氧西林敏感的金黄色葡萄球菌或者 MRSA 所引起的自体瓣膜和人工瓣膜心内膜炎均有效。

【不良反应】

达托霉素可以在细胞没有发生自溶的情况下迅速杀死细菌，避免因磷壁酸、肽聚糖和

DNA 的释放引起炎症反应，因此较一般抗感染药物安全。较常见的不良反应（≥ 1%）包括腹泻、阴道炎、恶心、头痛、头晕、消化不良、皮疹等；较少见的不良反应有口干、厌食、便秘、胃胀、失眠等；实验室检查异常包括 ALT、AST、总胆红素、血肌酐升高等，此类异常多无临床表现，且为可逆性。偶见白细胞减少、假膜性肠炎等。

达托霉素常见的不良反应为一过性肌无力、肌痛及肌酸磷酸激酶升高（CPK）等。文献报告 CPK 升高超过正常值范围上限 4 倍，症状能在 3 天内缓解，而 CPK 在停药 7 ~ 10 天后回落到正常值。在金黄色葡萄球菌菌血症 / 心内膜炎研究中，共有 11 名（9.2%）患者 CPK > 500U/L，其中 4 人 CPK 升高超过 10 倍正常值上限。这 11 名患者中的 3 人在继续治疗的过程中，CPK 水平回落到正常范围，6 名患者在随访期内恢复正常值，1 名患者在末次评估时回到基线水平，1 人未报告任何随访期数据。3 名患者因 CPK 升高而停药。在 Ⅲ 期临床研究中观察到的 CPK 在治疗组和对照组间的差异无统计学意义，在上市后观察到的一些横纹肌溶解病例多见于与 HMG-CoA 还原酶抑制剂合用的患者。临床使用时应密切监测肌病的临床表现及 CPK 水平，当出现不能解释的肌痛（CPK >正常上限的 5 倍）或无症状（CPK >正常上限 10 倍），均应停药。

达托霉素另外一个严重的不良反应是嗜酸性粒细胞肺炎，典型的症状有发热、咳嗽、气短和呼吸困难，严重者可出现进行性呼吸衰竭。有人查阅了 2004 ~ 2010 年美国 FDA 不良反应事件报告（AERS），经因果关系判定，肯定有关 7 例，很可能 13 例，可能有关 38 例，很可能无关 23 例。7 例肯定有关的患者嗜酸性粒细胞肺炎发生于开始用药后 10 ~ 28 天，剂量为 4.4 ~ 8.0mg/（kg·d），年龄为 60 ~ 70 岁，其中 5 名患者给予糖皮质激素治疗并停用达托霉素后肺炎好转。因此，临床应密切关注达托霉素所致嗜酸性粒细胞性肺炎的发生。

达托霉素对肾脏的损害较小，一项关于达托霉素随机对照临床实验有效性与安全性的 Meta 分析发现，轻中度肾功能不全，年龄 < 60 岁的患者，正常剂量组肾功能损害发生率小于对照组（包括万古霉素、替考拉宁、环丙沙星，头孢曲松）（RR 为 0.52，95% CI 0.31 ~ 0.87），高剂量组 [≥ 6mg/（kg·24h）] 肾功能损害发生率也显著小于对照组（RR 为 0.31，95% CI 0.14 ~ 0.67）。对于肌酐清除率 < 30ml/min 的患者，达托霉素应每 48 小时给药一次，可避免 CPK 增高而停止使用达托霉素。肾功能损害患者，CPK 的监测需更频繁。值得注意的是，达托霉素治疗 MRSA 菌血症的疗效在轻度肾功能损害 [GFR > 50ml/（min·1.73m^2）] 时没有影响，但中度肾功能不全时疗效是否降低仍需要大量的临床实验进行验证。

【禁忌证及注意事项】

（1）既往对达托霉素过敏者禁用。

（2）达托霉素在孕妇中的应用属妊娠期用药 B 类，即在动物实验中无明显致畸作用，但在人类中无足够的对照研究资料。因此该药需在有明确指征时用于妊娠期患者。

（3）达托霉素在乳汁中是否分泌尚不明确，哺乳期妇女服用达托霉素时宜暂停哺乳。

（4）达托霉素在 18 岁以下儿童中应用的安全性尚未建立。

（5）在动物中观察到与达托霉素相关的骨骼肌作用。对于接受达托霉素治疗的患者，应对其肌痛或肌无力，尤其是对肢体远端症状的发展进行监测。对于接受达托霉素治疗的患者，应在基线时及其后的每周监测其 CPK 水平，并且对最近或伴随使用 HMG-CoA 还原酶抑制剂进行治疗的患者，应进行更频繁的监测。对肾功能不全的患者，应对其肾功能和 CPK 水平进行更频繁的监测。对正接受达托霉素治疗而发生不可解释的 CPK 升高的患者，应对其进行更为频繁的监测。如果患者出现了无法解释的肌病体征和症状并且 CPK 水平升高 > 1000U/L（≥ 5 倍正常上限），或患者出现了明显的 CPK 水平升高 > 2000U/L（≥ 10 倍正常上限）但无症状，应停用达托霉素。另外，对于正接受达托霉素治疗的患者，应考虑暂时停止使用与横纹肌溶解症相关的药物，例如 HMG-CoA 还原酶抑制剂。

（何振扬）

第八节　多西环素

多西环素（doxycycline）又名强力霉素，片剂于 20 世纪 70 年代上市，针剂于近年面世。多西环素为半合成四环素类抗生素，与米诺环素同属二代四环素。

【产生的背景】

四环素类是第一类作为"广谱"抗微生物剂使用的抗生素，即它们抗广范围性革兰氏阳性菌和革兰氏阴性菌包括专性厌氧菌类。一般衣原体、支原体、立克次体和原生动物的寄生虫也对四环素类敏感。鉴于四环素类的广谱活性和相对安全性，广泛用于人、动物甚至某些植物和昆虫类感染的治疗。1980 年四环素类全球用量估计达 5000t。然而，由于四环素类持续而广泛地使用，产生了严重耐四环素的多种细菌，因而限制了其使用。

1981 年 Chopera 等在发表的题为"20 世纪 80 年代初四环素类展望"的综述中谈到了四环素类在人和兽医中使用的作用模式分子研究及其抗菌性基因和生化基础。随后十年中四环素类在治疗应用中的进一步改变，以及对其作用的分子基础和耐药性质的进一步理解，促使研究者对其结构进行改造以保留广谱抗菌作用并减少耐药。

【四环素类的结构】

临床中使用的四环素类都具有四碳环的基本骨架，它们在结构上的差异仅在于 C_5、C_6 或 C_7 位上有不同的取代基。四环素类基本化学结构式见图 5-8-1。多西环素化学结构式见图 5-8-2。

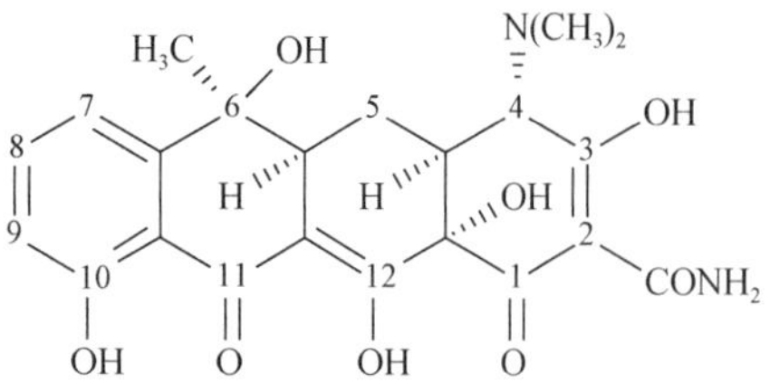

图 5-8-1　四环素类基本结构

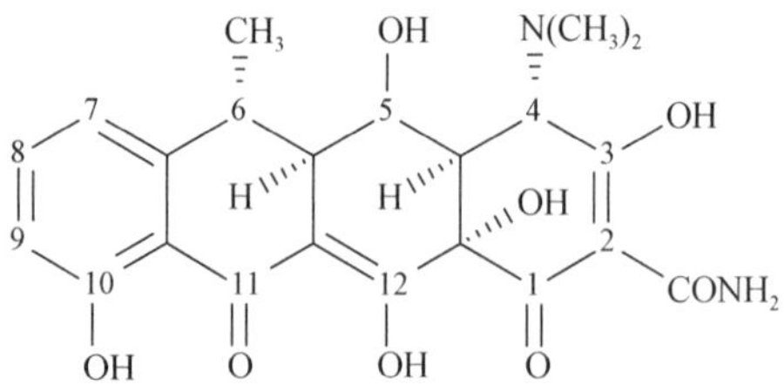

图 5-8-2　多西环素结构

【作 用 机 制】

1. 作用于细菌核糖体

多西环素与核糖体 30S 亚单位位点可牢固结合，抑制了核糖体水平蛋白质合成，起到抑制细菌生长的作用。

2. 作用于细胞膜

多西环素可直接干扰细菌细胞膜功能，使细胞膜功能发生变化，可引起胞内底物蓄积变化和胞内基本因子的丧失，从而影响细菌的生存和繁殖。

【耐 药 性】

多西环素耐药性是治疗过程中细菌选择产生的结果，耐药基因主要存在于质粒中。多西环素的耐药机制可概括为：

1. 敏感菌

多西环素被摄取后，胞内浓度大大高于胞外浓度，多西环素与核糖体结合抑制蛋白质合成，起到抑菌作用。

2. 外排性耐药

细胞中多西环素经胞质膜蛋白流出，使得用于核糖体结合的胞内多西环素浓度降低。

3. 核糖体保护性耐药

多西环素在胞内浓度相似于敏感细菌，但核糖体被修饰，使得多西环素不能持久地与核糖体结合。

4. 多西环素修饰型耐药

多西环素进入胞质后通过需氧反应发生分子改变，形成失活型扩散到胞外。

细菌类、科、属、种并排均具上述耐药机制，如肠杆菌科是外排为主，而淋球菌主要为质粒传播。

【临床应用】

四环素类抗生素的特点：①半衰期长，12 ~ 22 小时，每日使用一次即可，口服 100mg/d，静脉 100～200mg/d；②价格便宜，使用安全；③广谱作用，体内外试验均表明其对革兰氏阳性需氧菌中的金黄色葡萄球菌、链球菌，革兰氏阴性需氧菌中的淋病奈瑟菌、嗜麦芽窄食单胞菌和部分革兰氏阴性杆菌有很好的抗菌作用。多西环素对沙眼衣原体、支原体、立克次体的作用是目前使用的四环素类中最强者之一，因而它在世界范围内被持续而广泛地使用。

1. 呼吸系统感染

包括社区获得性肺炎、急性支气管炎、慢性支气管炎急性发作、支气管扩张伴感染和急性化脓性扁桃体炎，多西环素治愈率达 60%，有效率 95%。美国最近报道显示，多西环素对流感嗜血杆菌耐药率仅为 2.7%，且多年变化不大，故可用以治疗该菌感染。

2. 生殖泌尿系统感染

包括急性膀胱炎、急性肾盂肾炎、慢性肾盂肾炎急性发作、复杂性尿路感染、淋病、沙眼衣原体引起的感染，治愈率可达 61.7%，有效率为 98.5%。

3. 其他感染

多西环素作为首选药物治疗立克次体所致的斑疹伤寒、沙螨热和立克次体病。此外，对 Q 热、非淋球菌性尿道炎、衣原体引起的沙眼和结膜炎、鹦鹉热和淋巴肉芽肿性病均有效。

对细菌性肠胃炎，多西环素也常为首选治疗药物。

美国亦常用于治疗蜱传播感染的 Lyme 病，螺旋体引起的回归热等。

总之，多西环素口服或静脉滴注用于治疗临床轻中度感染疗效确切、方便安全、费用低廉，应予推广。

【不良反应】

多西环素较四环素不良反应明显减少，文献多为个案报告，如诱发低血糖、颅内高压、轻度肝损伤、牙黄染、过敏反应和轻度胃肠道反应等。

（吴 彪 贾 杰）

参 考 文 献

吴彪，符娟，符健，等 .2012. 利奈唑胺治疗结核性脑膜炎临床疗效 . 现代预防医学，39（17）：219-221

王莉，钱香，齐艳 .2015.ICU 多重耐药菌对替加环素的药敏分析 . 浙江中医结合杂志，25（11）：1073-1074

徐明，林陈水，付水星 .2006. 替加环素的抗菌作用及药理学性质 . 国外医学·抗生素分册，27（6）：250-253

杨政，袁喆 .2013. 多黏菌素治疗多重耐药革兰氏阴性菌感染的新进展 . 中国新药与临床杂志，（12）：931-936

张庆娟 .2015. 利奈唑胺治疗 ICU 革兰氏阳性球菌感染的疗效及安全性观察 . 世界最新医学信息文摘，15（54）：81-82

中国医药教育协会感染疾病专业委员会 .2015. 抗菌药物超说明书用法专家共识 . 中华结核和呼吸杂志，38（6）：410-444

Bakke V，Sporsem H，Von der Lippe E，et al.2017.Vancomycin levels are frequently subtherapeutic in critically ill patients: a prospective observational study. Acta Anaesthesiol Scand, 61（6）: 627-635

Chuang YC, Wang JT, Lin HY, et al.2014.Daptomycin versus linezolid for treatment of vancomycin-resistant enterococcal bacteremia: systematic review and meta-analysis.BMC Infect Dis, 14: 687

Durand C, Brueckner A, Sampadian C, et al.2014.Daptomycin use in pediatric patients.Am J Health Syst Pharm, 71（14）: 1177-1782

Gonzalez-Ruiz A, Seaton RA, Hamed K.2016.Daptomycin: an evidence-based review of its role in the treatment of Gram-positive infections.Infect Drug Resist, 9: 47-58

Hassoun A, Linden PK, Friedman B.2017.Incidence, prevalence, and management of MRSA bacteremia across patient populations—a review of recent developments in MRSA management and treatment.Crit Care, 21（1）: 211

Huang D, Yu B, Diep JK, et al. 2017.In vitro assessment of combined polymyxin B and minocycline therapy against Klebsiella pneumoniae carbapenemase（KPC）-producing K. pneumoniae.Antimicrobial Agents & Chemotherapy, 61（7）: ii, e00073-17

Liu C, Bayer A, Cosgrove SE, et al.2011.Clinical practice guidelines by the infectious diseases society of america for the treatment of methicillin-resistant Staphylococcus aureus infections in adults and children.Clin Infect Dis, 52（3）: e18-55

Manchandani P, Dubrovskaya Y, Gao S, et al. 2016.Comparative pharmacokinetic profiling of different polymyxin B components. Antimicrob Agents Chemother, 60（11）: 6980-6982

Mebrotra N, Tang L, Phelps SJ, el al. 2012.Evaluation of vancomycin dosing regimens in preterm and term neonates using Monte Carlo simulations. Pharmacotherapy, 32: 408-419

Steinmetz T, Eliakim-Raz N, Goldberg E, et al.2015.Association of vancomycin serum concentrations with efficacy in patients with MRSA infections: a systematic review and meta-analysis.Clin Microbiol Infect, 21（7）: 665-673

Syriopoulou V, Dailiana Z, Dmitriy N, et al.2016. Clinical experience with daptomycin for the treatment of Gram-positive infections in children and adolescents.Pediatr Infect Dis J, 35（5）: 511-516

Thorburn CE, Molesworth SJ, Sutherland R, et al.1996.Postantibiotic and post-beta-lactamase inhibitor effects of amoxicillin plus clavulanate.Antimicrobial Agents & Chemotherapy, 40（12）, 2796-2801

Tótoli EG, Garg S, Salgado HR. 2015. Daptomycin: physicochemical, analytical, and harmacological properties.Ther Drug Monit, 37（6）: 699-710

Yuan Z, Tam VH. 2008.Polymyxin B: a new strategy for multidrug-resistant Gram-negative organisms. Expert Opinion on Investigational Drugs, 17（5）: 661-668

彩　　图

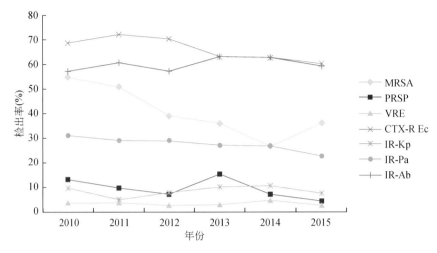

彩图 1　我国主要耐药菌流行趋势

注：MRSA. 耐甲氧西林金黄色葡萄球菌；VRE. 耐万古霉素肠球菌；PRSP. 青霉素耐药肺炎链球菌；
CTX-R Ec. 耐头孢曲松大肠埃希菌；IR-Kp. 耐亚胺培南克雷伯肺炎杆菌；IR-Pa. 耐亚胺培南铜绿假单
胞菌；IR-Ab. 耐亚胺培南鲍曼不动杆菌

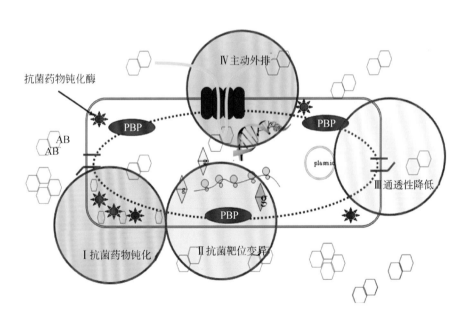

彩图 2　细菌主要耐药机制示意

点线椭圆代表细胞膜；长方形实线代表细胞壁；双六边形代表抗菌药物分子 [AB]；单六边形为水解后的抗菌药物分子；
PBP 为青霉素结合蛋白，代表抗菌药物作用靶位；菱形代表细菌核糖体作用的抗菌药物

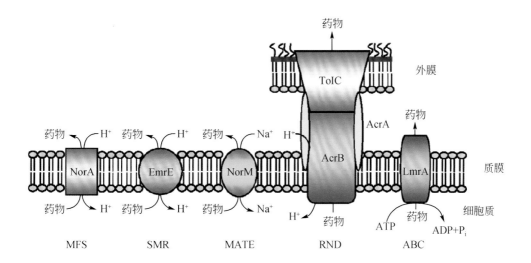

彩图 3　细菌主动外排系统示意

（摘自：Kumar A，et al. 2005. Advanced Drug Delivery Reviews，57：1486 ~ 1513）

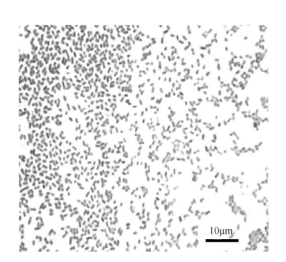

彩图 4　铜绿假单胞菌排列成双或呈短链状

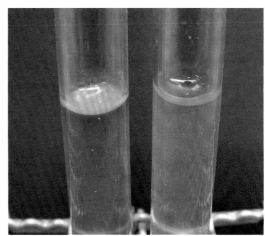

彩图 5　铜绿假单胞菌产生绿脓色素或绿脓荧光色素

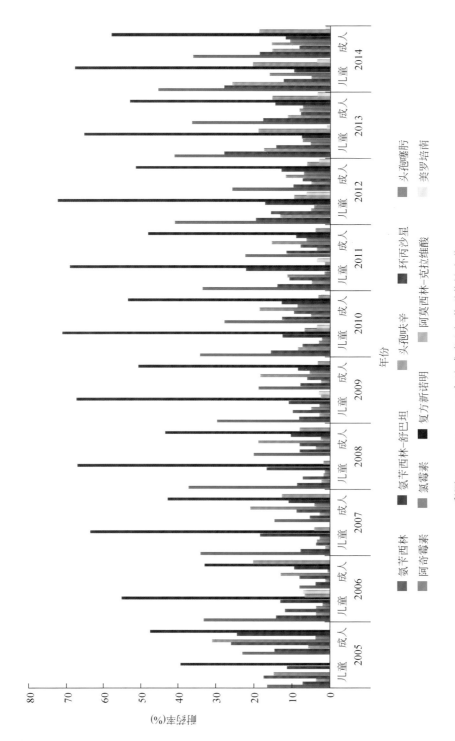

彩图 6　2005～2014 年流感嗜血杆菌耐药性变化